常见疾病护理思维与对策

主编◎张彦梅　张艳华　李丽丽　刘　静　温建娟　杜珊珊

黑龙江科学技术出版社
HEILONGJIANG SCIENCE AND TECHNOLOGY PRESS

图书在版编目（CIP）数据

常见疾病护理思维与对策 / 张彦梅等主编. —— 哈尔滨：黑龙江科学技术出版社，2022.11

ISBN 978-7-5719-1683-1

Ⅰ.①常… Ⅱ.①张… Ⅲ.①护理学 Ⅳ.①R47

中国版本图书馆CIP数据核字(2022)第206344号

常见疾病护理思维与对策
CHANGJIAN JIBING HULI SIWEI YU DUICE

作　　者	张彦梅　张艳华　李丽丽　刘　静　温建娟　杜珊珊
责任编辑	单　迪
封面设计	邓姗姗
出　　版	黑龙江科学技术出版社
	地址：哈尔滨市南岗区公安街70-2号　邮编：150007
	电话：（0451）53642106　传真：（0451）53642143
	网址：www.lkcbs.cn
发　　行	全国新华书店
印　　刷	山东道克图文快印有限公司
开　　本	787mm×1092mm　1/16
印　　张	22.5
字　　数	529千字
版　　次	2022年11月第1版
印　　次	2022年11月第1次印刷
书　　号	ISBN 978-7-5719-1683-1
定　　价	128.00元

《常见疾病护理思维与对策》
编委会

前　言

　　护理学是一门经验性很强的临床学科,随着医学科学的突飞猛进、医学模式的转变及高新技术的广泛应用,护理学已经成为一个十分成熟的学科体系,正在蓬勃地发展。本书面向护理临床第一线的护理人员,编写的主要目的是培养临床护理人员发现问题、分析问题、解决问题、独立思考和评判性思维的能力,使护理人员应用护理程序开展整体护理,促进患者康复,为临床护理打下坚实的理论基础。

　　本书秉承整体护理的观念,将基础理论与临床实践相结合,理论联系实践,重点讲述了护理管理、手术室护理、急危重症护理、心内科护理、内分泌科护理、神经内科护理、乳腺外科护理、神经外科护理、妇科护理、产科护理、儿科护理、骨科护理等临床常见疾病的护理基础与操作。

　　编者结合医学临床护理实践,力求概念表达清晰、定义准确、结构完整、层次分明、重点突出,并重视内容的广度和深度,适于各级护理工作者(主管护师、护师、护士等)参考和阅读,也适于护理院校的学生参考和使用。由于护理专业发展迅速,编者学识有限,加之时间仓促,本书难免有遗漏与错误,敬请读者不吝批评指正。

编　者

目　　录

第一章　护理管理

第一节　临床护理质量控制标准

一、分级护理质量控制标准

(一)特级护理

分级标准:病情危重,随时需要进行抢救。

护理质量控制标准如下。

(1)严密观察病情,及时准确记录病情变化(根据病情填写危重患者护理记录单,内容、时间遵医嘱或病情变化随时记录,记录时间最长不超过 4 小时)。

(2)满足患者基本生活需要。

(3)24 小时有专业护士负责。治疗、护理措施及时、准确。

(4)抢救药品、设施准备到位。

(二)一级护理

分级标准如下。

(1)一级护理Ⅰ类:病情危重。

(2)一级护理Ⅱ类:生活不能自理。

(3)一级护理Ⅲ类:自己能活动,但病情不容许活动。

护理质量控制标准如下。

(1)一级护理Ⅰ类:严密观察病情,及时准确记录病情变化(根据病情可记录危重患者护理记录单或一般患者护理记录单,内容、时间遵医嘱或病情变化随时记录)。

(2)一级护理Ⅱ类:①满足患者基本生活需要(个人清洁、床单位清洁、饮食、大小便);②耐心回答患者提出的问题,凡属护理职权范围之内,都要协助患者解决,护理职权范围之外,要向有关部门反映。

(3)一级护理Ⅲ类:①根据病情观察记录(具体内容、时间严格遵行护理记录书写规范要求);②满足患者基本生活需要(个人清洁、床单位清洁、饮食、大小便);③耐心回答患者提出的问题,凡属护理职权范围之内,都要协助患者解决,护理职权范围之外,要向有关部门反映。

(三)二级护理

分级标准:病情恢复期,可自由活动或部分生活能自理。

护理质量控制标准:耐心回答患者提出的问题;根据疾病需要,按时完成健康指导。

(四)一级、二级护理患者基本生活需要标准

1.个人清洁

(1)头发清洁,梳理整齐。

(2)面部清洁。

(3)口腔清洁,无异味。

(4)皮肤清洁,无血迹等。

(5)会阴清洁,每天擦洗会阴1~2次。

(6)手足清洁,指(趾)甲长短适宜,甲下无污垢。

(7)应在24小时内完成新患者的卫生处理。

2.床单位清洁

(1)床单、被套、枕套清洁。

(2)床旁、桌面、桌内清洁整齐。

(3)桌内用物及食物分开放置。

(4)患者出院后,床单立即更换,床旁清洁。

3.饮食

(1)协助患者进餐(早、中、晚)。

(2)根据患者需要协助其饮水、进食水果。

4.排泄

根据患者需要及时给予便器,用后及时取走。对留置导尿管的患者,定时夹放尿管。

(五)特级、一级护理达标的基本保证措施

1.个人清洁

(1)头发:每周洗头1次,每天梳理。

(2)面部:每天洗脸1次,每周剃胡须2次。

(3)口腔:每天口腔护理1次。

(4)皮肤:夏季每天擦澡,每1~2小时翻身1次,每天消毒各种管道周围皮肤。

(5)会阴:每天冲洗会阴1~2次。

(6)手足:餐前15分钟洗手,每天洗脚1次,每周剪指(趾)甲1次。

2.床单位清洁

床单、被套、枕套随脏随换,每周最少更换1次;每天湿扫床1次;床旁桌面每天用消毒液擦拭1次,随时整理桌面;床旁桌内物品每周整理1次,每周更换抽屉纸1次。

3.饮食

根据医嘱或病情,每天喂水、水果1次。三餐喂饭。

4.休息、睡眠

每天午睡及晚睡前护士协助熄灯、拉窗帘。出入病房动作要轻。

5.排泄

使用的便器在床边放置不能超过5分钟,1天无大便者,给予开塞露或遵医嘱给予缓泻剂。

(六)一级、二级护理患者健康指导内容

1.入院宣教内容

(1)探视制度、陪住制度、作息制度。

(2)医院环境、病区环境。

(3)科主任、护士长、主管护士姓名。

(4)科主任查房时间。

(5)物品保管注意事项,防火、防盗安全知识。

2.疾病宣教内容

(1)患者所患疾病的名称,主要治疗方法。

(2)目前所用药物的名称和主要药理作用。

(3)介绍该疾病对饮食有无特殊要求。如有特殊要求,应介绍怎样合理膳食。

3.检查前宣教内容

(1)介绍检查的项目名称和目的。

(2)介绍检查前的准备内容。

4.检查后宣教内容

(1)介绍检查后须观察的内容及意义。

(2)介绍检查后注意事项(饮食、活动、卧床等)。

5.手术前宣教内容

(1)介绍手术名称。

(2)介绍术前准备的内容和目的。

(3)介绍术前备皮和术前用药的目的。

(4)介绍术前配血和药物过敏试验的目的、意义。

(5)指导训练床上排泄大小便,介绍训练目的。

(6)ICU,手术室照自己的宣教内容。

6.手术后宣教内容

(1)能复述卧位的意义。

(2)能复述各种管道的作用。

(3)能复述拆线时间。

7.正常分娩后宣教内容

(1)按照专科内容每天进行宣教。

(2)介绍产褥期产妇的正常保健内容。

(3)指导母乳喂养,介绍新生儿护理知识。

8.出院指导内容

(1)出院后的注意事项:服药方法、饮食、活动、休息等。

(2)出院后应注意观察的内容。

(3)术后复查时间。

(4)出院后的护理方法与技巧:①留有胃管、尿管等患者出院时,向家属介绍注意事项并演示操作方法;②向卧床患者的家属演示翻身、皮肤护理、取放便器的方法。

(七)分级护理质量管理控制标准

(1)病房护士长掌握特级、一级护理总人数,以及一级护理Ⅰ类、Ⅱ类、Ⅲ类的人数,掌握患者姓名、床号,危重患者的病情及主要护理问题。

(2)主管护士掌握所管患者总人数,特级、一级护理患者的床号、姓名、患者病情,以及当日护理问题、特殊检查及治疗等。

(3)主管护士每天按特级、一级护理患者的不同护理内容做好计划,给予实施,同时记录。

(4)护士长每天检查主管护士的护理计划及实施情况。

(八)护理过程控制标准

主管护士对所管患者的各项护理有安排计划,各项护理内容记录在护理记录单上,主管护士每天对工作有自我评价,护士长每天对主管护士的工作进行评价及评价患者护理质量。

二、患者转入、转出质量控制标准

(1)搬运轻、稳、准确,患者安全、温暖、舒适。搬运中无病情变化,未造成损伤等并发症。

(2)清醒患者能主动配合,了解转入、转出的目的。

(3)卫生清洁,转出科室时患者面部、手足、会阴皮肤清洁,无褥疮。

(4)各种管道清洁通畅,固定合理牢固,引流袋清洁。

(5)静脉注射通畅,所用药物标志清楚。

(6)患者所用被服干净整洁。

(7)重患者转出时须测生命体征并记录,转入科室接诊患者时须测生命体征。

(8)双方科室护士对患者情况交接清楚。护理记录单上有交接双方护士签字。交接内容包括姓名、诊断、主要病情、主要治疗、皮肤情况。

(9)对于脑损伤、颌面部外伤及昏迷的患者,应将其头偏向一侧。

(10)转入科室护士接班后能叙述患者情况。

(11)交接班时出现问题,双方护士长能及时到场,妥善解决。

三、ICU 患者转入、转出质量控制标准

(一)转入、转出交接班内容

(1)神志及生命体征。

(2)输液治疗内容。

(3)各种管道的通畅。

(4)口、鼻腔清洁,呼吸道通畅。

(5)皮肤清洁。

(6)患者的特殊情况及特殊治疗等。

(二)转出、转入交接班标准

(1)双方护士进行面对面交接。

(2)病情记录准确,字迹清楚。

(3)输液管、吸氧管、引流管固定合理,保持通畅,穿刺局部无红肿,固定符合要求。

(4)当前输液药物名称、剂量及注意事项要交接清楚,输液瓶贴有输液卡,输液卡勾签清晰,符合要求。

(5)口、鼻腔清洁,无异味,呼吸道通畅。

(6)鼻倒管畅通,固定胶布及纱布清洁,有更换日期。

(7)留置导尿:尿道口清洁无分泌物,尿袋内无存留尿液。

(8)气管切开患者的套纱清洁干燥。

(9)皮肤清洁无血迹及胶布痕迹,指(趾)甲短。

(10)皮肤受压情况:如有褥疮或皮肤擦伤,均记录在护理记录单上,并对部位、大小、深度、颜色等加以描述。

(11)需要特殊交班的内容,除口头交班外,均须在护理记录单上有文字记录。

(12)双方交接后无疑问,交班者方可离开病房。

(13)交接班记录要简单扼要,用医学术语。

四、静脉输液质量控制标准

(一)质量控制范围

(1)核对上一班准备的液体及药物。所用输液剂量准确,执行时间准确,浓度准确。

(2)配制液体时符合配伍禁忌,凡加过药物的液体标记清楚,输液卡上记录床号、姓名、药名、剂量、时间。更换液体后要签名、打钩、标明更换时间。

(3)操作从始至终严格遵循无菌操作原则。

(4)患者输液过程中满足患者的基本生活需要(进食、饮水及大小便)。

(二)静脉输液过程控制

(1)"三查七对",询问患者是否排便并协助。

(2)合理选择血管:保护静脉,尽可能使用非惯用手。

(3)静脉穿刺一针见血,穿刺不成功,护士应主动道歉。

(4)输入成功后,护士根据病情及药物性质调节滴速。

(5)为患者摆好体位,使患者舒适,穿刺部位易于固定,全过程符合无菌操作原则。

(6)为患者摆好呼叫器,放在手能触及的地方。

(7)30分钟巡视一次。巡视内容包括液体量、穿刺部位,以及患者有无不适、有无生活需要。输甘露醇后20分钟左右,护士主动询问患者是否需要便器。

(8)护士能主动换液,及时拔除静点,主动询问患者是否需要便器。

(9)患者知道按压针眼的方法。

(10)按要求整理用物,分类放置废弃物。

(11)患者如不满意,静脉输液护士要向患者做好解释工作。

(12)护士长询问患者对静脉穿刺及输液过程是否满意。

(三)静脉输液效果质量控制标准

(1)严格遵循查对制度及无菌技术操作原则,操作顺利。

(2)与患者沟通有效,患者配合操作并满意。

(3)静脉注射通畅,患者无不良反应。

(4)执行医嘱正确,符合治疗要求。

(5)根据病情、用药原则、药物的性质及配伍禁忌,合理安排输液顺序。

(6)长期输液者,应注意保护和合理使用静脉,一般从远端小静脉开始。

(7)严防空气进入血管形成空气栓塞,及时更换输液瓶,输液完毕及时拔针。

(8)加强巡视,及时观察患者的反应及排除输液故障。

(四)关于静脉输液的相关规定

(1)输液前必须洗手、戴口罩。

(2)准备输液操作前,一定要根据输液卡及床头牌核对患者的姓名,床号,药品名称、浓度、剂量、给药时间、用法。

(3)检查输液瓶口有无松动,药瓶、安瓿玻璃有无裂缝,药品有无过期。

(4)配置药品严格遵照医嘱及药物配伍禁忌,根据用药时间现用现配。

(5)配药时认真查对输液卡,包括患者的姓名,床号,药品名称、剂量、时间、用法、浓度,配置后签字。

(6)输液卡一式两份,每配完一组液体,应在治疗室输液卡上划"√",切不可将所有药品都配完后再填写。

(7)更换液体时先进行查对,再在病房输液卡相应的位置上,用红色的玻璃笔画"√",并签名。

(8)各班交接班时,一定要根据输液卡交接液体情况。凡输液卡未画"√"的药品,一律视为药未给。

(9)输液期间,必须经常巡视,不可依靠家属或护工观察液体输入的情况,静脉输液外渗不得超过直径5cm。保持静脉通道的通畅,出现任何问题都应及时解决。

(10)每天11时后方可摆放下一日的液体,不得在11时前将输液卡撤掉。

五、药物过敏试验质量控制标准

(1)询问是否有该药物过敏史,有过敏史者禁忌做该药物的过敏试验。

(2)皮内试验药物必须为原药物,不能用同类药物代替。

(3)皮内注射剂量要准确,严格执行规范标准。

(4)试验结果判断有疑问,须两人核对后方可确认,过敏试验阳性禁用。

(5)试验结果阳性患者,在医嘱单、病历夹、床头卡上注明过敏,并告知患者及其家属。

(6)停用此药1天以上,须重新做过敏试验,方可再次用药。

(7)抗生素类药物应现用现配,严格执行查对制度,治疗盘内备有肾上腺素。

(8)试验结果阴性患者,第一次注射后要严密观察20～30分钟,有无变态反应,以防发生迟发变态反应。

六、测量生命体征质量控制标准

(一)测量生命体征标准

(1)新入院患者每天测量生命体征4次,连续测3天。

(2)住院患者自入院之日起3天后,常规每天测量生命体征1次,同时记录每天大便次数。

(3)37.5 ℃以上(包括37.5 ℃)患者每天测量生命体征4次,连续测3次。

(4)手术后患者每天测量生命体征4次,连续测3天。

(5)手术或者检查患者,每天清晨测量生命体征。

(二)测量生命体征的时间

(1)每天测量1次,测量时间为16时。

(2)每天测量 4 次,测量时间为 7 时、12 时、16 时、20 时。

(三)生命体征测量标记

(1)新入院患者用红色"N"表示。

(2)发热患者用红色"T"表示。

(3)手术患者用红色"OP"表示。

(4)检查患者用红色"E"表示。

(四)测量生命体征过程控制标准

(1)测量生命体征前清点体温表数量,用干净纱布将体温表表面的乙醇擦干,检查有无破损,将体温表甩至 35 ℃以下(检查体温表是否在 35 ℃以下)。收回体温表放入 250 mg/L 安尔施液或 75%乙醇中,浸泡 30 分钟后,取出擦干,清点数量放入干燥清洁的备用容器中。

(2)每天体温单第 1 页要写日期。

(3)确保测量生命体征的准确度,根据患者每天需测量生命体征的次数及所规定的时间进行测量(提前不能超过 30 分钟)。

(4)体温采用腋下表测量,每次测量时间不少于 5 分钟。

(5)每次测量体温的同时测脉搏与呼吸。16 时测量体温时,记录 24 小时大便次数。

(6)数脉搏,呼吸时最少数半分钟,心律不齐者数 1 分钟。

(7)对体温异常者要及时给予处置,并记录在护理记录单上,处置后 30 分钟到 1 小时再次进行测量,观察处置效果,并与下一班进行交班。

(8)按要求将所测生命体征绘制在体温记录单上。

(五)测量生命体征管理质量控制标准

(1)体温单每天有日期。

(2)"N""T""OP""E"标记清楚。

(3)生命体征数据记录清楚。

(4)按规定时间为患者测量体温。按时准确将所测生命体征绘制在体温记录单上。

(5)体温单应保存 1 个月。

(6)测量生命体征时护士必须佩戴有秒针的计时表。

(7)对体温异常及 3 天无大便者及时给予处置。

(8)护士长确认护士为患者所测体温、脉搏、呼吸及大便次数是否准确。

(9)护士要对异常体温及无大便者的处置效果进行观察,如效果不佳,采取其他措施,并与下一班进行交班。

七、发热患者护理质量控制标准

(1)患者体温超过 38.5 ℃时,护士应及时通知医师。

(2)按医嘱为患者施行药物降温或物理降温后 30～60 分钟,应再测一次患者的体温、脉搏、呼吸。

(3)物理降温过程中,冰袋或冰水袋需用治疗巾包裹,根据患者发热程度及性质,放于适当位置(如放于腋下、腹股沟等处或头枕冰袋等)。

(4)物理降温过程中,护士应勤于巡视、观察,保持冰袋或冷水袋的水冷程度,视情况每 1

～2小时更换冰袋或冷水袋1次,并在护理记录单上记录更换冰袋的个数及更换时间。

(5)乙醇擦浴或温水擦浴须由护士完成,不得交给家属或护工,护士应按规定浓度配制乙醇溶液。

八、便秘患者护理质量控制标准

(1)患者连续3天无大便时,护士须及时报告医师。

(2)除禁食、手术等特殊原因外,连续3天无大便的患者,护士应及时给予处理(遵医嘱使用润肠剂、缓泻剂、灌肠等)。

(3)护士负责各种通便措施的实施到位。

(4)采取通便措施24小时内,护士应观察患者的反应,记录患者大便次数以反馈效果,无效时应立即请示医师,采取进一步措施。

(5)每天测16时体温时,询问患者前一日16时至当日16时期间的大便次数,并记录在体温单的相应栏目内。

九、出入量记录质量控制标准

(1)患者出入量须由护士负责认真记录,不得交给护工或家属完成。

(2)为准确记录出入量,病房要备齐量筒、量杯、各种食物的水分含量表、出入量记录单等。内科、儿科、ICU等需密切观察出入量的科室,应备天平秤。

(3)患者入量包括饮水量、输液量、食物中所含水分;患者出量包括尿量、引出液及减出液量、呕吐量、大便中所含水分。

(4)出入量每12小时小结1次,每24小时总结1次,记录方法同护理文件书写要求。

十、各种标本留取质量控制标准

(一)标本留取过程控制

(1)一般住院患者血液标本在医嘱的第二天早晨留取,急症患者血液标本随时留取。

(2)尿标本在医嘱的第二天早晨留取,尿杯前一天放在患者床旁,向患者讲述留取尿常规的方法及注意事项。

(3)便标本在医嘱开出后3天之内留取,大便盆放在患者床旁,向患者讲述留取便常规的方法及注意事项。

(4)痰标本在医嘱开出后3天之内留取,标本盒放在患者床旁,向患者讲述留取痰标本的方法及注意事项。

(5)凡属特殊化验的标本留取,均遵照教科书(化验室)标本留取的方法。

(二)标本留取质量控制

(1)发现血液标本溶血或凝血等影响化验结果,要立即重新采集血标本。

(2)血、尿、便、痰标本按时留取,如果没有按时留取,当班护士在登记本上说明原因,做好交班。

(3)病房护士长每天进行检查,对没有留取的标本进行原因调查,将调查结果和处理结果记录在化验登记本上。

十一、护理记录书写质量控制标准

(1)各楣栏项目填写齐全、正确,页数连续。

(2)病情记录要连贯,使用医学术语,叙述准确恰当,反映病情的动态变化,记录时间填写准确。

(3)各种治疗用药记录清楚,写清中文药名或外文全称及浓度、剂量、用法,注明使用时间。

(4)记录内容字迹清楚,无错别字。

(5)各项生命体征的测量数值应随测随记,并准确记录测量时间。

(6)记录用笔符合要求。

(7)护士长每天检查、签字。

(8)出入量记录符合出入量记录质量控制标准。

十二、服药到口质量控制标准

(1)发药时应注意力集中,严格执行"三查七对"。

(2)所有口服药须严格按照医嘱时间给药(特别是饭前、饭后等特殊时间服用的药物)。

(3)特殊时间服用的药物应与其他药物分开摆放,注明服用时间。

(4)剂量要准确,以滴为单位时,必须用滴管量给;以 mL 为单位,必须用量杯测量。

(5)患者外出检查时,口服药应由护士保存,不得摆放于患者床旁。

(6)因手术、检查等特殊原因未能按时服药时:①延时时间在 2 小时之内,护士应在患者回病室后及时让患者补服,当日其他药物服用时间向后顺延。②延时时间超过 2 小时,对未服的特殊药物(如激素等)或每天一次的药物,患者须在当日补服,对其他不能补服的药物,护士要及时收回或用口服药袋装好,注明药名、剂量、服用方法,交给患者。③发药时,药车上需要准备好温开水,对卧床及生活不能自理的患者,护士需协助按时服药。④随时观察服药效果和不良反应。⑤如病情需要或患者系婴幼儿,可将药片磨碎后送服。

十三、急救物品质量管理控制标准

(一)急救药品

(1)标签醒目,无过期药品。

(2)药品数量与固定基数相符。

(3)药品原包装,药不离盒,分类放置。

(4)每天有专人负责并清点、签名。

(5)护士长每周五检查并签字。

(6)护士掌握急救药品的主要作用、常用剂量和禁忌证。

(7)护士掌握各种急救药物的放置位置。

(二)急救物品及抢救设施

(1)各种一次性无菌物品无过期。

(2)固定卡与物相符,无多余物品,放置合理,使用方便。

(3)各种急救物品清洁,性能良好,处于备用状态。

(4)各种急救物品分类摆放整齐,有固定位置。

(5)护士掌握各种抢救用物的用途,并会操作。

(6)护士掌握气管插管、气管切开的抢救方法。

(7)每天有专人负责清点及签名。

（8）护士长每周五检查并签字。

（三）抢救仪器及抢救设施

（1）各种抢救仪器及抢救设施清洁、性能良好、备用状态。

（2）各种抢救仪器有使用登记及维修记录。

（3）各种抢救仪器有专人负责保管，出现问题及时维修。

（4）各种抢救仪器及抢救设施有固定位置摆置。

（5）一机一卡，注明操作流程及操作注意事项。

（6）护士熟练掌握各种仪器的性能并会操作。

（7）护士能及时辨别并排除报警原因。

（8）护士长每周五检查并签字。

十四、静脉留置针质量控制标准

（一）操作前与操作中的质量控制标准

（1）仔细检查各种用物是否在有效期、包装是否完整、质量是否符合要求。

（2）做好护患沟通，满足患者合理需求，排空大小便。患者主动配合并满意。

（3）能根据血管情况及病情，选择型号合适的套管针。

（4）严格执行查对制度和无菌技术操作。

（5）操作熟练，穿刺一次成功，输液通畅，局部无疼痛、肿胀。未污染床单位。

（6）留置针固定稳妥，采用无菌透明膜贴，注明穿刺时间，不影响患者活动。

（7）向患者交代留置针应注意的问题及脱落时简单的处理方法。

（二）操作后质量控制标准

（1）密切观察患者的生命体征及局部情况，每次输液前后，均应检查穿刺部位及静脉走行方向有无红肿、有无疼痛及不适。如有异常，及时处理，必要时更换肢体另行穿刺。

（2）应对使用留置管针的肢体妥善固定，尽量减少肢体的活动，避免被水沾湿。能下地活动的患者避免留置下肢，以免重力作用造成回血，堵塞导管。

（3）每次输液前先抽回血，再用无菌生理盐水冲洗导管。冲洗时有阻力应考虑导管有堵塞，不能用注射器使劲推注，应拔出，另行穿刺，以免将血栓推进血管，造成栓塞。

（4）外周静脉套管针每 3 天更换留置部位。

（5）当发现敷料破损、脱落时，应及时更换，保证透明敷料的屏障和固定作用。更换透明敷料时，要防止静脉套管针的滑脱。

（6）当发现使用部位出现感染症状时，应立即拔出留置针，对局部进行必要的处理。必要时剪去留置血管内的套管部分送培养。

（7）患者自理与合作程度及对穿刺套管针的认识。

十五、气管切开患者护理质量控制标准

（1）专人护理，床周围环境清洁、安静、符合要求，需要时有屏风遮挡。

（2）室内湿度维持在 50% 以上，室温维持在 21 ℃ 左右。

（3）操作者熟悉患者的病情；气管切开换药操作规范、熟练，动作轻、稳。

（4）气管切开创口无感染发生，周围皮肤无活动性出血及皮下气肿。周围的纱布清洁、干

燥、无渗出。管口有湿纱布覆盖,更换及时。

(5)患者气道通畅,无窒息、痰阻,呼吸平稳,情绪稳定。随时观察痰液的性质及量,处理及时。

(6)定期留痰及创口分泌物培养及做药敏试验,观察感染情况,及时治疗。

(7)吸痰严格执行无菌技术操作,判断病情准确,用物齐全,无浪费。每次均须更换无菌吸痰管,手法规范,动作轻柔、安全。吸痰后肺部听诊为清音。

(8)注意调整套管系带的松紧,松紧度以带子与颈部间可放入一手指为宜。术后皮下出现气肿的患者,于气肿消退后及时加紧。

(9)内套管每天煮沸消毒4次或高温消毒1~2次,每次取出刷洗时间不宜过长,取出或放入内套管时,一定要固定好外套管,以免外套管脱出或机动损伤气管黏膜。

(10)外管在手术后2周内,如无特殊需要,不宜更换。因瘘口窦道尚未形成,取出后不易放回。如需换外管,应准备好气管切开包,拆除缝线以拉钩拉开切口,更换外管。

(11)长期带管者,拔管前应做气管镜检查。若气管瘘口内有肉芽,应先予以摘除再堵塞。最好在上午拔管,以便日间观察。

(12)各项操作或检查后,要及时检查颈部位置和套管位置,保持套管在自然正中位,以防位置不正,套管末端压迫气道壁,造成气道损伤出血。

(13)协助患者床旁胸部 X 线片检查,以确定气管套管的位置,排除气胸或纵隔气肿,以及偶见的肺部并发症。

十六、预防压疮护理质量控制标准

(1)护士了解患者病情是否允许翻身或搬动,了解患者肢体活动能力及合作能力,以及翻身或移动患者时应注意的问题。

(2)每天评估患者的皮肤状况,发现有受压、发红等异常情况能及时处理。

(3)皮肤的清洁度,患者及家属了解压疮知识,掌握预防知识,能主动配合。

(4)注意保护患者的隐私,调节室温在 24~25 ℃,拉上窗帘或使用屏风遮挡。

(5)预防压疮护理操作或协助翻身时,动作熟练、轻柔,不过多暴露患者,避免着凉。床单位平整、干燥、无碎屑。

(6)护士操作,省时省力,解释到位,护患配合良好。

(7)患者病情稳定,全身状况较好。皮肤清洁,感觉舒适,无发红情况。

十七、口腔护理质量控制标准

(1)观察口腔黏膜和舌苔变化及特殊的口腔气味,提供病情的动态信息。

(2)动作轻柔,避免损伤口腔黏膜及牙龈,擦洗舌面及软腭勿过深,以防患者恶心。牙缝牙面应纵向擦洗。

(3)棉球不能过湿,以免漱口液吸入呼吸道。

(4)昏迷及1岁以下儿童患者禁漱口,需用开口器时,应从磨牙处放入,牙关紧闭者不可用暴力使其张口(开口器、拉舌钳等均应用纱布缠绕)。

(5)正确选择漱口液,正确处理口腔疾患。口唇干裂者,可涂润唇剂。

(6)有活动假牙应清洗后给患者带上或浸于清水中备用,不可浸泡在乙醇或热水中。

(7)操作前后要清点棉球数,防止棉球遗留在患者口腔内。

(8)操作后患者口腔清洁、湿润,无口臭,食欲增强,感觉舒适,无口腔感染及其他并发症。

(9)患者及家属了解口腔卫生方面的知识,并主动配合。

(10)传染患者用物须按隔离种类及消毒隔离原则处理。

十八、人工冬眠护理质量控制标准

(1)患者需安置在监护室或低温治疗室,室温保持在 18～22 ℃,湿度保持在 60% 左右。

(2)用药后能及时撤被加冰,维持肛温在 33～35 ℃,认真观察病情,尤其是血压和呼吸情况。亚低温治疗在应用肌松剂的同时需要呼吸机辅助呼吸。

(3)准确记录降温的时间、肌松程度及肌松剂滴入速度,根据肛温随时调节肌松剂的滴速。使用降温毯者,及时调整机温上下限。

(4)在条件许可下放置颅内压监护装置,动态观察颅内压变化,维持脑压在 2.7 kPa(20 mmHg)以下,脑灌注压在 8.1 kPa(60 mmHg)以上。

(5)观察降温仪的工作情况,保持降温仪处于正常运转状态。

(6)定期复查电解质、肝肾等脏器功能。

(7)加强呼吸道湿化,保持呼吸道通畅。

(8)定时翻身、叩背、按摩皮肤,防止局部冻伤。

(9)护理记录时间准确,记录完整,描述详细。

(10)患者无烦躁、寒战。

十九、昏迷患者护理质量控制标准

(1)患者体位、基础护理符合要求。对有肢体功能障碍者,将肢体放置在功能位,护士及家属了解基础功能锻炼方法。

(2)密切观察生命体征、意识状态、瞳孔大小及对光反射、角膜反射,准确记录出入液量。

(3)保持呼吸道通畅,口、鼻无分泌物、呕吐物,头偏向一侧,无窒息。

(4)氧气通畅,氧流量符合患者需要,且记录完整、符合要求。

(5)静脉通道通畅,及时、准确执行各项治疗。

(6)床单元清洁、整齐、平整,无血迹、尿迹。

(7)皮肤完整,无压疮。

(8)口腔清洁,无异味。

(9)各引流管通畅,固定合理,无扭曲、打折及脱管。

(10)烦躁患者有床边保护措施,无碰伤、擦伤及坠床。

(11)责任护士了解患者基本治疗、护理措施和阳性指标。

二十、使用呼吸机患者护理质量控制标准

(1)操作人员熟悉呼吸机的性能及操作方法。

(2)呼吸机功能良好,电源插座牢靠、无松动,机器与患者保持一定的距离,湿化器中水温适中,管路消毒符合操作规范且无老化、折断、破裂。

(3)专人护理,呼吸机各项参数设置合理,患者无气促、烦躁、发绀、呼吸困难等缺氧症状,生命体征平稳。

（4）严密监测呼吸、循环指标，详细记录。

（5）加强呼吸道管理，保持气道通畅，及时清理分泌物，吸痰严格执行无菌技术操作，定时更换湿化罐内蒸馏水。

（6）机壳表面清洁、干燥，空气过滤网定期清洗，滤水杯内的水倾倒及时。

（7）对清醒患者解释到位，患者无明显紧张、恐惧心理，能予以配合。

（8）无气道黏膜损伤及护理并发症发生。

二十一、胸腔闭式引流术护理质量控制标准

（1）护士了解患者的基本情况及胸腔闭式引流管放置的时间，引流的量、性质，通畅的情况。

（2）了解患者的呼吸状况和血氧饱和度的情况，记录及时、准确、完整。

（3）护患沟通良好，患者了解半卧位的目的和要求，对胸腔闭式引流有一定程度的了解，能积极配合。

（4）床头抬高 45°，每 2 小时挤压胸管，保持引流管通畅，记录引流液的性质、量、颜色，记录应及时、完整。

（5）更换胸腔闭式引流瓶的操作流程熟练，引流瓶位置符合要求，夹闭管道，避免引流液逆流。

（6）严格执行无菌操作规程，无污染。

（7）及时查看胸腔闭式引流管口敷料有无渗血和渗液。

（8）引流管固定妥善，无受压、扭曲、折断或脱出，患者翻身时无牵拉引流管。患者未清醒、烦躁时，要妥善固定患者四肢，以免引流管脱落。

（9）鼓励患者咳嗽、咳痰，定时雾化吸入。

（10）患者呼吸平稳，面色红润，无发绀及呼吸困难症状。

二十二、胸腔穿刺术护理质量控制标准

（1）胸腔穿刺术的目的是抽取胸腔积液送检，明确其性质，协助诊断；或者排出胸腔内积液或积气，以缓解压迫症状，避免胸膜粘连增厚；胸腔内注射药物，辅助治疗。

（2）胸腔积液的穿刺点为叩诊最实部位，或结合 X 线、超声波检查确定，一般在肩胛下角线第 7～9 肋间隙或腋中线第 6～7 肋间隙。气胸者取患侧锁骨中线第 2 肋间隙或腋前线第 4～5 肋间隙。

（3）病变靠近纵隔、心脏和大血管处，患有严重肺气肿、广泛肺大泡者，胸腔穿刺应慎重。

（4）抽液或抽气不可过快，量不宜过多，以诊断为目的者，可抽液 50～200 mL；以减压为目的者，第一次抽液不超过 800 mL，以后每次不超过 1 000 mL。

（5）穿刺中护士严密观察病情变化，避免咳嗽和深呼吸，患者若有头晕、面色苍白、出汗、心悸、胸部疼痛、呼吸困难等表现，应立即停止操作，遵医嘱给予吸氧及对症处理。

（6）需向胸腔内注入药物时，抽液后接上备好药液的注射器，注入药物。观察患者对注入药物的反应，如发热、胸痛等。

（7）严格执行无菌技术操作，避免引起胸腔感染。

（8）穿刺完毕，注意观察有无胸痛、憋气等症状。特别要防止发生气胸。

(9)记录抽出液体的颜色、性质、量等,及时送检标本。

(10)穿刺处用无菌敷料包扎,观察有无渗血、渗液。

(11)术后协助患者卧床休息,注意观察生命体征,如有不适,及时通知医师给予处理。

二十三、心包穿刺术护理质量控制标准

(1)严格掌握适应证。心包穿刺术有一定危险性,应由有经验的医师操作或指导,并在心电监护下进行穿刺。

(2)心包穿刺术主要用于对心包积液性质的判断与协助病因的诊断,同时穿刺抽液可以减轻患者的临床症状。

(3)穿刺部位在胸骨左侧第5肋间或第6肋间(根据膈肌位置而定)锁骨中线外心浊音界内1~2cm处,剑突和左肋缘所形成的夹角处。

(4)术前须进行心脏超声检查,确定液平段大小、穿刺部位、穿刺方向和进针距离,选液平段最大、距体表最近点作为穿刺部位。在超声显像指导下进行心包穿刺抽液更为准确、安全。

(5)术前应向患者做好解释,消除顾虑,并嘱其在穿刺过程中切勿咳嗽或深呼吸。

(6)操作过程中应严格遵循无菌技术操作原则;严密观察患者有无出冷汗、头晕、气短等症状,一旦出现上述不适症状,应立即停止操作。

(7)操作过程中要注意及时夹闭橡皮管,防止空气进入。

(8)抽液速度要缓慢,首次抽液量不宜超过100 mL,以后抽液不宜超300 mL,如抽出液为鲜血,应立即拔出针头,并密切观察有无心包填塞症状。

(9)严密观察可能出现的并发症,如麻醉不佳、疼痛刺激或神经反射引起的休克;抽吸大量心包积液后,可因回心血量骤增而引起急性肺水肿。

(10)术中若患者感到不适,如心跳加快、出冷汗、头晕、气短等,应立即停止操作,做好急救准备。

(11)术后静卧,24小时内严密观察并记录患者血压、脉搏、呼吸、心率及心律变化,并注意其临床症状变化,如有呼吸困难或胸痛等,可给予氧气吸入或遵医嘱处理。

二十四、腹腔穿刺术护理质量控制标准

(1)腹腔穿刺术是指对有腹腔积液的患者,为了诊断和治疗疾病而进行腹腔穿刺,抽取积液的操作过程。

(2)穿刺部位一般在左下腹部脐与髂前上棘连线中外1/3交点处。

(3)术前先嘱患者排空膀胱,以免穿刺时损伤。

(4)术中随时询问患者有无头晕、恶心、心悸等症状,并密切观察患者呼吸、脉搏及面色等。如出现面色苍白、心慌、出汗、血压下降等症状,应停止放液,安静平卧,并予输液、扩容等对症处理。

(5)放液不可过快、过多,平均60滴/分钟,一次放液量不得超过3 000 mL。如放液流出不畅,可嘱患者变换体位,以助液体流出通畅。

(6)观察腹腔积液颜色、性状和量,并记录。

(7)严格执行无菌技术操作,避免引起腹腔感染。

(8)术毕嘱患者平卧休息12~24小时,以免腹腔积液从穿刺点继续漏出。如有漏出,可用

蝶形胶布或大棉胶粘贴,及时更换敷料,防止穿刺处感染。

(9)放液前后均应测量腹围及检查腹部体征,以便观察病情变化。

二十五、肝脏穿刺取活检术质量控制标准

(1)肝脏穿刺活检术通过肝脏穿刺取肝组织标本,进行组织学检查或制成涂片做细胞学检查,以明确肝脏疾病的诊断或了解肝病演变过程、观察治疗效果及判断预后。

(2)穿刺部位一般取右侧腋前线8~9肋间或腋中线9~10肋间肝浊音区,疑诊肝癌、肝脓肿者,应在B超定位下进行。

(3)穿刺前应测血压、脉搏,并进行胸部X线检查。

(4)术前应向患者解释,以消除顾虑,并嘱其在穿刺过程中均匀呼吸,切勿咳嗽或深呼吸。

(5)操作过程中应注意与患者配合,要在患者屏气的情况下穿刺和拔针。术中注意观察患者面色、血压、脉搏的变化,如有异常立即停止操作。

(6)术后绝对卧床休息6~8小时,测量血压、脉搏,开始每半小时1次,连续4次,无变化时改为每小时1次,连续6次。

(7)术后严密观察有无腹痛及内出血倾向,如有异常及时报告医师,同时做好输血、输液准备,必要时请外科会诊协同处理。

(8)观察伤口有无渗血,如敷料有渗血,及时更换敷料,防止穿刺部位感染。

二十六、肾脏穿刺活检术质量控制标准

(1)肾脏穿刺活检术是诊断肾脏疾病尤其是肾小球疾病的必不可少的方法。其对确定诊断、指导治疗及估计预后均有重要意义。

(2)术前应做凝血时间检查,以及血小板、凝血酶原时间检查。

(3)术前向患者解释,以消除顾虑,训练患者呼吸屏气动作及床上大小便。

(4)穿刺前后患者血压一般要控制在正常范围,预防出血。

(5)术后需沙袋压迫,绝对卧床休息,平卧4小时,24小时内尽可能卧床。鼓励多饮水。

(6)术后2小时内每30分钟测量一次血压、心率。如无异常改为每小时测量一次。4小时后可停测。

(7)连续留尿化验常规3次,24小时若无肉眼血尿,即可下地活动,术后出现肉眼血尿者,应予补液,防止血块形成,堵塞输尿管,并延长卧床时间直至肉眼血尿消失或症状明显减轻。

(8)注意观察有无腹痛、腰痛、心慌、恶心等不适,并注意疼痛的性质、程度及持续时间,有无包块和肌紧张等情况发生。发生异常及时与医师联系。

(9)术后1周内避免腰部、背部受力运动,1个月内不进行剧烈运动,半年内不从事重体力劳动。

二十七、腰椎穿刺术质量控制标准

(1)腰椎穿刺术是临床上常用的检查方法之一,对神经系统疾病的诊断和治疗均有极其重要的意义。

(2)穿刺部位为双侧髂后上棘连线与后正中线的交点处,相当于3~4腰椎间隙。

(3)术前向患者解释,以消除顾虑,配合检查。

(4)术后去枕平卧6~8小时。

(5)密切观察病情变化:观察神志、瞳孔、生命体征的变化;观察有无头痛、腰背痛,有无脑疝及感染等穿刺后并发症。

(6)如穿刺中发现有颅内高压,迅速插上针芯,停止穿刺,并迅速静脉内滴入20%甘露醇200 mL。

(7)如发现有颅内低压症(低于70 mm脑脊液柱),测初压后即停止手术,不应收集脑脊液标本,按颅内低压症处理。

(8)鞘内注药时,应先放出等量的脑脊液。药物应用生理盐水充分稀释,缓慢注入。

(9)保持穿刺部位纱布干燥,观察有无渗液、渗血,24小时内不宜淋浴。

二十八、骨髓穿刺术质量控制标准

(1)骨髓穿刺术是一种常用诊疗技术,检查内容包括细胞学、原虫和细菌学等几个方面,可以协助诊断血液病、传染病和寄生虫病;可了解骨髓造血情况,作为化疗和应用免疫抑制剂的参考;应经骨髓穿刺做骨髓腔输液、输血、给药或骨髓移植时采集骨髓液。

(2)穿刺部位可取髂前上棘穿刺点、髂后上棘穿刺点、胸骨穿刺点、腰椎棘突穿刺点。

(3)术前向患者说明穿刺的目的,以消除顾虑,取得配合。

(4)协助医师做好出血、凝血时间测定。

(5)注射器及穿刺针必须干燥,以免溶血。

(6)抽取骨髓液不应过多,以免骨髓稀释影响检查结果。

(7)骨髓液取出后立即涂片,否则会发生凝固。送检标本的同时应附送血片2～3张。

(8)拔针后局部加压,血小板减少者至少按压3～5分钟,并注意观察穿刺部位有无出血。

(9)嘱患者术后平卧1～2小时,术后3日内不要沐浴,保持局部干燥,避免感染。

二十九、双囊三腔管压迫止血术质量控制标准

(1)用于门静脉高压症引起的食道及胃底静脉曲张破裂导致大出血的紧急止血。

(2)充气后加压固定外拉力量不能太重,慎防气囊上滑堵塞咽喉,甚至引起窒息。

(3)双囊三腔管固定后,严密监测生命体征和抽吸胃液,并做好记录。

(4)压管期间,每2小时抽吸胃管1次,每4小时测量气囊压力1次,三腔管每12～24小时放气15～30分钟,然后再注气及加压,以免食管黏膜被压迫过久而缺血坏死。

(5)床边放置弯盘、卫生纸,嘱患者侧卧或头部侧转,便于吐出唾液。口唇经常涂擦润滑剂,防止干裂。

(6)气囊压迫时间一般以48～72小时为限,当出血停止,医师决定拔管时间,先放出气体,观察12～24小时,如无出血即可让患者口服液体石蜡20～30 mL,缓慢将管拔除。

(7)插管期间,加强患者口腔护理及心理护理,向家属解释插管的作用及目的,以减轻患者的心理压力。

三十、电子支气管镜检查术质量控制标准

(1)电子支气管镜检查术主要用于气管、支气管和肺部疾病的检查,可直接观察病变的程度、部位及范围,并可行组织学或细胞学检查。

(2)术前向患者说明检查的目的、操作过程及有关配合注意事项,以消除紧张情绪,取得合作。

（3）术前 4 小时禁食、禁水，术前半小时肌内注射阿托品 0.5 mg；精神紧张者，肌内注射安定10 mg；年老体弱、病重者或肺功能不全者，给予氧气吸入。术后禁食、禁水 2 小时，以防误吸入气管。2 小时后进温凉流质或半流质饮食。

（4）鼓励患者轻咳出痰液及血液。

（5）术后半小时内减少说话，使声带得以充分休息，如有声嘶或咽喉部疼痛，可给雾化吸入。

（6）密切观察患者是否发热、胸痛；观察呼吸道出血情况。若为痰中带血丝，一般不需特殊处理。当出血较多时应通知医师，发生大咯血时应及时配合抢救。

（7）注意有无气急情况，少数患者可并发气胸。

（8）及时留取痰液标本送检。

（9）必要时按医嘱应用抗生素，预防呼吸道感染。

（10）对内镜及有关器械进行彻底清洁、消毒，妥善保管，避免交叉感染。

三十一、心导管检查术质量控制标准

（1）心导管检查术包括右心导管检查与选择性右心造影、左心导管检查与选择性左心造影，其目的是明确诊断心脏和大血管病变的部位与性质，以及病变是否引起血流动力学改变及其程度，为采用介入性治疗或外科手术提供依据。

（2）术前指导患者完成必要的实验室检查（如出凝血时间、肝肾功能）、胸片检查、超声心动图检查等。

（3）向患者及家属介绍心导管检查的方法和意义、手术的必要性和安全性，以解除思想顾虑和精神紧张。

（4）术后静脉穿刺者术侧肢体制动 4～6 小时；动脉穿刺者以左手食、中指压迫止血 15～20 分钟，压迫点在皮肤穿刺点近心侧 1～2 cm 处，以确保压迫穿刺针进入动脉处，确认无出血后，以弹力绷带加压包扎，用 1 kg 左右沙袋压迫 6 小时，穿刺侧肢体制动 12 小时。

（5）卧床期间做好生活护理。

（6）检查足背动脉搏动是否减弱或消失，观察肢体皮肤颜色与温度、感觉与运动功能有无变化等。

（7）持续监测生命体征、心率、心律，注意有无心律失常，有无穿刺部位出血、血肿、血管栓塞及感染等并发症，协助医师给予抗心律失常、压迫止血、溶栓等处理。

三十二、心导管射频消融术质量控制标准

（1）心导管射频消融术是通过心导管将射频电流引入心脏内，以销蚀特定部位的心肌细胞、消除病灶、治疗心律失常的方法。射频电流是一种高频电磁波，导入心脏组织后，在局部产生阻抗性热效应，造成不可逆的干燥性坏死。其创伤范围小，因此并发症少，安全有效。

（2）术前禁食、禁水 6 小时，停用所有抗心律失常药物至少 5 个半衰期。术后 3～5 天每天复查心电图，遵医嘱口服抗血小板聚集药物如阿司匹林。

（3）注意有无局部出血、血肿，血气胸、血栓栓塞、房室传导阻滞等并发症。

（4）其余同心导管检查护理质量控制标准。

三十三、选择性冠状动脉造影术质量控制标准

（1）选择性冠状动脉造影术是目前诊断冠心病最为可靠的方法，它可提供冠状动脉病变的部位、性质、范围、侧支循环状况等的准确资料，有助于选择最佳治疗方案。

（2）术前向患者及家属说明此项检查的目的和危险性，使之积极配合。

（3）术前训练患者床上排尿及深呼吸、连续咳嗽动作。

（4）禁食、禁水 6 小时，但不禁药。

（5）术后送患者至冠心病监护病房，连续心电、血压监护 24 小时。

（6）术后动脉穿刺部位按压 15～20 分钟以彻底止血，加压包扎，沙袋压迫 6 小时，术侧肢体制动 12 小时。

（7）注意观察穿刺部位有无出血、血肿及足背动脉搏动情况。

三十四、经皮冠状动脉腔内成形术及冠状动脉内支架安置术质量控制标准

（1）经皮冠状动脉腔内成形术（percutaneous transluminal coronary angiopla-sty，PTCA）是用以扩张冠状动脉内径，解除其狭窄，使相应心肌供血增加，缓解症状，改善心功能的一种非外科手术方法，是冠状动脉介入治疗的最基本手段。冠状动脉内支架安置术是在 PTCA 基础上发展而来的，目的是防止和减少 PTCA 后急性冠状动脉闭塞和后期再狭窄，以保证血流通畅。

（2）持续心电监护 24 小时，严密观察有无心律失常、心肌缺血、心肌梗死等急性期并发症。即刻做 12 导联心电图，与术前对比，有症状时再复查。术后即可进易消化清淡饮食，但避免过饱；鼓励患者多饮水，以加速造影剂的排泄。常规使用抗生素 3～5 天，预防感染。

（3）4 小时左右拔除动脉鞘管，若为复杂、严重病变或患者病情不稳定，则保留鞘管至次日晨，以便发生紧急情况时重新造影用。拔除动脉鞘管后，按压穿刺部位 15～20 分钟以彻底止血，用弹力绷带加压包扎，沙袋压迫 6 小时，右下肢制动 24 小时，防止出血。

（4）抗凝治疗期间，为保证肝素剂量准确，须用微量注射泵控制药量，精确配置药液，密切注意注射泵运转是否正常，及时排除故障。观察有无出血倾向，如伤口渗血、牙龈出血、鼻出血、血尿、血便、呕血等。

（5）加强生活护理，将呼叫器及常用物品放在易取处。保证患者日常生活需要。

（6）卧床 24 小时后嘱患者逐渐增加活动量，起床、下蹲时动作要缓慢，不要突然用力，术后 2 周内避免抬重物，防止伤口再度出血。1 周后逐步恢复日常生活与轻体力工作。

（7）遵医嘱口服抑制血小板聚集的药物。如噻氯匹定 250 mg，2 次/日，1 个月后改为 1 次/日，再用 1 个月后停药；阿司匹林 150 mg，1 次/日，长期服用。预防血栓形成及栓塞所致血管闭塞和急性心肌梗死等并发症。定期监测血小板、出凝血时间的变化。

（8）继续服用硝酸酯类、钙通道阻滞剂、ACE-1 类药物。PTCA 术后 3～6 个月约有 30% 的患者可能发生再狭窄，故应定期门诊随访。

三十五、电子胃、十二指肠镜检查护理质量控制标准

（1）电子胃、十二指肠镜检查是应用最广、进展最快的内镜检查，亦称胃镜检查。通过此检查可直接观察胃及十二指肠溃疡或肿瘤的等大小、部位及范围，并可行组织学或细胞学检查。

（2）检查前详细讲解检查的目的、方法、注意事项，解除患者顾虑，取得配合。

（3）检查前禁食、禁水8小时，估计有胃排空延缓者，需禁食更长时间，有幽门梗阻者需洗胃后再检查。如患者过分紧张，可遵医嘱给予安定5～10 mg肌内注射。

（4）术后因患者咽喉部麻醉作用尚未消退，嘱其不要吞咽唾液，以免呛咳。2小时后方可进流食，6小时后可正常进食。避免过热或刺激性食物。行活检的患者应进温凉的饮食。

（5）检查后少数患者会出现咽痛、咽喉部异物感，嘱患者不要用力咳嗽，以免损伤咽喉部黏膜。若患者出现腹痛、腹胀，可进行按摩，促进排气。检查后数天内应密切观察患者有无消化道穿孔、出血、感染等并发症，一旦发现应及时协助医师处理。

（6）对内镜及有关器械彻底清洁、消毒、妥善保管，避免交叉感染。

三十六、电子结肠镜检查术质量控制标准

（1）电子结肠镜检查主要用于诊断溃疡性结肠炎、肿瘤、出血、息肉等，并可行切除息肉、钳取异物等治疗。

（2）检查前向患者仔细讲解检查的目的、方法、注意事项，解除其顾虑，取得配合。

（3）检查前2～3天患者开始进少渣的半流质饮食。检查晨空腹，做好肠道准备。

（4）检查结束后，患者稍事休息，观察15～30分钟再离开检查室。嘱患者注意卧床休息，做好肛门清洁。术后3天进少渣饮食。如行息肉摘除、止血治疗者，应给予抗菌治疗、半流质饮食和适当休息。

（5）注意观察患者腹胀、腹痛及排便情况。腹胀明显者，可行内镜下排气，观察粪便颜色。必要时行大便隐血试验。腹痛明显或排血便者应留院继续观察。如发现剧烈腹痛、腹胀、面色苍白、心率增快、血压下降，大便次数增多且呈黑色，提示并发肠出血、肠穿孔，应及时处理。

（6）做好内镜的清洗消毒，妥善保管，避免交叉感染。

三十七、采集动脉血与血气分析质量控制标准

（1）动脉血气分析能客观反映呼吸衰竭的性质和程度，是判断患者有无缺氧和二氧化碳潴留的可靠方法，对指导氧疗、调节机械通气的各种参数及纠正酸碱和电解质失衡均有重要的意义。

（2）穿刺部位常选择股动脉、肱动脉或桡动脉。

（3）采集血标本应严格隔绝空气，注射器内绝对不应存留气泡，针头应插入橡皮塞或木塞中，以隔绝空气。

（4）注射器内多余肝素应完全排出。

（5）严格执行无菌技术操作规范，穿刺后局部需按压2～5分钟，以防出血或形成血肿。

（6）详细填写化验单，注明患者的体温、体重、采集时间、吸氧方法及浓度、机械通气参数等。

（7）标本宜尽快送检，以免氧遗失影响测定结果。

三十八、胃酸分泌功能检查质量控制标准

（1）胃酸分泌功能检查是指收集患者空腹及应用刺激剂后胃液标本测定胃液量、胃液酸度及pH，以评价胃黏膜的分泌功能。检查项目包括基础胃酸排泌量、最大胃酸排泌量和高峰胃酸排泌量。

（2）检查前向患者详细讲解检查的目的、方法、注意事项，解除其顾虑，取得配合。

（3）抽胃液前 24～48 小时停用任何影响胃液分泌的药物。

（4）检查前禁饮食 12 小时,检查晨空腹。

（5）插胃管和抽取胃液时动作应轻柔,以免损伤黏膜。并应嘱患者不要将唾液及痰液咽下,以免影响检查结果。

（6）抽取胃液时发现有血,应立即停止抽吸并及时报告医师进行处理。

（7）应用组织胺时应注意患者面色、血压、心率等改变,应用五肽胃泌素时注意患者有无头晕、恶心、腹部不适等反应,必要时遵医嘱对症处理。

（8）抽胃液完毕后协助患者漱口、洗脸,并嘱患者卧床休息,不适缓解后可进食。

（9）观察患者有无恶心、呕吐、呕血、黑便等现象,如发生异常及时协助医师进行对症处理。

三十九、十二指肠引流术质量控制标准

（1）十二指肠引流术是用十二指肠引流管将十二指肠液及胆汁引出体外的检查方法,用以协助诊断肝、胆、胰系统疾病,判断胆系运动功能。

（2）检查前向患者详细讲解检查的目的、方法、注意事项,解除其顾虑,取得配合。

（3）检查前禁饮食 12 小时,检查晨空腹。

（4）插管、拔管时动作应轻柔,以免损伤黏膜。

（5）拔管后,帮助患者漱口、洗脸,若有不适可暂禁食,待不适缓解后可进食。

（6）观察患者有无呕血、黑便等消化道出血现象,一旦发现应积极配合医师进行处理。

四十、结核菌素试验质量控制标准

（1）结核菌素试验主要用于了解人体是否受结核菌感染、机体的细胞免疫功能等。对于结核病来说,主要用于结核病的流行病学调查、诊断和鉴别诊断,尤其是对儿童结核病的诊断有较大的价值。

（2）进行试验前,必须检查结核菌素品名、稀释度、剂量、生产批号和质量。

（3）有下列情况之一者暂不做本试验。①发热或腹泻。②有严重心、肝、肾疾病。③有急性传染病或传染病治愈后不满 1 个月者。④全身性皮肤病如湿疹、脓疮病等。⑤以往预防接种时有变态反应者。

（4）吸取注射液前轻轻摇匀,但不可剧烈震荡。

（5）注射剂量准确,注射后局部不宜触摸、搔抓、见水等。

（6）试验过程皮肤出现红肿及硬结,不必给予处理。

（7）详细记录注射部位、方法、稀释度、剂量、时间,以及所用结核菌素的种类、生产单位、批号与反映情况。

（8）在下列情况时,结核菌素试验可呈假阴性反应。①结核菌已侵入机体,但未满 6～8 周,机体的反应尚未显现。②急性传染病如麻疹、猩红热等患者发疹期及发病前后。③严重的结核病患者或早期粟粒型结核病者。④应用大剂量糖皮质激素等免疫抑制剂者。⑤淋巴细胞免疫系统缺陷(如淋巴瘤、白血病、结节病、艾滋病等)患者。⑥老年人的结核菌素反应也常为阴性。

四十一、上消化道钡餐检查质量控制标准

（1）上消化道钡餐检查是指通过 X 线透视钡剂显影,用于食管、胃、十二指肠及功能性和

器质性疾病的诊断和鉴别诊断。

(2)检查前向患者讲明检查的目的及方法,取得患者的配合。

(3)检查前 3 天少吃产气及多渣食物,停服影响胃肠道功能及不透 X 线的药物,如铋剂、钙剂等。便秘或结肠充气过多者,可用缓泻剂或灌肠。

(4)检查前 8 小时禁食、禁水。若胃内有大量潴留液应先用胃管抽吸。

(5)检查结束后即可饮食。

(6)钡剂一般 3 天后方可排空,这期间不宜做腹部平片、超声等影像检查。若患者出现便秘,可给胃肠动力药或泻剂。

四十二、下消化道钡剂检查质量控制标准

(1)其用于大肠疾病的诊断性检查。

(2)检查前向患者解释检查的方法及目的,做好检查的思想准备。

(3)检查前一天晚进流质饮食后服缓泻剂如番泻叶。检查日晨起排尽大便后进行检查,必要时术前清洁灌肠。

(4)检查结束应将患者臀部拭净,更衣后送回病房。即可进食。

四十三、肝动脉造影检查及化疗栓塞术质量控制标准

(1)其可协助诊断及治疗肝脏肿瘤、血管等疾患。

(2)检查前向患者及家属解释检查的必要性及方法,取得患者及家属同意及配合。

(3)术前 4~6 小时禁饮食。

(4)术后穿刺部位压迫 15 分钟,加压包扎,沙袋压迫,24 小时后去除沙袋,解除加压包扎。

(5)术后穿刺侧肢体制动 24 小时,注意观察穿刺局部出血、血肿,穿刺侧肢体温度、肤色及足背动脉搏动,以便及早发现有无血栓、栓塞形成。

(6)术后嘱患者多饮水或补液,以利于造影剂的排泄。

(7)肝动脉化疗栓塞术后,注意观察患者体温改变,有无恶心、呕吐及腹部体征,一般在 1 周内患者会有发热、恶心、呕吐及肝区疼痛症状,若症状持续存在并伴有高热应及时通知医师给予对症处理。

四十四、逆行胰胆管造影质量控制标准

(1)X 线电视屏下将内镜经口插入十二指肠降部,再通过内镜将导管插入十二指肠乳头,注入适量造影剂,显示胰管、胆总管、胆囊的形态,协助诊断十二指肠、胰腺及胆道疾病。

(2)检查前向患者解释检查的方法、目的及检查过程中可能出现的不适,取得患者合作。

(3)检查前日晚餐后禁食,情绪紧张者遵医嘱给予小剂量镇静剂。

(4)检查后应卧床休息,禁食 12 小时,并补液 1 500~2 000 mL。

(5)遵医嘱预防性短期应用抗生素。查血清淀粉酶、白细胞计数。

(6)观察有无发热和腹痛,防止急性胰腺炎及胆道感染等并发症的发生。

四十五、食道内支架植入术质量控制标准

(1)术前做好解释,取得配合,并禁食水 4 小时。

(2)术后 24 小时严密观察生命体征。

(3)术后可进食流质饮食,术后 3 天可循序进食半流质饮食,注意细嚼慢咽以防止食物团

块阻塞支架。两天内忌食过冷、过热、纤维(植物、动物)类食物。

(4)大多数患者有胸骨后钝痛,一般数天后疼痛可自行消失。

(5)少数患者可出现少量出血,一般对症止血处理即可。

四十六、腹膜透析疗法质量控制标准

(1)腹膜透析指向腹腔内输入透析液,利用腹膜作为透析膜使体内潴留的水、电解质与代谢废物经超滤和渗透作用进入腹腔,而透析液中的某些物质经毛细血管进入血液循环,以补充体内的需要,如果反复更换透析液,可达到清除体内代谢产物和水的目的。

(2)使用透析液前应检查透析液有效期,液体有无混浊、杂质,包装是否合格等。符合标准的透析液应加热至 37 ℃后使用。

(3)严格执行无菌技术操作。连接处用无菌纱布保护,定期更换外接管,防止发生窦道感染。

(4)密切观察病情。准确记录患者的生命体征,体重,灌入、排出的透析液量,观察透出液的性质,有无混浊、蛋白团等。同时观察患者水、电解质平衡情况,发现异常及时汇报医师。

(5)保持腹膜透析治疗室清洁,定时消毒。

(6)避免用力牵拉透析管,防止管道扭曲、折叠。出现外接管漏液或脱落时,须重新更换。

(7)嘱患者高热量、优质高蛋白、富含维生素、低脂、低磷饮食;高血压、水肿者限制水、钠的摄入量。

(8)做好家庭透析指导。

四十七、血液透析疗法

(1)血液透析器是当机体的肾脏不能发挥功能时,用以除去体内代谢的废物及不纯物的装置,也称"人工肾",血液透析是最常用的血液净化技术之一,对清除小分子物质及纠正水、电解质和酸碱失衡有较好的效果。

(2)每次透析前应该测定患者的生命体征及体重。在透析过程中,对于慢性透析患者应每隔30～60分钟重复测生命体征,而对急症透析患者应 15～30 分钟一次。

(3)根据患者尿量、水肿、高血压程度及心功能状况、血液生化指标等,选择透析器、透析方法、透析时间、超滤量和透析液的成分。

(4)严格执行无菌技术操作。

(5)动静脉内瘘穿刺应一次成功,切勿在同一部位反复穿刺。

(6)严密观察透析机运转情况、管路是否通畅、有无透析反应、血液有无分层、血液颜色是否发黑,出现异常及时处理。

(7)透析液温度控制在 37～38 ℃。

(8)指导患者做好饮食管理,给患者高蛋白、富含维生素并含适量钠、钾盐的食物。

(9)透析间歇期间控制饮水量。

(10)慢性维持性透析患者可因代谢性或器质性脑病而引起神经精神症状,也可因环境或心理影响而出现悲观抑郁症状,应及时发现并给予处理及疏导。

(11)密切观察有无热源反应、失衡综合征、症状性降低血压等并发症的发生。

第二节 护理质量评价

一、护理质量评价的内容

(一)护理人员评价

护士工作的任务和方式是多样化的,因此在评价时应从不同的方面去进行,如护士的积极性和创造性、完成任务所具备的知识基础、与其他人一起工作的协作能力等。对护士经常或定期进行评价,考察护理工作绩效,可为护理人员的培养、职称的评定、奖罚提供依据。通常根据人员素质、护理服务效果、护理活动过程的质量或将各项结合起来进行评价。

1.素质评价

测定基本素质是从政治素质、业务素质、职业素质三个方面进行综合评定的。从平时的医德表现及业务行为看其政治素质及职业素质;以技能表现、技术考核成绩、理论测试等项目来考核业务素质。可用问卷测评方式或通过反馈来获得综合资料,了解护士的基本情况,如他们的道德修养、积极性、坚定性、首创精神、技能表现、工作态度、学识能力、工作绩效等素质条件。

2.结果评价

结果评价是对护理人员服务结果的评价。由于很多护理服务的质量不容易确定具体目标,评价内容多为定性资料,不易确定具体的数据化标准,所以结果评价较为困难。并且评价只能告诉护理人员是否达到了目标,并不能告诉其以后怎样去达到目标,因此应当采用综合的方法进行评价,以求获得较全面的护理人员服务质量评价结果,并通过信息反馈,指导护理人员明确完成护理任务的具体要求和正确做法。

3.护理活动过程的质量评价

这类评价的标准注重护士的实际工作,评价护理人员的各种护理活动。例如,某医院病室对主班护士任务执行情况进行评价(表1-1)。

表1-1 某医院病室对主班护士任务执行情况评价表

评价项目	评价等级			
	及格 (1)	达到标准 (2)	超过标准 (3)	出色 (4)
执行医嘱情况				
及时掌握和交流患者病情变化的情况				
向护士长反映患者病情变化的情况				
记录有无失效的仪器设备、并采取修理措施				

此种评价的优点是给工作人员以具体的标准、指标,使评价对象知道如何做才是正确的,有利于护理人员素质和水平的提高。缺点是费时间,且内容限制在具体任务范围之内,比较狭窄,对人的责任评价范围小,只能评价护理人员在具体岗位上的工作情况。

4.综合性评价

综合性评价就是指将几个方面标准综合起来进行评价,凡是与护理人员工作结果有关的活动都可结合在内。例如,对期望达到的目标、行为举止、素质、所期望的工作结果和工作的具体指标等进行全面的考核与评价。

(二)临床护理质量评价

临床护理质量评价指衡量护理工作目标完成的程度,衡量患者得到的护理效果。临床护理质量评价的内容包括基础质量评价、环节质量评价和终末质量评价。

1.基础质量评价

其注重评价进行护理工作的基本条件,包括组织机构、人员素质与配备、仪器、设备与资源等。这些内容是构成护理工作质量的基本要素。其详细评价以下几个方面。

(1)环境:各护理单位是否安全、清洁、整齐、舒适。

(2)护理人员的素质与配备:是否在人员配备上作出了合适的安排、人员构成是否适当、人员素质是否符合标准等。

(3)仪器与设备:器械设备是否齐全、性能完好情况、急救物品完好率、备用无菌注射器的基数及药品是否足够等。

(4)护理单元布局与设施:患者床位的安排是否合理、加床是否适当、护士站离重症患者的距离有多远等。

(5)各种规章制度的制定及执行情况:有无各项工作质量标准及质量控制标准。

(6)护理质量控制组织结构:可按照医院规模,设置不同层次的质控组织,如护理部质控小组、科护士长质控小组、护士长质量控制小组。

2.环节质量评价

其主要评价护理活动过程中的各个环节是否达到质量要求,其主要包括以下几个方面:①是否应用护理程序组织临床护理活动,向患者提供身心整体护理;②心理护理、健康教育开展的质量;③是否准确及时地执行医嘱;④病情及治疗效果的观察情况;⑤对患者的管理如何,如患者的生活护理、医院内感染等;⑥与后勤及医技部门的协调情况;⑦护理报告和记录的情况。

另外,也可按三级护理标准来评价护理工作的质量。在环节质量的评价中,还常用定量评价指标来评价护理工作质量,其主要内容有:①基础护理合格率;②特护、一级护理合格率;③护理技术操作合格率;④各种护理表格书写合格率;⑤常规器械消毒灭菌合格率;⑥护理管理制度落实率。

3.终末质量评价

其用来评价护理活动的最终效果,从患者角度评价所得到的护理效果与质量,对每个患者最后的护理结果或成批患者的护理结果进行质量评价。此评价的选择和制定是比较困难的,因为影响的因素比较多,有些结果不一定能说明护理的效果,如伤口愈合率与治愈率的高低不一定完全是护理的结果。依据现代医学模式,护理结果的评价应当包括患者的生理、心理、社会、精神等各个方面。

综合评价就是把这三个方面结合起来进行评价,能够全面说明护理服务的质量。评价结果所获的信息经反馈纠正偏差,达到质量控制的目的。

二、护理质量评价的指标

(一)效率指标

此类指标主要反映护理工作数量,如出、入院患者数,门诊人数,平均住院日,床位使用率,特护、一级护理人次数,抢救患者次数,抢救成功率等。

(二)质量指标

此类指标主要反映护理工作质量,主要包括护理技术操作合格率,特护、一级护理合格率,基础护理合格率,护理文件书写合格率,压疮发生率,患者对护理工作满意率等。

将护理工作效率指标评价和质量指标评价结合起来,就是将质量管理与经济效益结合起来。任何质量管理方式离开效益都没有实际的价值,现代管理就是要走质量效益型道路。只有这样才有助于降低患者的医疗成本,为患者提供优质、高效的护理服务。

三、护理质量评价的目的和原则

(一)护理质量评价的目的

(1)衡量工作计划是否完成,衡量工作进展的程度和达到的水平。

(2)检查工作是否按预定目标或方向进行。

(3)按照实际提供的护理数量、质量,评价护理工作需要满足患者的程度、未满足的原因及其影响因素,为管理者提高护理管理质量提供参考。

(4)通过评价工作结果肯定成绩,找出缺点和不足,并指出努力的方向。也可以通过比较选择最佳方案来完成某项工作。

(5)检查护理人员工作中实际缺少的知识和技能,为护士继续教育提供方向和内容。

(6)促进医疗护理的质量,保障患者的权益。

(7)确保医疗设施的完善,强化医疗行政管理。

(二)护理质量评价的原则

1.目的明确

质量评价的目的是保证和提高护理质量。只有通过评价,对照标准,才能找出差距,促进持续性的质量改进。

2.实事求是

护理质量评价应当在实事求是的基础上,将护理的实际情况和制定的质量标准进行比较。这些标准应是在实际工作中可测量的,并被评价对象理解和接受。

3.公平原则

制定的质量标准不宜过高或过低,应当适当。应在条件水平相当、等级相同的人员中进行对比。

4.避免片面性和局限性

科学获取基本数据和信息的方法应为随机抽样。由于护理工作涉及面广、工作量大,采用随机抽样的方法可通过样本量推测和分析整体质量状况,并可以避免片面性和局限性。

四、护理质量评价的方式和方法

(一)护理质量评价的方式

1.全程评价与重点评价

全程评价:对护理活动全过程进行分析评价,主要检查护理各方面的整体情况,找出普遍存在的问题和需要改进的方面,为进一步修订质量标准指明方向。

重点评价:某项技术操作考核、危重患者的基础护理质量、护理文书书写质量、病区管理、服务质量等单项质量评价,这种评价所需的时间较短,且分析细致,易于发现存在的不足之处,可以及时提出解决问题的办法,采取补救或纠正措施。

2.事前评价与事后评价

事前评价:在标准实施前进行的评价,找出质量问题,明确实施标准应重点解决的问题。

事后评价:在某项标准实施后进行的评价,为质量改进指明方向。

3.定期评价与不定期评价

定期评价:在规定的时间内进行的评价,如周评价、月评价、季度评价、年度评价。

不定期评价:不按规定的时间,随机进行评价。不定期评价的真实性强,是在毫无准备状态下所做的评价,能够较真实地反映质量问题。

4.自我评价与他人评价

自我评价:由被评估者本人对自己在一定时期内所做的各项工作对照质量标准进行的自我总结和评价。

他人评价:包括医护工作人员的相互评价、上级机关组的评价及患者或家属的评价。

自我评价与他人评价相结合,能全面、全方位、多角度发现问题,弥补自我评价的不足。

(二)护理质量评价的方法

1.院内评价法

在我国,多数医院内护理质量评价主要通过护理部、科护士长、护士长三级质控组织来进行。也有一些医院在护理部下设质量控制组(临时或常设机构),分片或分项对护理质量进行检查评价。

(1)护理部、科护士长、护士长三级质控组织:构成医院护理质量监控网络。通常采用护士长自查,护理部、科护士长逐级检查,或科室间、病室间进行同级交叉检查的方式,对护理质量定期(按月、季度、年)或不定期进行质量评价。

(2)质量控制组:通常由科护士长、护士长或具有高级职称的护理人员、大专以上学历的护士骨干组成,每组3~5人,可分片(内、外、妇、儿、门急诊等)或分项(护理技术操作,特护一级护理、基础护理、抢救物品、病室管理、医院感染管理、护士长考核等)进行定期或不定期质量评价。

2.院外评价法

(1)医院分级管理评审委员会:院外评价的主要方式,由卫生行政部门组织,针对各级医院的功能、任务、水平、质量、管理进行综合评价。医院分级管理评审由卫生行政部门组织有关专家按照评审标准,以每3~4年为一周期,对各级医院进行质量评价,依据评价的结果给予相应等级医院的称号。医院等级逐级分为一级、二级、三级,每级又分为甲、乙、丙三等,三级医院增设特等,共三级十等。

(2)新闻媒介的评价(社会舆论):一种不规范的院外评价方法。目前各医院主要采用聘任医德、医风监督员的方式来获得社会或消费者对医院的评价的信息反馈。

五、护理质量评价的程序

评价工作是复杂的活动过程,也是不断循环的活动过程。通常分确定质量评价标准、收集信息、分析评价、纠正偏差四个步骤。

(一)确定质量评价标准

1.标准要求

理想的标准和指标应详细说明所要求的行为或成果,将其存在的状况、程度和应存在的行动或成果的数量写明。

制定指标有如下要求:①具体(数量、程度和状况);②条件适当,具有一定的先进性和约束力;③简单明了,易于掌握;④易于评价,可以测量;⑤反映患者需求与护理实践。

2.制定标准

建立标准的类型;确定标准的水平是基本水平或最高水平;所属人员参与制定,共同确定评价要素及标准;符合实际,可被接受。

标准是衡量事物的准则,是医疗护理实践与管理实践的经验总结,是经验与科学的结晶。只有将事实与标准进行比较,才能找出差距,评价才有说服力。

(二)收集信息

收集信息可以通过建立汇报统计制度和制定质量检查制度来进行。对护理工作数量、质量的统计应及时准确,做好日累计、月统计工作。除通过统计汇报获得信息外,还可以采用定期检查与抽查相结合的方式,将检查所收集到的信息与标准对照,获得反馈信息,计算达标程度。

(三)分析评价

应反复分析评价的过程。分析时要注意以下几个方面:①评价标准是否恰当、完整,被评价者是否明确;②收集资料的方式是否正确、有效,收集的资料是否全面、能否反映实际情况;③资料与标准的比较是否客观;④所采用的标准是否一致。

(四)纠正偏差

将执行结果与标准对照,分析评价过程,找出差距,对评价结果进行分析,提出改进措施,以求提高护理工作的数量与质量。

六、护理质量评价的结果分析

护理质量评价的结果分析根据使用目的和具体条件可采用不同的方式。建立有效的统计系统,准确收集全院各科室、各部门的工作情况,经过整理、分析,提供医院护理管理情况。

(一)统计表

统计表是表达统计分析结果的表格,能简明扼要地将统计结果编排在表格里,有便于阅读、分析、比较的优点。制表原则:简单明了,避免烦琐,项目排列合理,标题要标出主题思想和目的性,标目用以指明数字含义,分横标目和纵标目。这些是设计统计表的关键。标目层次一般不超过三层,即上下边线和表头与表身的分界线。

(二)统计图

统计图可将统计的资料形象化,利用线条高低或面积大小来代表数量,具有形象生动、通俗易懂、便于理解、容易分析的优点,能使计算机的信息处理得到充分发挥,复杂的质控数据处理变得简单、快捷、准确。利用计算机处理系统制表绘图,可将各种复杂的数学计算变得较为简单。

1.直条图(长条图)

用条的长短来表示数量的多少,显示它们的对比关系。直条图有单式、复式、分段、圆图四种。

(1)单式条图(图 1-1)。

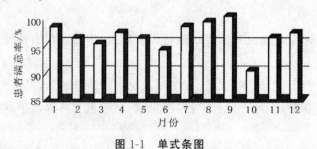

图 1-1　单式条图

(2)复式条图(图 1-2):表示的资料是两个或两个以上独立的部分。

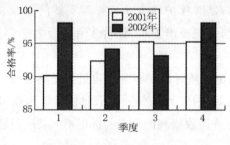

图 1-2　复式条图

(3)分段条图(图 1-3):表示事物的总体和其中一部分的不同情况。

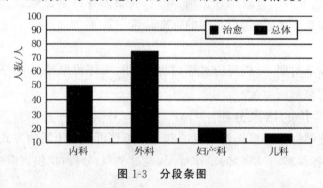

图 1-3　分段条图

(4)圆图(图 1-4):用总的面积表示总体,用扇形面积表示各部分。

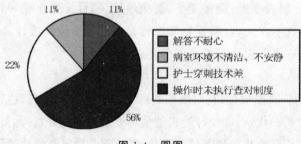

图 1-4　圆图

2.主次因素排序图(图 1-5)

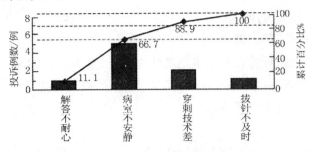

图 1-5　某医院 2003 年一月患者投诉原因排列图

其也称主次因素分析图。它可以体现"关键的少数和次要的多数"的关系,是从影响工作质量的许多因素中找出主要影响因素的一种有效、简单的方法,是选择管理工作中关键问题的一种有力工具。

3.因果分析图

其也称特殊要因图,如树枝图、鱼刺图、石川图等,其将不良后果的原因——列举,通过带箭头的线将质量问题与原因之间的关系表示出来。

4.控制图(图 1-6)

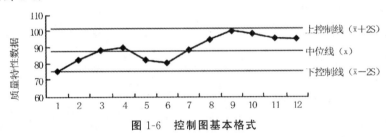

图 1-6　控制图基本格式

在质量管理的常用统计工具中,控制图是核心。控制图的基本思想就是要把控制的质量特性值用点描在图上,若点全部落在上下控制界限内,且没什么异常状况,就可判断生产过程处于控制中。否则,就应根据控制图查明异常情况并设法排除异常,点越过控制线就是报警的一种方式。

5.百分条图

凡能画圆图的资料,均可用百分条图表示。

七、护理质量评价的改进

制定评价内容不但要涵盖护理质量的基本要素,而且要简便易行,结果用数字直接表达,一目了然。检查结果的原始资料条理清楚,问题记录准确,便于查找,有利于资料的保存和查询。特别是质量评价汇总后,对获得的资料进行综合性分析,并通过护理部网站、护理质量简报等形式及时反馈给护士长。客观、全面、细致的评价,可以使护理工作做到全员参与、人人负责。运用竞争机制激发积极性和创造性,克服其惰性、依赖性、盲目性,从而提高系统的整体功效,形成优胜劣汰的格局。控制点可以是反映护理质量的主要成绩和问题的关键因素。进行护理质量要素分析并把握关键控制点,可以使管理人员在管理中处于主动的地位,在质量评价中将有利于点和面结合进行评价,发现偏离目标的问题时及时反馈,并保持反馈信息的准确性和有效性。分析护理质量内涵要素,可以使管理目标更加明确,确保护理服务的质量。

八、评价中应当注意的问题

(一)准确、客观、公正,防止误差

护理质量的评价内容、评价标准很多是定性资料,检查人员对标准掌握得过松、过严或其他人为的因素都可能使评价结果不够准确、客观、公正,所以要提高管理人员素质,加强对标准的培训,做到客观、公正、公平地评价。

(二)重视信息反馈

评价的目的是改进工作,所以要重视信息的反馈,同时要认真地进行分析,提出整改意见。

(三)重视自我评价

全面质量管理的一个主要方面就是全员参与,要培训护理人员树立质量意识,学习质量标准,平时就自觉地按质量标准工作。因此,要重视自我评价,做到质量自控,达到最佳的质量。

第二章　手术室护理

第一节　手术室护理概述

手术室护理工作的内容主要为手术室管理和手术患者的护理。

手术室管理包括对手术室设施、仪器设备、手术器械、周围环境、常用药品的管理,要求物品配备齐全、功能完好并处于备用状态。手术间内部设施、温控、湿控要求应当符合环境卫生学管理和医院感染控制的基本要求。

手术室护理工作具有高风险、高强度、高应急等特点,因此必须与临床科室等有关部门加强联系,有效预防手术患者在手术过程中的意外伤害,保证手术患者的安全和围术期各项工作的顺利进行。

手术室护理采用以手术患者为中心的整体护理模式,根据岗位各司其职,但又须相互密切合作,共同完成护理任务。

一、手术室巡回护士

(一)手术前一日

1.术前访视

术前一日至病房访视手术患者,有异常、特殊情况及时交班。

2.术前用物检查

检查灭菌手术用物是否符合规范、准备齐全;检查次日手术所用仪器、设备性能是否正常;检查次日手术特殊需求能否得到满足(如骨科和脑外科特殊体位的手术床准备)。

(二)手术当日

1.术前

(1)检查手术灭菌包的有效期和室内各类用物、仪器设备、医用气体是否齐全;调节室内温湿度,做好环境准备;检查室内恒温箱是否调节至适当温度。

(2)核对手术通知单无误后,由手术室工作人员(一般为工勤人员)至病房接手术患者;病房护士陪同手术患者至手术室半限制区,与手术室巡回护士进行手术患者交接,共同核对手术患者身份、手术信息、术前准备情况及所带入用物,正确填写手术患者交接单并签名,适时进行心理护理。

(3)手术室巡回护士将手术患者转运至手术间内手术床,做好防坠床措施。协助麻醉医师施行麻醉。

(4)按医嘱正确冲配抗生素,严格遵守用药查对制度,并于划皮前30～60分钟给药。

(5)协助洗手护士穿无菌衣。提供手术操作中所需的无菌物品(如手套、缝针等)。

(6)与洗手护士共同执行手术物品清点任务。按规范正确清点纱布、器械、缝针等术中用物的数量和检查完整性,及时、正确地记录清点内容,并签字。

(7)严格执行手术安全核查制度。在麻醉前、手术划皮前,手术室巡回护士、手术医师、麻醉医师共同逐项核查确认手术安全核查表内容,并签字。

(8)手术护理操作尽量在手术患者麻醉后进行。例如,留置导尿管、放置肛温测温装置等,尽量减少手术患者的疼痛。操作时注意保护患者的隐私。

(9)正确放置手术体位,充分暴露手术视野;妥善固定患者肢体,约束带松紧适宜,维持肢体功能位,防止受压;床单保持平整、干燥、无皱折;调节头架、手术操作台高度;调整无影灯位置、亮度。

(10)正确连接高频电刀、负压吸引、外科超声装置、腹腔镜等手术仪器设备,划皮前完成仪器设备自检,仪器脚踏放置在适宜的位置;完成手术仪器使用前准备工作,如正确粘贴高频电刀电极板、环扎止血仪器的止血袖带。

(11)督查手术人员执行无菌操作规范的情况,如手术医师外科洗手、手术部位皮肤消毒、铺无菌手术巾等操作,及时指出违规行为。

2.术中

(1)维持手术间室内环境整洁、安静、有序。严格督查手术医师、洗手护士、麻醉医师、参观手术人员、实习学生遵守无菌操作原则、消毒隔离制度和手术室参观制度。

(2)密切关注手术进展,调整无影灯灯光,及时供给手术操作中临时需求的无菌物品(如器械、缝针、纱布、吻合器、植入物等),并记录。

(3)注意手术患者的生命体征波动。保持静脉输液通路、动静脉测压通路、导尿管等通畅;观察吸引瓶液量,及时提示手术医师术中出血量;定时检查、调整手术患者的手术体位,防止闭合性压疮的发生。

(4)术中输液、输血、用药必须严格遵守用药查对制度。紧急情况下执行的术中口头医嘱应复述 2 遍后经确认再执行,术后手术医师必须补医嘱。

(5)熟练操作术中所需仪器设备。例如:正确调节高频电刀、超声刀、心脏除颤仪等仪器设备的参数;变温毯的故障排除、电钻术中拆装。

(6)手术中在非手术部位盖大小适宜的棉上衣保暖。术中冲洗体腔的盐水,水温必须在 35~37 ℃。遇上大手术或年老体弱患者,要根据现有条件加用保温装置(温水循环热毯或热空气装置)。

(7)术中手术标本及时与洗手护士、手术医师核对后放入标本袋存放(特殊情况除外)。如手术标本需快速做冷冻切片检验,必须及早送检。

(8)术中发生应急事件(如停电、心脏停搏、变态反应等),应按照手术室应急预案,及时积极配合抢救,挽救患者生命。

(9)与洗手护士在关闭腔隙前、关闭腔隙后及缝皮后分别共同执行手术物品清点制度,按规范正确清点术中用物数量,完整、正确、及时地记录,并签字确认。

(10)准确及时书写各类手术室护理文件和表单。

3.术后

(1)协助医师包扎手术切口,擦净血迹,评估患者皮肤情况,采取保暖措施,妥善固定肢体,执行防坠床措施。固定各种引流管及其他管道,防止滑脱,待麻醉医师记录尿量后,将尿袋内的尿液放空。

(2)手术患者离开手术间前,手术室巡回护士、手术医师、麻醉医师共同再逐项核查、确认手术安全核查表、手术患者交接单内容并签字。

(3)在手术人员协同下将手术患者安全转运至接送车。手术患者的病历、未用药品、影像学资料等物品随手术患者带回病房或监护室。护送手术患者离开手术室。

(4)严格执行手术室标本管理制度。手术室巡回护士、手术医师、洗手护士共同再次核对手术标本,正确保存、登记、送检。

(5)清洁、整理手术间设施、设备、仪器,填写使用情况登记手册。所有物品物归原位,更换手术床床单及被套,添加手术间常用的一次性灭菌物品如手套、缝线等。若为感染手术,则按感染手术处理规范进行操作。

(6)正确填写各种手术收费单。

二、手术室洗手护士

(一)手术前一日

(1)了解手术情况:次日手术患者病情、手术方式、手术步骤,以及所需特殊器械、物品及仪器设备。

(2)协助巡回护士检查术前用物。

(二)手术当日

1.术前

(1)协助巡回护士检查灭菌器械、敷料包是否符合规范、准备齐全;准备手术所需一次性无菌用品,包括各类缝针、引流管、止血用物和特殊器械等;准备次日手术所用仪器、设备。

(2)严格按照查对制度检查无菌器械包和敷料包的有效期、包外化学指示胶带及外包装完整性、是否潮湿及被污染。在打开无菌器械包和敷料包后,检查包内化学指示卡。严格按照无菌原则打开器械包和敷料包。

(3)提前15分钟按规范洗手、穿无菌手术衣、戴无菌手套。

(4)与巡回护士共同执行手术物品清点制度。按规范正确清点纱布、器械、缝针等术中用物的数量、检查完整性,按规范铺手术器械台。

(5)协助并督查手术医师按规范铺无菌巾,协助手术医师系无菌手术衣带、戴无菌手套。

(6)严格按照无菌原则将高频电刀、负压吸引、外科超声装置、腹腔镜等各种连接管路或手柄连接线交予巡回护士连接,并妥善固定在手术无菌区域。

2.术中

(1)严格执行无菌操作,遇打开空腔脏器的手术,须用无痛碘纱布垫于其周围。及时回收处理相关器械,关闭空腔脏器后更换手套和器械。

(2)密切关注手术进展及需求,主动、正确、及时地传递器械、敷料及针线等。

(3)及时取回暂时不用的器械,擦净血迹;及时收集线头;无菌巾一经浸湿,及时更换或加盖,手术全程保持手术操作台无菌、干燥、整洁。

(4)密切关注手术进展,若术中突发大出血、心搏骤停等意外情况,要沉着冷静,积极配合手术。

(5)密切注意手术器械等物品的功能性与完整性,发现问题及时更换;规范精密器械的使用与操作。

(6)与手术医师正确核对并保管术中取下的标本,按标本管理制度及时交予巡回护士。

(7)妥善保管术中的自体骨、异体骨、移植组织或器官,不得遗失或污染。

(8)正确管理术中外科用电设备的使用,防止电灼伤患者和手术人员。

(9)术中手术台上需用药物时,按查对制度抽取药物,并传递于手术医师使用。

(10)术中需使用外科吻合器、手术植入物时,应及时向巡回护士通报型号、规格及数量,与手术医师、巡回护士共同核对后,方能在无菌区域使用。

(11)与巡回护士在关闭腔隙前、后及缝皮后分别按手术用物清点规范正确清点术中用物数量并检查完整性。

3.术后

(1)协助巡回护士做好手术患者的基础护理工作,并协助将患者安全转运至接送车上。

(2)按手术用物清点规范,在手术物品清点记录单上签字。

(3)与手术医师、巡回护士共同核对手术标本。

(4)对常规器械、专科器械和腹腔镜器械等进行规范清洗和处理,精密器械和贵重器械单独进行规范清洗和处理,若为感染手术,则按感染手术处理规范对器械、敷料等物品进行处理。

三、手术室器械护士

(1)每天上午检查灭菌物品的有效期、包外化学指示胶带及外包装情况;清点手术器械包与敷料包数量;及时补充添加一次性消毒灭菌物品。

(2)检查包装,保持灭菌区和无菌物品存放区清洁整齐,保持敷料柜、无菌用品柜上用物排列整齐、定位放置、标签醒目。无菌用品柜上的无菌包和一次性消毒灭菌物品按失效日期的先后顺序排列。

(3)检查、核对每包手术器械的清洁度、完好性与关节的灵活性,对损坏或功能不良的器械进行更换或及时送修。

(4)负责待灭菌器械及物品的包装,选择正确的包装方法及材料,按规定放置包外及包内化学指示物,并填写灭菌物品包装的标识,若遇硬质容器还应检查安全闭锁装置。

(5)负责每天对预真空压力蒸汽灭菌、过氧化氢低温等离子灭菌和环氧乙烷灭菌的技术操作,保证灭菌手术物品及时供应。

(6)根据手术通知单准备并发放次日手术用器械、敷料。如需特殊手术器械,应立即准备做灭菌处理并发放;如需植入物及植入性手术器械,在生物监测合格后方可发放。

(7)负责外来器械及手术植入物的接收、清点、清洗、核对、消毒灭菌及监测登记发放工作。

(8)负责手术器械的借物管理,严格执行借物管理制度。

(9)对清洗、消毒、灭菌操作过程、日常监测和定期监测进行具有可追溯性的记录,负责保存清洗消毒监测资料和记录不少于6个月,保留灭菌质量监测资料和记录不少于3年。

(10)专人负责管理精密器械与贵重器械,督查各专科组员进行保养管理工作,并做相应记录。

(11)负责与各专科组长之间保持沟通,了解临床器械使用情况,每半年对器械进行一次保养工作。

(12)根据持续质量改进制度及措施,发现问题及时处理,认真执行灭菌物品召回制度。

四、手术室值班护士

(1)与日班护士交班前,完成手术间内基数物品、体位垫、贵重仪器及值班备用物品的清点核对,做到数量相符、定位放置并登记签名。核对所有术中留取标本,确认手术标本、病理申请单、标本送检登记本三者书写内容一致。

(2)与日班护士交班前,按次日手术通知单检查并核对次日手术所需器械、敷料及特殊手术用物;检查灭菌包有效期、灭菌效果及是否按失效日期进行先后顺序排列。

(3)与日班护士进行交接班,全面了解手术室内各种情况,做到心中有数。

(4)根据轻重缓急,合理安排并完成急诊手术,积极并正确应对可能出现的各种突发事件,若遇重大问题,应及时与医院总值班人员或手术室护士长取得联系。

(5)仔细核对次日第一台手术患者的姓名、病区床号和住院号,如信息缺失或错误,应与相关病房护士和手术医师及时沟通。

(6)值班过程中,若接到次日选择性手术安排有改变通知,应及时向手术室护士长及麻醉科汇报,征得同意,通知供应室更换器械、敷料,准备特殊手术用物,并做好次日的晨交班。

(7)临睡前仔细巡视手术室,负责将手术间内所有物品及仪器、设备归于原位。认真检查手术室内所有门窗、消防通道、水、电、中心供气、中心负压、灭菌锅等开关的关闭情况,若发现问题,及时处理解决。

(8)次日晨巡视手术间,检查特殊手术用物是否处于备用状态(如 C 型臂机、显微镜、腹腔镜、体外变温毯等)。开启室内恒温箱,调节至适当温度并放置 0.9% 的生理盐水。检查洗手用品(如手刷、洗手液等)是否处于备用状态。

(9)负责检查待灭菌器械的灭菌状况,保证次日第一台手术器械的正常使用。

(10)按照手术通知单顺序,安排接手术患者。迎接第一位手术患者入室,核对手术患者身份、手术信息、术前准备情况及所带入用物,正确填写手术患者交接单并签名。做好防坠床和保暖工作,进行心理护理。

(11)完成手术室护理值班交班本的填写,要求书写认真、字迹清楚、简明扼要,内容包括值班手术情况及手术室巡视结果、物品及手术标本清点结果、当日手术器械及特殊手术用物准备情况等。

(12)第一值班护士参加手术室晨间交班,汇报相关值班内容。

五、手术室感染监控护士

(1)每天对含氯消毒剂进行浓度监测。至少每周一次对戊二醛浓度进行监测。每月对手术室空气、无菌物品及器械、化学灭菌剂、物体表面和手术人员手进行细菌培养监测。每半年对紫外线灯管强度进行监测。

(2)负责收集、整理、分析相关监测数据和结果,将化验报告单按时间顺序进行粘贴保存;一旦细菌培养监测不合格,应及时告知护士长,查明原因,采取有效措施后再次进行细菌培养监测,直至培养合格。

（3）负责将细菌培养监测的数据和结果报告护士长和医院感染控制部门。

（4）监督和检查手术室消毒隔离措施及手术人员无菌操作技术，对违反操作规程或可能污染环节应及时纠正，并与护士长一同制定有效防范措施。

（5）完成手术室及医院感染知识的宣传和教育工作。

六、手术室护理教学工作

（1）根据手术室护理教学计划与实习大纲及实习护生学历层次，制订手术室临床带教计划，包括确立具体教学目标、教学任务、考核内容与方法，并安排教学日程。

（2）完成手术室环境、规章制度、手术室工作内容、常用手术器械物品、手术体位、基本手术配合等手术室专科理论教学，达到手术室护理教学计划与实习大纲的要求。

（3）进行手术室专科操作技能教学，完成外科洗手、铺无菌器械台等基本手术室操作的示教与指导；带领实习护生熟悉各种中小手术的洗手及巡回工作，并逐步带教实习护生独立参加常见中小手术的洗手工作。

（4）带领实习护生参与腹腔镜、泌尿科、脑外科、胸骨科等大型疑难手术的见习教学。

（5）带领实习护生参与供应室工作，完成供应室布局、器械护士工作内容、常用消毒灭菌方法及监测等理论教学，并指导实习护生参与待灭菌器械及物品的包装等操作。

（6）开展手术室专科安全理论教育，防止实习护生发生护理差错和事故。

（7）及时与手术室护士、实习护生进行沟通，了解实习护生学习效果，反馈信息和思想动态，及时并正确解答实习护生提问，满足合理学习要求。

（8）负责组织实习护生总复习，完成手术室专业理论、专科技术操作考核；完成实习考核与鉴定意见的填写。

（9）对实习护生进行评教评学，征求实习护生对手术室护理教学及管理的建议和意见，提出整改措施，及时向护士长及科护士长反映实习期间存在的情况。

七、手术室护理管理工作

手术室护士长作为手术室的主要管理者，全面负责手术室的护理管理工作，保证手术室高质量的工作效率和有效运转。

（1）全面负责手术室的护理行政管理、临床护理管理、护理教研管理及对外交流。

（2）制定手术室护理工作制度和各级各班各岗位护理人员职责、手术室护理操作常规、护理质量考核标准，督查执行情况并进行考核。负责组织手术室工勤人员的培训和考核。

（3）合理进行手术室护理人员排班，根据人员情况和手术特点科学地进行人力资源调配。定期评估人力资源使用情况，负责向护理部提交人力资源申请计划。合理进行手术室人才梯队建设。

（4）每天巡视、检查并评估手术配合护理质量和岗位职责履行情况，参加并指导临床工作。检查手术室环境清洁卫生和消毒工作，检查工勤人员工作质量。

（5）定期组织与开展科室的业务学习并进行考核，关注学科及专业的发展动态。负责组织和领导科室的护理科研普及推广和护理新技术应用。

（6）对手术室护理工作中发生的隐患、差错或意外特殊事件，组织相关人员分析原因并提出整改措施和处理意见，及时上报护理部。

(7)填报各类手术量统计报表,与手术医师及其他科室领导进行沟通和合作。

(8)负责手术室仪器设备、手术器械购置前的评估和申报。定期检查并核对科室物资、一次性耗材的领用和耗用情况,做好登记,控制成本。

第二节　安排手术与人员

手术室护士长应合理安排择期手术与急诊手术,并保证手术室护士的配置满足手术需要。同时,手术室护士每天都应对次日行手术的患者进行术前访视。

一、手术预约

(一)择期手术预约

1.手术预约

所有择期手术由手术科室医师提前向手术室预约,一般在手术前一天上午,按规定时间通过电脑预约程序完成。择期手术预约的具体内容包括手术患者姓名、病区、床号、住院号、性别、年龄、术前诊断、拟定手术名称、手术切口类型、手术者(主刀、第一助手、第二助手、第三助手、第四助手)、参观人员、麻醉方式、手术特殊体位和用品等。

2.手术房间安排

手术室护士长应根据不同类型的手术,安排不同级别的手术间。安排原则为无菌手术与污染手术分室进行;若无条件,应先进行无菌手术,后进行污染手术。安排手术时应注意以下事项:①护士长应在手术日前一天的规定时间内完成次日择期手术安排,并在电脑确认提交后向全院公布信息,相关手术科室医师可由医院内网查询。②临时增加或更改择期手术顺序,手术科室医师须与手术室护士长和麻醉医师协商后决定手术时间,并及时更换手术通知单。③手术因故取消,手术科室医师应填写停刀通知单,及时与手术室护士长和麻醉医师沟通。

(二)急诊手术安排

急诊手术由急诊值班医师将急诊手术通知单填写完整(内容同择期手术),送至手术室,由手术室护士长或手术室值班护士根据急诊手术患者病情的轻重缓急、手术的切口分类,与麻醉科进行沟通后及时安排。如遇紧急抢救,急诊值班医师可先电话通知手术室,同时填写急诊手术通知单;手术室负责人员接电话后,应优先予以安排并与麻醉科沟通,5分钟内答复急诊手术患者入室时间,做好一切准备工作,以争取抢救时间。

二、手术人员安排与术前访视

(一)手术室护士的配置和调配

为保证医疗活动的正常进行,须根据各医院的实际工作量合理进行人员配置,一般综合性医院手术室护士与手术台比例为(2.5~3.5)∶1,同时须遵循以下原则,结合动态调配,将每个人的能力发挥到极致,达到人尽其用,物尽其用。

1.年龄结构配备

年龄结构合理,老、中、青结合,根据各年龄的不同特点合理安排,建议采用1∶2∶1的比例。

2.职称配备

各级职称结构合理,形成一个不同层次的合理梯队,高、中、初级职称的比例为(0～1)：4：8;800张以上床位的医院或教学医院的比例可调整为1：3：6。

3.专业能力配备

专业能力结构合理,根据从事本专业的年限和实际工作能力分高(10年以上)、中(5～10年)、低(5年以下)层次。

(二)日间人员安排

手术前一天,在完成手术间安排后,麻醉科、手术室分别进行人员安排,按常规每台手术配备洗手护士和巡回护士各1名,特大手术如心脏手术、移植手术、特殊感染手术等,根据实际情况分别配备洗手护士和巡回护士各2名。根据不同的麻醉方式配备麻醉医师1～2名。

(三)夜间及节假日人员安排

除正常值班护士外,另设有备班,由第一值班护士根据手术需要进行人员统一调度安排;遇突发紧急事件时,向护士长汇报统一调配。

(四)手术前访视

1.访视目的

访视目的是通过术前访视,对手术患者进行第一次身份核对和手术核对,同时对手术患者进行术前宣教和整体评估,了解手术患者心理需要,缓解其紧张和恐惧心理。

2.访视方法及内容

手术前一天,由次日负责相关手术的巡回护士进行术前访视。手术室护士进入病房查看病史,核对术前知情同意书和手术医嘱,核对相关诊断报告和影像学资料,仔细查阅手术患者的一般生命体征、疾病史、手术史、过敏史、特殊化验指标(如乙肝、丙肝、梅毒、艾滋病等)、与输血相关的表单是否齐全等。与病房护士进行交流,了解手术患者的一般情况后对手术患者进行身份核对和术前宣教。与手术患者进行核对,包括:①开放式地询问手术患者姓名、年龄等基本信息;询问手术患者手术部位和手术方式,与病历核对。②核对身份识别腕带。③核对手术标识。为手术患者进行手术前宣教,内容包括:手术室及手术流程简介;禁食、禁水情况;术日晨注意事项,包括病服反穿,不能穿内衣裤,去除饰物、义齿、隐形眼镜等,小便排空,如有体温异常、经期情况及时向手术医师说明;入手术室后须知,包括防止坠床的事宜、麻醉配合、可能遇到的护理问题及配合方法指导等;询问手术患者有无特殊需求。最后按术前访视单内容对手术患者进行评估,并正确填写。

(五)手术资料汇总

每天实施的所有手术,应以手术科室为单位按手术类别(急诊、择期、日间手术)进行分类,详细登记,每月汇总完成月报表交予医务处,同时保存原始资料。

第三节　转运和交换

一、转运者及转运车要求

根据手术通知单,手术室工勤人员通过手术推车或平车的方式前往病房接手术患者,外出接送手术患者时,必须严格按要求穿外出衣、换外出鞋,检查患者推车的完好性,并保持棉被清洁、整齐无破损。

二、交接内容

转运者到达病房后先核对手术患者的姓名、床号、住院号,准确无误后,协助将手术患者移动至患者推车上。病区护士应携带病历和手术所需物品护送手术患者至手术室,并与巡回护士在手术室门口半限制区进行交接,具体内容为:①根据病历内手术知情同意书和身份识别带核对手术患者姓名、病床号、住院号、拟手术名称、药物过敏史和血型。②检查手术标识是否准确无误。③确认禁食情况和肠道准备等术前准备均已完成,检查手术患者的手术衣是否穿戴正确,是否已取下义齿、饰物等。④评估手术患者神志、皮肤情况、导管情况。⑤核对带入手术室的药物、影像学资料、腹带等特殊物品。交接核对无误后,病区护士与巡回护士一同填写手术患者转运交接记录单并签名。

此外,在转运途中,手术室护士应注意保证手术患者安全,推车者需站于手术患者头部,病历由参与护送的手术室护士或手术医师保管,他人不得随意翻阅,手术团队成员应保护手术患者的隐私。

三、转运注意事项

(1)由病房进入手术室的手术患者须戴好手术帽进入限制区,步行进入手术室的当日手术患者,需在指定区域内更换衣、裤、鞋。

(2)工勤人员和巡回护士共同护送手术患者至指定手术间,分别站于手术床两侧,协助手术患者从患者推车缓慢转移至手术床上,呈仰卧位,垫枕。

(3)予手术患者膝盖处适当的约束保护,防止意外坠床。

(4)注意给予手术患者保暖措施,冬天可以使用保温毯。

(5)为减轻手术患者的紧张情绪,可根据手术患者的不同需求选择适当的音乐放松心情。

第四节　核对手术患者

一、接患者前

接患者出发前,第一次查对手术通知单与手术安排表一致,查对内容包括手术间号、患者姓名、性别、科室、床号、手术时间、手术台次。

二、病房接患者时

在病房,第二次查对手术通知单、患者、病历一致,查对内容包括患者姓名、性别、科室、床号、手术时间、患者携带物品如 X 线片、药品等。

三、在手术患者等待区

（1）患者接至手术等待区后，由前一日值班人员第三次查对手术通知单、病历、患者（腕式识别带）、手术安排表一致，查对内容包括手术间号、患者姓名、性别、科室、床号、手术时间和手术台次。

（2）二线值班护士和麻醉医师查对患者后在手术安排表上签名，挂上手术间号码挂牌，让患者暂时在等待室等待手术；由该台手术的巡回护士与麻醉医师至等待室再次查对患者无误后将患者接入手术间。

四、患者入手术间

（1）该台手术的巡回护士核对患者科室、床号、姓名、性别、年龄、手术名称、手术部位等。

（2）麻醉医师及手术第一助手再次核对无误后，在患者及患者财产交接本相应栏签名。

（3）接台手术在同一手术间进行时，更要注意严格查对。

五、接台手术

（1）接台手术时，巡回护士提前电话通知病房做术前准备，并在患者及患者财产交接本上填写好患者基本情况，将手术通知单夹在患者及患者财产交接本内送至机动护士或办公室护士处。

（2）若巡回护士较忙，可电话通知机动护士去手术间取患者财产交接本并确认所接患者。

（3）患者被接至等待室后，办公室护士查对患者，为患者戴手术帽并告知办公室人员将患者手术情况动态信息录入电脑显示屏，以告知患者家属。

第五节　摆放手术体位

手术体位的正确放置，能在充分暴露术野的同时保证手术患者维持正常的呼吸、循环功能，有效缩短手术时间，防止和减轻各种相关并发症的发生，是手术成功的基本保障之一，也是手术室护士必须正确掌握的基本的操作技能之一。

一、手术体位管理原则

（1）根据手术部位的不同，放置最佳的手术体位，使术野充分暴露，便于医师的操作。

（2）应确保呼吸、循环功能不受干扰，以利于麻醉医师术中观察及静脉给药。

（3）避免肢体的神经血管受压、肌肉拉伤、皮肤受损等，保证手术患者安全。

（4）在确认手术患者被充分固定和支撑的同时，应尽可能地保持符合手术患者生理功能的舒适体位。

（5）应注意保护患者隐私，避免身体过分暴露。体位放置时各种物品（各类防护垫、固定带、护臂套、护脸胶布等）应准备充分。

二、常见手术体位的应用范围和摆放方法

根据手术部位及手术入路的需要，常见手术体位分为 5 种，分别为仰卧位、侧卧位、俯卧位、膀胱截石位和坐位。

(一)仰卧位

仰卧位适用于头、面、胸、四肢、腹部及下腹部手术,是外科手术中最常用的手术体位。

1. 摆放方法

(1)放置搁手板,将双臂放于搁手板上,外展小于90°以防止臂丛神经受损,手心朝上,远端关节高于近端关节;亦可根据手术需要,使双臂自然放于身体两侧,用事先横放于手术患者背部的小单卷裹固定双手。遇神经外科额、颞、顶及颅前窝等手术,可用小单将身体包裹,并用约束带固定,松紧适宜。

(2)根据手术患者腰前凸深度,放置厚薄合适的软垫,维持腰部正常生理曲线。

(3)膝关节腘窝部垫一软垫,使双腿自然弯曲,以达到放松腹部肌肉,增加手术患者舒适度的目的。

(4)双下肢伸直,使头、颈、躯干、下肢呈一直线,约束带固定于膝关节上2cm左右,松紧以平插入一掌为宜。

(5)双足跟部放置脚圈,减少局部受压。

2. 注意事项

(1)注意麻醉头架和器械托盘摆放的位置,避免影响手术患者呼吸、循环功能和麻醉医师的观察。

(2)肝、脾手术如脾切除术、肝右叶切除术等,可根据手术需要在术侧垫一软垫,抬高并暴露术野。

(3)胸部前切口手术如乳腺癌根治术,将患侧上肢外展置于托手器械台上,外展小于90°,调整托手器械台高度与手术床高度一致,并于术侧垫一软垫,充分暴露术野。

(4)前列腺及膀胱手术可根据手术需要,在手术患者骶尾部垫一软垫,既有利于暴露术野又分散了骶尾部的压力。

(5)颅脑手术时,头部必须高于躯体3～5cm,此举有利于静脉回流,避免脑充血导致颅内压增高。

(二)侧卧位

侧卧位主要分为90°侧卧位和半侧卧位。90°侧卧位适用于胸外科(如肺、食管)、泌尿外科(肾脏、输尿管等)和脑外科(颞部肿瘤、桥小脑角区肿瘤)手术;半侧卧位适用于胸腹联合切口及前胸部手术。

1. 90°侧卧位摆放方法

(1)待手术患者麻醉后,将手术患者身体呈一直线从仰卧位转成90°侧位,患侧朝上。

(2)放置头圈于手术患者头下,患者使眼睛和耳朵处于头圈的空隙中。

(3)90°侧卧位搁手架分为上下两层,患侧上肢放置于上层,健侧上肢放置于下层,并分别予以固定,手指稍露,便于观察末梢血液循环。

(4)于健侧腋下(即胸部下方第4、5肋处)放置胸枕,其厚度以手术患者健侧臂丛神经及血管不受压为宜。

(5)下腹部和臀部分别用一个髂托固定。

(6)根据手术方式调整双腿伸直或弯曲,并用约束带固定髋关节或膝关节。双腿间和踝部分别夹一软枕,避免骨隆突处受压。

2.半侧卧位摆放方法

半侧卧位是指使手术患者侧转成 30°～40°体位。先将手术患者健侧上肢放置于搁手板上,外展小于 90°。患侧上肢用护臂套保护后屈曲固定于麻醉头架上,高度适宜,避免外展及牵拉过度。患侧肩、胸、腰背部放置适当的软垫或半侧卧位专用斜坡式软垫。健侧腋下平乳头处和(或)髂前上棘处用 1～2 个髂托固定。双下肢用约束带固定,腘窝部垫一软垫。双足跟部放置脚圈,以减少局部受压。

3.注意事项

(1)将手术患者从仰卧位翻转成侧卧位的过程中,必须保持手术患者头、颈、躯干呈一直线,呈"滚筒式"翻转。

(2)上肢搁手架应可调节高度和角度,使双上肢外展均不超过 90°,并呈抱球状。

(3)开颅手术放置侧卧位时,应使手术患者背侧尽量靠近床的边缘,并向前俯,必须注意身体的背部和四脚固定架之间要加衬垫,以防压伤。

(4)手术患者导尿管及深静脉穿刺管应从空隙中穿出,保证引流通畅;电极板应粘贴于患侧下肢的大腿、小腿或臀部。

(三)俯卧位

俯卧位适用于后颅窝、颈椎后路、脊柱后入路、腰背部等手术。

1.摆放方法

(1)待手术患者麻醉后,将手术患者呈一直线从仰卧位缓慢转换为俯卧位,转换体位时应使其双臂紧贴于身体两侧,避免肩肘关节意外扭曲受伤。

(2)将手术患者头部移出手术床,直接放置于头托上或固定于头架上,调整头托或头架位置及高度,保证手术部位突出显露的同时呼吸通畅。

(3)双上肢平放于身体两侧,中单固定,约束带加固,或将双上肢自然弯曲置于头两侧搁手架上。

(4)胸部垫一大软垫,尽量靠上,于髂嵴两侧各垫一小方垫;或将两个中圆枕呈外八字形斜垫于两锁骨至肋下,将一中圆枕横垫于耻骨联合和髂嵴下,呈三角形,使胸腹部呈悬空状,保持呼吸运动不受限和静脉回流通畅。

(5)双侧膝盖下各垫一小软圈,两小腿胫前横置一软枕,使手术患者小腿呈自然微曲,增加舒适度。双足背下垫一小方软枕,避免足背过伸引起足背神经损伤。双腿用约束带固定。

2.注意事项

(1)头部需妥善固定于头托或头架上,使用头托者必须注意前额、眼睛、耳朵、下颚、颧骨等处的保护,可选择凝胶头托或在放置体位前在前额、颧骨等易受压处给予防压疮透明敷贴,防止压疮发生。

(2)放置俯卧位时应使用适当体位垫,使胸腹部悬空,避免受压,保持呼吸通畅和静脉回流。

(3)男性手术患者注意避免阴茎和阴囊受压,女性手术患者注意避免乳房受压。

(4)肥胖的手术患者应注意两侧手臂的固定和保护,避免术中手臂意外滑落或固定约束过紧造成压伤。

(四)膀胱截石位

膀胱截石位适用于会阴部及经腹会阴直肠手术。

1.摆放方法

(1)将搁脚架分别置于手术床的两侧,根据手术患者大腿的长度及手术方式调节搁脚架的高度和方向。

(2)手术患者呈仰卧位,待麻醉后,脱去长裤,套上棉质裤套,下移手术患者身体,直至其尾骨略超过手术床背板下沿。

(3)将手术患者屈髋屈膝,大腿外展成 60°～90°,分别缓慢置于搁脚架上,根据不同手术方式调节大腿间的角度及前屈角度,并用约束带固定双脚。

(4)卸下或摇下手术床尾部 1/3 部分,根据手术需要,可于臀部下方置一软垫,以减轻局部压迫,便于操作。

(5)将一侧上肢置于身体旁,用小单包裹固定,另一侧上肢置于搁手板上,外展小于 90°。

2.注意事项

(1)大腿前屈的角度应根据手术需要调整。经腹会阴手术,搁脚架与手术台成 70° 左右,单纯会阴部手术成 105° 左右,腹腔镜下左半结肠癌、乙状结肠癌和直肠癌根治术,双腿不要过度分开,股髋关节、膝关节屈曲成 150°～170°。

(2)两侧搁脚架必须处于同一水平高度。

(3)放置截石位必须注意保护双侧腘窝,在腘窝下应置平整的薄软垫,并且避免其外侧面受硬物挤压,防止腓总神经损伤。

(4)手术结束恢复体位时,应缓慢地将一条腿先从搁脚架上放下,避免血流动力学短时间内发生变化,引起直立性低血压。

(5)对于有骨盆、股骨颈骨折史的手术患者,可抬高骶尾部使盆腔尽可能得到伸展。放置和恢复体位均应小心操作,尽量使髋关节和膝关节同时运动,避免髋关节旋转,尤其是外旋外展。

(6)放置截石位过程中,应注意手术患者的保暖,并且注意保护手术患者的隐私。

(7)需进行肠道灌洗的直肠手术,应在手术患者臀下铺置防水巾,防止冲洗液浸湿床单,引发压疮。

(五)坐位

坐位适用于后颅手术。

1.摆放方法

(1)双腿选择合适的防栓袜或缠弹力绷带,避免形成栓塞,防止深静脉血栓甚至肺栓塞的发生。

(2)双膝下垫一长圆枕,使两腿稍有弯曲,防止下肢过伸。

(3)静脉通路通常建立于手术患者的左上肢,妥善固定,同时须保持静脉通路的通畅,外接延长管,方便于术中加药。

(4)两臂套上护臂套,以防电刀灼伤。稍露双手手指,有利于在术中观察末梢循环。双手分别放置在长圆枕上并予以固定。

(5)卸下手术床头板,双手抱住手术患者头部,床背慢慢抬起,直至床背成90°。

(6)儿童或坐高较低者,臀下垫软方枕若干,以使手术切口及消毒范围高于床背。

(7)安置头架,并固定于手术床,调整手术床位置。

(8)手术患者前胸与头架之间垫大方枕予以保护,并用约束带固定于床背。

2.注意事项

(1)穿防栓袜前评估手术患者腿的长度和小腿最粗段的周长,选择合适的防栓袜。穿防栓袜前应先抬高双下肢,然后再穿。

(2)为防止直立性低血压,床背抬高速度尽量放慢,在整个过程中,需密切监测各项指标,如有血压下降或心率减慢等,应立即停止体位变动。

(3)体位安放完毕后,再次仔细检查头架的各个关节是否拧紧,检查手术患者身体的各部位是否已妥善固定,检查导尿管和深静脉穿刺管是否通畅,集尿袋可挂于手术患者左侧床边,以便观察术中的尿量。

(4)手术结束后手术患者仍须保持坐位姿势送回病房,为保证安全,须将手术患者头部固定在床头。

第六节　手术中患者的监护

一、基本监测技术

(一)心电监测

心电监测是临床上应用最为广泛的病情监测参数,指用心电监护仪对被监护者进行持续不间断的心电功能监测,通过心电监护仪反映心肌电活动的变化。早期,为了连续监测患者的心电,出现了由心电示波、心率计和心电记录器构成的最基本的心电监护仪。随着医学的发展,急危重症患者的监护水平不断提高,加之电子及计算机技术等在医疗仪器设备中的应用,又产生了多导心电、呼吸、温度、血压及血氧饱和度等多参数的监护仪。目前,心电监测普遍采用床旁监护仪发送的心电波形和数字形式来获取相关信息。床旁监护系统是通过导联线与机体相关部位的电极片连接获取心电信号,再经电模块将其进行放大及有关处理。除心电信号,床旁监护系统可配备其他模块,获取多种监测信息。

1.心电导联的连接

心电电极多采用一次性液柱型电极(银-氯化银电极嵌入含浸渍导电糊泡沫塑料的杯型合成树脂),在丙苯酮或乙醚混合液清洁皮肤后,贴于相应位置。目前基本上采用5个电极,具体放置如下。①右上为红色(RA),胸骨右缘锁骨中线第1肋间;②右下为黑色(RL),右锁骨中线剑突水平处;③中间为褐色(C),胸骨左缘第4肋间;④左上为黄色(LA),胸骨左缘锁骨中线第1肋间;⑤左下为白色(LL),左锁骨中线剑突水平处。通过电极放置的位置可模拟心电图导联检查效果,以便对监测结果进行合理分析。例如:两侧锁骨下与两侧锁骨中线第7肋间可模拟标准导联;两侧锁骨下和胸骨中侧第4肋间可模拟 V_1 导联;两侧锁骨下和左锁骨中线第

5 肋间可模拟 V_5 导联。此外,临床上根据不同情况只放置 3 个电极也可达到监测目的,如只放置 RA、RL、LA 电极。

2.心电监护指标及目的

心电监测的主要指标包括心率和心律、QRS 波形、有无 P 波与 P 波形态、振幅及间期、P-R 间期、Q-T 间期、R-R 间期、T 波形态及有无异常波形出现等。应通过对上述指标的监测,达到及时发现致命性与潜在致命性心律失常、可能影响血流动力学的过缓或心动过速及心肌缺血的 ST 段和 T 波的改变的目的。致命性快速心律失常包括心室颤动、心室扑动、持续性室性心动过速,以及心房颤动且心室率超过 220 次/分者等,常见病因包括呼吸疾病并发急性心肌梗死、冠心病心肌缺血急性发作及其他严重心脏病。致命性心律失常包括长时间心脏停顿或心室停顿及高血钾所致的严重缓慢心律失常等,其常见呼吸系统疾病的病因有呼吸衰竭、气道梗阻、肺动脉栓塞,以及其他心脏病如急性心肌梗死、心肌炎及心包压塞等。心肌缺血的监测常需要将心电电极模拟 V_5 导联位置,而无关电极分别放置于胸骨柄和右腋前线第 5 肋间。心肌缺血监测的目的为发现无症状性心肌缺血与确诊有症状的心肌缺血;监测持续心肌缺血状态发展动向;心肌缺血治疗效果监测等。

3.监测的原理

心电监护的基本过程是在导联线电极上获取心电信息,经心电模块放大及有关处理。心电模块主要包括导联选择、生物放大器、心率计、信号处理等部分。心电信号通过导联线上的电极获取,导联选择不同电极间的电位进行测量,而人体体表的心电信号幅度只有 1 mV 左右,必须将其放大 1 000 倍以上才能通过监视器显示和记录器记录出来,因此心电放大器是一个高增益、高输入阻抗的放大器。

4.护理

(1)操作程序:使用心电监护仪必须掌握正确的操作流程,以确保监护仪的正常运转和使用寿命。目前临床上使用的综合心电监护仪的操作程序基本相似。具体要求如下。①准备物品:主要有心电监护仪机器及其配件,如导联线、血氧监测线与探头、电极贴、生理盐水棉球、配套血压测量袖带等。②患者准备:患者取舒适体位,如平卧或半卧位,解释监护的需要与目的。擦拭清洁导联粘贴部位。③接通心电监护仪:连接电源,打开主机,等待机器自检结束,调试仪器至功能监测状态并根据需要调试报警范围。④连接电极:贴电极片,连接心电导联线,如电极与导线连接为按扣式,应将电极与导线连接后贴于相应部位。⑤连接袖带:将袖带绑至肘窝上 3～6 cm 处,松紧以插入两手指为宜。连接测量血压的导线。⑥监测指标并记录。

(2)注意事项:①心电监测的效果受多种因素的影响,其中最重要的是电极粘贴是否稳妥。若要保证监测质量,须对胸部皮肤进行剃毛处理或用细砂纸轻轻摩擦皮肤,再放置电极。一般60～72 小时更换电极片。②监测时要注意患者体位改变或活动对监测结果的影响,心电示波可出现不规则曲线,呈现伪心率或心律。因此,对监测结果要进行综合分析,必要时听诊心音进行对比,以确定监测结果的真伪。③使用胸前心电监护导联时,若存在规则的心房活动,则应选择 P 波显示较好的导联。QRS 振幅应大于 0.5 mV,以便能触发心率计数。如除颤时放置电极板,必须暴露出患者的心前区。心电监护只是为了监测心率、心律变化,若需分析 ST 段异常或更详细地观察心电图变化,则应做常规 12 导联心电图。

(二)动脉血压监护

1.基本概念

(1)血压:血管内血液对血管壁的侧压力。测压以大气压为准,用血压高于大气压的数值表示血压的高度,通常以 mmHg、kPa 为单位来表示。产生血压的重要因素是心血管系统内血液充盈和心脏的射血力量。

(2)动脉压:器官组织灌注的一个极好的生理和临床指标,适度有效的器官组织灌注对生存必不可少。动脉压取决于心排量和血管阻力。其相互间的关系可用公式表达:平均动脉压－中心静脉压＝心排量×外周血管阻力。动脉压在一个心动周期中可能随着心室的收缩与舒张而发生规律性的波动。心室收缩时,动脉压升高,动脉压达到最高值时称为收缩压;心室舒张时,动脉压下降,动脉压降至最低时为舒张压;收缩压与舒张压的差值称为脉压;一个心动周期中每一瞬间动脉血压的平均值,被称为平均动脉压。但须注意平均动脉压不是收缩压与舒张压之和的一半,而是更接近于舒张压。

(3)正常值:正常人血压会受多方面因素的影响。WHO 将血压分为"理想血压""正常血压""正常高压"等(表 2-1)。血压的数值可随年龄、性别及其他生理情况而变化。年龄增加,动脉血压逐年增高,收缩压的升高比舒张压的升高更明显。男性比女性高,女性在更年期以后有明显的升高。体力劳动或情绪激动时血压可暂时升高。

(4)动脉压波形:正常血压波形可分为二相,即收缩相和舒张相。收缩相是指主动脉瓣开放和快速射血到主动脉时所形成的波形,此动脉波形急剧上升至顶峰,随后血流经主动脉到周围动脉,压力下降,主动脉瓣关闭,在动脉波下降支斜坡上出现切迹,称重搏切迹。舒张相是指从主动脉瓣关闭直至下一次收缩开始,动脉压波形逐渐下降至基线,舒张相最低点是舒张压。

表 2-1　血压水平的定义和分类(WHO/ISH)

类别	收缩压/mmHg	舒张压/mmHg
理想血压	＜120	＜80
正常血压	＜130	＜85
正常高压	130～139	85～99
1 级高血压(轻度)	140～159	90～99
亚组:临界高血压	140～149	90～94
2 级高血压(中度)	160～179	100～109
3 级高血压(重度)	≥180	≥110
单纯收缩性高血压	≥140	＜90
亚组:临界收缩期高血压	140～149	＜90

注:当收缩压和舒张压分属于不同分级时,以较高的级别作为标准。(1 kPa＝7.5 mmHg)

2.监测方法与原理

目前,临床常用的监测血压的方法有两大类。一类是无创测量法,即袖带式自动间接动脉血压监测。其原理来自传统的人工听诊气袖法,不同的是在判别收缩压和舒张压时,其是通过检测气带内气压的搏动实现的。另一类是有创测量法,即在动脉内置管进行动脉血压连续监测的直接动脉血压监测法,其原理是使用一般的弹簧压表,但能测出平均动脉压,而使用电子压力换能器监测仪则可测出动脉收缩压、舒张压,还可测得压力波形,且记录一次心动周期的压力波形的变化。两类监测血压法各有其优点和不足。直接动脉压监测的主要优点如下。

(1)可连续监测收缩压、舒张压和平均动脉压,并将其数值及波形实时显示在监护仪荧光屏上,及时准确地反映患者血压动态变化。

(2)有助于根据动脉血压的变化判断体内血容量、心肌收缩力、外周阻力及有无心包填塞等病情变化。

(3)可以弥补袖带监测血压导致的血压测不出或测量不准确的不足,直接反映动脉血压的实际水平。

(4)可通过动脉置管采集各种动脉血标本,以免除因反复动脉穿刺给患者带来的痛苦。无创血压监测法操作较有创监测法安全、简单、易于操作,可直接避免有创监测时置管出现的血栓或感染等危险。一般来说,在危重症患者的急救过程中多采用有创监测法,但随病情缓解应尽早改为无创监测法,以减少各种并发症的发生。

3.影响因素

影响动脉血压的因素很多,如每搏输出量、心率、外周阻力、动脉管壁的弹性及循环血量等。这些因素相互关联、相互影响,如心率影响心室充盈和每搏输出量的某些变化,心排血量的改变必伴有血流速度和外周阻力的变化。另外,神经体液因素调节引起的心排血量的变化往往会引起外周阻力的变化。临床实际中遇到具体情况,必须结合患者的血流动力学指标的改变,综合各种因素全面分析和判断。

4.临床意义

动脉血压是衡量机体生理功能的一项重要指标,动脉血压过低或过高都可对机体各脏器功能的相对稳定产生十分不利的影响。监测动脉血压可推算其他心血管参数,如每搏输出量、心肌收缩力、全身循环阻力等。观察血压波形还可对患者的循环状况进行粗略估计。波形高尖见于高血压、动脉硬化及应用升压药和增强心肌收缩力的药物;波形低钝见于低心排综合征、低血压休克和心律失常及药物影响等情况。

5.护理

无创血压监测法的护理较为简单,按常规血压测量法护理要求进行即可。下面重点对有创血压监测方法的护理加以论述。

(1)保持测压管通畅,防止血栓形成:①定时监测血压通畅情况,随时注意通路、连接管等各个环节是否折曲、受压,定时冲洗管路。②保持三通管正确的方向,测量时开通三通管,并以肝素盐水持续冲洗测压管。③抽取动脉血后或闭管前必须立即用肝素盐水进行快速正压封管,以防凝血阻管。④管路中如有阻塞,应及时抽出血凝块,切勿将血块推入,以防形成动脉血栓。⑤在病情平稳后应及时考虑拔出置管,改为无创血压监测,以防并发症出现。⑥保持各接头连接紧密,防止渗漏。

(2)防止感染:①严格无菌操作,每天消毒穿刺部位,并至少每24小时更换一次透明贴膜。②每次经测压管抽取动脉血标本时,均应以碘酒、乙醇消毒接头处。③各接头及整个管路应保持严格封闭及无菌状态。

（3）防止空气栓塞：在操作过程中，严格控制空气进入管路，防止空气栓塞。

（4）预防并发症：常见并发症有远端肢体缺血、出血、感染和测压管脱出，具体护理如下。

远端肢体缺血：主要原因是血栓形成、血管痉挛及局部长时间包扎过紧等。预防办法如下。①置管前要判断肢端动脉有无缺血症状。②穿刺血管时，动作要轻柔稳准，穿刺针选择要粗细得当，避免反复穿刺损伤血管。③固定肢体勿过紧，防止影响血液循环。

局部出血血肿：穿刺后要密切观察局部出血情况，对应用抗凝药或有出血倾向者要增加压迫止血的时间，至少5分钟。穿刺局部应用宽胶布加压覆盖，必要时加沙袋压迫止血。如有血液渗出要及时清除，以免影响对再次出血情况的观察。

感染：动脉置管可发生局部或全身感染。全身感染多由血源性感染所致，一旦发生后果严重。因此，置管期间须严密观察体温变化。如出现高热、寒战，应及时查找原因；如发现穿刺部位出现红、肿或有分泌物形成，应加强换药，并取分泌物进行细菌培养，以协助诊断，合理选择抗生素。置管期间一旦发生感染应立即拔管，并将测压管末端无菌封闭送做细菌培养。

测压管脱出：置管期间，穿刺针及管路要固定稳妥，防止翻身等操作将管拉出。对躁动患者要采取保护措施，必要时将患者手包紧，防止患者不慎将管拔出，一旦发生管路脱出，切忌将管送回，以防感染。

（三）血氧饱和度监护

血氧饱和度（SaO_2）是指血氧含量与血红蛋白完全氧合的氧容量之比。即 $SaO_2 =$ 动脉血实际结合氧/动脉血氧结合饱和时含氧量×100%。临床上常用的 SaO_2 监测仪通过无创的红外线探头监测患者指（趾）端小动脉搏动时的氧合血红蛋白的百分数而获得经皮 SaO_2。SaO_2 正常范围为 94%～100%。

1.测定方法

经皮血氧饱和度的探头有两种。一种是指夹式，探头由夹子式构成，一面发射红光，一面接收，适用于成人及儿童。另一种是粘贴式，由两个薄片构成，可分别粘在患者指或趾两侧，适用于新生儿和早产儿，因儿童的指或趾较小且细嫩，用指夹式探头夹不住，即便夹住也容易压伤指或趾。

2.测定原理

（1）分光光度测定法：将红外线探头放置于患者指（趾）端等适当的位置，根据血红蛋白和氧合血红蛋白对光吸收特性不同的特点，利用发光二极管发射红外光和红外线穿过身体适当部位的性质，用可以穿透血液的红光（波长 660 μm）和红外线（940 μm）分别照射组织（指或趾），并以光敏二极管接受照射后的光信号，为了排除动脉血以外其他组织的影响，只取搏动的信号，经计算机采样分析处理氧合血红蛋白占总血红蛋白的百分数，最终将数据显示在监视器上。但如果无脉搏，则不能进行测量。

（2）容积测定法：正常生理情况下，毛细血管和静脉均无搏动，仅小动脉有搏动。入射光线通过手指时，在心脏收缩期，手指血容量增多，光吸收量最大；反之，在心脏舒张期，光吸收量最小。因此，光吸收量的变化反映了组织血容量的变化。此种方法只测定搏动性血容量，而不受毛细血管和静脉影响，也与肤色和皮肤张力无关。

3.临床意义

(1)提供低氧血症的监测指标,指导氧疗:监测指尖 SaO_2 方法简单、便捷、安全,通过监测所得的 SaO_2 指标,可以及时发现危重症患者的低氧血症及其程度,指导选择和调节合理氧疗方式,改善低氧血症,避免或减少氧中毒的发生。

(2)提供应用机械通气治疗的依据,指导通气参数的调整:监测能帮助确定危重症患者实施机械通气治疗的时机,并在机械通气过程中与其他指标相结合,对机械通气选择的通气模式、给氧浓度等参数进行调整,还可为撤机和拔除气管插管提供参考依据。

(3)提供心率监测:有些监护仪在测量血氧饱和度的同时还可以通过血氧饱和度模块获取心率参数,其原理是通过末梢血管的脉动波计算出心率。此优点保证了心电图受干扰时心率测量的准确性,临床上应用较为方便。

4.影响因素

血氧饱和度的监测结果会受很多因素影响,如患者脉搏的强弱、血红蛋白的质和量、皮肤和指甲状态、患者血流动力学变化等。患者烦躁不安会导致测量结果不准,在使用时应固定好探头,尽量使患者安静,以免报警及不显示结果。因探头为红线及红外线,所以照蓝光的新生儿应将探头覆盖,避免直接照射,损伤探头。严重低血压、休克、体温过低或使用血管活性药物,以及血红蛋白水平较高均可影响测量结果,应结合患者病情综合判断指标的准确性,防止影响病情的治疗和诊断。极高的环境光照也会影响测量结果,使用时应尽量避免。有研究表明,对于那些存在外周血管痉挛或因外界寒冷刺激诱导的外周低灌流,采取额贴监测血氧饱和度比指尖的监测更有优势。

5.护理

(1)血氧饱和度的监测应排除各种干扰因素,尤其应注意人为因素的干扰,如探头放置位置、吸痰后的影响、肢端的温度等。

(2)要对监测探头进行维护和保养,防止导线断折。

(3)监测时,探头红外线射出面应直对手指(趾)甲床侧,指尖放置深度合适,以防检测结果不准确。

(4)发现监测结果持续下降,低于94%时,应及时查找分析原因,排除非病情变化因素后仍不缓解,应立即采取措施。不宜在测血压侧指尖监测血氧饱和度,以免影响监测结果。

(5)可以通过血氧饱和度监测结果粗略评估动脉血氧分压水平,以便及时判断病情变化。即 $SaO_2>90\%$,相当于 $PaO_2>7.98$ kPa(60 mmHg);SaO_2 为 $80\%\sim90\%$,相当于 PaO_2 5.32～7.98 kPa(40～60 mmHg);$SaO_2<80\%$,相当于 $PaO_2<5.32$ kPa(40 mmHg)。

二、特殊监测技术

(一)中心静脉压监护

中心静脉压(Central venous pressure,CVP)是指右心房、上下腔静脉近右心房处的压力,主要反映右心的前负荷,正常值为4～12 cm H_2O。监测中心静脉压的变化,有助于判断体内血容量、静脉回心血量、右心室充盈压或心功能状态,对指导临床静脉补液及利尿药的应用有着极其重要的意义,中心静脉压是重危患者的重要监测指标。

1.测量方法

CVP测量通常采用开放式测量方法。此法通过颈外静脉、颈内静脉或锁骨下动脉至上腔静脉,或者通过股静脉至下腔静脉,其中上腔静脉较下腔静脉测量准确。测量时,保持测压管的一端与大气相通的状态。另外,还有一种方法为闭合式测量,即整个测量过程保持闭合状态,不与大气相通,而通过压力传感器与压力监测仪相连来测量。右心漂浮导管也可直接测得中心静脉压。开放式测压的具体要求如下。

(1)物品准备:监护仪、监测 CVP 的测压管件一套、三通管、刻度尺、肝素盐水、延长管及无菌消毒用物。

(2)患者准备:向患者做好解释,以取得配合;取平卧位,上腔静脉测压时要将上肢外展30°～45°,定位零点为基准点,即平卧时,右心房在腋下的水平投影平面,一般定为平腋中线第4肋间处。

(3)监测压力:CVP 监测分连续监测和间断监测。连续测量时需备综合监护仪与中心静脉压测压管一套。间断测量为每次连接测量后取下测压管。CVP 监测有两种方法,一种是间断手动人工测量法,另一种是连续仪器测量法。具体操作方法如下。

间断手动人工测量方法:①将生理盐水冲入一次性延长管,三通管与接中心静脉置管的输液器相连,排尽管道内气体后备用。②将三通管一次性延长管侧开放,开放一次性延长管远端,保持垂直位,观察延长管内生理盐水下降幅度,当水柱保持不动时,从基点起测量水柱高度,结果即中心静脉压测量值。③测量后关闭三通管与延长管的连接,开放输液器端。

连续仪器测量方法:①经锁骨下静脉或颈内静脉将中心静脉导管植入上腔静脉靠近右心房处。②导管末端通过延长管接三通接头,与测压鼓、压力换能器和监护仪相连,三通接头的另一端开口连接输液器。③测压时,使压力换能器与患者的右心房处于同一水平(平卧位时,平腋中线水平),压力换能器校零。④关闭输液器,使中心静脉导管与压力换能器相通;监护仪上可自动显示压力波形和数值。⑤测压结束时将压力的换能器端关闭,输液器端与中心静脉导管连通,开始输液。

2.影响因素与临床意义

中心静脉压力来源于 4 种压力成分。

(1)静脉毛细血管压。

(2)右心房充盈压。

(3)作用静脉外壁的压力,即静脉收缩压和张力。

(4)静脉内壁压,即静脉内血容量。

因此,中心静脉压与血容量、静脉张力和右心功能有关。中心静脉压升高见于右心及全心功能衰竭、房颤、肺栓塞、气管痉挛、输血补液过量、纵隔压迫、张力性气胸、各种慢性肺疾病、心包填塞、血胸、应用血管收缩药物和患者躁动等情况。中心静脉压下降常见于失血或脱水引起的血容量不足,也可见于周围血管扩张,如应用扩张血管药物及麻醉过深等。机械通气的患者也可影响中心静脉压,但不同的通气模式对中心静脉压的影响程度不同。平均气道压越高,对循环的影响越大,两者呈正相关。近年来,相关研究已显示 PEEP、PEEP＋PSV、SIMV、IPPV等通气模式对 CVP 影响较大,尤其是在低血容量时的影响更为显著。

3.护理

(1)防止测压管阻塞:测压通路须持续静脉滴注生理盐水,或测压后用肝素盐水正压封管。如停止生理连续点滴应定时进行常规封管,每天 3 次。发现测压通路内冲入较多血液,应随时封管,以防有血凝块阻塞。

(2)保持测压准确性:每次测压前均要重新校对测量零点,因患者可能随时发生体位的变动。测压时,应先排尽测压管中的气泡,防止气体进入静脉造成气栓或影响测量的准确性。测压应在患者平静状态下进行,患者咳嗽、腹胀、烦躁或机械通气应用 PEEP 均可影响测量结果的准确性。因此,如有上述症状,可先给予处理,待平静 10～15 分钟后再行测压。如应用呼吸机治疗时,当测压管中水柱下降至基本静止状态,可暂时断开气管插管与呼吸机的连接,观察水柱,其再次静止时,即静脉压。但对于无自主呼吸的患者要慎重行事。

(3)排除干扰因素:测压过程中,测压管中的液面波动最初可快速下降,当接近静脉压时,水柱液面可随呼吸而上下波动,且越来越微弱,下降速度也会越来越缓慢,直到静止不动,即静脉压高度。但须注意此时应首先排除测压管阻塞或不够通畅因素,原因可能为静脉导管堵塞、受压或尖端顶于血管壁或管道漏液等,应给予及时处理,以排除干扰。测压时,应禁止同时输入药物,特别是血管活性药物,防止药液输入过快而发生意外。

(4)严格无菌操作:每天消毒穿刺点、更换透明敷贴,每天更换输液管和测压管。测压或换管时必须严格消毒各个连接部位。一旦发现感染征象或排除其他原因的高热不退,应及时拔出导管,并剪下导管近心端 2～3cm,行细菌培养。如穿刺部位出现发红等感染情况,应禁止用透明胶布,改用棉质纱布,以透气、干燥创面,同时增加换药次数。

(5)按需测量:测量中心静脉压的频次应随病情而定,切忌过于频繁。测量后准确记录,异常改变要随时报告医师处理。

(6)确保机械通气状态下测量数值的准确性:在机械通气过程中,为避免气道压力、循环血容量、通气模式及测量过程脱机等因素对 CVP 的影响,可对机械通气时需测量 CVP 的患者应用回归方程进行计算,所测得的值与患者实际 CVP 无显著差异,且方法安全、简便。但对肺顺应性差的患者,在用此回归方程时所得脱机后的 CVP 值比实际脱机所测的 CVP 稍低。其回归方程为 $y=0.98x-1.27$ 和 $y=0.86x-1.33$(y 和 x 分别为脱机前后的 CVP 值),只要将测得的患者上机时的 CVP 代入上述回归方程,即可计算出脱机后的 CVP 值。

(7)妥善固定管道:除静脉穿刺点及管道须用透明胶布固定外,还应在距穿刺点 5cm 处加固胶布。固定部位应避免关节及凹陷处。对清醒患者做好解释,取得配合;对躁动患者应给予适当束缚,防止牵拉或误拔导管。在保证测压管道系统密闭及通畅的同时,还应防止管道受压、扭曲,接头松动或脱落。

(二)肺循环血流动力学监护

肺循环指血液由右心室开始,经肺动脉、肺毛细血管、肺静脉,最终到达左心房的循环过程。肺循环血流动力学研究肺循环的压力、流量、阻力及其他相关问题,是了解肺循环功能的重要方法。许多呼吸系统疾病均直接导致肺循环的异常,因此监测肺循环功能的变化对呼吸系统疾病的诊治具有十分重要的意义。目前,肺循环血流动力学的监测方法已广泛应用于临床,尤其是危重患者的救治中。

1.肺循环压力测定

肺循环压力的测定技术分为创伤性和无创性两类。前者主要为右心漂浮导管检查技术，后者包括超声法、胸部 X 线检查技术、肺阻抗血流图技术、磁共振成像技术、血气分析、心电图技术等。创伤性技术测定结果虽然准确，但会对患者造成一定的损伤，检查所需的费用较为昂贵，检查所用的仪器设备较为复杂，临床应用也较为局限，且不宜重复随诊检查，患者多难以接受。无创检查方便、无创伤、价格便宜，适合多次反复检查，但检查的准确性与有创检查相比不够确切。

目前，肺循环压力测定最直接的检查方法为右心漂浮导管检查测压法。此法被认为是评价各种无创检查性测压法准确性的"金标准"。右心漂浮导管检查除可获取肺动脉压、肺毛细血管楔压、右心房压力的参数外，还可进行心排血量的测定，并可采取混合静脉血标本以测定混合静脉血血气指标。检查所用的主要设备与仪器包括右心漂浮导管(Swan-Ganz 导管)或血流引导管(flow-dirted catheter)、压力传感器、生理记录仪、穿刺针、扩张套管等其他无菌手术器材与敷料等。检查时须在严格无菌条件下，经肘前静脉、锁骨下静脉、颈静脉或股静脉穿刺插入漂浮导管进行测定。其原理是通过导管腔内的盐水柱将血管或心腔内压力信号传递到压力换能器上，同步连续示波显示压力曲线及测定的数据，并记录曲线图形。操作者可以通过压力曲线形态判断导管前端所处的具体位置。

测定肺动脉压力时，应注意以下各点以确保测量的准确性。

(1)先调定零点，然后使换能器上与大气相通的三通口与患者心房处于同一水平，再校正监护仪零点。

(2)挤压注水器冲洗肺动脉管腔，确认其通畅。

(3)将换能器与通向肺动脉的管腔连通，测得肺动脉压力。

(4)记录呼气末肺动脉压值，但须注意肺动脉压力可能受其他因素的影响，如呼吸和应用机械通气的患者。

有自主呼吸时，吸气相胸腔呈负压，肺动脉压会明显高于呼气相的压力。相反，间歇正压机械通气时，吸气相呈正压，此时的肺动脉压会明显低于呼气相时的压力。因此，无论何种状态，肺动脉压均应以呼气末数值为准。肺动脉嵌顿压的测定与测定肺动脉压的方法基本相似，不同的是要在测定肺动脉压基础上使导管气囊充气，导管漂入肺毛细血管测得的结果同样应以呼气末时的压力为准。

测量各种压力时，应确保导管气囊嵌顿的满意效果。具体方法为：先用 0.01% 肝素生理盐水冲洗肺动脉管腔，以排除因血块阻塞造成的假性肺动脉楔压，缓慢充气 1～1.5 mL 至肺动脉波形变化为相当于或低于肺动脉舒张压的细小波形，放气后出现典型的肺动脉波形，即导管气囊嵌顿满意，也是导管的满意位置。如有测不到肺动脉楔压的情况，应考虑可能为导管退出肺动脉或气囊破裂。如需拔出右心漂浮导管，应先核实气囊确实已放气，再缓慢地将漂浮导管拔出，扩张导管外管后应压迫止血至穿刺部位不再渗血。右心漂浮导管持续应用时间过长可出现多种并发症，须密切观察相关的症状和体征。常见并发症有心律失常、感染、肺栓塞及肺动脉破裂、导管气囊破裂、血栓形成与栓塞、导管在心房或心室内扭曲或打结等，更严重时，可以出现导管折于静脉内，甚至心搏骤停。

2.心排血量测定

心排血量又称心输出量。它反映整个循环状态,受静脉回流量、外周血管阻力、外周组织需氧量、血容量、体位、呼吸、心率和心肌收缩力的影响。目前,临床上常用 Fick 法(包括直接与间接 Fick 法)和热稀释法(亦为间接 Fick 法),后者方法较为简单,应用较为普遍。另外,还有一种方法为心阻抗图,其是 20 世纪 60 年代出现的应用生物电阻抗原理以测定心排血量的技术。此种技术具有无创伤、价廉、检查迅速等优点,已为学术界所重视。

(1)Fick 法测定:心排血量(L/min)=耗氧率(mL/min)/[动脉-混合血静脉血氧含量差(mL/dL)×10]。其中氧耗量可直接测得。动静脉血管含量差测定可分别抽取动脉血和混合静脉血(经右心管抽取),经血气分析仪直接测得。但是由于此法中混合动脉血采集较为困难,因此其在临床上的应用受到限制。

(2)热稀释法:将 0 ℃的冷生理盐水作为指示剂,经 Swan-Ganz 导管注入右心房,随血液进入肺动脉,由温度传感器连续测定流过指示剂在右心房和肺动脉内的温度变化,并记录温度/时间稀释曲线。经心排血量时计算仪描记曲线的面积,按公式算出心排血量,并显示、记录其值。此法的优点是指示剂无害,可多次测量,无须抽血检验,机器可自动计算出结果,且测量时无须穿刺动脉。

(3)心阻抗图:应用生物电阻抗原理,通过测定心动周期中胸腔生物电阻抗的变化,间接推算心搏量 SV,再乘以心率即得心排血量 CO。其公式为:$SV=\rho\times(L/Z_0)^2\times$B-X 间期$\times C$。式中 SV 为心搏量(mL);$\rho$ 为血液电阻率,为常数 135;L 为两电极之间的距离(cm);Z_0 为胸腔基础阻抗(Ω);B-X 间期为心阻抗血流图的微力图上由 B 点至 X 点的时间间期(s);C 为心阻抗血流图的微分图上收缩波的最大波幅(Ω/s)。

影响测定准确性的因素很多。心排血量过低时,心肌等组织与血液间的热交换可使测得值高于实际值。心排血量过高(>10 L/min)时测定结果亦不准确。其他如血液温度在呼吸和循环周期中的波动、呼吸不规则、低温液体在进入心室前温度升高等因素均可影响测量结果。在临床实际中,心排血量测定通过心排血量测定仪计算,能迅速显示数据。

3.护理

导管的正确使用及有效的护理对血流动力学监测数值的准确性具有重要意义。

(1)测量准备。①患者准备:操作前要向患者介绍有关检查的重要性和必要性,消除患者紧张情绪,取得患者配合。体位既要满足监测的需要,又要保持患者舒适。枕头的位置非常重要,其摆放一定要使患者满意。②呼吸道准备:术前尽量清除呼吸道痰液,给予及时的翻身、叩背,刺激咳嗽,必要时给予吸痰。手术当日,给予支气管扩张剂以扩张支气管,减轻气道反应性,避免术中咳嗽影响检查结果。

(2)掌握操作要点:护士应熟悉导管的放置和测量操作程序,熟悉导管所在部位的压力及正常值,了解并发症及预防措施。置管时要密切观察屏幕上压力波形及心率和心律的变化。放置导管的位置不一,如肘正中静脉、右锁骨下静脉、股静脉、左锁骨下静脉和右颈内静脉。这些穿刺点都有优缺点。穿刺部位一般选择右侧颈内静脉,这是漂浮导管操作的最佳途径,导管可以直达右心房,从皮肤到右心房的距离最短,并发症少,容易成功。经锁骨下静脉穿刺固定稳妥、便于护理。经股静脉插入导管达右心房的距离较远,经导管感染的机会多。置管前,导管的肺 A 腔及右房腔以肝素盐水溶液冲洗,并检查气囊有无漏气。患者取 $10°\sim20°$ 体位,头转向左侧,远离穿刺点,要严格执行无菌操作。密切观察心电监测,注意患者的生命体征变化,认真记录,发现异常及时报告处理。通过监视器上典型压力波形的变化就可知导管在心腔中的位置。

导管放置成功后准确记录导管位于穿刺点的刻度,测量时换能器应置于心脏水平,每次测量前都应调整到零点,特别是体位变动后更要注意,否则所测压力值不准。重新校对零点,确定侧压部位后再进行测量并记录。

中心静脉导管做输液通路时,不要输入血液制品、清蛋白、脂肪乳液、高渗液体,因其容易堵塞和污染液体。气囊要用气体充气,而不能用液体,因为液体不能压缩,容易对心脏或肺动脉内膜造成损伤。用空气充气时如气囊破裂容易造成空气栓塞。利用漂浮导管进行血流动力学监测是危重症监测室的一个重要监护技术。

(3)避免和及时纠正影响压力测定的因素:检测压力最好选在患者平静呼吸的呼气末,且避免测压时患者产生剧烈咳嗽。如患者接受机械通气治疗,测量肺毛细血管楔压时必须暂停呼吸机通气,否则测量结果为肺泡内压。测压系统中大气泡未排净,可使测压衰减,压力值偏低。导管检查过程中如有微小的气泡不会引起严重的后果,但进入较多气泡时,情况则较严重,文献报道病死率为 50%。应防止气泡进入监测系统,发现气泡要用注射器及时抽出。测压系统中有小气泡,压力值偏高。测量时换能器应置于心脏水平,每次测量前应调整零点,特别是体位变动后,要重新校对零点。因此,测压时只有排除上述原因,才能准确评估血流动力学,估计左心功能。总之,出现问题时,要观察屏幕正上方的提示。

(4)并发症的预防与护理。

①测压管道堵塞:管道堵塞时,压力波形消失或波形低钝,用生理盐水 500 mL 加入 3 200 U 肝素,以 3 mL/h 的速率泵入测压管内或以 $2\sim3$ mL/h($4\sim6$ U/mL)的速率间断推注,以防止堵塞。留管时间稍长会出现压力波形低钝、脉压差变小,但冲洗回抽均通畅,则考虑为导管顶端有活瓣样的血栓形成。护士要注意肺动脉压力值及波形的变化。一旦管腔堵塞、无回血,不宜勉强向里推注。

②气囊破裂、空气栓塞:气囊充气最好用 CO_2 气充,充气速度不宜过快,充气量不超过1.5 mL,气囊充气时间不可过长,一般为 $10\sim30$ 个心动周期($10\sim20$ 秒),获得肺动脉楔压波形后,立即放气。PCWP 不能连续监测,最多不超过 20 秒,监测中要高度警惕导管气囊破裂,如发现导管气囊破裂,应立即抽出气体,做好标记并交班,以免引起气栓。气囊充气测肺楔压将针筒与导管充气口保持锁定状态,放气时针芯自动回弹,容积与先前充气体积相等,否则说明气囊已破裂,勿再充气测肺楔压,并尽早拔管防止气囊碎片脱落。PCWP 测定后要放松气囊并退出部分导管,防止肺栓塞和肺破裂。尽量排尽测压管和压力传感器内的气泡。

③血栓形成和肺栓塞:导管留置时间过长会使血中的纤维蛋白黏附于导管周围,导管尖端位置过深,近于嵌入状态时血流减慢,管腔长时间不冲洗,以及休克和低血压患者处于高凝状态等情况,均易形成血栓。血栓形成后会出现静脉堵塞症状如上肢水肿、颈部疼痛、静脉扩张。

④肺动脉破裂和肺出血:肺动脉破裂和肺出血是最严重的并发症,保尔森(Paulson)等统计 19 例肺动脉破裂患者,11 例发生死亡。肺动脉破裂的发生率占 0.2%,常见于气囊充气过

快或导管长期压迫肺动脉分支。肺出血临床可表现为突发的咳嗽、咯血、呼吸困难,甚至休克,双肺可闻及水泡音。肺小动脉破裂的症状为胸痛、咯血、气急;发生肺动脉破裂时,病情会迅速恶化,应使患肺保持低位(一般为右肺),必要时行纤维支气管镜检查或手术治疗。多见于老年患者,肺动脉高压和心脏瓣膜病。

⑤导管扭曲、打结、折断:出现导管扭曲应退出和调换。退管困难时注入冷生理盐水10 mL。打结时可在X线透视下放松气囊后退出。导管在心内打结多发生于右室,导管软、管腔较小,插入过快或用力过大,可使导管扭曲打结;测压时可见导管从右房或右室推进15 cm后仍只能记录到右室或肺动脉压,X线片即可证实。此时应将导管退出,重新插入。

⑥心律失常:严密监测变化,心律失常以房性和室性早搏最常见,也有束支传导阻滞,测压时导管经三尖瓣入右心室及导管顶端触及室壁时极易诱发室性早搏。如发现室性早搏、阵发性室性心动过速要及时报告医师。一般停止前送导管,早搏即可消失,或静脉注射利多卡因控制。测压时要熟练掌握操作技术,减少导管对室壁的刺激。如遇严重的室速、室颤应立即报告医师,并及时除颤。

⑦缩短置管时间预防感染:留置导管一般在3～5天,以不超过7天为宜,穿刺部位每天消毒后用透明膜覆盖,便于观察有无渗血,保持清洁、干燥,如患者出现高热、寒战等症,则为感染所致,应立即拔管。感染可发生在局部穿刺点和切口处,也能引起细菌性心内膜炎。怀疑感染的病例应做导管尖端细菌培养,同时应用有效的抗生素。在血流动力学稳定后拔除导管,拔管时须按压穿刺点以防止局部出血。

(三)血气监护

血液、气体和酸碱平衡正常是体液内环境稳定、机体赖以健康生存的一个重要方面。

1.血气分析指标

(1)动脉血氧分压(PaO_2):PaO_2是血液中物理溶解的氧分子所产生的压力。PaO_2的正常范围是10.67～13.3 kPa(80～100 mmHg),正常值随年龄增加而下降,PaO_2的年龄预计值=[13.75 kPa-年龄(岁)×0.057]±0.53 kPa或[13.5 mmHg-年龄(岁)×0.42]±4 mmHg,PaO_2低于同龄人正常范围下限者称低氧血症。PaO_2降到8.0 kPa(60 mmHg)以下,是诊断呼吸衰竭的标准。

(2)动脉血氧饱和度(SaO_2):血红蛋白实际结合的氧含量与全部血红蛋白能够结合的氧含量比值的百分率。其计算公式为SaO_2=氧合血红蛋白/全部血红蛋白×100%,正常范围为95%～98%。动脉血氧分压与SaO_2的关系是氧离曲线。

(3)氧合指数:氧合指数=PaO_2/FiO_2,正常值为53.13～66.67 kPa(400～500 mmHg)。ALI时存在严重肺内分流,PaO_2降低明显,提示高吸氧浓度并不能提高PaO_2或提高PaO_2不明显,故氧合指数常小于40 kPa(300 mmHg)。

(4)肺泡-动脉血氧分压差[$P(A-a)O_2$]:在正常生理情况下,吸入空气时$P(A-a)O_2$为1.33 kPa(10 mmHg)左右。吸纯氧时$P(A-a)O_2$正常不超过8 kPa(60 mmHg),急性呼吸窘迫综合征(acute respiratory clistress syndrome,ARDS)时$P(A-a)O_2$增大,吸空气时常可增至6 kPa(50 mmHg);而吸纯氧时$P(A-a)O_2$常可超过13.3 kPa(100 mmHg)。但该指标为计算值,结果仅供临床参考。

(5)肺内分流量(Qs/Qt)：正常人可存在小量解剖分流，一般不大于3%。ARDS时，由于V/Q严重降低，Qs/Qt可明显增加且在10%以上，严重者可为20%~30%。

以上5个指标常作为临床判断低氧血症的参数。

(6)动脉血二氧化碳分压($PaCO_2$)：动脉血中物理溶解的CO_2分子所产生的压力。正常范围为4.67~6.0 kPa(35~45 mmHg)。$PaCO_2$测定结合PaO_2判断呼吸衰竭的类型与程度，$PaCO_2$是反映酸碱平衡呼吸因素的唯一指标。当$PaCO_2$>45 mmHg(6.0 kPa)时，应考虑为呼吸性酸中毒或代谢性碱中毒的呼吸代偿；当$PaCO_2$<35 mmHg(4.67 kPa)时，应考虑为呼吸性碱中毒或代谢性酸中毒的呼吸代偿。

PaO_2<8.0 kPa(60 mmHg)、$PaCO_2$<6.67 kPa(50 mmHg)或在正常范围，为Ⅰ型呼吸衰竭。

PaO_2<8.0 kPa(60 mmHg)、$PaCO_2$>6.67 kPa(50 mmHg)，为Ⅱ型呼吸衰竭。

肺性脑病时，$PaCO_2$一般大于9.33 kPa(70 mmHg)；当PaO_2<5.33 kPa(40 mmHg)时，急性病例中$PaCO_2$>8.0 kPa(60 mmHg)，慢性病例>10.67 kPa(80 mmHg)，有明显的临床症状提示病情严重。

吸氧条件下，计算氧合指数<300 mmHg(40 kPa)，提示呼吸衰竭。

(7)碳酸氢盐(HCO_3^-)：反映机体酸碱代谢状况的指标。HCO_3^-包括实际碳酸氢盐(AB)和标准碳酸氢盐(SB)。SB和AB的正常范围均为22~27 mmol/L，平均24 mmol/L。AB是指隔离空气的血液标本在实验条件下所测得的血浆HCO_3^-值，是反映酸碱平衡代谢因素的指标。AB小于22 mmol/L，可见于代谢性酸中毒或呼吸性碱中毒代偿；大于27 mmol/L，可见于代谢性碱中毒或呼吸性酸中毒代偿。SB是指在标准条件下[$PaCO_2$=40 mmHg(5.33 kPa)、Hb完全饱和、温度37 ℃]测得的HCO_3^-值，是反映酸碱平衡代谢因素的指标。正常情况下，AB=SB；AB↑>SB↑见于代谢性碱中毒或呼吸性酸中毒代偿；AB↓<SB↓见于代谢性酸中毒或呼吸性碱中毒代偿。

(8)pH：体液氢离子浓度的指标或酸碱度，由于细胞内和与细胞直接接触的内环境的pH测定技术上的困难，故常由血液pH测定来间接了解pH=1/H^+，它是反映体液总酸度的指标，受呼吸和代谢因素的影响。正常范围：动脉血为7.35~7.45；混合静脉血比动脉血低0.03~0.05。pH<7.35为失代偿的酸中毒[呼吸性和(或)代谢性]，pH>7.45为失代偿的碱中毒[呼吸性和(或)代谢性]。

(9)缓冲碱(BB)：血液(全血或血浆)中一切具有缓冲作用的碱(负离子)的总和，包括HCO_3^-、血红蛋白、血浆蛋白和HPO_4^{2-}，正常范围为45~55 mmol/L，平均50 mmol/L。仅BB一项降低时，应考虑贫血。

(10)剩余碱(BE)：在38 ℃、$PaCO_2$ 5.33 kPa(40 mmHg)、SaO_2 100%条件下，将血液标本滴定至pH 7.40时所消耗酸或碱的量，表示全血或血浆中碱储备增加或减少的情况。正常范围为±3 mmol/L，平均为0。其正值时表示缓冲碱量增加；负值时表示缓冲碱减少或缺失。

(11)总CO_2量(TCO_2)：反映化学结合的CO_2量(24 mmol/L)和物理溶解的O_2量(1.2 mmol/L)。正常值=24+1.2=25.2 mmol/L。

(12)CO_2-CP：血浆中呈化合状态的CO_2量，理论上应与HCO_3^-大致相同，但因有

$NaHCO_3^-$ 等因素的干扰,故其值比 HCO_3^- 偏高。

2.酸碱平衡的调节

人的酸碱平衡是由 3 套完整调节系统进行调节的,即缓冲系统、肺和肾的调节。人体正是由于有了这些完善的酸碱平衡调节机制,才确保机体处于一个稳定的内环境的平衡状态。机体每天产生固定酸 120～160 mmol(60～80 mEq)和挥发酸 15 000 mmol(15 000 mEq),但体液能允许的 H^+ 浓度变动范围很小,正常时 pH 在 7.35～7.45 内波动,以保证人体组织细胞赖以生存的内环境稳定。这正是因为体内有一系列复杂的酸碱平衡调节。

(1)缓冲系统:人体缓冲系统主要有 4 组缓冲对,即碳酸—碳酸氢盐(H_2CO_3-HCO_3^-)、磷酸二氢钠—磷酸氢二钠系统($NaH_2PO_4^-$-NaH_2PO_4)、血浆蛋白系统和血红蛋白系统。这 4 组缓冲对构成了人体对酸碱失衡的第一道防线,它能使强酸变成弱酸,强碱变成弱碱,或变成中性盐。但是,由于缓冲系统容量有限,缓冲系统调节酸碱失衡的作用也是有限的。碳酸—碳酸氢盐是人体中缓冲容量最大的缓冲对,在细胞内外液中起着重要作用,占全血缓冲能力的53%,其中血浆占 35%,红细胞占 18%。磷酸二氢钠—磷酸氢二钠在细胞外液中含量不多,缓冲作用小,只占全血缓冲能力的 3%,主要在肾脏排 H^+ 过程中起较大的作用。血浆蛋白系统主要在血液中起缓冲作用,占全血缓冲能力的 7%,血红蛋白系统可分为氧合血红蛋白缓冲对($HHbO_2$-HbO_2^-)和还原血红蛋白缓冲对(HHb-Hb^-),占全血缓冲能力的 35%。

(2)肺的调节:肺在酸碱平衡中的作用是通过增加或减少肺泡通气量、控制排出 CO_2 量使血浆中 HCO_3^-/H_2CO_3 比值维持在 20∶1 水平。正常情况下,当体内酸增加时,H^+ 升高,肺代偿性过度通气,CO_2 排出增多,使 pH 维持在正常范围;当体内碱过多时,H^+ 降低,则呼吸浅慢,CO_2 排出减少,使 pH 维持在正常范围。但是当增高>80 mmHg(10.67 kPa)时,呼吸中枢反而受到抑制,这是呼吸中枢产生 CO_2 麻醉状态而造成的。肺脏调节的特点是作用发生快,但调节的范围小,当机体出现代谢性酸碱失衡时,肺在数分钟内便可代偿性增快或减慢呼吸频率或幅度,以增加或减少 CO_2 排出。

(3)肾脏调节:肾脏在酸碱平衡调节中是通过改变排酸量或保碱量来发挥作用的。其主要调节方式是排出 H^+ 和重吸收肾小球滤出液中的 HCO_3^-,以维持血浆中 HCO_3^- 浓度在正常范围内,使血浆中的 pH 保持不变。肾脏排 H^+ 保 HCO_3^- 的途径有 3 条,即 HCO_3^- 重吸收、尿液酸化和远端肾小管分泌氨与 NH_4^+ 生成。与肺脏的调节方式相比,肾脏调节酸碱平衡的特点:首先,功能完善但作用缓慢,常需 72 小时才能完成;其次,肾调节酸的能力大于调节碱的能力。

3.血气监护

血气监护指利用血气监护仪,即一种将传感器、放置在患者血管内或血管外且不伴液体损失的仪器,间断或连续监测 pH、PCO_2、PO_2。目前市售的血气监护仪一般包括传感器、显示器、定标器三大部分。血管内与血管外血气监护仪的差别在于血管内血气监护仪的传感器置于动脉导管内的光缆顶端,而血管外血气监护仪的传感器则置于便携式传感器盒内,这标志着血气监护技术的新进展。

总之,无论选择哪种方式进行血气分析或血气监护,护士均须从以下几个方面加强护理。

(1)熟练掌握动脉采血方法或血气监护仪操作规程(参照生产厂家仪器使用说明):临床上,凡是需要连续观察血气及酸碱变化的患者均可进行血气监护。但要求每天须进行 4 次以上者,方可考虑应用血气监护仪进行连续监护。

(2)严格掌握动脉采血或血气监护时机:一般情况下,须在患者平静状态下采集动脉血标本。当患者吸氧或机械通气时,需标明吸入氧浓度、吸氧或机械通气时间、监护仪显示的指尖脉氧值和患者体温。尽量避免在患者剧烈咳嗽、躁动不安,或翻身、叩背、吸痰等强刺激后进行血气分析。

(3)耐心做好解释:动脉采血不同于静脉采血,较为少见,患者易产生恐惧和紧张的心理。操作前护士须向患者详细说明采血意义、方法和注意事项,使患者有充分的心理准备,密切配合,增加一次采血成功率。

(4)避免影响因素。可能影响血气分析结果的常见因素包括:①肝素浓度不当,一般肝素浓度应为 1 000 U/mL。②采血时肝素湿润注射器管壁未排尽,剩余过量可造成 pH 下降和 PO_2 升高。③标本放置过久,可导致 PO_2 和 pH 下降。④未对体温进行校正,pH 与温度呈负相关,PCO_2 和 PO_2 与温度呈正相关。⑤标本中进入气泡,抽取标本时未排尽标本中的气泡,对低氧血症者影响较大。⑥误抽静脉血,一旦误抽静脉血须及时发现,正确判断,以免影响医师对检查结果的判定。要尽量避免上述影响因素,如选择一次性血气分析专用注射器,标本应现抽现送,立即检查。

第七节　手术后患者的护理

从患者手术结束返回病房到基本康复出院阶段的护理,称手术后护理。

一、护理评估

(一)手术及麻醉情况

了解手术和麻醉的种类和性质、手术时间及过程;查阅麻醉及手术记录,了解术中出血、输血、输液的情况,手术中病情变化和引流管放置情况。

(二)身体状况

1.生命体征

局部麻醉及行小手术后,可每 4 小时测量并记录 1 次。影响机体生理功能的疾病、麻醉、手术等因素存在时,应密切观察。每 15~30 分钟测量并记录 1 次,病情平稳后,每 1~2 小时记录 1 次,或遵医嘱执行。

(1)体温:术后,机体对手术后组织损伤的分解产物和渗血、渗液的吸收,可引起低热或中度热,一般在 38.0 ℃,临床上称外科手术热(吸收热),于术后 2~3 天逐渐恢复正常,无须特殊处理。若体温升高幅度过大、时间超过 3 天或体温恢复后又再次升高,应注意监测体温,并寻找发热原因。

(2)血压:连续测量血压,若较长时间患者的收缩压小于 80 mmHg(10.67 kPa)或患者的血压持续下降 5~10 mmHg(0.67~1.33 kPa),则表示有异常情况,应通知医师并分析原因,遵医嘱及时处理。

（3）脉搏：术后脉搏可稍快于正常，一般在90次/分以内。若脉搏过慢或过快，均不正常，应及时告知医师，协作处理。

（4）呼吸：术后，可能由舌后坠、痰液黏稠等引起呼吸不畅；也可因麻醉、休克、酸中毒等原因，出现呼吸节律异常。

2.意识

及时评估患者术后意识情况，并根据患者意识恢复的状况安排体位、陪护和其他护理工作。

3.记录液体出入量

术后，护士应观察并记录液体出入量，重点评估失血量、尿量和各种引流量，进而推算出入量是否平衡。

4.切口及引流情况

（1）切口情况：应注意切口有无出血、渗血、渗液、感染、敷料脱落及切口愈合等情况。

（2）引流情况：观察并记录引流液的性状、量和颜色；注意引流管是否通畅，有无扭曲、折叠或脱落等。

5.营养状况

术后，机体处于高代谢状态，且部分患者又需要禁食，应重点评估患者营养摄入能否满足术后的需要，以便进行适当的营养支持，促进患者尽快痊愈和康复。

（三）心理－社会状况

手术结束、麻醉作用消失、度过危险期后，患者心理上有一定程度的焦虑或解脱感。随后又可出现较多的心理反应。如术后不适或并发症的发生，可引起患者焦虑、不安等不良心理反应；若手术导致功能障碍或身体形象的改变，患者可能产生自我形象紊乱的问题；家属的态度及家庭经济情况也可影响患者的心理。

二、护理诊断及合作性问题

（一）疼痛

与手术切口、创伤有关。

（二）体液不足

与术中出血、失液或术后禁食、呕吐、引流和发热等有关。

（三）营养失调

低于机体需要量，与分解代谢增高、禁食有关。

（四）生活自理能力低下

与手术创伤、术后强迫体位、切口疼痛有关。

（五）知识缺乏

常缺乏有关康复锻炼的知识。

（六）舒适的改变

与术后疼痛、腹胀、便秘和尿潴留等有关。

（七）潜在并发症

如出血、感染、切口裂开和深静脉血栓形成等。

三、护理措施

(一)一般护理

1.体位

护士应根据麻醉情况、术式和疾病性质等安置患者体位。①全麻手术:麻醉未清醒者,采取去枕平卧位,头偏向一侧,防止口腔分泌物或呕吐物误吸;麻醉清醒后,可根据情况调整体位。②蛛网膜下腔麻醉术:去枕平卧6~8小时,防止术后头痛。③硬膜外麻醉术:应平卧4~6小时。④按手术部位不同安置体位:颅脑手术后,若无休克或昏迷,可取15°~30°头高足低斜坡卧位;颈、胸部手术后多取高半坐卧位,以利于血液循环,增加肺通气量;腹部手术后,多取低半坐卧位或斜坡卧位,以利于引流,防止发生膈下脓肿,并降低腹壁张力,减轻疼痛;脊柱或臀部手术后,可取俯卧位或仰卧位。

2.饮食

术后饮食应按医嘱执行,开始进食的时间与麻醉方式、手术范围及是否涉及胃肠道有关。对能正常饮食的患者,应鼓励患者进食高蛋白、高热量和富含维生素的食物;禁食患者暂采取胃肠外营养支持。①非消化道手术:局麻或小手术后,饮食不必严格限制;椎管内麻醉术后,若无恶心、呕吐,4~6小时给予饮水或少量流质饮食,以后酌情给半流质饮食或普通饮食;全身麻醉术后可于次日给予流质饮食,以后逐渐给半流质饮食或普通饮食。②消化道手术:一般在术后2~3天禁食,待肠道功能恢复、肛门排气后开始进流质饮食,应少食多餐,后逐渐给半流质饮食及普通饮食。开始进食时,早期应避免食用牛奶、豆类等产气食物。

3.切口护理

术后常规换药,一般隔天一次,感染或污染严重的切口应每天一次;若敷料被渗湿、脱落或被大小便污染,应及时更换;若无菌切口出现明显疼痛,且有感染迹象,应及时通知医师,尽早处理。

4.引流护理

术后有效的引流是防止术后发生感染的重要措施。应注意:①正确接管、妥善固定,防止松脱。②保持引流通畅,避免引流管扭曲、受压或阻塞。③观察并记录引流液的量、性状和颜色。④更换引流袋或引流瓶时,应注意无菌操作。⑤掌握各类引流管的拔管适应证及拔除引流管时间。较浅表部位的乳胶引流片,一般于术后1~2天拔除;单腔或双腔引流管,多用于渗液、脓液较多的患者,多于术后2~3天拔除;胃肠减压管一般在肠道功能恢复、肛门排气后拔除;导尿管可留置1~2天。具体拔管时间应遵医嘱执行。

5.术后活动

指导患者尽可能地进行早期活动。①术后早期活动的意义:增加肺活量,有利于肺的扩张和分泌物的排出,预防肺部并发症。促进血液循环,有利于切口愈合,预防褥疮和下肢静脉血栓形成。促进胃肠道蠕动,防止腹胀、便秘和肠粘连。促进膀胱功能恢复,防止尿潴留。②活动方法:一般手术无禁忌的患者,当天麻醉作用消失后即可鼓励患者在床上活动,包括深呼吸、活动四肢及翻身;术后1~2天可试行离床活动,先让患者坐于床沿,双腿下垂,然后让其下床站立,稍做走动,以后可根据患者的情况、能力,逐渐增加活动范围和时间;病情危重、体质衰弱的患者,如休克、内出血、剖胸手术后、颅脑手术后,仅协助患者做双上、下肢活动,促进肢体血液循环;限制活动的患者,如脊柱手术、疝修补术、四肢关节手术后,活动范围受到限制,协助患者进行局部肢体被动活动。③注意事项:在患者活动时,应注意随时观察患者,不可随便离开患者;活动时,注意保暖;每次活动不能过量;患者活动时若出现心悸、脉速、冷汗等,应立即辅助患者平卧休息。

(二)心理护理

患者术后往往有自我形象紊乱、担心预后等心理顾虑,应根据具体情况做好心理护理工作,为患者创造良好的环境,避免各种不良的刺激。

(三)术后常见不适的护理

1.发热

手术热不超过 38.5 ℃一般可暂不作处理;若体温升高幅度过大、时间超过 3 天或体温恢复后又再次升高,应注意监测体温,并寻找原因。若体温超过 39 ℃,可给予物理降温,如冰袋降温、酒精擦浴等。必要时可应用解热镇痛药物。发热期间应注意维护正常体液平衡,及时更换潮湿的床单或衣裤,以防感冒。

2.切口疼痛

麻醉作用消失后,可出现切口疼痛。一般术后 24 小时内疼痛较为剧烈,2～3 天后逐渐缓解。护士应明确疼痛原因,并对症护理。引流管移动所致的切口牵拉痛,应妥善固定引流管;切口张力增加或震动引起的疼痛,应在患者翻身、深呼吸、咳嗽时,用手保护切口部位;较大创面的换药前,适量应用止痛剂;大手术后 24 小时内的切口疼痛,遵医嘱肌内注射阿片类镇痛剂。必要时可 4～6 小时重复使用或术后使用镇痛泵。

3.恶心、呕吐

其多为麻醉后的胃肠道功能紊乱的反应,一般于麻醉作用消失后自然消失。腹部手术后频繁呕吐,应考虑急性胃扩张或肠梗阻。护士应观察并记录恶心、呕吐发生的时间及呕吐物的量、颜色和性质;协助其取合适体位,头偏向一侧,防止发生误吸。吐后给予口腔清洁护理及整理床单,可遵医嘱使用镇吐药物。

4.腹胀

术后胃肠道功能未恢复,肠腔内积气过多,可引起腹胀,多于术后 2～3 天,胃肠蠕动功能恢复、肛门排气后自行缓解,无须特殊处理。严重腹胀须及时处理:①遵医嘱禁食、持续性胃肠减压或肛管排气。②鼓励患者早期下床活动。③针刺足三里、气海、天枢等穴位;非胃肠道手术的患者,可口服促进胃肠道蠕动的中药。对于肠梗阻、低血钾、腹膜炎等引起腹胀的患者,应及时遵医嘱给予相应处理。

5.呃逆

神经中枢或膈肌受刺激时可出现呃逆,多为暂时性。术后早期发生暂时性呃逆者,可经压迫眶上缘、短时间吸入二氧化碳、抽吸胃内积气和积液、给予镇静或解痉药物等处理来缓解。

若上腹部手术后出现顽固性呃逆,应警惕膈下感染,及时告知医师处理。

6.尿潴留

其多发生在腹部和肛门、会阴部手术后,主要由麻醉后排尿反射受抑制、膀胱和后尿道括约肌反射性痉挛及患者不适应床上排尿等引起。若患者术后6～8小时尚未排尿或虽有排尿但尿量少,应作耻骨上区叩诊。若叩诊有浊音区,则应考虑尿潴留。对尿潴留者应及时采取有效措施,缓解症状。护士应稳定患者的情绪,在无禁忌证的情况下,可协助其坐于床沿或站立排尿。诱导患者建立排尿反射,如听流水声、下腹部热敷、按摩,应用镇静或止痛药,解除疼痛或用氯贝胆碱等药物刺激膀胱逼尿肌收缩。若上述措施均无效,可在严格无菌技术下导尿。若导尿量超过500 mL或有骶前神经损伤、前列腺增生,应留置导尿。留置导尿期间,应注意导尿管护理及膀胱功能训练。

(四)并发症的观察及处理

1.出血

(1)病情观察:一般在术后24小时内发生。出血量小,仅有切口敷料浸血,或引流管内有少量出血;若出血量大,则术后早期即出现失血性休克。特别是在输给足够液体和血液后,休克征象或试验室指标未得到改善甚至加重,或一度好转后又恶化,都提示有术后活动性出血。

(2)预防及处理:术后出血应以预防为主,包括手术时严密止血,切口关闭前严格检查有无出血点;有凝血机制障碍者,应在术前纠正凝血障碍。出血量小(切口内少量出血)的患者,更换切口敷料,加压包扎;遵医嘱应用止血药物止血。出血量大或有活动性出血的患者,应迅速加快输液、输血以补充血容量,并迅速查明出血原因,及时通知医师,完善术前准备,准备进行手术止血。

2.切口感染

(1)病情观察:清洁切口和沾染切口并发感染,常发生于术后3～4天。表现为切口疼痛加重或减轻后又加重,局部常有红、肿、热、痛或触及波动感,甚至出现脓性分泌物。全身表现有体温升高、脉搏加速、血白细胞计数和中性粒细胞比例增高等。

(2)预防及处理:严格遵守无菌技术原则;注意手术操作技巧,防止残留无效腔、血肿,切口内余留的线过多、过长等;加强手术前后处理,术前做好皮肤准备,术后保持切口敷料的清洁、干燥和无污染;改善患者营养状况,增强抗感染能力。一旦发现切口感染,早期应勤换敷料、局部理疗、遵医嘱使用抗菌药物。若已形成脓肿,应拆除部分缝线,敞开切口,通畅引流,创面清洁后,考虑做二期缝合,以缩短愈合时间。

3.切口裂开

(1)病情观察:多见于腹部手术后,时间上多在术后1周左右。主要原因常有营养不良、缝合技术存在缺点、腹腔内压力突然增高和切口感染等。一种是完全裂开,另一种是不完全裂开。完全裂开往往发生于腹内压突然增加,患者自觉切口剧疼和突然松开,有大量淡红色液体自切口溢出,可有肠管和网膜脱出;不完全性切口裂开,是指除皮肤缝线完整,深层组织裂开,线结处有血性液体渗出。

（2）预防：手术前纠正营养不良状况；手术时避免强行缝合，采用减张缝合，术后适当延缓拆线时间；手术后切口处用腹带包扎；咳嗽时注意保护切口，并积极处理其他原因引起的腹内压增高；预防切口感染。

（3）处理：一旦发现切口裂开，应及时处理。完全性切口裂开时，应立即安慰患者，消除恐惧情绪，让患者平卧，立即用无菌等渗盐水纱布覆盖切口，并用腹带包扎，通知医师，护送患者进手术室重新缝合；若有内脏脱出，切忌在床旁还纳内脏，以免造成腹腔内感染。切口部分裂开或裂开较小时，可暂不手术，待病情好转后择期进行切口疝修补术。

4.肺不张及肺部感染

（1）病情观察：常发生在胸、腹部大手术后，多见于慢性肺气肿或肺纤维化的患者，长期吸烟更易发生。这些患者肺弹性减弱，术后呼吸活动受限，分泌物不易咳出，易堵塞支气管，造成肺部感染及肺不张。开始表现为发热、呼吸和心率加快，持续时间长，可出现呼吸困难和呼吸抑制。体检时，肺不张部位叩诊呈浊音或实音，听诊呼吸音减弱、消失或为管样呼吸音。血气分析示 PaO_2 下降和 $PaCO_2$ 升高，继发感染时，血白细胞计数和中性粒细胞比例增加。

（2）预防：术前做好呼吸锻炼，胸部手术者加强腹式深呼吸训练，腹部手术者加强胸式深呼吸训练。手术前 2 周停止吸烟，有呼吸道感染、口腔炎症等情况者待炎症控制后再手术。全麻手术拔管前，吸净气管内分泌物，术后鼓励患者深呼吸、有效咳嗽，同时可应用体位引流或给予雾化吸入。

（3）处理：若发生肺不张，做如下处理。遵医嘱给予有效抗菌药物预防和控制炎症。应鼓励患者深吸气，有效咳嗽、咳痰，帮助患者翻身拍背，协助痰液排出。无力咳嗽排痰的患者，用导管插入气管或支气管吸痰，痰液黏稠应用雾化吸入稀释。有呼吸道梗阻症状、神志不清、呼吸困难者，做气管切开。

5.尿路感染

（1）病情观察：手术后尿路感染与导尿管的插入和留置密切相关，尿潴留是基本原因，分为下尿路和上尿路感染。下尿路感染主要是急性膀胱炎，常伴尿道炎和前列腺炎，主要表现为尿频、尿急、尿痛和排尿困难，一般无全身症状，尿常规检查有较多红细胞和脓细胞。上尿路感染主要是肾盂肾炎，多见于女性，主要表现为畏寒、发热和肾区疼痛，血常规检查白细胞计数增高，中段尿镜检有大量白细胞和脓细胞，做尿液培养可明确菌种，为选择抗菌药物提供依据。

（2）预防与处理：及时处理尿潴留是预防尿路感染的主要措施。鼓励患者多饮水，保持每天尿量在 1 500 mL 以上，并保持排尿通畅。根据细菌培养和药敏实验验选择有效抗菌药物治疗，残余尿在 50 mL 以上者，应留置导尿，放置导尿管时，应严格遵守无菌操作原则。遵医嘱给患者服用碳酸氢钠，以碱化尿液，减轻膀胱刺激症状。

6.深静脉血栓形成和血栓性静脉炎

（1）病情观察：多发生于术后长期卧床、活动少或肥胖患者，以下肢多见。患者感觉小腿疼痛。检查肢体肿胀、充血，有时可触及索状物，继之出现凹陷性水肿，腓肠肌挤压试验或足背屈曲试验阳性。常伴体温升高。

(2)预防与处理:强调早期起床活动。若为不能起床活动的患者,指导患者学会做踝关节伸屈活动的方法,或采用电刺激、充气袖带挤压腓肠肌及被动按摩腿部肌肉等方法,加速静脉血回流。术前可使用小剂量肝素皮下注射,连续使用5~7天,有效防止血液高凝状态。一旦发生深静脉血栓或血栓性静脉炎,应抬高、制动患肢,严禁局部按摩及经患肢输液,同时遵医嘱使用抗凝剂、溶栓剂或复方丹参液滴注。必要时,手术取出血栓。

(五)健康指导

(1)心理保健:某些患者因手术致残,形象改变,从而心态也发生改变。要指导患者学会自我调节、自我控制,提高心理适应能力和社会活动能力。

(2)康复知识:指导患者进行术后功能锻炼,教会患者自我保护、保健知识。教会患者缓解不适及预防术后并发症的简单方法。

(3)营养与饮食:指导患者建立良好的饮食卫生习惯,保持合理的营养摄入,促进康复。

(4)合理用药:指导患者按医师开具的出院带药按时按量服用,讲解服药后的毒副反应及特殊用药的注意事项。

(5)按时随访。

第三章　急危重症护理

第一节　概　述

急诊护理的重点是处理急性病的发病最初阶段和对危重病抢救全过程的护理工作。对急诊患者迅速、准确、有效地实施急诊护理措施，不仅能使患者转危为安，为患者进行进一步全面治疗赢得时间，同时也能为患者的康复打下基础。在急诊抢救过程中高质量护理工作对于保证抢救的顺利进行、防止和减少并发症、降低死亡率、提高抢救成功率，具有极其重要的意义。

急诊护理的要点：①预检分诊，详细了解病情，迅速作出判断；②急诊抢救，立即采取有效救护措施，维持患者生命；③病情观察与监护，充分估计可能发生的病情变化，密切监察病情，做好应急准备。

急诊救护的范围：心搏骤停、休克、急性创伤、重要脏器衰竭、意外事故、各种危象、严重水电解质、酸碱失衡、各专科危重急诊。

一、预检分诊

危重急诊必须护送到指定救护地点，在予以紧急处理的同时，立即通知有关医护人员进行抢救，做到先抢救后挂号。

检诊时须对病员做到如下方面。①看：精神、神态、步态、面色、表情等。②问：主要病史和接触史；症状和相关症状；听取主诉。③查：根据不同病史查体温、脉搏、呼吸、血压、瞳孔和必要的初步体格检查及化验，并在病历卡上做有关记录。④安排就诊：根据预检印象进行分科挂号，安排患者到有关科室就诊。⑤登记：一般患者先登记后诊治，紧急情况危及生命者如严重创伤、各种意外等先抢救后登记。登记内容包括姓名、性别、年龄、工作单位和住址、就诊时间及初步诊断。

预检分诊要点：①应由爱伤观念强、态度和蔼、具有高度责任心和丰富临床经验的护士担任预检工作；②检诊者应熟悉急诊范围，对各种常见急诊症状有鉴别诊断能力，扼要了解病情，重点观察体征，进行必要检查，迅速作出判断，按轻重缓急分科处置；③遇成批伤病员时，应立即通知有关科主任及医教部，组织抢救工作；对烈性传染病等按传染病报告制度及时汇报；如遇涉及刑事、民事纠纷的伤病员，则应向公安、保卫部门报告。

（一）急诊范围

急诊范围主要包括：①突发高热，体温超过 38.5 ℃；②急性外伤，如脑外伤、骨折、脱臼、撕裂伤、软组织挫伤、烧伤等在 24 小时内未经治疗者；③急性腹痛，如阑尾炎、胃及十二指肠穿孔、肠梗阻、胆道感染、尿路结石发作、嵌顿性疝、宫外孕、临产等；④急性大出血，如外伤性出血、咯血、吐血、便血、妇科出血、鼻出血、可疑内出血等；⑤急性心功能衰竭、心律失常、心动过速、心动过缓、心肌梗死；⑥晕厥、昏迷、休克、抽搐、梅尼埃症发作者、高血压，血压超过 24.0/

14.2 kPa、急性肢体运动障碍及瘫痪；⑦窒息、面色青紫、呼吸困难、中暑、溺水、触电、濒死、假死；⑧耳道、鼻道、咽部、眼内、气管、支气管及食道中有异物者；⑨急性感染如中耳炎、乳腺炎、丹毒、蜂窝织炎等，体温超过38 ℃；⑩急性过敏性疾病、严重哮喘、急性喉炎等；⑪各种急性中毒(含食物中毒)；⑫急性尿潴留、泌尿系统严重感染、眼观或镜观血尿；⑬眼睛急性疼痛、红肿、突然视力障碍、急性青光眼、电光性眼炎、眼外伤、角膜溃疡等；⑭烈性传染病可疑者；⑮发病突然、症状剧烈、发病后迅速恶化者。

(二)常见急诊首诊分科标准

1.腹痛

急性腹痛是急腹症的主要表现，腹痛部位一般明确，常有明显压痛、反跳痛、肌紧张和腹式呼吸受限等，包括内、外、妇、儿、传染各科多种疾病。

(1)内科急腹症：①先发热后腹痛或开始腹痛即出现"热"；②腹痛较缓，位置不明确，按压腹部或经呕吐、排便、排气后，疼痛有所好转；③可有压痛，但较轻微，位置不固定，无明显腹膜刺激征，扪不到包块或肿物；④腹式呼吸正常，发病时出现呼吸增快。

(2)外科急腹症：①腹痛是首要症状，发作时无体温升高，随后才有发热；②腹痛突然、剧烈、进展快，改变体位疼痛缓解不明显，部位明确恒定，拒按；③有明显腹膜刺激征；④腹部触及包块或肿物；⑤腹式呼吸明显抑制或消失；⑥白细胞常增加。

常见急性炎症：急性穿孔、急性梗阻、急性绞窄、腹腔内出血等急腹症，以及腹痛剧烈伴发热或黄疸均为外科范围。

(3)妇产科急腹症：①腹痛伴阴道出血；②腹痛，有停经史，伴有出血和低血压休克倾向者。

(4)传染科急腹症：腹痛伴腹泻。

2.头痛

头痛指颅内外各种性质的疼痛症状。主要有血管性头痛、脑血管病性头痛、颅内压力改变性头痛、头面部神经痛、癫痫性头痛，以及颅脑外伤、颅内感染、五官疾病、颅骨及椎骨病变、全身性及中毒性疾病、精神情绪改变等引起的头痛。

(1)内科：头痛伴发热或高血压、结核性、化脓性脑膜炎。

(2)外科：颅脑外伤、颅内占位。

(3)传染科：流行性脑脊髓膜炎、流行性乙型脑炎。

(4)神经科：头痛剧烈不发热、血压不高，病毒性、霉菌性脑炎。

(5)耳鼻喉科：耳源性脑炎、急性上颌窦炎、急性鼻窦炎、急性中耳炎等伴发的头痛。

3.眩晕

眩晕指机体对于空间关系的定向感觉障碍，表现为旋转、摇晃、移动、倾斜或头昏、头胀、头重脚轻等，常伴随有眼球震颤、听觉障碍、颅内压增高等体征。

(1)耳鼻喉科：眩晕伴有耳鸣、恶心、呕吐、视物旋转、听力下降等由耳鼻喉科诊治。

(2)神经科：除耳鼻喉科的眩晕均属神经科。

4.外伤

根据受伤部位及伤情划分就诊科室。

(1)骨科：①四肢、脊椎骨折、骨盆骨折；②四肢大面积或严重软组织损伤；③手外伤。

（2）眼科：眼、眉部外伤。

（3）口腔科：口腔、颌面部外伤。

（4）耳鼻喉科：耳、鼻部外伤。

（5）普外科：除上述情况者。

5.消化道出血

其为由炎症、机械、血管、肿瘤等及全身疾病或消化系统邻近组织病变所致的消化系统出血，表现为呕血、黑便或便血，出血量大时出现休克征象。

（1）内科：①胃、十二指肠溃疡出血；②食道静脉曲张破裂出血（有肝炎、肝硬化病史者）；③全身性疾病引起出血。

（2）外科：①急性外伤引起出血；②有肝硬化、门脉高压（做过手术者）；③有胃、十二指肠或肠癌手术者；④明确肝癌者；⑤肝、胆道感染出血者。

6.昏迷

昏迷指各种原因引起的意识障碍，患者呼之不应，各种反射减弱或消失，严重者生命体征常有改变。

（1）内科：CO中毒昏迷、有机磷中毒昏迷、安眠药及其他口服药物中毒昏迷、糖尿病昏迷、高渗性高血糖非酮症性昏迷、低血糖昏迷、肝硬化肝昏迷、尿毒症昏迷、中暑昏迷等。

（2）外科：有外伤史或电击伤史昏迷、颅内肿瘤昏迷者。

（3）神经科：有癫痫史或原因不明之昏迷、脑血管意外、脑梗死。

（4）妇产科：妊娠期昏迷（除心、肝、肾病史）。

（5）传染科：流脑、乙脑等疑有传染病昏迷者，急性肝病昏迷。

7.泌尿系统疾病

（1）外科：血尿、急性尿潴留、无明显内科、神经科原发病者、急性损伤、肾绞痛、急性淋病。

（2）妇科：尿潴留于产后或妊娠期者。

（3）内科：除上述情况的泌尿系疾病。

8.过敏性疾病

（1）内科有过敏症状而无皮疹者。

（2）皮肤科有过敏症状并有皮疹者。

9.脑血管意外

（1）内科：①风心病脑栓塞者；②陈旧性脑血管疾病病情稳定出现肺部感染者。

（2）神经科：脑出血、脑血管痉挛、脑梗死、急性脑血管病合并肺部感染者。

10.破伤风病

（1）骨科：破伤风病有骨折者。

（2）外科：破伤风病无骨折者。

（3）小儿科：新生儿破伤风。

11.便血

（1）外科：便鲜血无痢疾样症状。

（2）传染科：便血伴有痢疾样症状。

12.其他

(1)溺水、自缢由内科处置。

(2)刎颈有气管伤者由耳鼻喉科处置;有血管损伤、食管伤者由外科处置。

(3)肢体瘫痪:非脑血管意外、无外伤史者由神经科诊治。

(4)恶性肿瘤晚期:行过手术者由手术科室首诊;未行手术者,按原发病部位划分科室。

(5)化脓性扁桃体炎由耳鼻喉科首诊。

二、急诊抢救

急诊科是抢救急诊危重患者的重要阵地。其救治对象多为突发性急危患者,病种复杂,病情多变,若不及时救护,稍有延误便会影响治疗结果,甚至危及患者生命。急诊抢救以"急"为中心,对病情紧急的患者及时诊治、处理,对生命受到威胁的患者应立即组织人力、物力,按科学的抢救程序进行及时、有效的抢救。

(一)急诊抢救护理常规

1.正确分诊

正确分诊是争取时间,获得抢救成功的第一步。急诊分诊工作一般在预检室进行。由有一定临床经验的急诊科护士(师)担任预检分诊工作。预检分诊中要区别急诊与急救。一般急诊按"一看、二问、三检查、四分诊"原则进行检诊。护士应详细了解病史和体征,根据需要测试体温、脉搏、呼吸、血压、瞳孔、神志等,并根据需要进行血、尿、粪常规化验。综合分析病情,迅速作出判断,检诊后分科挂号,按轻重缓急依次安排就诊;发现危重患者给予急救,立即送入抢救室,边检诊边护送,简单扼要了解病史,围绕重点进行体检,根据病情立即组织人力、物力实施抢救。要求做到先抢救后挂号。遇传染病或可疑传染病应分到隔离室或传染科就诊。急诊预检分诊正确率应在96%以上。

预检护士应主动出迎救护车,尽快对重危患者预检分诊。有条件的急诊科应设导医服务,开展以患者为中心的高效、畅通、规范的救护。

2.严密观察病情

细致的病情观察可以为早期确诊提供依据,又可以及时发现严重并发症的征象,还可以在患者病情发生急骤变化时,为抢救患者生命赢得宝贵时间。观察护士只有具备丰富的专业知识、高度的责任心和观察入微的注意力,才能及时发现和掌握情况,作出正确的判断和应答。观察的内容主要有意识状态、生命体征、局部症状、急诊用药反应、心理状况等方面,要求正确掌握观察方法、密切观察病情变化,随时做好应急准备。对应用各种监护仪进行观察抢救的患者,要严密观察监护仪的示波结果,注意机器的运转是否正常,若发生故障应首先观察和处理患者,保证患者抢救工作的连续性,然后再查明故障原因并进行排除。观察患者应是连续的过程,应不分昼夜地进行,并做好观察记录,班班交接。

3.积极配合抢救

正确及时实施救护措施和执行治疗计划是赢得抢救成功的保证。参加抢救的护理人员必须具有高度的责任观念、精湛的操作技术、牢固的专业理论、良好的工作作风和健康的身体素质。在抢救患者过程中,患者病情危急,用药复杂,抢救措施甚多。护士除了应熟练掌握急救技能及熟悉急救仪器、药品的使用,还应注意以下几点:

（1）及时实施预见性救护措施：当患者病情凶险时，护士在医师未到达前就应对病情有初步的判断和了解，并立即给予正确的护理处理，如气管插管、面罩给氧、建立静脉通道、采取血标本、备血、插管洗胃等；一般抢救室应设置常见急症的救护程序或救护流程图，或抢救预案，以指导抢救工作顺利开展。

（2）协调抢救工作：抢救中应组织严密，分工明确，医护密切配合。对涉及多专科的抢救患者，护士要及时与有关科室取得联系，并作好配合工作。如有需要临床辅助科检查的项目，应尽早通知，及时取样检查，尽快获得结果。需要手术者，应立即行术前准备，并通知手术室。

（3）正确执行医嘱：认真执行医嘱，严格"三查七对"。对抢救过程中的口头医嘱，在执行前先复诵一遍，经医师认可后再操作，并及时记录。可按听、问、看、补等顺序进行（听清医嘱、再问一遍、看清药名、及时补记）。抢救中所用药物的空袋（瓶）或安瓿留下，待抢救结束核实后方可弃之。

（4）管理好抢救现场：抢救室内保持空气新鲜，抢救物品必须做到"四定"。抢救患者时注意维持秩序，抢救工作应忙而不乱，抢救结束后，及时清理和补充用品。

（5）加强护理和记录：在抢救过程中不可忽视基础护理和心理护理。对清醒者必须给予鼓励和解释，争取患者的合作。要及时清除污物，保持呼吸道通畅，保护好皮肤，预防各种并发症。要做好详细完整的抢救记录，重大抢救专人负责，记录后签全名，以视重视和负责。

（二）严重多发伤的救护

严重多发伤多由车祸、高处坠落、地震、工伤事故、爆炸伤、火器伤等所致。严重多发伤伤员创伤范围广泛，失血量较大，生理紊乱严重，伤情变化快，抢救开始几分钟的处置正确与否可能会关系到伤员的存亡，故抢救人员必须争分夺秒对伤情作出快速判断，并采取有效急救措施。在救护过程中，复苏、伤情判断和紧急处理三者同时进行，为挽救患者生命，抢救人员必须抓紧时间。

1.临床特点

（1）所有严重的多发伤都伴有一系列复杂的全身反应，相互影响，创伤反应持久、显著，随时危及患者生命。

（2）受伤范围广，伤势重，伤情变化迅速，并发症多，致残率高，感染机会多。

（3）创伤出血量大，休克发生率高，可重叠存在低血容量性休克与心源性休克，早期易发生低氧血症。

（4）重要的多内脏器官损伤或出血可迅速导致患者死亡。

（5）易漏诊，伤员的表面可见组织的毁损常掩盖内脏损伤，开放伤会掩盖闭合伤伤情或浅表伤掩盖深部创伤，从而延误诊断。

（6）有些需多科室抢救的伤员，要避免强调分而治之或相互推诿致使一些严重的多发伤伤员失去抢救机会。

2.抢救

高效、快速的救护是为严重多发创伤的濒死伤员赢得抢救时机的关键。

（1）重视现场和转运途中的急救。尽量缩短院前救护时间，以最快的速度、最短的时间将伤员送到能进行确定性救治的医院。在急救现场及转运途中应尽早、不间断地实施有效的救护措施。

(2)充分了解受伤经过,分析受伤机制。全面考虑,分清主次,掌握抢救程序,危急者先进行抢救,做到早期确诊,及时处置。

(3)判断生命体征。迅速判断有无危及生命的紧急情况,并优先处理威胁伤员生命的伤情。如影响循环或呼吸系统的伤情应优先处理;合并有脑、腹或胸部伤并均处于紧急情况时,应分别同时给予适当处理;对休克者尽快给予抗休克治疗。

(4)及时掌握有无多系统损伤的问题,迅速对伤员进行全面而有重点的检查。可用"CRASH-PLAN"挤压伤计划的字母顺序检诊。为防止抢救过程的漏诊,急救措施实施后还应重复检诊。一旦发现多系统损伤应抓住救治时机,采用确定性救治方案;怀疑有腹腔脏器伤时应反复进行床旁 B 超和腹腔诊断性穿刺;在抗休克的同时做好术前准备工作。

(5)预先制订治疗计划和抢救分工法(表 3-1)。

表 3-1　急诊护士抢救配合分工制度

配合人员数	主要任务	抢救程序
1	根据基本生命支持及高级生命支持,有条不紊地按计划进行。根据伤情判断选择相应的救护措施	建立静脉通道、备血,保持呼吸道通畅,给氧、皮试、导尿,采用监测手段遵医嘱进行各种治疗和护理
2	甲:负责循环系统及记录	甲:建立静脉通道、备血、皮试;负责抢救记录工作
	乙:负责呼吸系统及联络	乙:保证呼吸道通畅、给氧;负责对外联络
3	甲:负责循环系统,进行各种治疗	甲:建立两个以上静脉通道、备血、采集化验标本;协助实施止血措施、配合进行各种检查;执行所有口头医嘱
	乙:负责呼吸系统,观察病情及抢救记录	乙:清除呼吸道梗阻、保持其通畅,吸痰、给氧、人工呼吸、气管插管或切开;观察生命体征;完整记录抢救记录单
	丙:负责对外联络,保证物质供应	丙:术前准备工作,如剃头、备血、皮试等;对外联络、提血、补充急救药品及物品

(6)规范的救护程序——VIPC 顺序。

V——ventilation:保持患者呼吸通畅和充分给氧,纠正低氧血症。必要时可采用气管插管、环甲膜穿刺、气管切开术等方法保持气道通畅,采用呼吸机辅助呼吸。

I——infusion:立即扩充血容量,输液输血,改善微循环,及时、有效地恢复循环血量。迅速建立有效静脉通道,遵循早期、快速、足量补充容量的原则扩容,输入液体总量按失血量2~3倍的液体输入,并尽早应用全血。早期患者除颅脑伤外应强调扩容的速率,可借助输液泵快速补液。成人 30 分钟内可输入平衡液2 000~3 000 mL。

P——pulsation:对心泵功能监测。监测心电变化及血流动力学变化情况。及时发现和纠正心源性休克。

C——contral bleeding:紧急控制出血。对外出血伤口敷料加压包扎、钳夹止血、止血带结扎,对疑有内出血患者应警惕脑、胸、腹三腔损伤性大出血,可行胸、腹腔穿刺或腹腔灌洗以确诊并制定止血措施,必要时行紧急开颅、开胸、开腹探查或选用动脉内阻塞止血法。

3.救护要点

(1)具备对紧急手术的判断能力:对严重颅脑伤、一侧或两侧瞳孔散大者,胸腹腔内大出血、肝脾破裂、经抢救后血压不升或升后复降者、心脏外伤、心包填塞者、骨盆粉碎性骨折、腹膜后血肿增大者，伴有多发伤不能搬动者，重度休克需要紧急手术止血者等进行初步判断，做好现场手术准备工作。

（2）能熟练配合各种急诊手术：抢救性外科手术的原则是首先抢救生命，其次保全功能。一般根据损伤确定手术顺序，常为胸、腹、颅脑、泌尿、四肢外伤，若两处损伤均危及患者生命，可分组同时进行手术。

（3）掌握并熟练运用急救技术：在抢救过程中，伤情估计和抢救工作同时进行。如判断呼吸功能不全者，应立即采取保持呼吸道通畅的措施，改善缺氧状态。当患者出现反常呼吸时，应立即行气管插管和人工呼吸，有张力性气胸者立即做胸腔闭式引流术。对严重出血性休克患者应迅速止血（有明显外出血可压迫出血的近心端）、扩容（快速建立 2 个以上有效通道）、吸氧、留置导尿，适时应用抗休克裤等措施。

（4）密切观察病情变化：可采用一看、二摸、三听、四问的方法，尽快了解患者的主要生命体征情况；并通过视、触、叩、听，作出全身伤情的估计，根据细小变化特征，作出预见性的救护措施。如患者出现口渴、脸色苍白伴腹部受伤，应立即建立静脉通道、给氧、做好腹腔穿刺准备，必要时导尿，做好术前准备。

（5）对严重多发伤应按抢救预案有计划地进行抢救，每次治疗、检查、救护措施都应有计划地进行，尽量减少搬动患者的次数。

（6）抢救或手术后监测与护理：严重多发伤经急诊抢救或手术处理后应进入 EICU，对呼吸、循环、肝、肺、肾功能进行全面系统的连续监测，以防病情恶化及可能发生的并发症，为机体进行综合治疗、修复。

（三）大批急诊患者抢救的护理

在平时或战时都会遇到大批的抢救患者，如集体食物中毒、瓦斯爆炸、塌方、煤气中毒、交通事故、地震、灾害等突发事件，须在短时间内接受大量的救护任务。无论是在战场或意外事故现场，还是在急诊科室处理成批患者，成批伤员的紧急救护都是非常重要的。

1.临床特点

（1）突发事件发生后产生大批伤员或病员，加上救护人员、围观者等，造成抢救场所人员众多且杂乱。因此，维持良好的救护秩序是保证抢救顺利进行的条件之一。

（2）意外事故所造成的伤病员病情复杂。不少伤病员病情危重、变化迅速、进展快，短时间内可危及生命。

（3）成批患者的病情常轻重不一。某些伤病表面看起来较严重（如患者有明显外出血、患者大声呻吟或叫喊等），易引起医护人员的重视，而不声不响的伤病员（有的病情危重或休克、反应淡漠），或早期尚未充分暴露症状的患者可能会不被重视而延误抢救。

2.救护成批患者的抢救

关键是有完整的救治系统和权威性的组织指挥，具有相当救护能力的救护人员。首先要组织好抢救人员，分类分组、明确分工、统一指挥、密切配合，有条不紊地进行现场及急诊科室的救护工作。

（1）建立急救网络：做到组织、人员、技术、思想、物质五项落实。随时做好在接到救护信号后迅速奔赴事故现场或救治地点开展救护工作的准备。

(2)救护人员到达现场或救治地点后,应根据伤病员的伤情及人数分成若干救护小组进行工作,如预检分诊组、复苏组、轻伤组、转运组等。各组应指定一名负责人。

(3)预检成批伤员时,应由有经验的救护人员根据病员的生命体征及伤病情,准确迅速地将伤病员按轻重缓急分组分类进行救护和处置。根据伤病员病情的轻重决定抢救的先后次序,并通知医疗机构做全面救治的准备。对危及生命的伤病员应就地抢救,等平稳后转送。轻病员也须经仔细观察一定时间才能离开。

3.急诊科(室)的抢救

(1)接到成批抢救信息后,边向上级领导汇报,边做好各种抢救准备工作(包括人员、物品、场地等),并由专人统一指挥抢救。

(2)迅速协调各科室人员参加抢救工作。如手术室做好手术准备,检验科、血库、药房、放射科等辅助科室做好保障工作,担架员做好运送工作,科领导负责组织、指挥维持救护秩序等工作。

(3)若有大批外伤者,各类病员分类入室进行抢救和处置,其救护原则同严重多发伤的救护原则。

(4)急诊科(室)救护人员必须分工明确,协同作战,忙而不乱、快速准确地开展救护工作。严密观察每一个伤病员的全身反应,避免误诊、漏诊。

(四)一般创伤的救护

1.闭合性损伤的救护

应检查深部组织或脏器有无损伤。对皮下血肿可压迫包扎,伤后数小时内不可热敷,24小时后可以热敷;早期血肿也可穿刺抽吸后加压包扎,切忌切开引流,以防继发感染。

2.开放性损伤的救护

(1)擦伤:去掉擦伤表面异物,可用软刷刷洗后再用生理盐水冲洗,最后用1%洗必泰消毒液冲洗,表层涂以红汞,必要时可采用暴露方法。

(2)刺伤及贯通伤:去除异物及坏死组织,只清创,不进行缝合。

(3)切割伤、撕裂伤及挫伤:根据污染程度、损伤种类、部位及伤后经历时间来决定清创术后伤口一期缝合的适应证(伤后6小时内可行一期缝合;被人或动物咬伤的伤口,原则上不进行一期缝合)。

(4)伤口一期缝合处理的步骤:初步止血(一般压迫止血);剃毛和冲洗伤口(剃去伤口周围毛发,创口用无菌纱布以肥皂和生理盐水洗刷或冲洗);暴露创面,常规消毒,局部麻醉,以无菌镊子去除异物,检查伤口深度、宽度及有无肌腱、血管或神经损伤;创面经洗必泰液消毒和冲洗后,用手术刀、剪刀或镊子将坏死组织、异物清除,修整创缘(面部、眼睑、口唇、手、指、阴茎等要少去组织),缝合皮肤(缝合时不留死腔,皮缘应紧密对合,皮肤缺损大时,可游离植皮或作皮瓣移植,缝合前对明显的出血点应结扎止血);无菌纱布包扎固定伤口,四肢创伤者应抬高患肢以减轻肿胀和疼痛。

(5)开放伤术后处理及拆线:若留置引流管(条),应在术后24～48小时去掉。术后2～3天检查伤口。拆线时间应根据愈合情况、全身状态及局部因素来确定。一般面部伤口拆线时间在缝合后3～5天,头皮、躯干、手指等伤口为7～14天,足趾伤口为10～14天。

(6)抗生素和破伤风抗毒素的应用:常规破伤风抗毒素1 500 IU(皮试阴性后)肌内注射。伤口污染严重、被人或动物咬伤和疑有异物残留时,可用抗生素预防感染。

(五)烧伤的救护

1.急救处理

急救处理包括去除致伤因素、处理严重合并伤(症)、镇静止痛、保护创面、补充液体及迅速护送。

(1)新鲜烧伤者,应立即使之离开火源并脱去衣服;若20%以下Ⅰ～Ⅱ度烧伤,可用自来水冷敷烧伤皮肤,口服含盐饮料等。

(2)头面部烧伤者,应保持呼吸道通畅;疑有吸入性烧伤或呼吸道烧伤时,尽快行气管插管或环甲膜穿刺(切开),或气管切开术等。

(3)烧伤面积大于20%者,应立即建立静脉通道、备血、留置导尿管。

(4)烧伤体表以干净大单或消毒敷料覆盖创面后护送。所有烧伤患者均常规注射破伤风抗毒素。

2.严重程度的估计

(1)烧伤面积的估计:大面积烧伤的计算用新九分表,小面积烧伤可用手掌法计算(患者手指并拢,单手手掌面积相当于体表面积的1%)。

(2)烧伤深度的估计:一般采用三度四分法来估计,即Ⅰ度、Ⅱ度(分浅Ⅱ度和深Ⅱ度)和Ⅲ度烧伤。

(3)烧伤严重程度的分类。①轻度烧伤,总面积在10%以下的Ⅱ度烧伤。②中度烧伤,总面积在11%～30%,或Ⅲ度烧伤面积在10%以下。③重度伤烧,总面积在31%～50%或Ⅲ度烧伤面积在10%～20%,或面积虽不足30%但有下列情况之一者:全身病情较重或已有休克者;有复合伤、合并伤或化学中毒者;中重度吸入性烧伤。④特重烧伤,总面积在50%以上或Ⅲ度烧伤在20%以上者。

3.休克的防治

(1)液体疗法。一般胶体和晶体溶液的比例为1:(1～2)。补液量可用下式计算。

伤后第1个24小时补液量(mL)=Ⅱ、Ⅲ度烧伤面积(%)×体重(kg)×1.5 mL(胶体液和电解质液)+2 000～3 000(基础水分)。

胶体液和电解质溶液的分配比例一般为1:2;如果Ⅱ度烧伤面积超过70%或Ⅲ度烧伤面积超过50%,可按1:1的比例补给。补液总量的半量应在烧后6～8小时补给,伤后第2个和第3个8小时各补给总量的1/4量。

伤后第2个24小时补液量:胶体液和电解质量按第1个24小时实际补液量的半量补充,基础水分量不变。

(2)留置导尿、测定中心静脉压,根据患者尿量、血压、脉搏、脉压、末梢循环状态及中心静脉压来调整输液量。

4.烧伤局部创面清创处理

剃除毛发、肥皂水清洗创面周围的正常皮肤,用无菌水或消毒液冲洗创面,用棉花或纱布轻拭污垢或异物,切忌洗刷或擦洗。浅Ⅱ度完整水泡皮予以保留,已脱落或深度创面上的水泡皮均予以清除。吸干创面后可选用1‰磺胺嘧啶银霜等抗感染药物涂于患处,酌情予以包扎或暴露。酸碱烧伤均应用大量清水冲洗创面,持续冲洗时间不少于半小时,采用中和剂处置与否应视创面情况而定,最好采用暴露疗法。

第二节 常用的急救技术

抢救危重患者的急救技术是急救成功的关键,它直接影响到患者的生命安全和生命质量。护理人员必须熟练掌握常用的急救技术,保证急救工作及时、准确、有效地进行。

一、吸氧法

吸氧法是通过给氧,增加吸入空气中氧的浓度,提高肺泡内的氧浓度,进而提高动脉血氧分压(PaO_2)和动脉血氧饱和度(SaO_2),增加动脉血氧含量(CaO_2),纠正各种原因造成的缺氧状态,促进组织的新陈代谢,维持机体生命活动的一种治疗方法。其是临床常用的急救技术之一。

(一)缺氧的分类

根据发病原因的不同,缺氧可分为四种类型。不同类型的缺氧具有不同的血氧变化特征,氧疗的效果也不尽相同。

1.低张性缺氧

低张性缺氧是吸入气体中氧分压过低、肺泡通气不足、气体弥散障碍、静脉血分流入动脉引起的缺氧。主要特点是 CaO_2 降低,SaO_2 降低,组织供氧不足。常见于慢性阻塞性肺部疾病、呼吸中枢抑制、先天性心脏病等。

2.血液性缺氧

血液性缺氧是血红蛋白数量减少或性质改变使血红蛋白携氧能力降低引起的缺氧。主要特点是 CaO_2 降低,PaO_2 一般正常。常见于严重贫血、一氧化碳中毒、高铁血红蛋白症、输入大量库存血等。

3.循环性缺氧

循环性缺氧是动脉血灌注不足、静脉血回流障碍引起的缺氧。主要特点是 PaO_2、SaO_2、CaO_2 均正常,而动-静脉氧压差增加。常见于休克、心力衰竭、大动脉栓塞等。

4.组织性缺氧

组织性缺氧是组织细胞生物氧化过程障碍,利用氧能力降低引起的缺氧。主要特点是 PaO_2、SaO_2、CaO_2 均正常,而静脉血氧含量和氧分压较高,动-静脉氧压差小于正常值。常见于氰化物中毒、组织损伤、大量放射线照射等。

以上四种类型的缺氧中,氧疗对低张性缺氧的疗效最好,吸氧能提高 PaO_2、SaO_2、CaO_2,使组织供氧增加。氧疗对心功能不全、严重贫血、一氧化碳中毒、休克等患者也有一定的疗效。

(二)缺氧的症状和程度判断及给氧的标准

1.判断缺氧程度

对缺氧程度的判断除患者的临床表现外,主要根据血气分析检查结果来判断(表3-2)。

表 3-2 缺氧的症状和程度判断

程度	发绀	呼吸困难	神志	血气分析			
				氧分压(PaO$_2$)		二氧化碳分压(PaCO$_2$)	
				kPa	mmHg	kPa	mmHg
轻度	轻	不明显	清楚	6.6～9.3	50～70	＞6.6	＞50
中度	明显	明显	正常或烦躁不安	4.6～6.6	35～50	＞9.3	＞70
重度	显著	严重,三凹征明显	昏迷或半昏迷	＜4.6	＜35	＞12.0	＞90

注:动脉血气分析正常值为 PaO$_2$ 80～100 mmHg,PaCO$_2$ 35～45 mmHg,SaO$_2$ 95％。

2.给氧指征

(1)轻度缺氧:一般不给氧,如果患者有呼吸困难可给予低流量的氧气(1～2 L/min)。

(2)中度缺氧:须给氧。患者 PaO$_2$ 小于 50 mmHg(6.67 kPa)时均应给氧。对于慢性阻塞性肺疾病并发冠心病患者,其 PaO$_2$ 小于 60 mmHg(7.99 kPa)时便需要给氧。

(3)重度缺氧:给氧的绝对适应证。

(三)氧气疗法的种类及适用范围

动脉血二氧化碳分压(PaCO$_2$)是评价通气状态的指标,是决定以何种方式给氧的重要依据。

1.低浓度氧疗

低浓度氧疗又称控制性氧疗,吸氧浓度低于 40％,用于低氧血症伴二氧化碳潴留的患者。例如,慢性阻塞性肺部疾病和慢性呼吸衰竭的患者呼吸中枢对二氧化碳增高的反应很弱,呼吸的维持主要依靠缺氧刺激外周化学感受器。如果给予高浓度的氧气吸入,低氧血症迅速解除,同时也解除了缺氧兴奋呼吸中枢的作用,因此可导致呼吸进一步抑制,加重二氧化碳的潴留,甚至发生二氧化碳麻醉。

2.中等浓度氧疗

中等浓度氧疗吸氧浓度为 40％～60％,主要用于有明显通气,或灌注比例失调或显著弥散障碍的患者,特别是血红蛋白浓度很低或心排血量不足者,如肺水肿、心肌梗死、休克等。

3.高浓度氧疗

高浓度氧疗吸氧浓度在 60％以上,应用于单纯缺氧而无二氧化碳潴留的患者,如心肺复苏后的生命支持阶段、成人型呼吸窘迫综合征等。

(四)供氧装置

供氧装置有氧气筒、氧气压力表和管道氧气装置(中心供氧装置)。

1.氧气筒和氧气压力表装置

(1)氧气筒装置。

氧气筒为柱形无缝钢筒,筒内可耐高压达 14.7 MPa,容纳氧气约 6 000 L。

总开关:在筒的顶部,可控制氧气的放出。使用时,将总开关向逆时针方向旋转 1/4 周即可放出足够的氧气,不用时可按顺时针方向将总开关旋紧。

氧气筒装置气门:在氧气筒颈部的侧面有一气门与氧气表相连,是氧气自筒中输出的途径。

（2）氧气压力表装置。

组成：其由以下几部分组成。①压力表。表上的指针能表示筒内氧气的压力，以 MPa 或 kgf/cm²（非法定计量单位，1 ksf/cm²≈0.1 MPa）表示。压力越大则说明氧气储存量越多。②减压器。一种弹簧自动减压装置，可将氧气气筒内的压力降为 0.2～0.3 MPa，使流量平衡，保证安全，便于使用。③流量表。可以测知每分钟氧气的流出量，用 L/min 表示，以浮标上端平面所指刻度读数为标准。④湿化瓶。用于湿润氧气，以免呼吸道黏膜被干燥的气体所刺激。瓶内装入 1/3～1/2 的冷开水，通气管浸入水中，出气管和鼻导管相连。湿化瓶应每天换水一次。⑤安全阀。由于氧气表的种类不同，安全阀有的在湿化瓶上端，有的在流量表下端。当氧气流量过大、压力过高时，安全阀的内部活塞即自行上推，使过多的氧气从四周小孔流出，以保证安全。

装表法：①吹尘。将氧气筒置于架上，取下氧气筒帽，用手将总开关按逆时针方向打开，使少量氧气从气门处流出，随即迅速关好总开关，以达清洁该处的目的，避免灰尘吹入氧气表内。②接氧气表。将氧气表的旋紧螺帽口与氧气筒气门处的螺丝接头衔接，将表稍向后倾，用手按顺时针方向初步旋紧，然后再用扳手旋紧，使氧气表直立于氧气筒旁。③接湿化瓶。连接通气管和湿化瓶。④接管与检查。连接出气橡胶管于氧气表上，检查流量调节阀。确认关好后，打开氧气筒总开关，再打开流量调节阀，检查氧气流出是否通畅、有无漏气及全套装置是否适用。最后关上流量调节阀，推至病房待用。

卸表法：①放余气。旋紧氧气筒总开关，打开氧气流量调节阀，放出余气，再关好流量调节阀，卸下湿化瓶和通气管。②卸氧气表。一手持表，一手用扳手将氧气表上的螺帽旋松，然后再用手旋开，将表卸下。

2.管道氧气装置

管道氧气装置即中心供氧装置。氧气通过中心供氧站提供，中心供氧站通过管道将氧气输送至各病区床单位、门诊、急诊科。中心供氧站通过总开关进行管理，各用氧单位有分开关，并配有氧气表，患者需要时打开床头流量表开关，调整好氧流量即可使用。

（五）氧气成分、浓度及关于用氧的计算

1.氧气成分

根据条件和患者的需要，一般常用 99％氧气，也可用 5％二氧化碳和纯氧混合的气体。

2.氧气吸入浓度

氧气在空气中占 20.93％，二氧化碳为 0.03％，其余 79.04％为氮气、氢气和微量的惰性气体。掌握吸氧浓度对纠正缺氧起着重要的作用。低于 25％的氧浓度则和空气中氧含量相似，无治疗价值；高于 70％的浓度且持续时间超过 2 天则可能发生氧中毒，表现为恶心、烦躁不安、面色苍白、进行性呼吸困难。故掌握吸氧浓度至关重要。

3.氧浓度和氧流量的换算方法

换算公式如下：

吸氧浓度（％）＝21＋4×氧流量（L/min）

4.氧气筒内的氧气量的计算

计算公式如下：

氧气筒内的氧气量(L)＝氧气筒容积(L)×压力表指示的压力(kgf/cm²)÷1 kgf/cm²

5.氧气筒内氧气的可供应时间的计算

计算公式如下(公式中 5 是指氧气筒内应保留压力值):

氧气筒内的氧气可供应的时间(h)＝(压力表压力−5)(kgf/cm²)×氧气筒容积(L)÷1 kgf/cm²÷氧流量(L/min)÷60min

(六)鼻导管给氧法

鼻导管给氧法有单侧鼻导管给氧法和双侧鼻导管给氧法两种。①单侧鼻导管给氧法是将一细鼻导管插入一侧鼻孔,经鼻腔到达鼻咽部,末端连接氧气的供氧方法。此法节省氧气,但会刺激鼻腔黏膜,长时间应用患者会感觉不适,因此目前不常用。②双侧鼻导管给氧法是将特制双侧鼻导管插入双鼻孔内,末端连接氧气的供氧方法。插入深约 1 cm,导管环稳妥固定即可。此法操作简单,对患者刺激性小,适用于长期用氧的患者。其是目前临床上常用的给氧方法之一。

1.目的

(1)改善各种原因导致的缺氧状况。

(2)提高 PaO_2 和 SaO_2。

(3)促进组织代谢,维持机体生命活动。

2.评估

(1)了解患者病情,缺氧原因、缺氧程度及缺氧类型,检查患者呼吸道是否通畅、鼻腔黏膜情况、有无鼻中隔偏曲等。

(2)操作者双手不可接触油剂。

(3)用物氧气筒是否悬挂"有氧"及"四防"标志。

(4)检查环境病房有无烟火及易燃品。

3.计划

(1)用物准备。①治疗盘内备:治疗碗(内放鼻导管、纱布数块)、小药杯(内盛冷开水)、通气管、棉签、乙醇、弯盘、胶布、玻璃接管、湿化瓶(内装 1/3～1/2 湿化液)、安全别针、扳手。②治疗盘外备:氧气筒及氧气压力表装置、吸氧记录单、笔。

(2)患者准备:体位舒适,情绪稳定,理解目的,愿意配合。

(3)环境准备:清洁,安静,光线充足,室温适宜,1 m 之内无热源,5 m 之内无明火,远离易燃易爆品。

4.评价

(1)患者缺氧症状得到改善,无鼻黏膜损伤,无氧疗不良反应发生。

(2)氧气装置无漏气,护士操作规范,用氧安全。

(3)患者知晓用氧安全注意事项,能主动配合操作。

5.健康教育

(1)指导患者及其家属认识氧疗的重要性和配合氧疗的方法。

(2)指导患者及探视者用氧时禁止吸烟,保证用氧安全。

(3)告知患者及其家属不要自行摘除鼻导管或者调节氧流量。

(4)告知患者如感到鼻咽部干燥不适或者胸闷憋气,应及时通知医务人员。

6.其他注意事项

(1)注意用氧安全,切实做好"四防",即防震、防火、防热、防油。氧气筒内压力很高,在搬运时避免倾倒撞击,防止爆炸;氧气助燃,氧气筒应放阴凉处,筒的周围严禁烟火和易燃品,氧气筒至少距明火5 m,暖气1 m;氧气表及螺旋口上勿涂油,也不可用带油的手拧螺旋,避免燃烧。

(2)氧气筒的氧气不可全部用尽,当压力表上指针降至0.5 MPa(5 kgf/cm²)时不可再用,以防灰尘进入筒内,再次充气时发生爆炸。

(3)未用和已用完的氧气筒应分别注明"满"或"空"的字样,便于及时储备,以应急需。

(4)保护鼻黏膜防止交叉感染:①用鼻导管持续吸氧者,每天更换鼻导管两次以上,双侧鼻孔交替使用,以减少对鼻黏膜的刺激。②及时清洁鼻腔,防止导管阻塞。③湿化瓶一人一用一消毒,连续吸氧患者应每天更换湿化瓶、湿化液及一次性吸氧管。

(七)鼻塞给氧法

鼻塞给氧法是将鼻塞塞于一侧鼻孔内的给氧方法。鼻塞是用塑料或有机玻璃制成的带有管腔的球状物,大小以恰能塞进鼻孔为宜。此法可避免鼻导管对鼻黏膜的刺激,两侧鼻孔可交替使用,患者较为舒适,适用于慢性缺氧者长期氧疗。

(八)面罩给氧法

将面罩置于患者口鼻部供氧,用松紧带固定,氧气自下端输入,呼出的气体从面罩侧孔排出的方法是面罩给氧法。由于口、鼻部都能吸入氧气,因此此法效果较好,同时此法对呼吸道黏膜刺激性小,简单易行,患者较为舒适。可用于病情较重,氧分压明显下降者。面罩给氧时必须要有足够的氧流量,一般为6~8 L/min。

(九)氧气袋给氧法

氧气袋为一长方形橡胶袋,袋的一角有橡胶管,上有调节器以调节流量。使用时将氧气袋充满氧气,连接湿化瓶、鼻导管,调节好流量,让患者头部枕于氧气袋上,借助重力使氧气流出。主要用于家庭氧疗、危重患者的急救或转运途中。

(十)头罩给氧法

头罩给氧法适用于新生儿、婴幼儿的给氧,将患儿头部置于头罩里,将氧气接于进气孔上,可以保证罩内一定的氧浓度。此法简便、无刺激,同时透明的头罩也易于观察病情变化。

(十一)氧疗监护

1.缺氧症状改善

患者由烦躁不安变为安静、心率变慢、血压上升、呼吸平稳、皮肤红润温暖、发绀消失,说明缺氧症状改善。

2.实验室检查

实验室检查可作为氧疗监护的客观指标,主要用于观察氧疗后 PaO_2、$PaCO_2$、SaO_2 等指标的变化。

3.氧气装置

护理人员应检查氧气装置有无漏气,管道是否通畅。

4.氧疗的不良反应及预防

若氧浓度高于 60％、持续时间超过 24 小时,则可能出现氧疗的不良反应。

常见的不良反应有以下几种。

(1)氧中毒:长时间高浓度氧气吸入的患者可有肺实质的改变,如肺泡壁增厚、出血。氧中毒患者常表现为胸骨后不适、疼痛、灼热感,继而出现干咳、恶心呕吐、烦躁不安、进行性呼吸困难,继续增加吸氧浓度,患者的 PaO_2 不能保持理想水平。

预防措施:预防氧中毒的关键是避免长时间、高浓度吸氧;密切观察给氧的效果和不良反应;定时进行血气分析,根据分析结果调节氧流量。

(2)肺不张:呼吸空气时,肺内含有大量不被血液吸收的氮气,构成肺内气体的主要成分。高浓度氧疗时,肺泡气中氮逐渐被氧取代,一旦发生支气管阻塞,肺泡内的气体更易被血液吸收而发生肺泡萎缩,从而引起吸收性肺不张。患者表现为烦躁不安,呼吸、心率增快,血压上升,继而出现呼吸困难、发绀,甚至昏迷。

预防措施:控制吸氧浓度;鼓励患者深呼吸、有效咳嗽、经常翻身叩背以促进痰液排出,防止分泌物阻塞。

(3)呼吸道分泌物干燥:如持续吸入未经湿化且浓度较高的氧气超过 48 小时,支气管黏膜可因干燥气体的直接刺激而产生损害,使分泌物黏稠、结痂、不易咳出。特别是气管插管或气管切开的患者,因失去了上呼吸道对气体的湿化作用而更易发生此反应。

预防措施:氧气吸入前一定要先湿化,必要时配合做超声波雾化吸入。

(4)眼晶状体后纤维组织增生:仅见于新生儿,尤其是早产儿。患儿长时间吸入高浓度氧气,可发生视网膜血管收缩,从而发生视网膜纤维化,最后导致不可逆的失明。

预防措施:新生儿吸氧浓度应严格控制在 40％以下,并控制吸氧的时间。

(5)呼吸抑制:常发生于低氧血症伴二氧化碳潴留的患者吸入高浓度的氧气之后。由于 $PaCO_2$ 长期升高,呼吸中枢失去了对二氧化碳的敏感性。呼吸的调节主要依靠缺氧对外周感受器的刺激来维持,如果吸入高浓度氧,虽然缺氧得到某种程度的改善,但却解除了缺氧对呼吸的刺激作用,这导致呼吸中枢抑制加重,甚至呼吸停止。

预防措施:低浓度低流量持续给氧,并检测 PaO_2 的变化,维持患者的 PaO_2 在 60 mmHg (7.99 kPa)左右。

二、吸痰法

吸痰法是指利用机械吸引的方法,经口、鼻腔、人工气道将患者呼吸道的分泌物吸出,以保持呼吸道通畅的一种治疗方法。临床上主要用于年老体弱、危重、昏迷、麻醉未清醒前、气管切开等不能有效咳嗽、排痰者。

(一)吸痰装置

临床上常用的吸痰装置有电动吸引器和中心负压吸引装置两种,它们利用负压吸引原理,连接导管,吸出痰液。

1.电动吸引器

(1)构造:主要由电动机、偏心轮、气体过滤器、压力表及安全瓶和储液瓶组成。安全瓶和储液瓶是两个容量为 1 000 mL 的容器,瓶塞上各有两个玻璃管,并通过橡胶管相互连接。

（2）原理：接通电源后，电动机带动偏心轮，从吸气孔吸出瓶内的空气，并由排气孔排出，这样不断地循环转动，使瓶内产生负压，将痰吸出。

2.中心负压吸引装置

目前各大医院均设中心负压吸引装置，吸引管道连接到各病房床单位，使用十分方便。

（二）电动吸引器吸痰法

1.目的

其目的是：清除呼吸道分泌物，保持呼吸道通畅；预防肺不张、坠积性肺炎、窒息等并发症的发生。

2.评估

（1）患者：评估患者鼻腔有无分泌物堵塞，有无鼻息肉、鼻中隔偏曲等情况；评估患者的意识及有无将呼吸道分泌物排出的能力，以判断是否具有吸痰的适应证，判断是否需要同时备压舌板或开口器及舌钳。

（2）环境：评估病房是否安静，温、湿度是否适宜。

（3）用物：评估吸痰管型号是否合适，吸痰用物是否保持无菌状态；备好不同型号的无菌吸痰管或消毒吸痰管（成人 12～14 号，小儿 8～12 号）；将内盛消毒液的瓶子系于吸引器一侧（内放吸痰后的玻璃接管）；检查电动吸引器性能是否良好，各管道连接是否正确。

3.计划

（1）患者准备：体位舒适，情绪稳定，理解目的，愿意配合。

（2）操作者准备：根据患者情况及痰液的黏稠度调节负压（成人 39.9～53.3 kPa，儿童＜39.9 kPa）。

（3）用物准备。①无菌治疗盘内备：无菌持物镊或血管钳、无菌纱布、无菌治疗碗，必要时备压舌板、开口器、舌钳。②治疗盘外备：盖罐 2 个（分别盛 0.9％氯化钠注射液和消毒吸痰管数根，也可用一次性无菌吸痰管）、弯盘、无菌手套。③吸痰装置：电动吸引器 1 台、多头电插板。

4.评价

（1）患者呼吸道内分泌物及时清除，气道通畅，缺氧症状得到缓解。

（2）护士操作规范，操作中未发现呼吸道黏膜损伤。

5.健康教育

（1）告诉清醒患者不要紧张并教会患者正确配合吸痰。

（2）告知患者适当饮水，以利痰液排出。

6.其他注意事项

（1）电动吸引器连续使用不得超过 2 小时。

（2）储液瓶内应放少量消毒液，使吸出液不致黏附于瓶底，便于清洗消毒；储液瓶内吸出液应及时倾倒，液面不应超过储液瓶的 2/3，以免痰液被吸入电动机而损坏机器。

（3）按照无菌技术操作原则，治疗盘内吸痰用物应每天更换 1～2 次，吸痰管每次更换，储液瓶及连接导管每天清洁消毒，避免交叉感染。

（4）小儿吸痰时，吸痰管要细，吸力要小。

(5)痰液黏稠者,可以配合翻身叩背、雾化吸入等方法,增强吸痰效果。

(6)经鼻气管内吸引时插入导管长度:成人 20 cm、儿童 14～20 cm、婴幼儿 8～14 cm。

(7)颅底骨折患者严禁从鼻腔吸痰,避免颅内感染及脑脊液被吸出。

(三)中心负压吸引装置吸痰法

使用中心负压吸引装置吸痰时,只需将吸痰导管和负压吸引管道相连接,开动吸引开关即可抽吸痰液。因中心负压吸引装置无脚踏开关,手控开关打开后即为持续吸引,因此每次插管前均须反折吸痰管,以免负压吸附黏膜,引起损伤。

(四)注射器吸痰法

一般用 50 mL 或 100 mL 注射器连接吸痰管进行抽吸。其适用于紧急状态下吸痰。

三、洗胃法

洗胃是将胃管插入患者胃内,反复注入和吸出一定量的溶液,以冲洗并排出胃内容物,减轻或避免吸收毒物的胃灌洗方法。

(一)目的

1.解毒

清除胃内毒物或刺激物,减少毒物吸收,还可利用不同灌洗液进行中和解毒,用于急性食物或药物中毒。服毒后 6 小时内洗胃效果最有效。

2.减轻胃黏膜水肿

幽门梗阻患者饭后常有滞留现象,可引起上腹胀闷、恶心呕吐等不适,洗胃可将胃内潴留食物洗出,减轻潴留物对胃黏膜的刺激,从而减轻胃黏膜水肿。

3.为手术或检查做准备

如行胃部、食管下段、十二指肠等手术前,洗胃可减少术中并发症,便于手术操作。

(二)口服催吐法

口服催吐法适用于清醒且能合作的患者。

(1)用物:治疗盘内备量杯(按需要备 10 000～20 000 mL 洗胃溶液,温度为 25～38 ℃)、压舌板、橡胶围裙、盛水桶、水温计。

(2)操作方法:①患者取坐位或半坐卧位,戴好橡胶围裙,盛水桶置患者座位前。②嘱患者在短时间内自饮大量灌洗液,即可引起呕吐,不易吐出时,可用压舌板压其舌根部引起呕吐。如此反复进行,直至吐出的灌洗液澄清无味为止。③协助患者漱口、擦脸,必要时更换衣服,卧床休息。④记录灌洗液名称及量,呕吐物的量、颜色、气味,患者主诉,必要时送检标本。

(三)自动洗胃机洗胃法

自动洗胃机洗胃法是将电磁泵作为动力源,通过自控电路的控制,使电磁阀自动转换动作,先向胃内注入冲洗药液,随后从胃内吸出内容物的洗胃过程。自动洗胃机台面上装有电子钟、调节药量的开关(顺时针为开,冲洗时压力在 39.2～58.8 kPa,流量约 2.3 L/min)和停机、手吸、手冲、自动清洗等键,洗胃机侧面装有药管、胃管、污水管口等,机内备滤清器(防止食物残渣堵塞管道),背面装有电源插头。自动洗胃机能迅速、彻底地清除胃内毒物。

1.评估

(1)患者:①评估患者意识及有无配合的能力,以方便操作及减轻患者的痛苦。②了解患者中毒情况、既往健康状况,以便掌握洗胃禁忌证,增加洗胃的安全性。③评估患者口腔黏膜情况、有无活动义齿。

(2)用物:自动洗胃机性能是否良好。

(3)环境:病房是否安静、整洁、宽敞。

2.计划

(1)环境准备:环境安静、整洁、宽敞,避免人群围观,必要时备屏风以保护患者隐私。

(2)操作者准备:洗手,戴口罩,必要时戴手套。

(3)用物准备:①备洗胃溶液。根据毒物性质准备洗胃溶液,毒物性质不明时可选用温开水或等渗盐水洗胃;一般用量为10 000～20 000 mL,温度为25～38 ℃。②备洗胃用物。备无菌洗胃包(内有胃管、纱布、镊子或使用一次性胃管)、止血钳、液状石蜡、棉签、弯盘、治疗巾、橡胶围裙或橡胶单、胶布、检验标本容器或试管、量杯、水温计、压舌板、50 mL注射器、听诊器、手电筒,必要时备开口器、牙垫、舌钳于治疗碗中,以及水桶两只(分别盛放洗胃液、污水)。③备洗胃机。接通电源,连接各种管道,将三根橡胶管分别与机器的药水管(进液管)、胃管、污水管(出液管)连接,将已配好的洗胃液倒入洗胃液桶内,药管的一端放入洗胃液桶内,污水管的一端放入空水桶内。调节药量流速,备用。

(4)患者准备:有义齿者取下义齿,体位舒适,清醒者愿意配合。

3.实施

自动洗胃机洗胃步骤见表3-3。

表3-3 自动洗胃机洗胃法

流程	步骤详解	要点与注意事项
备物核对	携用物至床旁,核对并再次解释	尊重患者,取得合作,昏迷者取得家属配合
插胃管	卧位:协助患者取合适的卧位:清醒或中毒较轻者可取坐位或半坐位;中毒较重者取几侧卧位,昏迷患者取去枕仰卧位,头偏向一侧	左侧卧位可减慢胃排空,延缓毒物进入十二指肠
	保护衣被:围橡胶单于胸前	
	插胃管:弯盘放于口角处,润滑胃管,由口腔插入,方法同鼻饲法	昏迷者使用张口器和牙垫协助打开口腔;插管时动作要轻柔,切忌损伤食管黏膜或误入气管
	验证固定:确定胃管在胃内,用胶布固定	同鼻饲法
连接胃管	洗胃机胃管的一端与已插好的患者的胃管相连	
自动洗胃	按"手吸"按钮,吸出胃内容物	以彻底有效清除胃内毒物
	按"自动"按钮,机器即开始对胃进行自动冲洗,直至洗出液澄清无味为止	冲洗时"冲"灯亮,吸引时"吸"灯亮,提示胃内残留毒物已基本洗净
观察	洗胃过程中,随时注意洗出液的性质、颜色、气味、量及患者的面色、脉搏、呼吸和血压的变化	如患者有腹痛、休克,洗出液呈血性,应立即停止洗胃,通知医师采取相应的急救措施

流程	步骤详解	要点与注意事项
拔管	洗毕,反折胃管、拔出	防止管内液体误入气管
	协助患者漱口、必要时更换衣服,取舒适卧位,整理床单位。	使患者清洁、舒适
	清理用物,洗手。	
整理记录	记录灌洗液名称、量,洗出液的颜色、气味、性质、量,患者的反应。	自动洗胃机三管(进液管、胃管、污水管)同时放入清水中,按"清洗"键清洗各管腔,洗毕将各管同时取出,待机器内水完全排尽后,按"停机"键关机

4.评价

(1)患者痛苦减轻,毒物或胃内潴留物被有效清除,症状缓解。

(2)护士操作规范,操作中患者未发生并发症。

5.健康教育

(1)告知患者及其家属洗胃后的注意事项。

(2)对自服毒物者应给予针对性的心理护理。

6.其他注意事项

(1)急性中毒者,应先迅速采用口服催吐法,必要时进行洗胃,以减少毒物的吸收。

(2)当所服毒物性质不明时,应先抽吸胃内容物送检,以明确毒物性质,同时可选用温开水或0.9%氯化钠注射液洗胃,待毒物性质明确后,再采用拮抗剂洗胃。

(3)若服强酸或强碱等腐蚀性毒物,则禁忌洗胃,以免导致胃穿孔。可按医嘱给予药物或物理性对抗剂,如牛奶、豆浆、蛋清(用生鸡蛋清调水至 200 mL)、米汤等,以保护胃黏膜。

(4)食管、贲门狭窄或梗阻,主动脉弓瘤,最近曾有上消化道出血,食管静脉曲张,胃癌等患者均禁忌洗胃,昏迷患者洗胃宜谨慎。

(5)每次灌洗液量以 300～500 mL 为宜,如灌洗液量过多可引起急性胃扩张,胃内压增加,加速毒物吸收,也可引起液体反流以致呛咳、误吸。并且要注意每次入量和出量应基本平衡,防止胃潴留。

(6)洗胃结束后应立即清洗洗胃机各管腔,以免其被污物堵塞或腐蚀。

(四)电动吸引器洗胃法

电动吸引器洗胃法是利用负压吸引原理,吸出胃内容物和毒物的方法,用于急救急性中毒患者。

1.操作方法

(1)接通电源,检查吸引器功能。

(2)将灌洗液倒入输液瓶,悬挂于输液架上,夹紧输液管。

(3)同自动洗胃机洗胃法插入、固定胃管。

(4)取"Y"形管(三通管),将其主干与输液管相连,两个分支分别连接胃管末端、吸引器的储液瓶引流管。

(5)开动吸引器,吸出胃内容物,留取第一次标本送检。

(6)将吸引器关闭,夹住引流管,开放输液管,使溶液流入胃内 300～500 mL。夹住输液管,开放引流管,开动吸引器,吸出灌入的液体。

(7)如此反复灌洗,直到吸出的液体澄清无味为止。

2.注意事项

负压应保持在 100 mmHg(13.33 kPa)左右,以防损伤胃黏膜。其余同自动洗胃机洗胃。

(五)漏斗胃管洗胃法

漏斗胃管洗胃法是利用虹吸原理,将洗胃溶液灌入胃内后再吸引出来的方法,适用于家庭和社区现场急救缺乏仪器的情况。

1.操作方法

(1)同自动洗胃机洗胃法插入、固定胃管。

(2)将胃管漏斗部分放置于低于胃部的位置,挤压橡胶球,吸出胃内容物。

(3)举漏斗高过头部 30～50 cm,将洗胃液缓慢倒出 300～500 mL 于漏斗内,当漏斗内尚余少量溶液时,迅速将漏斗降至低于胃的位置,倒置于盛水桶内,利用虹吸作用引出胃内灌洗液;流完后,再举漏斗注入溶液。

(4)反复灌洗,直至洗出液澄清为止。

2.注意事项

若引流不畅,可将胃管中段的皮球挤压吸引,即先将皮球末端胃管反折,然后捏皮球,再放开胃管。其余同自动洗胃机洗胃。

(六)注洗器洗胃法

注洗器洗胃法适用于幽门梗阻、胃手术前准备及术后吻合口水肿、吻合口狭窄者。

1.用物

治疗盘内放治疗碗、胃管、镊子、50 mL 注洗器、纱布、液状石蜡及棉签,另备橡皮单、治疗巾、弯盘、污水桶、灌洗液及量按需要准备。

2.操作方法

插入洗胃管方法同前,证实胃管在胃内并固定后,用注洗器吸尽胃内容物,注入洗胃液约200 mL 后抽出弃去,反复冲洗,直到洗净为止。

3.注意事项

(1)为幽门梗阻患者洗胃,可在饭后 4～6 小时或空腹进行。应记录胃内潴留量以了解梗阻情况。胃内潴留量=洗出量-灌入量。

(2)胃手术后吻合口水肿宜用 3%氯化钠洗胃,每天两次,有消除水肿的作用。

第三节 急性一氧化碳中毒

在生产和生活中,含碳的物质不完全燃烧产生 CO,当人吸入过量 CO 后可发生急性 CO 中毒。

一、病因和发病机制

(一)病因

CO 为无色、无味的气体,气体相对密度 0.967,几乎不溶于水。在工业生产中,合成光气、甲醇等需以 CO 为原料;炼钢、炼焦、矿井爆破、瓦斯爆炸等可产生大量 CO,发生泄漏或通风不良极易引起急性 CO 中毒。失火现场、室内启动内燃机车或内燃机车通过隧道时,空气中的 CO 浓度均可达到有害的水平。在日常生活中,使用煤炉、燃气热水器及煤气泄漏引发的急性 CO 中毒,是最常见的生活性中毒。

(二)发病机制

CO 经呼吸道吸入后,迅速经肺弥散入血,与 Hb 结合成稳定的碳氧血红蛋白(HbCO)。Hb 与 CO 的亲和力较 O_2 大 200～300 倍,HbCO 的解离度仅为氧合血红蛋白(HbO_2)的 1/3 600。HbCO 不能携带 O_2 可致低氧血症,还能使 HbO_2 的解离曲线左移,阻碍 O_2 在组织中的释放,造成组织缺氧。另外,CO 可与肌球蛋白结合,影响细胞内氧的弥散,损害线粒体功能;还可与线粒体中的细胞色素结合,抑制细胞呼吸。总之,CO 中毒阻断了氧的吸收、运输和利用,使机体处于严重缺氧状态。

二、临床表现

(一)急性中毒

急性 CO 中毒的临床表现与血液中 HbCO 浓度有密切关系,同时也与患者的健康状态如有无心脑血管疾病,以及中毒时体力活动等有关。发病多突然,中毒的程度可分为三级。

1.轻度中毒

患者有剧烈头痛、头晕、心悸、乏力、恶心、呕吐、视物不清、感觉迟钝、嗜睡、意识模糊、幻觉、谵妄、惊厥等症状,口唇黏膜呈樱桃红色。若脱离中毒环境,吸入新鲜空气或氧疗,症状可很快消失。

2.中度中毒

患者出现呼吸困难、昏迷,瞳孔对光反射和角膜反射迟钝,腱反射减弱,生命体征可有轻度变化。患者经氧疗后可以恢复正常且无明显迟发性脑病。

3.重度中毒

患者呈深昏迷状态或呈去大脑皮质状态。受压部位的皮肤可出现大水疱和红肿;受压肢体肌肉可出现压迫性肌肉坏死(横纹肌溶解症)。常有脑水肿、肺水肿、呼吸衰竭、心肌损害、心律失常、休克、急性肾衰竭等并发症。死亡率高,幸存者可有不同程度的迟发性脑病。

(二)迟发性脑病

重度中毒患者在意识障碍恢复后,有 3%～30%经 2～60 天的"假愈期"出现迟发性脑病症状。表现为下列之一。①精神意识障碍:痴呆木僵、谵妄状态或去大脑皮质状态等。②锥体外系症状：震颤麻痹综合征等。③锥体系症状：偏瘫等。④大脑局灶性功能障碍：失语、失明或继发性癫痫等。⑤周围神经症状：感觉或运动功能障碍。

三、辅助检查

HbCO是诊断急性CO中毒的标志物，但采血要早，因脱离现场数小时后血液HbCO即可降至正常。最好用分光镜检查法，不仅有确诊价值，对临床分型亦有重要参考价值。正常血液HbCO含量为5%～10%，一般轻度中毒为10%～20%，中度中毒为30%～40%，重度中毒为50%以上。紧急时或条件不具备时亦可用加碱法（简易法）：取患者1～2滴血液，用3～4 mL蒸馏水稀释后加10%氢氧化钠1～2滴混匀，观察颜色变化。正常血液呈绿色；若HbCO浓度达50%以上，血液颜色无变化仍呈淡红色。

四、诊断和鉴别诊断

(一)诊断

根据CO接触史，突然出现的中枢神经系统症状如头痛、头晕、意识障碍，皮肤黏膜呈樱桃红色等即可作出诊断。职业性中毒多为意外事故，群体性发病，接触史比较明确；疑生活性中毒者应询问发病时的周围环境，如炉火烟囱有无通风不良及同室其他人员的情况等。血液HbCO测定可助确诊。

(二)鉴别诊断

急性CO中毒需与脑血管意外、脑外伤及其他毒物中毒所致的意识障碍相鉴别。根据接触史、皮肤黏膜呈樱桃红色等鉴别不难。必要时测定血液HbCO。

五、治疗

在中毒现场要立即将患者转移至空气新鲜处，保持呼吸道通畅。临床上治疗急性CO中毒的主要措施是积极纠正缺氧和防治脑水肿。

(一)纠正缺氧

氧疗是抢救CO中毒最主要的措施。吸氧能促进血液HbCO的解离，加速CO的排出，亦可增加血液中的物理溶解氧。对昏迷或有昏迷史，以及HbCO>25%、出现明显心血管系统症状的患者，应给予高压氧治疗。高压氧治疗不仅可缩短病程，降低病死率，而且可减少或防止迟发性脑病的发生。

(二)防治脑水肿

急性CO中毒后2～4小时即可出现脑水肿，24～48小时达高峰。应及早应用脱水剂、利尿剂和糖皮质激素等，以防治脑水肿，促进脑血液循环。一般2～3天后可逐渐减量至停药。

(三)对症支持治疗

有惊厥者，应积极应用抗惊厥药如地西泮等，防止惊厥加重缺氧导致病情恶化。高热者应进行物理降温或采用冬眠疗法，注意寻找高热的原因并采取相应的治疗措施。应用改善脑组织代谢的药物，如能量合剂、脑活素等，促进脑细胞的恢复。急性CO中毒昏迷者经抢救苏醒后，应绝对卧床休息，加强护理，并密切观察2周，及时发现并治疗迟发性脑病。

六、护理要点

(一)一般护理

(1)将患者放至空气流通处，高流量吸氧或行高压氧治疗。昏迷或烦躁患者应加强保护措施,以免发生坠床、骨折等。

(2)昏迷患者取侧卧位或平卧头偏向一侧,及时清除口腔内分泌物,保持呼吸道通畅,加强皮肤护理,定时翻身、按摩,预防褥疮的发生。

(3)昏迷者暂禁饮食,通过静脉补充营养,必要时鼻饲。神志清醒后鼓励患者进食,多饮水。

(二)病情观察与护理

(1)严密观察患者的体温、脉搏、呼吸、血压、尿量,并填写特别记录单,以便及时采取救治措施。高热者可采用物理降温。

(2)发现昏迷的患者,可按昏迷进行护理,注意安全及保持呼吸道的通畅,防止坠床、窒息及吸入性肺炎。昏迷患者清醒后仍需注意观察,以便及时发现再度出现昏迷的先兆症状,予以及早防治。

(3)注意患者神经系统的表现及皮肤、肢体受压部位损害情况,如有无急性痴呆性木僵、癫痫、失语、肢体瘫痪、惊厥、震颤麻痹、皮肤水泡、筋膜间隔综合征等。

(三)对症护理

(1)重度中毒患者伴有抽搐、呕吐时,应将患者头偏向一侧,及时清除口腔内呕吐物,防止吸入气管。抽搐发作时,应将缠有纱布的压舌板放于上、下臼齿之间,防止舌咬伤,并记录抽搐发作的次数、持续时间、间隔时间等,遵医嘱给予镇静剂,并观察疗效。

(2)由于缺氧,患者表现有呼吸困难、胸闷,严重者可出现呼吸衰竭。应严密观察呼吸速率、节律、深浅度的变化,保持呼吸道通畅,正确给氧,必要时行气管插管、呼吸机辅助呼吸,遵医嘱应用呼吸兴奋剂。

七、健康教育

大力加强一氧化碳的基本知识和防护措施的宣传。工矿车间应认真执行安全操作规程,注意个人防护,普及急救知识。车间定期测定空气中一氧化碳的浓度,检修煤气管道。冬季及时向居民宣传取暖时不能将煤炉或炭火放在密闭的卧室中;厨房的烟囱必须通畅;装有煤气管道的房间不能做卧室;用煤气热水器者,切勿将热水器安装在浴室内,不要燃烧煤气来取暖。接触一氧化碳的人若有头晕、头痛,要立即离开所在环境,以免中毒加深。

第四节　百草枯中毒

一、定义

百草枯,属于吡啶类除草剂,国内商品为20%的百草枯溶液,是目前我国农村使用比较广泛的、毒性最大的除草剂,国外报道中毒病死率为64%,国内报道病死率高达95%。

百草枯可经皮肤、呼吸道、消化道吸收,吸收后通过血液循环,几乎分布于所有的组织器官,肺中浓度最高,肺纤维化常在第5~9天发生,2~3周达到高峰,患者最终因肺纤维化呼吸窘迫综合征而死亡。中毒机制与超氧离子的产生有关,急性中毒主要以肺水肿、肺出血、肺纤维化和肝、肾损害为主要表现。吸收后其主要蓄积于肺组织,被肺泡Ⅰ、Ⅱ型细胞主动摄取和转运,经线粒体还原酶Ⅱ、细胞色素C还原酶催化,产生超氧化物阴离子(O_2)、羟自由基(OH—)及过氧化氢(H_2O_2)等,引起细胞膜脂质过氧化,造成细胞破坏,导致多系统损害。

二、护理评估

(1)评估神志、面色、呼吸、氧饱和度。

(2)询问服用毒物名称、剂量、时间,服毒前后是否饮酒,是否在当地医院洗胃或采取其他抢救措施。

(3)了解患者的生活史、过去史、近期精神状况等。

(4)查看药液是否溅在皮肤上或双眼上。

(5)局部皮肤有无擦伤。

(6)评估患者有无洗胃的禁忌证。

(7)体位、饮食、活动、睡眠状况。

(8)皮肤颜色、尿量、尿色。

(9)心理状况:有无紧张、焦虑等心理反应。

(10)家庭支持和经济状况。

(11)实验室检查:血常规、电解质、肝功、肾功。

(12)辅助检查:胸片、CT。

(13)用药的效果及不良反应。

三、护理问题/关键点

舌、口及咽部烧灼疼痛;咳嗽;进行性呼吸困难;发绀;少尿;黄疸;恐惧。

四、护理措施

(1)如患者无心跳呼吸,则应立即给予心肺脑复苏及进一步生命支持;有心跳呼吸,清除口鼻分泌物,保持呼吸道通畅;昏迷患者去枕平卧位,头偏向一侧,并给予持续心电监护、血压监测、氧饱和度监测。

(2)立即洗胃:患者来院后立即洗胃,洗胃时洗胃液体温度要适宜,适宜温度可避免促进毒物吸收,又可避免温度低使患者发生寒战等不良反应,单次注入量以200~300 mL为宜,若大于500 mL,会促进胃内容物进入肠道,影响洗胃效果。

(3)清除患者体内尚未吸收的毒物,在尽早洗胃的基础上口服20%甘露醇导泻,口服活性炭吸附毒物。

(4)开通静脉通路,根据患者情况给予胃黏膜保护剂、保肝药物、抗氧化剂(维生素C)及抗生素等。尽早应用激素、抗自由基药物、大剂量激素可预防肺纤维化的形成。激素应早期、足量、全程。

(5)密切观察病情变化:百草枯中毒后密切观察患者意识状态、瞳孔、心率、心律、血压、脉搏、呼吸、血氧饱和度等情况,发现异常及时报告医师,积极抢救。准确记录尿量,必要时留置尿管,观察尿液性状、颜色,有无肉眼血尿、茶色尿,有无少尿、无尿症状出现。观察呕吐物及大便颜色、性状及量,以判断有无消化道出血,还要防止呕吐物误吸入呼吸道引起窒息。应特别注意有无肺损害现象,因百草枯对机体各个组织器官均有严重损害,尤以肺损害为主。应密切观察呼吸的频率、节律,有无胸闷、咳嗽及进行性呼吸困难,有无呼吸道梗阻及咯血等。

(6)口腔护理:百草枯具有腐蚀性,口服 2～3 天可出现口腔黏膜、咽喉部糜烂溃疡,舌体、扁桃体肿大疼痛,黏膜脱落,易继发感染。在护理过程中要特别注意保持口腔清洁,可用生理盐水及利多卡因溶液交替含漱,随时保持口腔清洁,减少分泌物渗出引起的粘连、出血、感染。出现腹部疼痛、消化道出血,给予以止血药物,并仔细观察大便的颜色、次数和量。

(7)呼吸道护理:由于肺是百草枯毒性作用的靶器官,进入人体的百草枯被组织细胞摄取后在肺内产生氧自由基,造成细胞膜脂质氧化,破坏细胞结构,引起细胞肿胀、变性、坏死,进而导致肺内出血、肺水肿、透明膜变性或纤维细胞增生。肺纤维化多在中毒后 5～9 天发生,2 周或 3 周达高峰。因此,应保持呼吸道通畅,鼓励患者深呼吸,用力咳嗽,积极进行肺功能锻炼,定期进行胸部 X 线检查,发现异常及时处理。

(8)肾功能的监测:百草枯中毒可造成肾小管急性坏死,导致不同程度的肾功能损害。百草枯中毒1～3 天即可出现肾功能损害,在中毒 12 小时后,患者即可出现蛋白尿及血尿,甚至出现肾衰竭。尿量是反映肾功能情况最直接的指标,严格记录 24 小时尿量,观察尿量及有无尿频、尿急、尿痛等膀胱刺激症状;根据尿量调整输液量及输液速度,发现少尿或多尿,要及时报告医师,定期做生化、肾功能、尿常规化验。

(9)饮食护理:禁食期过后鼓励患者饮食,早期如牛奶、米汤等,之后逐渐加入鸡蛋、瘦肉等高蛋白、富含维生素、高碳水化合物类食品,如因咽喉部疼痛而不能进食,可于进食前给予稀释后的利多卡因含漱以减轻疼痛,必要时给予鼻饲,以保证营养供给。

(10)基础护理:患者入院后立即脱去污染衣物并清洗皮肤,有呕吐者随时更换衣服及床单,给患者创造一个整洁、舒适的环境;同时加强营养支持,按医嘱要求完成当日补液量及输入各种药物。

(11)心理护理:服药中毒给患者造成的身心痛苦及预后的担忧使之产生焦虑、恐惧心理,护理人员应同情、理解患者,给患者讲解治疗措施对抢救生命的重要性,加强心理疏导、安慰。多给予劝导、鼓励,尽可能满足患者的合理要求,帮助患者度过情绪的低谷,使其能够积极配合治疗与护理。

五、护理评价

(1)患者生命体征是否稳定。

(2)洗胃是否彻底。

(3)患者有无并发症发生。

六、健康教育

(1)向患者和家属讲解此病的疗程,让患者和家属积极配合治疗。

(2)普及防毒知识,讲解口服百草枯的毒性和危害性。

(3)定期随访,了解患者的活动能力和生存质量。

第五节 急性有机磷农药中毒

有机磷杀虫药仍是当今农业生产使用最多的农药,品种达百余种,广泛用于杀灭农作物害虫,对人畜均有毒性。大多呈油状或结晶状,通常在酸性环境中稳定,遇碱则易分解,色泽由淡黄至棕色,稍具挥发性且有蒜味。一般难溶于水,也不易溶于多种有机溶剂。但敌百虫例外,它不仅溶于水,且在碱性溶液中可变为毒性更大的敌敌畏。

一、病因和发病机制

(一)病因

1.生产性中毒

生产性中毒指生产过程中发生泄漏,在产品出料和包装或在事故的抢修过程中有机磷污染口罩、衣服或破损的手套等,被吸入或经皮肤吸收发生中毒。

2.使用性中毒

在使用过程中发生的中毒主要是喷施有机磷时操作不当,以致药液污染皮肤或被吸入而发生中毒;亦可因在配制过程中用手直接接触原液发生中毒。

3.生活性中毒

日常生活中发生的中毒主要是由于误服、自服;亦可见于饮用被污染的水或食入被污染的食品;偶见于滥用有机磷治疗头虱等皮肤病者。

(二)毒物的吸收和代谢

有机磷经胃肠道、呼吸道及肺、皮肤和黏膜吸收。吸收后迅速分布于全身各组织器官,储存在脂肪组织中。代谢主要在肝脏内进行,一般过程为先氧化后水解,氧化后的产物毒性大多增强,水解后则多被解毒,如对硫磷经肝细胞微粒体的氧化酶系统氧化为对氧磷后,对胆碱酯酶的抑制能力增加 300 倍,然后经水解降低毒性。有机磷排泄较快,一般在吸收后 6~12 小时血浓度达高峰,经肾由尿排出,48 小时完全排出体外,体内无蓄积。

(三)发病机制

有机磷在机体内通过抑制很多酶的活性而发生毒性作用,但主要是通过亲电子性的磷与胆碱酯酶结合,形成磷酰化胆碱酯酶,抑制 ChE 活性,特别是乙酰胆碱酯酶(AChE)的活性,使 AChE 失去分解乙酰胆碱的能力,乙酰胆碱在生理效应部位积蓄,产生一系列胆碱能神经过度兴奋的表现。

二、临床表现

(一)胆碱能危象

有机磷中毒的潜伏期因毒物的品种、摄入途径和吸收剂量而异。口服中毒最短,可在 10分钟左右发病;经皮肤和呼吸道摄入者潜伏期较长,一般 2~6 小时。

1.毒蕈碱样症状

其是由 M-受体兴奋性增高引起的平滑肌痉挛和腺体分泌增加,类似于毒蕈碱中毒。表现为恶心、呕吐、腹痛、腹泻、大小便失禁、多汗、流涎、瞳孔缩小、心率减慢、支气管痉挛和分泌物增多等,严重者可出现肺水肿。

2.烟碱样症状

其是由 N-受体兴奋性增高引起的横纹肌过度兴奋,类似烟碱中毒。表现为包括面、眼睑、舌在内的全身横纹肌肌张力增强、肌纤维震颤、肌束颤动,甚至全身抽搐,而后发生肌力减退和瘫痪,甚至呼吸肌麻痹致呼吸衰竭、死亡。

3.中枢神经系统症状

其主要是指中枢神经系统乙酰胆碱蓄积导致中枢神经系统功能紊乱。表现有头晕、头痛、软弱无力、共济失调、意识模糊甚至昏迷等。

有机磷中毒的病情分级以临床表现为主。①轻度中毒:出现轻度中枢神经系统和毒蕈碱样症状。②中度中毒:除了有轻度中毒表现,伴有肌颤、大汗淋漓。③重度中毒:昏迷、抽搐、肺水肿、呼吸肌麻痹等。

(二)局部损害

敌敌畏、敌百虫、对硫磷、内吸磷等接触皮肤可引起过敏性皮炎,并可出现水疱和剥脱性皮炎。有机磷滴入眼部可引起结膜充血和瞳孔缩小。

(三)中间肌无力综合征

其因发生在胆碱能危象控制之后、迟发性神经病变发生之前而得名,多发生在急性中毒后24～96 小时,发生率在 7％左右。表现为在神志清醒的情况下出现颈、上肢和呼吸肌麻痹,可有眼睑下垂、面瘫、声音嘶哑等脑神经受累的表现。常迅速发展为呼吸衰竭而致死。

(四)迟发性周围神经病变

少数患者在胆碱能危象控制后 2～4 周出现肢体麻木、刺痛、对称性手套或袜套样感觉异常,伴肢体萎缩无力,重者出现轻瘫或全瘫,一般下肢重于上肢。多在 6～12 个月恢复。

三、辅助检查

全血 ChE 活力测定是诊断有机磷中毒的特异性指标,对病情判断、疗效判断和预后估计均有重要价值。以正常人全血 ChE 活力值作为 100％,全血 ChE 活力值在 70％～50％为轻度中毒;50％～30％为中度中毒;30％以下为重度中毒。但此酶的活力下降程度并不与病情的轻重呈正相关,对有机磷中毒的分级应以临床表现为主,全血 ChE 的活力测定作为参考。

四、诊断和鉴别诊断

(一)诊断

根据接触史,临床有典型表现如呼出气中有蒜味、大汗淋漓、肌纤维颤动、瞳孔针尖样缩小等,一般即可作出诊断。如测定全血 ChE 活力降低,更可确诊。

(二)鉴别诊断

有机磷中毒须与拟除虫菊类及杀虫脒等其他常用农药的中毒相鉴别。除有机磷外,其他常用的农药中毒呼出气和口腔中无蒜味、全血 ChE 活力正常等可资鉴别。其他如中暑、急性胃肠炎、脑炎等疾病,与有机磷中毒鉴别一般不困难。

五、治疗

(一)迅速清除毒物

在生产和使用中发生中毒者要立即离开现场,脱去污染的衣服,用肥皂水或清水彻底清洗污染的皮肤、毛发和指甲,注意不要用温水或酒精擦洗,以免促进毒物的吸收。眼内被污染者要用清水冲洗干净。口服中毒者用清水、2％碳酸氢钠溶液(敌百虫中毒禁用)或1∶5 000高锰酸钾溶液(对硫磷禁用)反复洗胃,直至洗清为止,然后再用硫酸钠20～40 g溶于20 mL水中一次口服导泻,亦可用甘露醇或硫酸镁导泻。

(二)促进已吸收毒物的排出

在积极补充液体和电解质的同时,使用利尿剂(如呋塞米)可以促进有机磷的排泄。血液净化技术在治疗重度有机磷中毒中具有显著疗效。可选用血液灌流加血液透析,早期反复应用可有效清除血液中和蓄积于组织内释放入血的有机磷,提高治愈率。

(三)特效解毒药的应用

1.抗胆碱药

抗胆碱药如阿托品和莨菪碱类药,能与胆碱争夺胆碱能受体,有效阻断毒蕈碱作用和解除呼吸中枢抑制,但对烟碱样症状无效。阿托品的用法见表3-4,用药至毒蕈碱样症状缓解,或临床出现瞳孔较前明显扩大、皮肤干燥、颜面潮红、心率加快等"阿托品化"时,再逐渐延长用药间隔时间或减少用药剂量,直至停药;若用药过程中出现瞳孔扩大、神志模糊、烦躁不安、抽搐、昏迷等,则提示阿托品中毒,应停用。山莨菪碱在解除平滑肌痉挛、减少分泌物等方面优于阿托品,且无大脑兴奋作用,推荐使用。

2.胆碱酯酶复活剂

胆碱酯酶复活剂如肟类化合物,能使被抑制的 ChE 恢复活性,对减轻或消除烟碱样症状的作用较为明显,但不能使老化的 ChE 恢复活性。中毒 24 小时后,磷酰化的 ChE 老化率达97％,故宜早用;已复活的 ChE 可被组织释放的有机磷再次抑制,故宜重复使用。常用的 ChE复活剂有氯解磷定(PAM-Cl)、碘解磷定(PAM-I)及解磷注射液等,用法见表 3-4。

表 3-4　有机磷杀虫剂中毒解毒剂的用法

药名	轻度中毒	中度中毒	重度中毒
阿托品	1.0～2.0 mg 肌内注射,必要时1～2 小时后重复 1 次	2.0～4.0 mg 肌内注射或静脉注射,10～20 分钟重复 1 次	5～10 mg 肌内注射或静脉注射,以后每 5～10 分钟 3～5 mg
PAM-Cl	0.25～0.5 g 肌内注射必要时 2 小时后重复 1 次	0.5～0.75 g 肌内注射或静脉注射,1～2 小时后重复 1 次,以后每 2 小时重复 1 次	0.75～1.0 g 肌内注射或静脉滴注,0.5 小时可重复 1 次,以后每 2 小时重复 1 次
PAM-I	0.5 g 缓慢静脉注射,必要时 2 小时重复 1 次	0.5～1.0 g 缓慢静脉注射,1～2 小时后重复或静脉滴注维持	1.0～2.0 g 缓慢静脉注射,0.5 小时后可重复 1 次,以后0.5 s/h静脉注射或静脉滴注
解磷注射液	0.5～1 支肌内注射	1～2 支肌内注射或静脉注射,1 小时后重复 1 次	2～3 支肌内注射或静脉注射,1 小时后重复 1～2 支。

(四)对症治疗

有机磷中毒的主要死亡原因是肺水肿、呼吸肌麻痹、呼吸中枢衰竭、脑水肿等。对症治疗应以维持心肺功能为重点,保持呼吸道通畅,做好心电监护。一旦出现呼吸衰竭应予以辅助呼吸,直至自主呼吸稳定;脑水肿者,应及时应用脱水剂和糖皮质激素。对重度中毒者,症状消失后至少要观察 3 天。

六、护理要点

(一)一般护理

(1)立即脱去患者被污染的衣服并保存。

(2)大量清水或肥皂水冲洗污染皮肤,特别注意毛发、指甲部位。禁用热水或酒精擦洗。眼部污染可用 2% 碳酸氢钠溶液、生理盐水或清水连续冲洗。

(3)口服中毒者要立即用清水、2% 碳酸氢钠(敌百虫忌用)或 1∶5 000 高锰酸钾(硫酸忌用)反复洗胃,直至清洗后无大蒜气味。

(4)患者躁动不安,精神运动兴奋时,要及时安好床栏,或应用束带等安全保护措施。患者尿失禁时,应留置导尿,按时排放尿液,冲洗膀胱,以防尿路感染。

(5)对大小便失禁者,要及时清理污染物,保持患者清洁和床铺清洁干燥。

(6)为患者及时更换体位,按时翻身,按摩受压部位。

(7)及时为患者清除呼吸道分泌物,防止患者发生误吸。

(8)患者情绪稳定后,选择适当时机讲解有机磷类农药的作用,鼓励患者树立信心,认识再发生的危害性,提高患者自身认识。

(二)病情观察与护理

(1)密切观察呼吸情况,及时纠正缺氧。有机磷中毒致呼吸困难较常见,在抢救过程中应严密观察呼吸情况,若发现痰量增多,应及时吸痰。若发现患者有辅助呼吸肌收缩、呼吸不规则、呼吸表浅等呼吸衰竭先兆征象,并出现咳嗽、胸闷、咯大量泡沫样痰时,提示有急性肺水肿,均应立即报告医师并按医嘱做好抢救准备,协助医师进行气管内插管或气管切开,用正压人工辅助呼吸,有条件的可选用同步压力控制型呼吸器维持有效呼吸。使用呼吸器进行人工辅助呼吸时,必须有专人在床旁监护,以保持高流量氧气吸入,纠正缺氧。

(2)注意观察血压变化。中毒早期,患者血压多有升高;而到中毒晚期血压则下降,甚至发生休克。恢复期患者血压升高是反跳的先兆。重度中毒患者血压下降是危险征象。因此,应密切观察血压的变化,发现异常应立即通知医师,并按医嘱采取相应的措施。

(3)注意观察有无喷射样呕吐、头痛、惊厥、抽搐等脑水肿征象,若发现有,应及时报告医师,并按医嘱使用 20% 甘露醇液 200～400 mL 快速静脉滴注或呋塞米 40～60 mg 溶于 25% 葡萄糖液中静脉推注。必要时可重复使用。

(4)注意观察瞳孔变化,多数患者中毒后即出现意识障碍,瞳孔缩小为其特征之一。因此,应注意瞳孔扩大表示阿托品用量已足,瞳孔再度缩小是病情反复的征象,应通知医师并按医嘱采取治疗措施。

(5)及时测量体温,注意观察体温变化。有机磷农药中毒患者由于中毒后肌肉震颤和强力收缩,产热增加,大量使用阿托品可引起散热障碍及可能继发感染。体温升高是常见的,当体温在 38.5 ℃ 以上时,应给予物理降温,同时应检查瞳孔、肺部啰音、皮肤、神志等变化,以了解是否阿托品化。如已阿托品化,则应报告医师并按医嘱减少阿托品用量。若有感染征象,则应按医嘱给予抗感染治疗。

(6)应注意观察有无尿潴留,若有尿潴留则需安置保留导尿管,到患者清醒后即刻拔除。

注意呕吐物、粪便的性质和量,必要时留取标本,若发现有出血征象,应报告医师并按医嘱采取相应措施。若出现昏迷,则应按昏迷患者进行护理。

(7)要注意观察药物不良反应及"反跳"现象,使用阿托品过程中应及时、准确记录用药时间、剂量及效果。严格交接班,严密观察有无有机磷中毒反跳现象,若有应及时处理。

(8)详细记录出入量,对频繁呕吐或腹泻引起脱水及电解质紊乱者,应及时送验血标本,按医嘱给予补液,严重者应作好输血准备。

(9)对恢复期患者的护理绝对不能放松,尤其是病情观察更应细致。如发现流涎增多、胸闷、冷汗、呼吸困难、瞳孔缩小等"反跳"的早期征象,应立即通知医师并做好抢救准备。易发生反跳的乐果、氧化乐果、久效磷、敌敌畏等农药中毒的恢复期护理,不能少于7天。最近有人认为恢复期观察应以流涎情况为重点,这可避免有的患者瞳孔变化不准确和正常出汗被误诊为反跳的弊端。

(三)对症护理

除了中毒的一般护理,还须针对以下临床表现进行护理。

(1)急性有机磷中毒一旦发生呼吸肌麻痹,多在较短时间内发生呼吸停止,故依病情在继续解毒治疗的基础上早期行气管插管或气管切开,给予呼吸机辅助通气,有助于改善患者的预后。机械通气后应加强呼吸道管理,防止痰栓窒息,定时监测血气分析,保证呼吸机正常运转。加强气道湿化,补充足够的血容量,及时吸痰,按时翻身、拍背,以助排痰。

(2)重度中毒患者会出现休克、脑水肿,甚至心搏骤停,应连接生命体征监护仪密切观察,如有异常及时通知医师作相应处理。

(3)阿托品化后患者表现为烦躁、谵语,应加强保护措施,专人看护,固定好各管道,保证其通畅,防止滑脱。禁止用力约束患者的肢体,以免造成骨折。

七、健康教育

(1)普及预防有机磷农药中毒的有关知识,向生产者、使用者特别是农民广泛宣传各类有机磷农药都可通过皮肤、呼吸道、胃肠道进入体内,以致中毒。喷洒农药时应遵守操作规程,加强个人防护,穿长袖衣裤及鞋袜,戴口罩、帽子及手套,下工后用碱水或肥皂洗净手和脸,方能进食、抽烟,污染衣物要及时洗净。农药盛具要专用,严禁装食品、牲口饲料等。

生产和加工有机磷化合物的工厂,生产设备应密闭化,并经常进行检修,防止外溢有机磷化合物。工人应定期体检,测定血胆碱酯酶活力,慢性中毒者全血胆碱酯酶活力尚在60%以下时,不宜恢复工作。

(2)患者出院时应向家属交代患者需要在家休息2~3周,按时服药,不可单独外出,以防发生迟发性神经症。急性中毒除个别出现迟发性神经症外,一般无后遗症。

(3)自杀致中毒者出院时,患者已学会应对应激源的方法,争取社会支持网极重要。

第六节　急性乙醇中毒

急性乙醇中毒是服用过量的乙醇或酒类饮料引起的中枢神经系统兴奋及抑制状态。绝大多数乙醇在胃、十二指肠和空肠的第一段被吸收，十二指肠和空肠为最主要的吸收部位。乙醇进入空胃，通常30～90分钟内能完全被吸收入血。乙醇吸收入血后迅速分布于全身各组织和体液，并通过血-脑脊液屏障进入大脑。进入体内的乙醇90%以上都经肝氧化脱氢分解，最终变成二氧化碳和水。肝代谢主要依靠肝内的乙醇代谢酶，不同个体酶的水平及活性不同。

一、中毒机制

乙醇的主要毒理作用是抑制中枢神经系统。首先，从大脑皮质开始，乙醇选择性抑制网状结构上行激动系统，使较低功能失去控制而呈现一时性兴奋状态，在短时间内自我控制能力减退；其次，皮质下中枢、脊髓和小脑功能受到抑制，出现共济失调等运动障碍，分辨力、记忆力、洞察力、注意力减退甚至消失，视觉、语言、判断力失常；最后，抑制延髓血管运动中枢和呼吸中枢，呼吸中枢麻痹是重度乙醇中毒者死亡的主要原因。

二、护理评估

(一)病史

患者有大量饮酒或摄入含乙醇饮料史。

(二)临床表现

临床表现与乙醇的浓度、饮酒量、饮酒速度和是否空腹有关。急性中毒的主要症状和体征是中枢神经系统抑制、循环系统和呼吸系统功能紊乱。临床大致可分为以下3期。

1.兴奋期

血乙醇含量在200～990 mg/L，患者出现眩晕和欣快，易感情用事，说话滔滔不绝，言辞动作常粗鲁无理，喜怒无常，不承认自己饮酒过量、自制力很差，有时则寂静入睡。

2.共济失调期

血乙醇含量达1 000～2 999 mg/L。患者动作笨拙、步态不稳、言语含糊不清、语无伦次，似精神错乱。

3.昏迷期

血乙醇含量达3 000 mg/L以上。患者由兴奋转为抑制，常昏睡不醒、呼吸慢并带鼾声、体温偏低、面色苍白、皮肤发绀、口唇微紫、脉搏细速，常呈休克状态，瞳孔正常或散大，严重者昏迷、抽搐和大小便失禁，最后发生呼吸麻痹致死。

(三)辅助检查

(1)乙醇检测：呼气中乙醇浓度与血清乙醇浓度相当。

(2)动脉血气分析：可有轻度代谢性酸中毒。

(3)血清电解质检测：可见低钾血症、低镁血症、低钙血症。

(4)血清葡萄糖检测：可有低血糖症。

(5)心电图检查：可见心律失常和心肌损害。

三、病情诊断

根据患者大量饮酒或摄入含乙醇饮料史,临床表现为急性中毒的中枢神经抑制症状、呼气中有酒味,参考实验室检查,可作出急性乙醇中毒的诊断。

四、急救护理

(一)紧急救护

1.清除毒物

轻度醉酒一般无须做驱毒处理。饮酒量过大者,如神志尚清醒可予以催吐,但应严防误吸;如神志已模糊,则应考虑洗胃。对来诊时已处于严重状态者,应早期进行血液透析治疗。

2.解除中枢抑制作用

可用内啡肽拮抗药纳洛酮0.4～0.8 mg静脉注射,可每半小时左右重复注射,多数患者数次应用后可清醒。同时可用10%高渗葡萄糖液500 mL加胰岛素8～16 U静脉滴注,加维生素C、B族维生素,促进乙醇氧化。

(二)一般护理

1.卧床休息

应采取侧卧位以防呕吐致窒息和吸入性肺炎,同时要注意保暖。

2.加强病情观察

如患者出现昏迷、呼吸慢而不规则、脉搏细弱、皮肤湿冷、大小便失禁、抽搐等异常情况,要及时进行处理。

3.加强饮食指导

鼓励患者多饮水,绿豆汤、西瓜汁等都有较好的解酒作用,也可给予浓茶醒酒。

4.加强药物应用的护理

注意观察用药效果,如吗啡、氯丙嗪等中枢抑制剂,同时做好液体出入量记录。

5.对症治疗

保持患者呼吸道通畅、给氧;呼吸中枢抑制时,及时插管,机械辅助呼吸,慎用呼吸兴奋剂;及时解痉镇静,如患者发生抽搐可用地西泮5～10 mg肌内注射或静脉注射,忌用巴比妥类;防止脑水肿、水电解质紊乱和酸碱平衡失调;纠正低血糖;注意防治呼吸道感染和吸入性肺炎。

6.健康指导

(1)生活指导。加强乙醇中毒引起不良后果的宣传,倡导适量饮酒,严禁嗜酒的生活习惯。

(2)健康指导。加强宣传和教育,尤其注意防止意外伤害及意外事故的发生:①意外伤害,如醉酒后可因落水、高坠、吸入呕吐物窒息而死;若冬季在室外昏睡,则易被冻伤甚至冻死,应予预防并避免。②意外事故,如酒后驾车肇事、打架斗殴、伤人毁物、工伤事故及其他暴力犯罪等,且一旦发生必须承担相关法律责任,应予以预防并及时制止。

第七节　强酸、强碱中毒

一、疾病概论

(一)病因及发病机制

强酸、强碱为腐蚀性化学物。强酸主要指硫酸、硝酸及盐酸等。急性中毒多为经口误服或意外吸入，皮肤接触或被溅洒，引起局部腐蚀性烧伤、组织蛋白凝固和全身症状。强碱是指氢氧化钠、氢氧化钾、氧化钠和氧化钾等。急性中毒多为误服或意外接触引起局部组织碱烧伤，与组织蛋白结合形成碱性蛋白盐，使脂肪组织皂化，出现全身症状。

(二)临床表现

口服中毒者出现口咽、喉头、食管及胃黏膜烧伤，从而出现剧烈灼痛，呕吐血性内容物，并可出现喉头水肿、痉挛、吞咽困难，严重者出现胃穿孔。幸存患者可遗留食管及胃部瘢痕收缩引起的狭窄等。吸入中毒者出现呛咳、咯痰、喉及支气管痉挛，呼吸困难、肺炎及肺水肿等。

(三)救治原则

(1)对强酸口服中毒者立即服用氢氧化铝凝胶或7.5％氢氧化镁混悬液，并可服用生蛋清或牛奶，同时加服植物油，严禁洗胃、催吐。对强碱口服中毒者立即用食醋、3％～5％醋酸或5％稀盐酸，大量橘汁或柠檬汁等中和，同时禁用催吐与洗胃。

(2)对强酸吸入中毒者用2％碳酸氢钠溶液雾化吸入，备大量肾上腺皮质激素预防肺水肿，备抗生素预防感染。

(3)皮肤接触首先脱掉污染衣物，用大量清水冲洗。对强酸者可用2％碳酸氢钠溶液反复冲洗；对强碱者用2％醋酸溶液湿敷。皮肤损伤时，按烧伤处理。

二、护理评估

(一)病史

有强酸、强碱类毒物接触史或误服史。

(二)症状及体征

皮肤接触强酸、强碱类毒物后即有灼伤、腐蚀、坏死和溃疡形成。严重碱灼伤可引起体液丢失而发生休克。眼部接触强酸、强碱类烟雾或蒸气后，可发生眼睑水肿、结膜炎症和水肿、角膜混浊甚至穿孔，严重时可发生全眼炎以致失明。口服强酸、强碱后患者口、咽、喉头、食管、胃均有剧烈灼痛，腐蚀性炎症，严重者可发生穿孔。强酸、强碱烟雾吸入后，患者发生呛咳、胸闷、呼吸加快。如短时间内吸入高浓度烟雾，可引起肺水肿和喉头痉挛，可迅速因呼吸困难和窒息而死亡。

(三)心理社会评估

尤其对于自杀者应评估自杀原因。

三、护理诊断

(一)有窒息的危险

窒息与吸入中毒引起的肺水肿和喉头痉挛有关。

（二）有休克的危险

休克与患者碱灼伤引起的体液大量丢失有关。

（三）绝望

绝望与患者自杀的诱因有关。

（四）有感染的危险

感染与患者皮肤灼伤后屏障破坏有关。

（五）有再次自杀的危险

再次自杀与患者自杀的诱因未解除有关。

四、护理目标

(1)患者未发生窒息，或发生窒息能被及时发现并得到妥善处理。

(2)患者发生休克的临床指标得到重点监测，液体补充及时有效。

(3)患者愿意表达内心的感受，再次自杀的危险性减小。

(4)患者未发生感染。

五、护理措施

(1)对强酸、强碱类毒物中毒的患者，清洗毒物时首先以清水为宜，并要求冲洗时间稍长，然后选用合适的中和剂继续冲洗。强酸中毒可用 2%～5% 碳酸氢钠、1% 氨水、肥皂水、石灰水等中和；强碱中毒用 1% 醋酸、3% 硼酸、5% 氯化钠、10% 枸橼酸钠等中和。

(2)口服强酸、强碱的患者禁止洗胃，可给予胃黏膜保护剂缓慢注入胃内，注意用力不要过大，速度不要过快，防止造成穿孔。

(3)严密观察生命体征的变化，准确记录出入液量，谨防休克的发生。

(4)保持呼吸道畅通，防止窒息的发生。

(5)耐心听取患者的诉说，在患者需要时陪伴患者，充分利用患者的社会及家庭支持系统。

六、护理评价

(1)患者是否发生窒息或发生窒息能否被及时发现并得到妥善处理。

(2)患者发生休克的临床指标是否得到重点监测，液体补充是否及时有效。

(3)患者是否愿意表达内心的感受，再次自杀的危险性是否减小。

(4)患者是否发生感染。

第八节　中　暑

一、中暑的病因、发病机制与分类

中暑广义上类似热病，泛指高温高湿环境对人体的损伤。按严重程度递增顺序，中暑可细分为热昏厥、热痉挛、热衰竭和热射病（也就是狭义的中暑概念）。其他还有先兆中暑、轻症中暑等概念，因较含糊或与许多夏季感染性疾病的早期表现难以鉴别，仅用热昏厥、热痉挛、热衰竭和热射病等诊断已可描述各种中暑类型，故本节对这些概念不做介绍。

民间喜欢将暑天发生的大部分疾病往中暑上套，事实上其中很多仅为病毒或细菌感染的早期表现(如感冒、胃肠炎等),须注意鉴别。同时,民间还盛传中暑不能静脉补液的谬论,须注意与患者沟通解释。2010 年 7 月,中暑已被列入国家法定职业病目录。

(一)病因及发病机制

下丘脑通过调节渴感、肌张力、血管张力、汗腺来平衡产热与散热。

1.散热受限

散热机制有三种:出汗、传导对流、辐射。辐射为人体通过红外线散射热量,正常时占散热的 65%,其与传导对流方式相比,优点在于基本不耗能,但在高温环境下失效。而出汗在正常时占散热的 20%,在高温环境下则成为主要散热方式,但需消耗水、电解质与能量,并在高湿环境下性能下降,100% 相对湿度时完全失效。

(1)环境因素:高温、高湿环境如日晒、锅炉房,厚重、不透气的衣物。一般温度大于 32 ℃或湿度大于 70% 就有可能发生。

(2)自身体温调节功能下降:①自身出汗功能下降。肥胖、皮肤病如痂皮过厚、汗腺缺乏、皮肤血供不足、脱水、低血压,心脏病导致的心排血量下降如充血性心力衰竭导致皮肤水肿散热不良,以及老年人或体弱者等。②抑制出汗。酗酒、抗胆碱能药如阿托品等、抗精神病药物、三环抗抑郁药、抗组胺药、单胺氧化酶抑制剂、缩血管药和 β 受体抑制剂等。③脱水。饮水不足、利尿剂、泻药等。④电解质补充不足。

2.产热过多

强体力活动,多见于青壮年或健康人,或药物如苯环利定、麦角酸二乙酰胺、苯异丙胺、可卡因、麻黄素类和碳酸锂等的使用。

3.脱水、电解质紊乱

中暑时大量出汗、呼吸道水分蒸发和摄入水分不足会造成大量失水,同时造成电解质丢失。往往是丢水大于丢钠造成高渗性脱水。不同类型的脱水之间也可相互转化,如若伤员单纯补充饮用淡水则会导致低渗性脱水。

(二)不同的中暑类型

1.热昏厥

脑血供不足。皮肤血管扩张及血容量不足导致突然低血压,从而导致脑及全身血供不足而丧失意识,多见于体力活动后。此时皮肤湿冷,脉弱,收缩压低于 13.3 kPa(100 mmHg)。

2.热痉挛

低钠血症。大量出汗导致脱水、电解质损失,血液浓缩,然后单纯饮淡水导致稀释性低钠血症,引起骨骼肌缓慢的痛性痉挛、颤搐,一般持续 1~3 分钟。由于体温调节、口渴机制正常,此时血容量尚未明显不足,生命体征一般尚稳定,如体温多正常或稍升高,皮肤多湿冷。

3.热衰竭

脱水、电解质缺乏。脱水、电解质缺乏造成发热、头晕、恶心、头痛、极度乏力,但体温调节系统尚能工作,治疗不及时会转变为热射病。热衰竭与热射病在表现上的主要区别在于没有严重的中枢神经系统紊乱。此时口渴明显,肛温超过 37.8 ℃,皮肤湿,大量出汗,脉细速,可有轻度的中枢神经症状(头痛、乏力、焦虑、感觉错乱、歇斯底里),高通气(为了排出热量)导致呼吸性碱中毒。其他症状还有恶心、呕吐、头晕、眼花、低血压等,以及热晕厥及热痉挛的症状。治疗关键是补液。

4.热射病

体温调节功能失调。其为在热衰竭基础上再进一步发展,体温调节功能失调而引起的高热及包括中枢神经系统症状在内的一系列症状体征,在热衰竭的症状基础上,其会有典型的热射病三联症:超高热、标志性特点、肛温>41 ℃。意识改变是标志性特点,如神志恍惚并继发突发的癫痫、谵妄或昏迷;无汗,在早期可能有汗,但很快会进展到无汗。除以上3点外还有以下表现:血压先升后降,高通气导致呼吸性碱中毒,伴随心、肝、凝血、肾等损伤。热射病可分为两型:经典型(classic),以上症状在数天时间内慢慢递增,多见于湿热环境或老年、慢性病伤员,此型无汗;劳累型,以上症状可迅速发生,多为青壮年,伴有体力活动,但可能还会继续出汗。治疗关键是降温、补液并处理并发症。

二、现场评估与救护

(1)病史、查体。了解发病原因:①环境,包括环境温度与湿度、通风情况、持续时间、动作强度、身体状况及个体适应力等。②症状,如口干、乏力、恶心、呕吐、头晕、眼花、神志恍惚等。③查体,测量生命体征,如肛温、脉搏和血压等。

(2)评估体温:接诊可能为中暑的伤员后应首先评估体温,如体温是否在39 ℃以上。

①若否,并考虑可能为热晕厥时。通过平卧位、降温、补充水分(肠内,必要时静脉)可恢复,必要时须观察监护以发现某些潜在的疾病。

体位治疗:平卧位,可将腿抬高,保证脑血供。

②若否,并考虑可能为热痉挛时。通过阴凉处休息、补充含电解质及糖分的饮料可恢复,在恢复工作前一般需休息1~3天并持续补充含钠饮料直到症状完全缓解。同时可通过被动伸展运动、冰敷或按摩来缓解痉挛。

口服补液方法:神志清醒时,饮用冷的含电解质及糖分的饮料(稀释的果汁、牛奶、市场上卖的运动饮料或稀盐汤等)来补充。

③若是,则可能为热衰竭或热射病。

(3)评估意识状态:若意识改变,可能为热射病,否则为热衰竭。

(4)若为热衰竭,马上开始静脉补液。

补液方法:严重时需要静脉输液来补充等张盐水,0.9%生理盐水、5%葡萄糖或林格液均可,2~4小时可补充1 000~2 000 mL液体,并根据病情判断脱水的类型,判断后续补液种类。严重的低钠血症可静脉滴注最高3%的高张盐水。有横纹肌溶解风险时可加用甘露醇或碱化尿液,监测出入量,留置导尿管,维持尿量50 mL/h以上预防肾衰竭。神志清醒时也可口服补液。

(5)若为热射病,在气道管理、维持呼吸、维持循环的基础上马上降温到39 ℃(蒸发降温),处理并发症。

①评估气道、保持呼吸道通畅,维持呼吸:注意气道的开放,必要时气管插管;置鼻胃管,可用于神志不清时补液及预防误吸。给氧,高流量给氧如100%氧气吸入直到体温降到39 ℃。

②降温方法:脱离湿热环境,防止病情加重。置于凉快、通风的地点(室内、树荫下);松开去除衣物,尽量多地暴露皮肤。蒸发法降温,用冷水(15 ℃)喷到全身,并用大风量风扇对着伤

员吹。其他方法还有在腋窝、颈部、腹股沟、腘窝等浅表动脉处放置降温物品如冰袋等,以及冷水洗胃或灌肠,但效果不及蒸发法。有条件的使用降温毯。必要时可将身体下巴以下或仅四肢浸入冷水,体温降到 39 ℃就停止浸泡,这对降温非常有效,但很可能会导致低血压及寒战。甚至可考虑使用肌松药来辅助降温。寒战的控制,氯丙嗪 25～50 mg 静脉注射或静脉滴注,或地西泮 5～10 mg 静脉注射,减少产热,注意血压呼吸监护。目标是迅速(1 小时内)控制体温。

非甾体类解热镇痛药应禁用(如阿司匹林、消炎痛、对乙酰氨基酚等),因中暑时此类药已无法通过控制体温调节中枢来达到降温效果,反而会延误其他有效治疗措施的使用。但可考虑使用糖皮质激素。

③补液方法:参见热衰竭。但神志障碍时要慎用口服补液,防止误吸。

三、进一步评估与救护

(一)辅助检查

辅助检查主要用来了解电解质及评估脏器损伤。检查项目包括血电解质(热痉挛为低钠;热射病则高钠、低钠、低钾、低钙、低磷均可能)、肾功能(肌酐、尿素氮升高,高尿酸)、血气分析(呼碱、代酸、乳酸酸中毒)、尿常规(比重)、血常规(白细胞增多、血小板减少)、心肌酶学、转氨酶、出凝血时间[PT 延长、弥散性血管内凝血(disseminated intravascular coagulation,DIC)]、心电图(心肌缺血,ST-T 改变),必要时血培养。评估肾衰竭、心力衰竭、呼吸窘迫、低血压、血液浓缩、电解质平衡、凝血异常的可能。

(二)评估脱水的类型

根据病情判断是等渗、高渗还是低渗性脱水。中暑时多为高渗性脱水,但伤员单纯饮用淡水会导致低渗性脱水。

(三)鉴别是否为药物或其他疾病引

例如:恶性综合征,如抗精神病药物引起的高烧、强直及昏迷;恶性高热,由麻醉药引起;血清素综合征,由选择性 5 羟色胺再吸收抑制剂与单胺氧化酶抑制剂合用引起;抗胆碱能药、三环抗抑郁药、抗组胺药、吸毒、甲亢毒症、持续长时间的癫痫、感染性疾病引起的发热。

(四)注意病情进展

热衰竭伤员体温进一步升高并出汗,停止时会转为热射病。

(五)各种并发症的处理

呼吸衰竭如低氧、气道阻力增加时,若考虑 ARDS,则需呼吸机 PEEP 模式支持人工呼吸。监测血容量及心源性休克的可能,血流动力学监测如必要时漂浮导管测肺动脉楔压、中心静脉压等,低血压、心力衰竭时补液、使用血管活性药物如多巴酚丁胺。持续的昏迷癫痫须进一步查头颅 CT、腰椎穿刺、气管插管、呼吸机支持。凝血异常如紫癜、鼻衄、呕血或 DIC 等,监测出凝血血小板等,考虑输注血小板及凝血因子,若考虑 DIC 则早期给予肝素。若有少尿、无尿、肌酐升高、肌红蛋白尿等肾衰竭表现,则应补液维持足够尿量,必要时透析治疗。

若在急性期得到恰当及时治疗,没有意识障碍或血清酶学升高的伤员多数能在 1～2 天内恢复。

四、健康教育

健康教育最重要的是预防。应教育公众中暑是可预防的。避免长时间暴露于湿热环境，使用遮阳设备，多休息。在进入湿热环境前及期间多饮含电解质及糖分的冷饮如稀释的果汁、市场上卖的运动饮料或1％稀盐汤、非碳酸饮料来补充水分和电解质。特别是告知一些老年人不要过分限制食盐摄入。避免含咖啡因的饮料，其会引起兴奋导致产热增多。教育高危人群如体力劳动者、运动员、老年、幼儿、孕妇、肥胖者、糖尿病者、酗酒者、心脏病者等及使用吩噻嗪类、抗胆碱能类等药的人，不要穿厚重紧身衣物，认识中暑的早期症状体征。告知中暑伤员，曾经中暑过，以后也容易中暑，如对热过敏，起码4周内避免再暴露。暑天有条件的使用空调降温。在暑天不能把儿童单独留在车内。

第九节　淹　溺

一、疾病概论

淹溺又称溺水，是指人淹没于水中，水和水中污泥、杂草堵塞呼吸道或反射性喉、支气管痉挛引起通气障碍从而导致窒息。如跌入粪池、污水池和化学物品池中，可引起皮肤和黏膜损伤及全身中毒。

(一)病因及发病机制

1.病因

淹溺最常见的原因是溺水，造成人淹溺的主要因素包括以下几点。

(1)游泳时或意外事件时落入水中，可发生淹溺。如游泳中换气过度，体内 CO_2 排出过多，引起呼吸性碱中毒，导致手足抽搐；疲劳过度、水温过低等可引起腓肠肌痉挛而发生淹溺。

(2)水下作业时潜水用具发生故障，发生潜水病，或潜水时间过长、过度疲劳，而使体内血氧饱和度过低，引起意识障碍而发生淹溺。

(3)不慎跌入粪池、污水池、化学物质储存池中造成淹溺，并引起皮肤和黏膜损伤及全身中毒。

2.发病机制

(1)人淹没于水中，多因紧张、惊恐、寒冷等因素的强烈刺激，反射性地引起喉头和支气管痉挛，声门紧闭，造成缺氧。

(2)由于缺氧，淹溺者被迫进行深呼吸。吸入的水越多，肺顺应下降越明显，最终出现呼吸衰竭，产生低氧血症、高碳酸血症及呼吸性酸中毒，并可伴有代谢性酸中毒。低氧血症及组织缺氧最终导致肺水肿甚至脑水肿。

(3)如呼吸道吸入淡水，水可迅速经肺泡进入血液循环，使血容量增加、血液稀释，从而发生血、电解质平衡失常，红细胞破裂引起血管内溶血，血钾浓度增高，血钠、血钙、血氯浓度降低，血浆蛋白减少。如海水进入呼吸道和肺泡，则会引起血容量减少，造成血液浓缩，血钠、血氯、血钙、血镁浓度增加。高钙血症可引起心动过缓和传导阻滞，甚至心脏停搏；高镁血症可抑制中枢神经和周围神经，扩张血管，而血容量减少又使血压下降，动脉血氧分压降低，机体缺氧,引起脑水肿、代谢性酸中毒,最终导致心力衰竭、循环障碍。两者的病理特点比较见表3-5。

表 3-5　淡水淹溺与海水淹溺病理特点比较

项目	淡水淹溺	海水淹溺
血液总量	增加	减少
血液渗透压	降低	增加
电解质变化	钾离子增加,钠、钙、镁减少	钠、钙、镁、氯增加
心室纤颤发生率	常见	少见
主要死因	急性肺水肿、脑水肿、心力衰竭、心室纤颤	急性肺水肿、脑水肿、心力衰竭

(二)临床表现

患者从水中被救上岸后,主要表现有:①神志不清;②皮肤发绀、四肢冰冷;③呼吸、心搏微弱或已停止,血压测不到;④口旁、鼻内充满泡沫状液体;⑤胃扩张。

(三)救治原则

(1)立即清理口、鼻中的污泥、水草等杂物,保持呼吸道畅通。若呼吸道被水阻塞,要立即取俯卧位,头偏向一侧,腹下垫高,救护者用手按压其背部;或救护者一腿跪地一腿屈膝,将淹溺者腹部置于救护者屈膝的腿上,头部向下并偏向一侧,救护者用手按压其背部,可使呼吸道和胃部的积水倒出;也可将淹溺者扛在救护者的肩上,肩顶住淹溺者的腹部,上下抖动以达到排水的目的。注意排水时间不可过长,倒出口、咽、气管内的水分即可,以免延误抢救的时机。如为海水淹溺,高渗性液体使血浆渗入肺部,此时应取低头仰卧位以利水分引流。

(2)对呼吸、心脏停搏者立即行心肺脑复苏。

(3)输氧:几乎所有的患者都存在低氧血症。可吸入高浓度氧或进行高压氧治疗,如有条件可使用人工呼吸机。

(4)复温:如患者体温过低,根据情况做好体外或体内复温措施。

(5)维持水、电解质平衡:淡水淹溺者适当限制入水量,并积极补充氯化钠溶液;海水淹溺者因血容量低,不宜过分限制入水量,并注意补液,纠正低血容量;根据患者病情,酌情补充碳酸氢钠以纠正代谢性酸中毒。

(6)防治并发症:如肾上腺糖皮质激素可防治肺水肿、脑水肿、ARDS及溶血等。如合并急性肾功能不全、心律失常、心功能不全、DIC等,应及时作出相应处理。

二、护理评估

(一)病史

淹溺最常见于儿童、青少年。应详细了解患者淹水的时间、水温、被救起的方式、现场处理情况等。

(二)身心状况

1.症状与体征

患者常有意识障碍,牙关紧闭,呼吸、心脏搏动微弱或停止。还可见皮肤黏膜苍白或发绀,四肢发冷,口腔、鼻腔内充满泡沫、泥沙、水草等,上腹部膨胀、隆起伴胃扩张。复苏过程中可出现各种心律失常、心力衰竭、急性呼吸窘迫综合征、脑水肿、DIC及急性肾衰竭等,病程中常合并肺部感染。淹溺发生在寒冷水中,可出现低温综合征。

2.心理与社会

患者苏醒后,常可出现焦虑、恐惧、失眠,甚至出现短时记忆丧失。

(三)辅助检查

1.血常规

淡水淹溺者可出现血红蛋白下降。

2.血气分析

血气分析可见低氧血症、高碳酸血症、呼吸性酸中毒合并代谢性酸中毒。

3.电解质

淡水淹溺者可出现血清钠、血清氯降低,血清钾增高;海水淹溺者血清钠、血清氯、血清镁、血清钙可增高。

4.胸部 X 射线检查

胸部 X 射线检查可见肺不张或肺水肿,肺野可见大片絮状炎性渗出物。

三、护理诊断

(一)液体量过多

液体量过多与淹溺者吸入的水可迅速经肺泡进入血液循环,使血容量增加有关。

(二)意识障碍

意识障碍与低氧血症、脑组织缺氧、肺水肿、脑水肿有关。

(三)潜在并发症:心脏停搏

心脏停搏与心肌严重缺氧、电解质紊乱、心律失常有关。

四、护理目标

(1)清除患者体内过多体液,恢复正常呼吸。

(2)患者意识清楚,反应正常,生活自理。

(3)患者未发生心脏停搏,或心脏停搏经心肺脑复苏后恢复正常。

五、护理措施

(一)一般护理

(1)迅速清除呼吸道异物。

(2)吸氧:对于心肺复苏有效者,给予高流量氧气吸入。

(3)迅速建立静脉通道,并保持输液畅通。

(4)加强基础护理:对昏迷患者要注意皮肤护理,定时翻身,以预防压疮;呼吸道分泌物较多者,应吸痰、翻身、拍背,以利排痰;定时清洁口腔。可留置胃管,用于胃肠减压和防止呕吐。

(二)急救护理

(1)立即行心肺脑复苏,直至患者出现自主呼吸和心律。如心脏搏动、呼吸未恢复者,继续行人工呼吸和胸外心脏按压,边转运边抢救。

(2)注意患者的神志变化,要观察昏迷患者瞳孔的大小、对光反射,注意有无散大、固定。

(3)监测患者每小时尿量。出入水量相差过多时应通知医师,便于及时发现肾脏损害和心力衰竭。

(4)严密观察患者生命体征的变化。随时采取应急措施,做好观察记录。

(5)对于神志已经清醒,肺部检查正常,但还存在缺氧、酸中毒或低温者,应注意保温,并继续留在观察室,以防止病情反复和恶化。对于淹溺的危重患者,呼吸、心脏搏动没有恢复或已恢复但不稳定者,应送重症监护病房(intensive care unit,ICU)抢救。对于心电监护的心律、血压、血氧饱和度的变化随时通知医师,及时处理。

(6)对复苏成功的患者要观察24～48小时,防止其出现病情反复。

(三)心理护理

患者清醒后,精神可能受到极大刺激和创伤,甚至留下遗忘症、惊恐等精神症状。针对患者的具体情况,护士给予患者精心的心理护理。培养患者的自理能力,使心理重新康复。

六、护理评价

(1)患者肺水肿消退,呼吸频率、节律正常,低氧血症被纠正。

(2)患者神志清楚,思维敏捷,恐怖心理消除。

(3)未发生心脏停搏,或经复苏术后心律恢复正常,生命体征平稳。

第十节　电击伤

一、疾病概论

超过一定极量的电流或电能量(静电)通过人体引起组织不同程度损伤或器官功能障碍,称电击伤,俗称触电。电流通过中枢神经系统和心脏时,可引起心室颤动或心搏骤停、呼吸抑制,甚至造成死亡(或假死);电流局限于某一肢体时,可造成该肢体残疾。

(一)病因及发病机制

1.病因

电击的常见原因是人体直接接触电源,或在高压电和超高压电场中电流或静电电荷经空气或其他介质电击人体。电击伤原因主要为以下几点。

(1)主观因素:不懂用电常识,违章进行用电操作,如在电线上挂晒衣物、违规布线、带电操作等。

(2)客观因素:工作环境差或没有采取必要的安全保护措施。常见的电击多由110～220 V交流电所致。如电器漏电、抢救触电者时抢救者用手去拉触电者等;各种灾害,如火灾、水灾、地震、暴风雨等造成电线断裂或高压电源故障,引起电击或雷电引起电击。

2.发病机制

人体本身也有生物电,当外界电流通过人体时,人体便成为电路中导体的一部分。电击对人体的影响取决于电流的性质和频率、强度、电压、接触的部位、接触的时间、接触部位的电阻及通过人体的途径等。

(1)电流的性质和频率:电流分为交流电和直流电,人体对两种电流的耐受程度不同,通常情况下对人体而言,交流电比直流电危险,交流电低频对心脏的损害极强。

(2)电流的强度:电流的强度越大,对人体组织造成的损伤就越大。一般认为2 mA以下的电流仅产生轻微的麻木感;50 mA以上的电流如通过心脏可引起心室颤动或心搏骤停,还可引起呼吸肌痉挛而致呼吸停止;100 mA以上的电流通过脑部,可造成意识丧失。

(3)电压的高低:高压电较低压电危险性更大。小于36 V的电压称为安全电压。目前家用及工业用电器设备电压大多不小于220 V,如通过心脏能引起心室颤动;1 000 V以上的高压电击,可以造成呼吸肌麻痹、呼吸停止、心搏骤停。高压电还可引起严重烧伤。

(4)电阻大小:人体可看作由各种电阻不同的组织组成的导体,电阻越小,通过的电流越大。人体组织电阻由大到小依次为骨骼、皮肤、脂肪、肌肉、血管和神经。当电流通过血管、神经、肌肉时,则造成严重危害。

(5)电流通过的途径与时间:如果电流流经心脏,则可引起心室颤动,甚至心搏骤停;如果电流经头部流至足底,则多为致命电损伤。

(二)临床表现

1.全身症状

轻度触电者有一时性麻木感,并可伴有心悸、头晕、面色苍白、惊慌、四肢软弱无力;重者可出现抽搐、昏迷或休克,并可出现短暂心室颤动,严重者呼吸停止、心脏停搏。

2.局部表现

局部表现主要为电灼伤。低电压的皮肤烧伤较明显,高压放电时,灼伤处可立刻出现焦化或炭化,并伴组织坏死。

3.体征

轻者无体征,重者有抽搐、昏迷、休克、呼吸及心搏停止等体征。

(三)救治原则

1.立即帮助触电者脱离电源

应立即关闭电闸、切断电路;如不可能关闭电闸断电,则应迅速用木棍、竹竿、皮带等绝缘物品拨开电线或使触电者脱离用电器等。

2.心肺脑复苏

呼吸停止者,立即进行口对口人工呼吸,也可采用压胸式人工呼吸;心脏停搏者同时进行心脏按压,如无效可考虑开胸心脏按压;如电流进出口为两上肢,心脏多呈松弛状态,可使用肾上腺素或10%氯化钙;如电流进出口分别为上下肢,则心脏多呈收缩状态,宜选用阿托品,同时可应用高渗葡萄糖、甘露醇,以减轻脑水肿。

3.防治各种并发症

及时发现与处理水、电解质和酸碱平衡紊乱,防治休克、肝肾功能不全等。

4.局部治疗

保持创面清洁,预防感染,可酌情给予抗生素治疗,并可行破伤风类毒素预防破伤风;清除坏死组织,局部包扎止血、骨折固定,如病变较深,可行外科探查术。

二、护理评估

(一)病史

电击伤发生在人体成为电路回流的一部分或受到附近电弧热效应的影响的情况,主要包括以下几点。

1.闪电击伤

闪电时患者所处的位置为附近最高点或靠近 1 个高的物体(如 1 棵大树)。

2.高电压交流电击伤

其常见于身上有导体接触头顶上方的高压电时(如导电的钓鱼竿),也可见于误入带电导体附近。

3.低电压交流电击伤

其可见于用牙齿咬电线、在自身接地的同时接触带电的用电器或其他带电物品。

4.直流电击伤

其少见,如无意中接触电力火车系统的带电铁轨。

(二)身心状况

1.症状与体征

(1)电击伤:表现为局部的电灼伤和全身的电休克。临床上可分为 3 型。①轻型:触电后立即弹离电流,表现为惊慌、呆滞、四肢软弱、心动过速、呼吸急促、局部灼伤疼痛等。②重型:意识障碍、心率增快、节律不整、呼吸不规则,可伴有抽搐、休克,有些患者可出现假死状态。③危重型:昏迷、心跳及呼吸停止、瞳孔扩大。

(2)电热灼伤:损伤主要为电流进口、出口和经过处的组织损伤,触电的皮肤可呈现灰白色或焦黄色。早期可无明显的炎性反应,24～48 小时后周围组织开始有发红、肿胀等炎症反应,1 周左右损伤组织出现坏死、感染,甚至发生败血症。

(3)闪电损伤:被闪电击中后,常出现心跳、呼吸立即停止。皮肤血管收缩,可出现网状图案。

(4)并发症和后遗症:电击伤后 24～48 小时常出现严重室性心律失常、神经源性肺水肿、胃肠道出血、弥散性血管内凝血等。约半数电击伤者出现单侧或双侧鼓膜破裂。电击数天至数月可出现神经系统病变、视力障碍。孕妇可发生死胎和流产。

2.心理与社会

部分患者于电击伤后可出现恐惧、失眠等。

(三)辅助检查

1.常规检查

常规检查可行血、尿常规检查,血、电解质检查,肝、肾功能检查。血清肌酸磷酸激酶(creatine phosphokinase,CPK)升高反映肌肉损伤,见于严重的低电压和高电压电击伤。

2.X 线检查

X 线检查可显示电击伤后有无骨折、内脏损伤。

3.心电图

心电图可显示心肌损害、心律失常,甚至出现心室纤颤及心脏停搏。

4.脑电图

意识障碍者可行脑电图检查,但脑电图检查对于早期治疗方案的制定并不起决定性作用。

三、护理诊断

(一)皮肤完整性受损

其与电伤引起的皮肤灼伤有关。

(二)意识障碍

其与电击伤引起的神经系统病变有关。

(三)潜在并发症:心律失常

其与电流流经心脏,引起心电紊乱有关。

四、护理目标

(1)患者皮肤清洁、干燥,受损皮肤愈合。

(2)患者意识清楚,反应正常,生活自理。

(3)患者心律失常未发生,或发生心律失常后得到及时控制。

五、护理措施

(一)一般护理

(1)迅速使患者脱离电源。

(2)吸氧:对于重症电击伤者给予鼻导管吸氧,危重病例行面罩吸氧,必要时给予高压氧治疗。

(3)体位:如患者已昏迷,则应头偏向一侧或颈部伸展,并定时吸痰,保持呼吸道畅通。

(4)迅速建立静脉通道,并保持输液畅通。

(二)急救护理

(1)密切观察患者的神志、瞳孔、生命体征、尿量(尿量应维持在 30 mL/h 以上)、颜色、尿相对密度的变化。对于血压下降者,立即抢救,做好特护记录。

(2)心电监护:进行心电监护(包括心律、心率及血氧饱和度等)和中心静脉压监测,应维持48～72 小时。如出现心室纤颤,及时给予电除颤及用药物配合除颤,并可应用利多卡因、溴苄胺等药物,同时给予保护心肌的药物。

(3)观察电击局部的创面,注意创面的色泽及有无异常分泌物从创口流出,保持创面清洁,定期换药,防治感染。

(4)严密观察电击局部肢体有无肿胀、疼痛、触痛、活动障碍及血运情况,警惕出现局部肢体缺血坏死。如发现异常立即报告医师,及时作出处理。

(5)保护脑组织:在患者头部及颈、腋下、腹股沟等大血管处放置冰袋,使其体温降至 32℃。可应用甘露醇、高渗葡萄糖、糖皮质激素、纳洛酮等预防和控制脑水肿,给予脑活素、三磷酸腺苷、辅酶 A 等促进脑细胞代谢的药物。

(三)心理护理

患者清醒后,精神可能受到极大刺激和创伤,甚至留下遗忘症、惊恐等精神症状,并可出现白内障或视神经萎缩,也可能致残。针对患者的具体情况,护士要给予患者精心的心理护理,培养患者的自理能力,同时做好营养支持,使受到严重损伤机体得以康复。

六、护理评价

(1)患者受伤皮肤无感染,伤口如期愈合。

(2)患者心律失常未发生,或发生心律失常后得到及时控制,生命体征平稳。

(3)患者意识清楚,反应敏捷,恐惧感消失,能认识电击伤的原因,并有预防触电及安全用电的知识。

第四章 心内科护理

第一节 心绞痛

心绞痛是冠状动脉供血不足,心肌急剧的、暂时的缺血与缺氧所引起的临床综合征。其特点为阵发性的前胸压榨性疼痛感觉,主要位于胸骨后部,可放射至心前区和左上肢,常发生于劳动或情绪激动时,可持续数分钟,休息或用硝酸酯制剂后消失。

一、病因和发病机制

本病多见于男性,多数患者在 40 岁以上,劳累、情绪激动、饱食、受寒、阴雨天气、急性循环衰竭等为常见诱因。除冠状动脉粥样硬化外,本病还可由主动脉瓣狭窄或关闭不全、梅毒性主动脉炎、肥厚型心肌病、先天性冠状动脉畸形、风湿性冠状动脉炎等引起。

予心脏以机械性刺激并不引起疼痛,但心肌缺血与缺氧则引起疼痛。当冠状动脉的供血与心肌的需求之间发生矛盾,冠状动脉血流量不能满足心肌代谢的需要,引起心肌急剧的、暂时的缺血与缺氧时,即产生心绞痛。

心肌耗氧的多少由心肌张力、心肌收缩强度和心率决定。心肌张力=左室收缩压(动脉收缩压)×心室半径。心肌收缩强度和心室半径经常不变,因此常用"心率×收缩压"(二重乘积)作为估计心肌氧耗的指标。心肌能量的产生要求大量的氧气供应,心肌细胞摄取血液氧含量的 65%～75%,而身体其他组织则仅摄取 10%～25%,因此心肌平时对血液中氧的吸收已接近最大量,氧需要增加时已难以从血液中摄取更多的氧,只能依靠增加冠状动脉的血流量来摄取。在正常情况下,冠状循环有很大的储备力,其血流量可增加到休息时的 6～7 倍。缺氧时,冠状动脉也扩张,能使其流量增加 4～5 倍。动脉粥样硬化致冠状动脉狭窄或部分分支闭塞时,其扩张性减弱,血流量减少,且对心肌的供血量相对比较稳定。心肌的血液供给如减低到尚能应付心脏平时的需要,则休息时可无症状。一旦心脏负荷突然增加如劳累、激动、左心衰竭等,心肌张力增加(心腔容积增加、心室舒张末期压力增高)、心肌收缩力增加(收缩压增高、心室压力曲线量大压力随时间变化率增加)和心率增快等导致心肌氧耗量增加,心肌对血液的需求增加;或当冠状动脉发生痉挛(如吸烟过度或神经体液调节障碍)时,冠状动脉血流量进一步减少;或在突然发生循环血流量减少的情况下(如休克、极度心动过速等),心肌血液供求之间的矛盾加深,心肌血液供给不足,遂引起心绞痛。严重贫血的患者在心肌供血量未减少的情况下,可由于红细胞减少,血液携氧量不足而引起心绞痛。

在多数情况下,劳累诱发的心绞痛常在同一"心率×收缩压"值的水平上发生。

产生疼痛的直接因素可能是在缺血缺氧的情况下心肌内积聚过多的代谢产物,如乳酸、丙酮酸、磷酸等酸性物质,或类似激肽的多肽类物质,刺激心脏内自主神经的传入纤维末梢,经第 1～5 胸交感神经节和相应的脊髓段传至大脑,产生疼痛的感觉。这种痛觉反应在与自主神经进入水平相同。脊髓的脊神经所分布的皮肤区域,即胸骨后及两臂的前内侧与小指,尤其是在左侧,而多不在心脏解剖位置处。有人认为,在缺血区内富有神经供应的冠状血管的异常牵拉和收缩可以直接产生疼痛冲动。

病理解剖检查显示心绞痛的患者,至少有一支冠状动脉的主支管腔显著狭窄在横切面的75%以上。有侧支循环形成者,则冠状动脉的主支须有更严重的阻塞才会发生心绞痛。另外,冠状动脉造影发现5%～10%的心绞痛患者冠状动脉的主要分支无明显病变,提示这些患者的心肌血供和氧供不足,可能由冠状动脉痉挛、冠状循环的小动脉病变、血红蛋白和氧的离解异常、交感神经过度活动、儿茶酚胺分泌过多或心肌代谢异常等所致。

患者在心绞痛发作之前,常有血压增高、心率增快、肺动脉压增高和肺毛细血管压增高的变化,反映心脏和肺的顺应性减低,发作时可有左心室收缩力和收缩速度降低、喷血速度减慢、左心室收缩压下降、心搏量和心排血量降低、左心室舒张末期压和血容量增加等左心衰竭的病理生理变化。左心室壁可呈收缩不协调或部分心室壁有收缩减弱的现象。

二、临床表现

(一)症状

1.典型发作

典型发作症状为突然发生在胸骨后上、中段并可波及心前区的压榨性、闷胀性或窒息性疼痛,可放射至左肩、左上肢前内侧及无名指和小指。重者有濒死的恐惧感和冷汗,往往迫使患者停止活动。疼痛历时1～5分钟,很少超过15分钟,休息或含化硝酸甘油,多在1～3分钟(很少超过5分钟)缓解。

2.不典型发作

(1)疼痛部位可出现在上腹部、颈部、下颌、左肩胛部或右前胸等。

(2)疼痛轻微或无疼痛,出现胸部闷感、胸骨后烧灼感等称心绞痛的相当症状。上述症状亦为发作型,休息或含化硝酸甘油可缓解。

心前区刺痛,手指能明确指出疼痛部位,以及持续性疼痛或胸闷,多不是心绞痛。

(二)体征

平时一般无异常体征。心绞痛发作时可出现心率增快、血压增高、表情焦虑、出汗,有时出现第四或第三心音奔马律,可有暂时性心尖区收缩期杂音(乳头肌功能不全)。

(三)心绞痛严重程度的分级

根据加拿大心血管学会分类,心绞痛分为四级。①Ⅰ级:一般体力活动(如步行和登楼)不受限,仅在强、快或长时间劳动时发生心绞痛。②Ⅱ级:一般体力活动轻度受限。例如,快步、饭后、寒冷或刮风中,精神应激或醒后数小时内步行或登楼。步行两个街区以上、登楼一层以上和爬山,均引起心绞痛。③Ⅲ级:一般体力活动明显受限,步行1～2个街区,登楼一层引起心绞痛。④Ⅳ级:一切体力活动都会引起不适,静息时可发生心绞痛。

三、分型

(一)劳累性心绞痛

其由活动和其他可引起心肌耗氧增加的情况诱发。又可分为以下几种。

1.稳定型劳累性心绞痛

(1)病程＞1个月。

(2)胸痛发作与心肌耗氧量增加多有固定关系,即心绞痛阈值相对不变。

(3)诱发心绞痛的劳力强度相对固定,并可重复。

(4)胸痛发作在劳力当时,被迫停止活动症状可缓解。

(5)心电图运动试验多呈阳性。

此型冠状动脉固定狭窄度超过管径70％,多支病变居多,冠状动脉动力性阻塞多不明显,粥样斑块无急剧增大或破裂出血,故临床病情较稳定。

2.初发型劳力性心绞痛

(1)病程＜1个月。

(2)年龄较轻。

(3)男性居多。

(4)临床症状差异大。①轻型:中等度劳力时偶发。②重型:轻微用力或休息时频发;梗死前心绞痛为回顾性诊断。

此型单支冠状动脉病变多,侧支循环少,冠状动脉痉挛或粥样硬化进展迅速,斑块破裂出血,血小板聚集,甚至有血栓形成,导致病情不稳定。

3.恶化型劳累性心绞痛

(1)心绞痛发作次数、持续时间、疼痛程度在短期内突然加重。

(2)活动耐量较以前明显降低。

(3)日常生活中轻微活动均可诱发,甚至安静睡眠时也可发作。

(4)休息或用硝酸甘油缓解疼痛作用差。

(5)发作时心电图有明显的缺血性 ST-T 改变。

(6)血清心肌酶正常。

此型多属多支冠状动脉严重粥样硬化,并存在左主干病变,病情突然恶化可能因斑块脂质浸润急剧增大或破裂或出血,血小板凝聚血栓形成,使狭窄的冠状动脉管腔更堵塞,至活动耐量减低。

(二)自发性心绞痛

心绞痛发作与心肌耗氧量增加无明显关系,而与冠状动脉血流储备量减少有关,可单独发生或与劳累性心绞痛并存。与劳累性心绞痛相比,其疼痛持续时间一般较长,程度较重,且不易为硝酸甘油所缓解。其包括以下几种。

1.卧位型心绞痛

(1)有较长的劳累性心绞痛史。

(2)平卧时发作,多在午夜前,即入睡 1～2 小时发作。

(3)发作时须坐起甚至须站立。

(4)疼痛较剧烈,持续时间较长。

(5)发作时 ST 段下降显著。

(6)预后差,可发展为急性心肌梗死或发生严重心律失常而死亡。

此型发生机制尚有争论，可能与夜梦、夜间血压降低或发生未被察觉的左心室衰竭导致狭窄的冠状动脉远端心肌灌注不足，或平卧时静脉回流增加，心脏工作量增加，需氧增加等有关。

2.变异型心绞痛

(1)发病年龄较轻。

(2)发作与劳累或情绪多无关。

(3)易于午夜到凌晨发作。

(4)几乎在同一时刻呈周期性发作。

(5)疼痛较重，历时较长。

(6)发作时心电图示有关导联的 ST 段抬高，与之相对应的导联则 ST 段可压低。

(7)含化硝酸甘油可使疼痛迅速缓解，抬高的 ST 段随之恢复。

(8)血清心肌酶正常。

本型心绞痛由在冠状动脉狭窄的基础上该支血管发生痉挛，引起一片心肌缺血所致。冠状动脉造影正常的患者，也可由该动脉痉挛引起。冠状动脉痉挛可能与 α 肾上腺素能受体受到刺激有关，患者后期易发生心肌梗死。

3.中间综合征

中间综合征亦称急性冠状动脉功能不全。

(1)心绞痛发作持续时间长，可为 30 分钟至 1 小时。

(2)常在休息或睡眠中发作。

(3)心电图、放射性核素和血清学检查无心肌坏死的表现。本型心绞痛其性质介于心绞痛与心肌梗死之间，常是心肌梗死的前奏。

4.梗死后心绞痛

梗死后心绞痛是急性心肌梗死发生后 1 月内(不久或数周)又出现的心绞痛。因供血的冠状动脉阻塞而发生心肌梗死，但心肌尚未完全坏死，一部分未坏死的心肌处于严重缺血状态下又发生疼痛，随时有再发生梗死的可能。

(三)混合性心绞痛

混合性心绞痛的特点如下。

(1)劳累性与自发性心绞痛并存，如兼有大支冠状动脉痉挛，除劳累性心绞痛可并存变异型心绞痛外，如兼有中等大冠脉收缩则劳累性心绞痛可在通常能耐受的劳动强度以下发生。

(2)心绞痛阈值可变性大，临床表现为在当天不同时间、当年不同季节的心绞痛阈值有明显变化，如伴有 ST 段压低的心绞痛患者运动能力的昼夜变化，或一天中首次劳累性发作的心绞痛。劳累性心绞痛患者遇冷诱发及餐后发作的心绞痛多属此型。

此类心绞痛为一支或多支冠脉有临界固定狭窄病变限制最大冠脉储备力，同时有冠脉痉挛收缩的动力性阻塞使血流减少，故心肌耗氧量增加与心肌供氧量减少两个因素均可诱发心绞痛。

近年"不稳定型心绞痛"一词在临床上被广泛应用，其是指介于稳定型劳累性心绞痛与急性心肌梗死和猝死之间的中间状态。它包括了除稳定型劳累性心绞痛的上述所有类型的心绞痛,还包括冠状动脉成形术后心绞痛、冠状动脉旁路术后心绞痛等新近提出的心绞痛类型。其病理基础是在原有病变基础上发生冠状动脉内膜下出血、粥样硬化斑块破裂、血小板或纤维蛋白凝集、形成血栓、冠状动脉痉挛等。

四、辅助检查

(一)心电图

1.静息时心电图

心绞痛不发作时,约半数患者在正常范围,也可有非特异性 ST-T 异常或陈旧性心肌梗死图形,有时有房室或束支传导阻滞、期前收缩等。

2.心绞痛发作时心电图

绝大多数患者可出现暂时性心肌缺血引起的 ST 段移位;有时 T 波倒置者发作,变直立(伪改善),心内膜下心肌缺血的 ST 段水平或下斜压低不小于 1 mm,变异性心绞痛发作时,ST 段抬高不小于 2 mm(变异型心绞痛);T 波低平或倒置,可出现各种心律失常。

3.心电图负荷试验

其用于心电图正常或可疑时。有双倍二级梯运动试验(master 试验)、活动平板运动试验、蹬车试验、潘生丁试验、心房调搏和异丙肾上腺素静脉滴注试验等。

4.动态心电图

其为 24 小时持续记录心电图 ST-T 改变,以证实胸痛时有无心电图缺血改变及有无痛性禁忌缺血发作。

(二)放射性核素检查

1.^{201}铊(^{201}Tl)心肌显像或兼作负荷(运动)试验

休息时铊显像所示灌注缺损主要见于心肌梗死后的瘢痕部位。而缺血心肌常在心脏负荷后显示灌注缺损,并在休息后复查出现缺损区再灌注现象。近年用^{99m}Tc-MIBI 做心肌灌注显像(静息或负荷)取得良好效果。

2.放射性核素心腔造影

静脉内注射的焦磷酸亚锡被细胞吸附后,再注射^{201}Tl,可使红细胞被标记上放射性核素,得到心腔内血池显影。可测定左心室射血分数及显示室壁局部运动障碍。

(三)超声心动图

二维超声心动图可检出部分冠状动脉左主干病变,结合运动试验可观察到心室壁节段性运动异常,有助于心肌缺血的诊断,静息状态下心脏图像阴性,尚可通过负荷试验确定。近年来,三维、经食管、血管内和心内超声检查增加了其诊断的阳性率和准确性。

(四)心脏 X 射线检查

心脏 X 射线检查可无异常发现或见心影增大、肺充血等。

(五)冠状动脉造影

冠状动脉造影可直接观察冠状动脉解剖及病变程度与范围,是确诊冠心病的金标准。但它是一种有一定危险性的有创检查,不宜作为常规诊断手段。其主要指征如下。

(1)胸痛疑似心绞痛不能确诊者。

(2)内科治疗无效的心绞痛,须明确冠状病变情况而考虑手术者。

(六)激发试验

为诊断冠脉痉挛,临床常用冷加压、过度换气及麦角新碱作激发试验。前两种试验较安全,但敏感性差,麦角新碱可引起冠脉剧烈收缩,仅适用于造影时冠脉正常或固定狭窄病变小于50%的可疑冠脉痉挛患者。

五、诊断要点

根据典型的发作特点和体征,含用硝酸甘油后缓解,结合年龄和存在冠心病易患因素,除其他原因所致的心绞痛外,一般即可建立诊断。下列几方面有助于临床上判别心绞痛。

(一)性质

心绞痛应是压榨紧缩、压迫窒息、沉重闷胀性疼痛,而非刀割样尖锐痛,抓痛、短促的针刺样或触电样痛或昼夜不停的胸闷感觉。其实心绞痛也并非"绞痛"。少数患者可有烧灼感、紧张感或呼吸短促伴有咽喉或气管上方紧窄感。疼痛或不适感开始时较轻,逐渐增剧,然后逐渐消失,很少为体位改变或呼吸运动所影响。

(二)部位

疼痛或不适处常位于胸骨机器附近,也可发生在上腹部至咽部之间的任何水平处,但极少在咽部以上。有时可位于左肩或左臂,偶尔也可位于右臂、下颌、下颈椎、上胸椎、左肩胛骨间或肩胛骨上区,位于左腋下或左胸下者很少。对于疼痛或不适感分布的范围,患者常需用整个手掌或拳头来指示,仅用一手指的指端来指示者极少。

(三)时限

时限一般为 1~15 分钟,多数 3~5 分钟,偶有达 30 分钟的(中间综合征除外)。疼痛持续仅数秒钟,或不适感(多为闷感)持续整天或数天者均不似心绞痛。

(四)诱发因素

诱因以体力劳累为主,其次是情绪激动,再次为寒冷环境、进冷饮及身体其他部位的疼痛。在体力活动后而不是在体力活动的当时发生的不适感,不似心绞痛。体力活动再加情绪激动则更易诱发,自发性心绞痛可在无任何明显诱因时发生。

(五)硝酸甘油的效应

舌下含用硝酸甘油片如有效,心绞痛应于 1~2 分钟缓解(也有需 5 分钟的,要考虑到患者可能对时间的估计不够准确),对卧位型的心绞痛,硝酸甘油可能无效。在评定硝酸甘油的效应时,还要注意患者所用的药物是否已经失效或接近失效。

(六)心电图

发作时心电图检查可见在以 R 波为主的导联中,ST 段压低,T 波平坦或倒置(变异型心绞痛者则有关导联 ST 段抬高),发作过后数分钟内逐渐恢复。心电图无改变的患者可考虑做负荷试验。发作不典型者,诊断要依靠观察硝酸甘油的疗效和发作时心电图的改变;如仍不能确诊,可多次复查心电图、心电图负荷试验或 24 小时动态心电图连续监测,若心电图出现阳性变化或负荷试验诱致心绞痛发作则可确诊。

六、鉴别诊断

(一)X 综合征

目前临床上被称为 X 综合征的有两种情况:一是 1973 年肯普(Kemp)提出的原因未明的

心绞痛;二是 1988 年基文(Keaven)提出的与胰岛素抵抗有关的代谢失常。心绞痛须与肯普的 X 综合征相鉴别。X 综合征(Kemp)目前被认为由小的冠状动脉舒缩功能障碍所致,以反复发作劳累性心绞痛为主要表现,疼痛亦可在休息时发生,发作时或负荷后心电图可示心肌缺血表现、核素心肌灌注可示灌注缺损、超声心动图可示节段性室壁运动异常。但本病多见于女性,冠心病的易患因素不明显,疼痛症状不甚典型,冠状动脉造影阴性,左心室无肥厚表现,麦角新碱试验阴性,治疗反应不稳定而预后良好,与冠心病心绞痛不同。

(二)心脏神经官能症

其多发于青年或更年期的女性患者,心前区刺痛或经常性胸闷,与体力活动无关,常伴心悸及叹息样呼吸、手足麻木等。过度换气或自主神经功能紊乱时可有 T 波低平或倒置,但心电图心得安试验或氯化钾试验时 T 波多能恢复正常。

(三)急性心肌梗死

急性心肌梗死疼痛部位与心绞痛相仿,但程度更剧烈,持续时间多在半小时以上,硝酸甘油不能缓解。其常伴有休克、心律失常及心衰;心电图面向梗死部位的导联 ST 段抬高,常有异常 Q 波;血清心肌酶增高。

(四)其他心血管病

如主动脉夹层形成、主动脉窦瘤破裂、主动脉瓣病变、肥厚型心肌病、急性心包炎等。

(五)颈胸疾患

如颈椎病、胸椎病、肋软骨炎、肩关节周围炎、胸肌劳损、肋间神经痛、带状疱疹等。

(六)消化系统疾病

如食管裂孔疝、贲门痉挛、胃及十二指肠溃疡、急性胰腺炎、急性胆囊炎及胆石症等。

七、治疗

预防本病主要是防止动脉粥样硬化的发生和发展。治疗原则是改善冠状动脉的供血和减轻心肌的耗氧,同时治疗动脉粥样硬化。

(一)发作时的治疗

1.休息

发作时立刻休息,一般在患者停止活动后,症状即可消除。

2.药物治疗

对于较重的发作可使用作用快的硝酸酯制剂。这类药物除扩张冠状动脉降低其阻力、增加其血流量外,还通过对周围血管的扩张作用减少静脉回心血量,降低心室容量、心腔内压、心排血量和血压,减低心脏前后负荷和心肌的需氧量,从而缓解心绞痛。

(1)硝酸甘油:可用 0.3~0.6 mg 片剂置于舌下含化,使其迅速为唾液所溶解而吸收,1~2 分钟即开始起作用,约半小时后作用消失,对约 92% 的患者有效,其中 76% 在 3 分钟内见效。延迟见效或完全无效时提示患者并非患冠心病或患严重的冠心病,也可能所含的药物已失效或未溶解,如属后者可嘱患者轻轻嚼碎药物继续含化。长期反复应用可因产生耐药性而效力减低,停用 10 天以上可恢复有效性。近年还有喷雾剂和胶囊制剂,能达到更迅速起效的目的。不良反应有头昏、头胀痛、头部跳动感、面红、心悸等,偶尔有血压下降,因此第一次用药时,患者宜取平卧位,必要时吸氧。

(2)硝酸异山梨酯(消心痛):可用 5～20 mg,舌下含化,2～5 分钟见效,作用维持 2～3 小时。或用喷雾剂喷到口腔两侧黏膜上,每次 1.25 mg,1 分钟见效。

(3)亚硝酸异戊酯:为极易气化的液体,盛于小安瓿内,每安瓿 0.2 mL,用时以小手帕包裹敲碎,立即盖于鼻部吸入。作用快而短,在 10～15 秒开始,几分钟即消失。本药作用与硝酸甘油相同,但其降低血压的作用更明显,有引起晕厥的可能,目前临床多不推荐使用。同类制剂还有亚硝酸辛酯。

在应用上述药物的同时,可考虑用镇静药。

(二)缓解期的治疗

宜尽量避免各种已确知足以诱致发作的因素。调节饮食,特别是一次进食不应过饱,禁绝烟酒。调整日常生活与工作量;减轻精神负担;保持适当的体力活动,以不致发生疼痛症状为度;血脂质异常者积极调整血脂;一般不需卧床休息。在初次发作(初发型)或发作增多、加重(恶化型),或卧位型、变异型、中间综合征、梗死后心绞痛等,疑为心肌梗死前奏的患者,应休息一段时间。

使用作用持久的抗心绞痛药物,应防止心绞痛发作,单独选用、交替应用或联合应用下列作用持久的药物。

1.硝酸酯制剂

(1)硝酸异山梨酯:①硝酸异山梨酯,口服后半小时起作用,持续 12 小时,常用量为 10～20 mg/4～6 h,初服时常有头痛反应,可将单剂改为 5 mg,以后逐渐加量。②单硝酸异山梨酯(异乐定),口服后吸收完全,解离缓慢,药效达 8 小时,常用量为 20～40 mg/8～12 h。近年倾向于应用缓释制剂以减少服药次数,硝酸异山梨酯的缓释制剂 1 次口服作用持续 8 小时,可用 20～60 mg/8 h,单硝酸异山梨酯的缓释制剂用量为 50 mg,每天 1～2 次。

(2)长效硝酸甘油制剂:①硝酸甘油缓释制剂。口服后使硝酸甘油部分药物得以逃逸肝脏代谢,进入体循环而发挥其药理作用。一般服后半小时起作用,时间可长达 8～12 小时,常用剂量为 2.5 mg,每天 2～3 次。②硝酸甘油软膏和贴片制剂。前者为 2% 软膏,均匀涂于皮肤上,每次直径 2～5 厘米,涂药 60～90 分钟起作用,维持 4～6 小时;后者每贴含药 20 mg,贴于皮肤上 1 小时起作用,维持 12～24 小时。胸前或上臂皮肤为最合适于涂或贴药的部位,可预防夜间心绞痛。

青光眼、颅内压增高、低血压或休克者不宜选用本类药物。

2.β 肾上腺素能受体阻滞剂(β 受体阻滞剂)

β 受体有 $β_1$ 和 $β_2$ 两个亚型。心肌组织中 $β_1$ 受体占主导地位,而支气管和血管平滑肌中以 $β_2$ 受体为主。所有 β 受体阻滞剂对两型 β 受体都能抑制,但有些制剂对心脏有选择性作用。它们具有阻断拟交感胺类对心率和心收缩力受体的刺激的作用,可减慢心率,降低血压,减低心肌收缩力和氧耗量,从而缓解心绞痛的发作。此外,还能减低运动时血流动力的反应,使同一运动量水平心肌耗氧量减少;使不缺血的心肌区小动脉(阻力血管)缩小,从而使更多的血液通过极度扩张的侧支循环(输送血管)流入缺血区。国外学者建议用量要大。不良反应有心室射血时间延长和心脏容积增加,这虽可能使心肌缺血加重或引起心力衰竭,但其使心肌耗氧量减少的作用远超过其不良反应。常用制剂有以下几种。

(1)普萘洛尔(心得安):每天 3～4 次,开始时每次 10 mg,逐步增加剂量,达每天 80～200 mg;其缓释制剂用 160 mg,1 次/天。

(2)氧烯洛尔(心得平):每天 3～4 次,每次 20～40 mg。

(3)阿普洛尔(心得舒):每天 2～3 次,每次 25～50 mg。

(4)吲哚洛尔(心得静):每天 3～4 次,每次 5 mg,逐步增至 60 mg/d。

(5)索他洛尔(心得怡):每天 2～3 次,每次 20 mg,逐步增至 200 mg/d。

(6)美托洛尔(美多心安):每天 2 次,每次 25～50 mg;其缓释制剂用 100～200 mg,1 次/天。

(7)阿替洛尔(氨酰心安):每天 2 次,每次 12.5～25 mg。

(8)醋丁洛尔(醋丁酰心安):每天 200～400 mg,分 2～3 次服。

(9)纳多洛尔(康加多尔):每天 1 次,每次 40～80 mg。

(10)噻吗洛尔(噻吗心安):每天 2 次,每次 5～15 mg。

本类药物可引起心动过缓、降低血压、抑制心肌收缩力、引起支气管痉挛,有些长期应用可以引起血脂增高,故选用药物时和用药过程中要加以注意和观察。新的一代制剂中赛利洛尔具有心脏选择性 β_1 受体阻滞作用,同时部分激动 β_2 受体。其减缓心率的作用较轻,甚至可使夜间心率增快;有轻度兴奋心脏的作用;有轻度扩张支气管平滑肌的作用;可使血胆固醇、低密度脂蛋白和甘油三酯降低而高密度脂蛋白胆固醇增高;使纤维蛋白降低而纤维蛋白原增高;长期应用对血糖无影响,因而更适用于老年冠心患者。剂量为 200～400 mg,每天 1 次。我国患者对降受体阻滞剂的耐受性较差,宜用低剂量。

β受体阻滞剂可与硝酸酯合用,但要注意:①β受体阻滞剂可与硝酸酯有协同作用,因此剂量应偏小,开始剂量一定要减小,以免引起直立性低血压等不良反应。②停用β受体阻滞剂时应逐步减量,突然停用有诱发心肌梗死的可能。③心功能不全、支气管哮喘及心动过缓者不宜用。由于其有减慢心律的不良反应,因此限制了剂量的加大。

3.钙通道阻滞剂亦称钙拮抗剂

此类药物抑制钙离子进入细胞内,也抑制心肌细胞兴奋,收缩耦联中钙离子的利用。因此抑制心肌收缩,减少心肌耗氧;扩张冠状动脉,解除冠状动脉痉挛,改善心内膜下心肌的血供;扩张周围血管,降低动脉压,减轻心脏负荷;降低血液黏度,抗血小板聚集,改善心肌的微循环。常用制剂如下。

(1)苯烷胺衍生物:最常用的是维拉帕米(异搏定)80～120 mg,每天 3 次;其缓释制剂 240～480 mg,每天 1 次。不良反应有头晕、恶心、呕吐、便秘、心动过缓、PR 间期延长、血压下降等。

(2)二氢吡啶衍生物:①硝苯地平(心痛定)40～80 mg,每 4～8 小时 1 次口服;舌下含用 3～5 分钟后起效;其缓释制剂用量为 240 mg,每天 1 次。②氨氯地平(络活喜)5～10 mg,每天1次。③尼卡地平10～30 mg,每天 3～4 次。④尼索地平 10～20 mg,每天 2～3 次。⑤非洛地平(波依定)5～20 mg,每天 1 次。⑥伊拉地平 2.5～10 mg,每 12 小时 1 次。

本类药物的不良反应有头痛、头晕、乏力、面部潮红、血压下降、心率增快、下肢水肿等,也可有胃肠道反应。

（3）苯噻氮䓬衍生物：最常用的是地尔硫䓬（恬尔心、合心爽），30～60 mg，每天 3 次；其缓释制剂用量为 45～90 mg，每天 2 次。

不良反应有头痛、头晕、皮肤潮红、下肢水肿、心率减慢、血压下降、胃肠道不适等。

钙通道阻滞剂治疗变异型心绞痛的疗效最好。本类药可与硝酸酯同服，其中二氢吡啶衍生物类如硝苯地平尚可与 β 阻滞剂同服，但维拉帕米和地尔硫䓬与 β 阻滞剂合用时则有过度抑制心脏的危险。停用本类药时也宜逐渐减量然后停服，以免发生冠状动脉痉挛。

4.冠状动脉扩张剂

冠状动脉扩张剂为能扩张冠状动脉的血管扩张剂，理论上能增加冠状动脉的血流，改善心肌的血供，缓解心绞痛。但由于冠心病时冠状动脉病变情况复杂，有些血管扩张剂如双嘧达莫，可能扩张无病变或轻度病变的动脉较扩张重度病变的动脉更为显著，减少侧支循环的血流量，引起所谓的"冠状动脉窃血"，增加了正常心肌的供血量，但使缺血心肌的供血量减少，因此不再用于治疗心绞痛。目前仍用的有以下几种。

（1）吗多明：1～2 mg，每天 2～3 次，不良反应有头痛、面红、胃肠道不适等。

（2）胺碘酮：100～200 mg，每天 3 次，也用于治疗快速心律失常，不良反应有胃肠道不适、药疹、角膜色素沉着、心动过缓、甲状腺功能障碍等。

（3）乙氧黄酮：30～60 mg，每天 2～3 次。

（4）卡波罗孟：75～150 mg，每天 3 次。

（5）奥昔非君：8～16 mg，每天 3～4 次。

（6）氨茶碱：100～200 mg，每天 3～4 次。

（7）罂粟碱：30～60 mg，每天 3 次。

（三）中医中药治疗

根据中医辨证论治，采用治标和治本两法。所谓治标，主要在疼痛期应用，是以"通"为主的方法，有活血、化瘀、理气、通阳、化痰等法；所谓治本，一般在缓解期应用，以调整阴阳、脏腑、气血为主，有补阳、滋阴、补气血、调理脏腑等法。其中以"活血化瘀"法（常用丹参、红花、川芎、蒲黄、郁金等）和"芳香温通"法（常用苏合香丸、苏冰滴丸、宽胸丸、保心丸、麝香保心丸等）最为常用。此外，针刺或穴位按摩治疗也有一定疗效。

（四）其他药物和非药物治疗

右旋糖酐 40 或羟乙基淀粉注射液，250～500 mL/d，静脉滴注 14～30 日为一疗程，作用为改善微循环的灌流，可能改善心肌的血流灌注，可用于心绞痛的频繁发作。高压氧治疗增加全身的氧供应，可使顽固的心绞痛得到改善，但疗效不易巩固。体外反搏治疗可能增加冠状动脉的血供，也可考虑应用。兼有早期心力衰竭者，在治疗心绞痛的同时宜用快速作用的洋地黄类制剂。鉴于不稳定型心绞痛的病理基础是在原有冠状动脉粥样硬化病变上发生冠状动脉内膜下出血、斑块破裂、血小板或纤维蛋白凝集而形成血栓，近年对之采用抗凝血、溶血栓和抗血小板药物治疗，收到了较好的效果。

（五）冠状动脉介入性治疗

1.经皮冠状动脉腔内成形术（PTCA）

其指用带球囊的心导管经周围动脉送到冠状动脉，在导引钢丝的引导下进入狭窄部位，向球囊内注入造影剂使之扩张,在有适应证的患者中可收到与外科手术治疗同样的效果。过去认为理想的适应证为以下几点。

(1)心绞痛病程(<1年)药物治疗效果不佳,患者失健。

(2)一支冠状动脉病变,且病变在近端,无钙化或痉挛。

(3)有心肌缺血的客观证据。

(4)患者有较好的左心室功能和侧支循环。无法行 PTCA 或施行本术如不成功须作紧急主动脉-冠状动脉旁路移植手术。

近年随着技术的改进、经验的累积,手术适应证已扩展到:①治疗多支或单支多发病变。②治疗近期完全闭塞的病变,包括发病 6 小时内的急性心肌梗死。③治疗病情初步稳定 2～3 周后的不稳定型心绞痛。④治疗主动脉-冠状动脉旁路移植术后血管狭窄。无血供保护的左冠状动脉主干病变为用本手术治疗的禁忌。本手术即时成功率在 90% 左右,但术后 3～6 个月,25%～35%患者可再发生狭窄。

2.冠状动脉内支架安置术

其指以不锈钢、钴合金或钽等金属和高分子聚合物制成的筛网状、含槽的管状和环绕状的支架,通过心导管置入冠状动脉,支架自行扩张或借球囊膨胀作用使其扩张,支撑在血管壁上,从而维持血管内血流畅通。其用于:①改善 PTCA 的疗效,降低再狭窄的发生率,尤其适于 PTCA 扩张效果不理想者。②PTCA 术时由于冠状动脉内膜撕脱、血管弹性而回缩、冠状动脉痉挛或血栓形成而出现急性血管闭塞者。③慢性病变冠状动脉近于完全阻塞者。④旁路移植血管段狭窄者。⑤急性心肌梗死者。

术后采用抗血小板治疗以预防支架内血栓形成,目前认为新一代的抗血小板制剂血小板 GP Ⅱb/Ⅲ 受体阻滞剂有较好效果,可用阿昔单抗静脉注射,0.25 mg/kg,然后静脉滴注 10 μg/kg/h,共12 小时;或依替巴肽静脉注射,180 μg/kg,然后静脉滴注每分钟2 μg/kg,共 96 小时;或替罗非班,静脉滴注每分钟0.4 μg/kg,共 30 分钟,然后每分钟 0.1 μg/kg,滴注48 小时。口服制剂有珍米罗非班 5～20 mg,每天 2 次等。也可口服常用的抗血小板药物如阿司匹林、双嘧达莫、噻氯吡啶或较新的氯吡格雷等。

3.其他介入性治疗

其他介入性治疗尚有冠状动脉斑块旋切术、冠状动脉斑块旋切吸引术、冠状动脉斑块旋磨术、冠状动脉激光成形术等,这些在 PTCA 的基础上发展的方法,期望使冠状动脉再通更好,使再狭窄的发生率降低。近年还有用冠状动脉内超声、冠状动脉内放射治疗的介入性方法,其结果有待观察。

(六)运动锻炼疗法

谨慎安排进度适宜的运动锻炼有助于促进侧支循环的发展,提高体力活动的耐受量,改善症状。

(七)不稳定型心绞痛的处理

各种不稳定型心绞痛的患者均应住院卧床休息,在密切监护下进行积极的内科治疗,尽快控制症状和防止发生心肌梗死。须取血测血清心肌酶和观察心电图变化以排除急性心肌梗死,并注意胸痛发作时的 ST 段改变。胸痛时可先含硝酸甘油 0.3～0.6 mg,如反复发作可舌下含硝酸异山梨酯5～10 mg,每2小时1次,必要时加大剂量,以收缩压不过于下降为度,症状缓解后改为口服。如无心力衰竭可加用β受体阻滞剂和(或)钙通道阻滞剂,剂量可偏大些。对胸痛严重而频繁或难以控制者,可静脉滴注硝酸甘油1 mg溶于5％葡萄糖液50～100 mL中,开始时10～20 μg/min,需要时逐步增加至100～200 μg/min;也可用硝酸异山梨酯10 mg溶于5％葡萄糖100 mL中,以30～100 μg/min静脉滴注。对发作时ST段抬高或有其他证据提示其发作主要由冠状动脉痉挛引起者,宜用钙通道阻滞剂取代β受体阻滞剂。鉴于本型患者常有冠状动脉内粥样斑块破裂、血栓形成、血管痉挛及血小板聚集等病变基础,近年主张用阿司匹林口服和肝素,或低分子肝素皮下或静脉内注射以预防血栓形成。情况稳定后行选择性冠状动脉造影,考虑介入或手术治疗。

八、护理

(一)护理评估

1.病史

询问有无高血压、高脂血症、吸烟、糖尿病、肥胖等危险因素,以及劳累、情绪激动、饱食、寒冷、吸烟、心动过速、休克等诱因。

2.身体状况

其主要评估胸痛的特征,包括诱因、部位、性质、持续时间、缓解方式及心理感受等。典型心绞痛的特征为:①发作在劳力等诱因的当时。②疼痛部位在胸骨体上段或中段之后,可波及心前区约手掌大小范围,甚至横贯前胸,界限不清晰,常放射至左肩臂内侧达无名指和小指,或至颈、咽、下颌部。③疼痛性质为压迫、紧缩性闷痛或烧灼感,偶伴濒死感,迫使患者立即停止原来的活动,直至症状缓解。④疼痛一般持续3～5分钟,经休息或舌下含化硝酸甘油,几分钟内缓解,可数天或数周发作1次,或一日发作多次。⑤发作时多有紧张或恐惧,发作后有焦虑、多梦。

发作时体检常有心率加快、血压升高、面色苍白、冷汗,部分患者有暂时性心尖部收缩期杂音、舒张期奔马律、交替脉。

3.实验室及其他检查

(1)心电图检查:主要是在以R波为主的导联上的ST段和T波异常等。

(2)心电图负荷试验:通过增加心脏负荷及心肌氧耗量,激发心肌缺血性ST-T改变,有助于临床诊断和疗效评定。常用的方法有饱餐试验、双倍阶梯运动试验及次极量运动试验(蹬车运动试验、活动平板运动试验)等。

(3)动态心电图:可以连续24小时记录心电图,观察缺血时的ST-T改变,有助于诊断、观察药物治疗效果及有无心律失常。

(4)超声波检查:二维超声显示左主冠状动脉及分支管腔可能变窄,管壁不规则增厚及回声增强。心绞痛发作时或运动后局部心肌运动幅度减低或无运动及心功能减低。超声多普勒于二尖瓣上取样,可测出舒张早期血液速度减低,舒张末期流速增加,表示舒张早期心肌顺应性减低。

(5)X射线检查:冠心病患者在合并有高血压病或心功能不全时,可有心影扩大、主动脉弓屈曲延长;心衰严重时,可合并肺充血改变;有陈旧心肌梗死合并室壁瘤时,X射线下可见心室反向搏动(记波摄影)。

(6)放射性核素检查:静脉注射^{201}Tl,心肌缺血区不显像。^{201}Tl 运动试验以运动诱发心肌缺血,可使休息时无异常表现的冠心病患者呈现不显像的缺血区。

(7)冠状动脉造影:可发现中动脉粥样硬化引起的狭窄性病变及其确切部位、范围和程度,并能估计狭窄处远端的管腔情况。

(二)护理目标

(1)患者主诉胸痛次数减少,程度减轻。

(2)患者能够掌握活动规律并保持最佳活动水平,表现为活动后不出现心律失常和缺氧表现。心率、血压、呼吸维持在预定范围。

(3)患者能够运用有效的应对机制减轻或控制焦虑。

(4)患者能了解本病防治常识,说出所服用药物的名称、用法、作用和不良反应。

(5)无并发症发生。

(三)护理措施

1.一般护理

(1)患者应卧床休息,避免突然用力的动作,饭后不宜进行体力活动,避免精神紧张、情绪激动、受寒、饱餐及吸烟酗酒,宜少量多餐,用清淡饮食,不宜进含动物脂肪及高胆固醇的食物。

对有恐惧和焦虑心理的患者,应向患者解释冠心病的性质,只要注意生活保健,坚持治疗,可以防止病情发展;对情绪不稳者,可适当应用镇静剂。

(2)保持大小便通畅,做好皮肤及口腔的护理。

2.病情观察与护理

(1)不稳定型心绞痛患者应放监护室予以监护,密切观察病情和心电图变化,记录胸痛持续的时间、次数,并注意观察硝酸盐类等药物的不良反应。发现异常及时报告医师,并协助进行相应的处理。

(2)患者心绞痛发作时,嘱其安静卧床休息,做心电图检查,观察其 ST-T 的改变,并给予舌下含化硝酸甘油 0.6 mg,吸氧。对有频繁发作的心绞痛或属自发型心绞痛的患者,疼痛持续 15~30 分钟仍未缓降,需提高警惕,用心电监护观察是否发展为心肌梗死。如有上述变化,应及时报告医师。

(四)健康教育

(1)向患者及家属讲解有关疾病的病因及诱发因素,防止过度脑力劳动,适当参加体力活动;合理搭配饮食结构,肥胖者需限制饮食;戒烟酒。积极防治高血压、高脂血症和糖尿病。有上述疾病家族史的青年,应早期注意血压及血脂变化,争取早期发现,及时治疗。

(2)心绞痛症状控制后,应坚持服药治疗。避免心绞痛发作的诱因。对不经常发作者,需鼓励做适当的体育锻炼如散步、打太极拳等,这样有利于冠状动脉侧支循环的建立。随身携带硝酸甘油片或亚硝酸异戊酯等药物,以备心绞痛发作时自用。

(3)出院时指导患者根据病情调整饮食结构,坚持医师、护士建议的合理化饮食。教会家属正确测量血压、脉搏、体温的方法。教会患者及家属识别与自身有关的诱发因素,如吸烟、情绪激动等。

（4）出院带药，给患者提供有关的书面材料，指导患者正确用药。

（5）叮嘱患者门诊随访知识。

第二节 心肌炎

心肌炎常是全身性疾病在心肌上的炎症性表现，由于心肌病变范围大小及病变程度不同，轻者可无临床症状，严重可致猝死，诊断及时并经适当治疗者可完全治愈，迁延不愈者，可形成慢性心肌炎或导致心肌病。

一、病因与发病机制

(一)病因

细菌性白喉杆菌、溶血性链球菌、肺炎双球菌、伤寒杆菌等，病毒如柯萨奇病毒、艾柯病毒、肝炎病毒、流行性出血热病毒、流感病毒、腺病毒等，其他如真菌、原虫等均可致心肌炎。目前以病毒性心肌炎较常见。

致病条件因素：①过度运动。运动可致病毒在心肌内复制加剧，加重心肌炎症和坏死。②细菌感染。细菌和病毒混合感染时，可能起协同致病作用。③妊娠。妊娠可以增强病毒在心肌内的繁殖，围产期心肌病则可能由病毒感染所致。④其他。营养不良、高热寒冷、缺氧、过度饮酒等，均可诱发病毒性心肌炎。

(二)发病机制

根据动物实验、临床与病毒学、病理观察，发现有以下两种机制。

1.病毒直接作用

实验中，将病毒注入血循环后可致心肌炎。在急性期，主要在起病9天以内，患者或动物的心肌中可分离出病毒，病毒荧光抗体检查结果阳性，或在电镜检查时发现病毒颗粒。病毒感染心肌细胞后产生溶细胞物质，使细胞溶解心肌间质增生、水肿及充血。

2.免疫反应

病毒性心肌炎起病9天后心肌内已不能再找到病毒，但心肌炎病变仍继续；有些患者病毒感染的其他症状轻微而心肌炎表现颇为严重；还有些患者心肌炎的症状在病毒感染其他症状开始一段时间以后方出现；有些患者的心肌中可能发现抗原抗体复合体。以上都提示免疫机制的存在。

(三)病理改变

病变范围大小不一，可为弥漫性或局限性。随着病程的发展，心肌炎可分为急性或慢性。病变较重者肉眼见心肌非常松弛，呈灰色或黄色，心腔扩大。病变较轻者在大体检查时无发现，仅在显微镜下有所发现，可以诊断，而病理学检查必须在多个部位切片方可使病变免于遗漏。在显微镜下，心肌纤维之间与血管四周的结缔组织中可发现细胞浸润，以单核细胞为主。心肌细胞可有变性、溶解或坏死。病变如在心包下区则可合并心包炎，成为病毒性心包心肌炎。病变可涉及心肌与间质，也可涉及心脏的起搏与传导系统如窦房结、房室结、房室束和束支，成为心律失常的发病基础。病毒的毒力越强，病变范围越广。在实验性心肌炎中，可见到心肌坏死之后由纤维组织替代。

二、临床表现

临床表现取决于病变的广泛程度与部位。重者可致猝死,轻者几无症状。老幼均可发病,但年轻人较易发病,男多于女。

(一)症状

心肌炎的症状可能出现于原发的症状期或恢复期。如在原发病的症状期出现,其表现可被原发病掩盖。多数患者在发病前有发热、全身酸痛、咽痛、腹泻等症状,反映全身性病毒感染,但也有部分患者原发病症状轻而不显著,须仔细追问方被注意到,而心肌炎症状则比较显著。心肌炎患者常诉胸闷、心前区隐痛、心悸、乏力、恶心、头晕。临床上诊断的心肌炎中,90%左右以心律失常为主诉或首见症状,其中少数患者可由此而发生昏厥或阿-斯综合征。极少数患者起病后发展迅速,出现心力衰竭或心源性休克。

(二)体征

1.心脏扩大

轻者心脏不扩大,一般有暂时性扩大,不久即恢复。心脏扩大显著反映心肌炎广泛而严重。

2.心率改变

心率增速与体温不相称,或心率异常缓慢,均为心肌炎的可疑征象。

3.心音改变

心尖区第一音可减低或分裂。心音可呈胎心样。心包摩擦音的出现反映有心包炎存在。

4.杂音

杂音可见于与发热程度不平行的心动过速,心尖区可能有收缩期吹风样杂音或舒张期杂音,前者由发热、贫血、心腔扩大所致,后者见于左室扩大造成相对性左房室瓣狭窄。杂音响度都不超过三级。心肌炎好转后即消失。

5.心律失常

心律失常极常见,各种心律失常都可出现,以房性与室性期前收缩最常见,其次为房室传导阻滞。此外,心房颤动、病态窦房结综合征均可出现。心律失常是猝死的原因之一。

6.心力衰竭

重症弥漫性心肌炎患者可出现急性心力衰竭,属于心肌泵血功能衰竭,左右心同时发生衰竭,引起心排血量过低,故除一般心力衰竭表现外,易合并心源性休克。

三、辅助检查

(一)心电图

心电图异常的阳性率高,且心电图为诊断的重要依据,起病后心电图可由正常突然变为异常,随感染的消退而消失。主要表现有 ST 段下移,T 波低平或倒置,特别是室性心律失常和房室传导阻滞等。

(二)X 射线检查

由于病变范围及病变严重程度不同,放射线检查亦有较大差别,1/3～1/2 的心脏扩大,多为轻中度扩大,明显扩大者多伴有心包积液,心影呈球形或烧瓶状,心搏动减弱。局限性心肌炎或病变较轻者,心界可完全正常。

(三)血液检查

白细胞计数在病毒性心肌炎可正常、偏高或降低,血沉大多正常,亦可稍增快,C反应蛋白大多增高,GOT、GPT、LDH、CPK正常或升高,慢性心肌炎多在正常范围。有条件者可做病毒分离或抗体测定。

四、诊断

病毒性心肌炎的诊断必须建立在有心肌炎的证据和病毒感染的证据的基础上。胸闷、心悸常可提示心脏波及,心脏扩大、心律失常或心力衰竭为心脏明显受损的表现,心电图上ST-T改变与异位心律或传导障碍反映心肌病变的存在。病毒感染的证据有以下各点:①有发热、腹泻或流感症状,发生后不久出现心脏症状或心电图变化。②血清病毒中和抗体测定阳性结果,由于柯萨奇AB病毒最为常见,通常检测此组病毒的中和抗体,在起病早期和2～4周各取血标本1次,如2次抗体效价示4倍上升或其中1次不小于1：640,可作为近期感染该病毒的依据。③咽、肛拭病毒分离,如阳性则有辅助意义,有些正常人也可阳性,其意义须与阳性中和抗体测定结果相结合。④用聚合酶链反应法从粪便、血清或心肌组织中检出病毒RNA。⑤心肌活检,从取得的活组织做病毒检测,病毒学检查对心肌炎的诊断有帮助。

五、治疗

应卧床休息,以减轻组织损伤,加速病变恢复。伴有心律失常,应卧床休息2～4周,然后逐渐增加活动量,严重心肌炎伴有心脏扩大者,应休息6个月至1年,直到临床症状完全消失,心脏大小恢复正常。应用免疫抑制剂,激素的应用尚有争论,但重症心肌炎伴有房室传导阻滞,心源性休克心功能不全者均可应用激素。常用泼的松,40～60 mg/d,病情好转后逐渐减量,6周1个疗程。必要时亦可用氢化可的松或地塞米松,静脉给药。心肌炎对洋地黄耐受性差,慎用。心力衰竭者可用强心、利尿、血管扩张剂。心律失常者同一般心律失常的治疗。

六、病情观察

(1)定时测量体温、脉搏,体温与脉率增速不成正比。

(2)密切观察患者呼吸频率、节律的变化,及早发现是否心功能不全。

(3)定时测量血压,观察记录尿量,以及早判断有无心源性休克的发生。

(4)急性期密切观察心率与心律,及早发现有无心律失常,如室性期前收缩、不同程度的房室传导阻滞等,严重者可出现急性心力衰竭、心律失常等。

七、对症护理

(一)心悸、胸闷

保证患者休息,急性期卧床。按医嘱及时使用改善心肌营养与代谢的药物。

(二)心律失常

急性病毒性心肌炎患者引起四度房室传导阻滞或窦房结病变引起窦房传导阻滞、窦房停搏而致阿-斯综合征者,应就地进行心肺复苏,并积极配合医师进行药物治疗或紧急做临时心脏起搏处理。

(三)心力衰竭

按心力衰竭护理常规护理。

八、护理措施

(1)遵医嘱给予氧气吸入,药物治疗。须注意心肌炎时心肌细胞对洋地黄的耐受性较差,应用洋地黄时应特别注意其毒性反应。

(2)休息与活动:反复向患者解释急性期卧床休息可减轻心脏负荷,减少心肌耗氧量,有利于心功能的恢复,防止病情恶化或转为慢性病程。患者急性期常需卧床2~3个月,待症状、体征和实验室检查恢复后,方可逐渐增加活动量。

(3)心理护理:告诉患者体力恢复需要一段时间,不要急于求成。当活动耐力有所增加时,应及时给予鼓励。对不愿意活动或害怕活动的患者,应给予心理疏导,督促患者完成范围内的活动量,恢复期仍应限制活动3~6个月。

(4)病情观察:急性期严密监测患者的体温、心率、心律、血压的变化,发现心率突然变慢、血压偏低、频发期前收缩、房室传导阻滞应及时报告。观察患者有无脉速、易疲劳、呼吸困难、烦躁及肺水肿的表现。

(5)活动中监测:病情稳定后,与患者及家属一起制订并实施每天活动计划,严密监测活动时心率、心律、血压变化,若活动后出现胸闷、心悸、呼吸困难、心律失常等,应停止活动,以此作为限制最大活动量的适应证。

九、健康教育

(1)讲解充分休息的必要性及心肌营养药物的作用。指导患者进食高蛋白、富含维生素、易消化饮食,尤其是补充富含维生素 C 的食物如新鲜蔬菜、水果,以促进心肌代谢与修复;戒烟酒。

(2)告诉患者该病经积极治疗后多数可以痊愈,少数可留有心律失常后遗症,极少数患者在急性期因严重心律失常、急性心力衰竭和心源性休克而死亡,有部分患者演变成慢性心肌炎。

(3)积极预防感冒,避免受凉及接触传染源,恢复期每天有一定时间的户外活动以适应环境,但不宜过多,增强体质,注意保暖。

(4)积极治疗和消除细菌感染灶,如慢性扁桃体炎、慢性鼻窦炎、中耳炎等。

(5)遵医嘱按时服药,定期复查。

(6)教会患者及家属测脉搏、节律,发现异常或有胸闷、心悸等不适应症状及时复诊。

第三节　急性心包炎

急性心包炎为心包脏层和壁层的急性炎症,可由细菌、病毒、自身免疫、物理因素、化学因素等引起。主要病因为风湿热、结核及细菌性感染。近年来,病毒感染、肿瘤、尿毒症及心肌梗死性心包炎发病率明显增多。本病分为纤维蛋白性和渗出性两种。

一、病因

(一)感染性心包炎

其以细菌感染最为常见,尤其是结核菌和化脓菌感染,其他感染源有病毒、肺炎支原体、真菌和寄生虫等。

（二）非感染性心包炎

其以风湿性心包炎为最常见，其他有心肌梗死、尿毒症性、结缔组织病性、变态反应性、肿瘤性、放射线性和乳糜性等心包炎。临床上以结核性、风湿性、化脓性和急性非特异性心包炎较为多见。

二、临床表现

（一）心前区疼痛

其为主要症状，多见于急性非特异性心包炎和感染性心包炎，可位于心前区，放射到颈部、左肩、左臂及左肩胛骨。疼痛也可呈压榨样。

（二）呼吸困难

其为心包积液时最突出的症状。严重时可有端坐呼吸，身体前倾，呼吸浅速，面色苍白、发绀。

（三）心包摩擦音

其为正常特异性征象，以胸骨左缘第3、第4肋间听诊最为明显。渗出性心包炎心脏叩诊浊音界向两侧增大为绝对浊音区，心律快，心尖冲动弱，心音低而遥远，大量心包积液时可出现心包积液征。可出现奇脉、颈静脉怒张、肝大、腹腔积液及下肢水肿等。

三、诊断要点

根据心前区疼痛、呼吸困难、全身中毒症状，以及心包摩擦音、心音遥远等临床征象，结合心电图、X射线表现和超声心动图等检查便可确诊。

四、治疗

结核性心包炎应给予抗结核治疗，总疗程不少于半年至1年；化脓性心包炎除使用足量、有效的抗生素，应早期施行心包切开引流术；风湿性心包炎主要是抗风湿治疗；急性非特异性心包炎目前常采用抗生素及皮质激素合并治疗；心包渗液较多且心脏受压明显者可行心包穿刺，以解除心包填塞症状。

五、评估要点

（一）一般情况

观察生命体征有无异常，询问有无过敏史、家族史，有无发热、消瘦等，了解患者对疾病的认识。

（二）专科情况

（1）呼吸困难的程度、肺部啰音的变化。

（2）心前区疼痛的性质、部位及其变化，是否可闻及心包摩擦音。

（3）是否有颈静脉怒张、肝大、下肢水肿等心功能不全的表现。

（4）是否有心包积液征：左肩胛骨下出现浊音及左肺受压时引起的支气管呼吸音。心脏叩诊的性质。

（三）实验室及其他检查

1.心电图

改变主要由心外膜下心肌受累引起，常规导联出现弓背向下的ST段抬高，T波倒置；心包渗液时可有 QRS 波群低电压。

2.超声心动图

其为简而易行的可靠方法,可见液性暗区。

3.心包穿刺

其可证实心包积液的存在,并进一步确定积液的性质及治疗药物,主要适用于心脏压塞和未能明确病因的渗出性心包炎。

六、护理诊断

(一)气体交换受损

气体交换受损与肺淤血、肺或支气管受压症有关。

(二)疼痛

心前区痛与心包炎有关。

(三)体温过高

体温过高与细菌、病毒等导致的急性炎症反应有关。

(四)活动无耐力

活动无耐力与心排血量减少有关。

七、护理措施

(1)给予氧气吸入,让患者充分休息,保持情绪稳定,注意防寒保暖,防止呼吸道感染。

(2)给予高热量、高蛋白、富含维生素易消化饮食,限制钠盐摄入。

(3)帮助患者采取半卧位或前倾坐位,保持舒适。

(4)记录心包抽液的量、性质,按要求留标本送检。

(5)控制输液滴速,防止加重心脏负荷。

(6)加强巡视,及早发现心包填塞的症状,如心动过速、血压下降等。

(7)遵医嘱给予抗菌、抗结核、抗肿瘤等药物治疗,密切观察药物不良反应。

(8)应用止痛药物时,观察止痛药物的疗效。

八、应急措施

出现心包压塞征象时,保持患者平卧位;迅速建立静脉通路,遵医嘱给予升压药;密切观察生命体征的变化,准备好抢救物品;配合医师做好紧急心包穿刺。

九、健康教育

(1)嘱患者应注意充分休息,避免剧烈运动,加强营养。注意防寒保暖,防止呼吸道感染。

(2)告诉患者应坚持足够疗程的药物治疗,勿擅自停药。

(3)对缩窄性心包炎的患者应讲明行心包剥离术的重要性,解除其顾虑,使其尽早接受手术治疗。

第四节　感染性心内膜炎

感染性心内膜炎为心脏内膜表面的微生物感染,伴赘生物形成。赘生物为大小不等、形状不一的血小板和纤维素团块,内含大量微生物和少量炎性细胞。瓣膜为最常受累部位,但感染也可发生在间隔缺损部位、腱索或心壁内膜。其根据病程分为急性和亚急性。①急性感染性心内膜炎的特征:中毒症状明显;病程进展迅速,数天至数周引起瓣膜破坏;感染迁移多见;病原体主要为金黄色葡萄球菌。②亚急性感染性心内膜炎的特征:中毒症状轻;病程数周至数月;感染迁移少见;病原体以草绿色链球菌多见,其次为肠球菌。

感染性心内膜炎又可分为自体瓣膜、人工瓣膜和静脉药瘾者的心内膜炎。

一、自体瓣膜心内膜炎

(一)病因及发病机制

1.病因

链球菌和葡萄球菌分别占自体瓣膜心内膜炎病原微生物的65%和25%。急性自体瓣膜心内膜炎主要由金黄色葡萄球菌引起,少数由肺炎球菌、淋球菌、A族链球菌和流感杆菌等所致。亚急性自体瓣膜心内膜炎最常见的致病菌是草绿色链球菌,其次为D族链球菌、表皮葡萄球菌,其他细菌较少见。

2.发病机制

(1)亚急性病例至少占2/3,发病与下列因素有关。①血流动力学因素:亚急性者主要发生于器质性心脏病,首先为心脏瓣膜病,尤其是二尖瓣和主动脉瓣;其次为先天性心血管病,如室间隔缺损、动脉导管未闭、法洛氏四联症和主动脉瓣缩窄。赘生物常位于血流从高压腔经病变瓣口或先天缺损至低压腔产生高速射流和湍流的下游,可能与这些部位的压力下降和内膜灌注减少,有利于微生物沉积和生长有关。高速射流冲击心脏或大血管内膜处而致局部损伤,易于感染。②非细菌性血栓性心内膜炎病变:当心内膜的内皮受损,暴露其下结缔组织的胶原纤维时,血小板在该处聚集,形成血小板微血栓和纤维蛋白沉着,成为结节样无菌性赘生物,称非细菌性血栓性心内膜病变,是细菌定居瓣膜表面的重要因素。③短暂性菌血症:各种感染或细菌寄居的皮肤黏膜的创伤常导致暂时性菌血症,循环中的细菌若定居在无菌性赘生物上,即可发生感染性心内膜炎。④细菌感染无菌赘生物:取决于发生菌血症之频度和循环中细菌的数量、细菌黏附于无菌性赘生物的能力。草绿色链球菌从口腔进入血流的机会较大,黏附力强,因此成为亚急性感染性心内膜炎的最常见致病菌。

细菌定居后迅速繁殖,促使血小板进一步聚集和纤维蛋白沉积,感染赘生物增大。当赘生物破裂时,细菌又被释放,进入血流。

(2)急性自体瓣膜心内膜炎发病机制尚不清楚,其主要累及正常心瓣膜,主动脉瓣常受累。病原菌来自皮肤、肌肉、骨骼或肺等部位的活动感染灶。循环中细菌量大,细菌毒力强,具有高度侵袭性和黏附于内膜的能力。

(二)临床表现

1.症状

从暂时的菌血症至出现症状的时间长短不一,多在2周以内。

(1)亚急性感染性心内膜炎起病隐匿,可有全身不适、乏力、食欲不振、面色苍白、体重减轻等非特异性症状,头痛、背痛和肌肉关节痛常见。发热是最常见的症状,多呈弛张热型,午后和夜间体温较高,伴寒战和盗汗。

（2）急性感染性心内膜炎以败血症为主要临床表现。起病急骤，进展迅速，患者可出现高热、寒战、呼吸急促，伴有头痛、背痛、胸痛和四肢肌肉关节疼痛，突发心力衰竭者较为常见。

2.体征

（1）心脏杂音：80%～85%的患者可闻及心脏杂音，杂音性质的改变为本病特征性表现，急性者要比亚急性者更易出现杂音强度和性质的变化，可由基础心脏病和（或）心内膜炎导致瓣膜损害所致，如赘生物的生长和瓣膜破裂、脱落有关。腱索断裂或瓣叶穿孔是迅速出现新杂音的重要因素。

（2）周围体征：多为非特异性，近年已不多见。①瘀点，可出现于任何部位，以锁骨以上皮肤、口腔黏膜和睑结膜常见。②指、趾甲下线状出血。③奥斯勒结节，为指和趾垫出现的豌豆大的红或紫色痛性结节，略高出皮肤，亚急性者较常见。④Roth 斑，为视网膜的卵圆性出血斑块，其中心呈白色，亚急性者多见。⑤Janeway 损害，是位于手掌或足底直径 1～4 mm 无压痛出血红斑，急性者常见。

（3）动脉栓塞：多见于病程后期，但在约 1/3 的患者中是首发症状。赘生物引起动脉栓塞占 20%～40%，栓塞可发生在机体的任何部位。脑、心脏、脾、肾、肠系膜、四肢和肺为临床常见的动脉栓塞部位。脑栓塞可出现神志和精神改变、视野缺损、失语、吞咽困难、瞳孔大小不对称、偏瘫、抽搐或昏迷等表现。肾栓塞常出现腰痛、血尿等，严重者可有肾功能不全。脾栓塞时，患者出现左上腹剧痛，呼吸或体位改变时加重。肺栓塞常发生突然胸痛、气急、发绀、咯血。

（4）其他：贫血，较常见，主要由感染导致骨髓抑制引起，多为轻、中度，晚期患者可重度贫血。15%～50%病程超过 6 周的患者可有脾大；部分患者可见杵状指（趾）。

（三）并发症

（1）心脏并发症：心力衰竭为最常见并发症，心肌炎次之。

（2）动脉栓塞和血管损害多见于病程后期，急性较亚急性者多见，在部分患者中也可为首发症状。①脑：约 1/3 患者有神经系统受累，表现为脑栓塞、脑细菌性动脉瘤、脑出血（细菌性动脉瘤破裂引起）和弥漫性脑膜炎。患者出现神志和精神改变、失语、视野缺损、轻偏瘫、抽搐或昏迷等表现。②肾：大多数患者有肾脏损害，包括肾动脉栓塞和肾梗死、肾小球肾炎和肾脓肿。迁移性脓肿多见于急性患者。肾栓塞常出现血尿、腰痛等，严重者可有肾功能不全。③脾：发生脾栓塞，患者出现左上腹剧痛，呼吸或体位改变时加重。④肺：肺栓塞常出现突然胸闷、气急、胸痛、发绀、咯血等。⑤动脉：肠系膜动脉损害可出现急腹症症状；肢体动脉损害出现受累肢体变白或发绀、发冷、疼痛、跛行，甚至动脉搏动消失。⑥其他：可有细菌性动脉瘤，引起细菌性动脉瘤者占 3%～5%。迁移性脓肿多见于急性期患者。

二、人工瓣膜心内膜炎

发生于人工瓣膜置换术后 60 日以内者为早期人工瓣膜心内膜炎，60 日以后发生者为晚期人工瓣膜心内膜炎。早期者常为急性暴发性起病，约 1/2 的致病菌为葡萄球菌，表皮葡萄球菌多于金黄色葡萄球菌；革兰阴性杆菌和真菌次之。晚期者以亚急性表现常见，致病菌以链球菌最常见，葡萄球菌次之。除赘生物形成外，常致人工瓣膜部分破裂、瓣周漏、瓣环周围组织和心肌脓肿，最常累及主动脉瓣。术后发热，出现心杂音、脾大或周围栓塞征，血培养同一种细菌阳性结果至少 2 次可诊断本病。预后不良，难以治愈。

三、静脉药瘾者心内膜炎

静脉药瘾者心内膜炎多见于年轻男性。致病菌最常来源于皮肤,药物污染所致者较少见,金黄色葡萄球菌为主要致病菌,链球菌、革兰阴性杆菌和真菌次之。大多累及正常心瓣膜,三尖瓣受累占 50% 以上,主动脉瓣和二尖瓣次之。急性发病者多见,常伴有迁移性感染灶。亚急性表现多见于有感染性心内膜炎史者。年轻伴右心金黄色葡萄球感染者病死率在 5% 以下,而左心革兰阴性杆菌和真菌感染者预后不良。

四、护理

(一)护理目标

患者体温恢复正常,心功能改善,活动耐力增加;营养改善,抵抗力增强;焦虑减轻,未发生并发症或发生后被及时控制。

(二)护理措施

1.一般护理

(1)休息与活动:急性感染性心内膜炎患者应卧床休息,限制活动;保持环境安静,空气新鲜,减少探视。亚急性者可适当活动,但应避免剧烈运动及情绪激动。

(2)饮食:给予清淡、高热量、高蛋白、富含维生素、低胆固醇、易消化的半流质或软食,补充营养和水分。有心力衰竭者,适当限制钠盐的摄入。注意变换饮食口味,鼓励患者多饮水,做好口腔护理,以增进食欲。

2.病情观察

(1)观察体温及皮肤黏膜变化:每 4~6 小时测量体温一次,准确绘制体温曲线,以反映体温动态变化,判断病情进展及治疗效果。评估患者有无皮肤瘀点、指(趾)甲下线状出血、奥斯勒结节等皮肤黏膜病损。

(2)栓塞的观察:注意观察脑、肾、肺、脾和肢体动脉等栓塞的表现。脑栓塞出现神志和精神改变、失语、偏瘫或抽搐等;肾栓塞出现腰痛、血尿等;肺栓塞发生突然胸痛、呼吸困难、发绀和咯血等;脾栓塞出现左上腹剧痛;肢体动脉栓塞表现为肢体变白或发绀、皮肤温度降低、动脉搏动减弱或消失等。有变化及时报告医师并协助处理。

3.发热护理

高热患者应卧床休息,注意病室的温度和湿度适宜。给予冰袋物理降温或温水擦浴等,准确记录体温变化。出汗较多时可在衣服和皮肤之间垫上柔软毛巾,便于潮湿后及时更换,增强舒适感,并防止频繁更衣导致患者受凉。保证被服干燥清洁,以增加舒适感。

4.用药护理

抗微生物药物治疗是最重要的治疗措施。遵医嘱给予抗生素治疗,观察用药效果。坚持大剂量、全疗程、长时间的抗生素治疗,严格按照时间点用药,以确保维持有效的血药浓度。注意保护静脉,可使用静脉留置针,避免多次穿刺而增加患者的痛苦。注意观察药物的不良反应。

5.正确采集血培养标本

告诉患者暂时停用抗生素和反复多次采血培养的必要性,以取得患者的理解与配合。本病的菌血症为持续性,无须在体温升高时采血。每次采血量为 10~20 mL,作需氧和厌氧菌培养,至少应培养 3 周。

(1)未经治疗的亚急性患者,应在第一天每间隔 1 小时采血 1 次,共 3 次。如次日未见细菌生长,重复采血 3 次后,开始抗生素治疗。

(2)用过抗生素者,停药 2~7 日后采血。

(3)急性患者应在入院后立即安排采血,在 3 小时内每隔 1 小时采血 1 次,共取 3 次血标本后,按医嘱开始治疗。

6.心理护理

由于发热、感染不易控制,疗程长,甚至出现并发症,患者常出现情绪低落、恐惧心理,应加强与患者的沟通,耐心解释治疗目的与意义,安慰鼓励患者,给予心理支持,使其积极配合治疗。

7.健康指导

告诉患者及家属有关本病的知识,坚持足够疗程的抗生素治疗的重要意义。患者在施行口腔手术、泌尿、生殖和消化道的侵入性检查或外科手术治疗前应预防性使用抗生素。嘱患者注意防寒保暖,保持口腔和皮肤清洁,少去公共场所,减少病原体入侵的机会。教会患者自我监测体温变化、有无栓塞表现,定期门诊随访。教育家属应给患者以生活照顾、精神支持,鼓励患者积极治疗。

(三)护理评价

通过治疗和护理,患者体温基本恢复正常,心功能得到改善,提高了活动耐力;营养状况改善,抵抗力增强;焦虑减轻,未发生并发症或发生后得到及时控制。

第五节　原发性高血压

原发性高血压系指原因未明的以动脉血压升高为主要临床表现的临床综合征,通常简称高血压,是多种心、脑血管疾病的重要病因和危险因素,可影响心、脑、肾等重要脏器的结构和功能,最终导致这些器官的功能衰竭。目前仍是心血管疾病死亡的主要原因之一。约 5% 的高血压患者,血压升高是由某些确定的疾病或病因引起的,称继发性高血压。我国流行病学调查显示,高血压患病率呈明显上升趋势,北方高于南方,沿海高于内地,城市高于农村,青年期男性高于女性,中年后女性略高于男性,且高血压患病率、发病率及血压水平随年龄增加而升高。

一、病因与发病机制

(一)病因

目前认为原发性高血压是在一定的遗传背景下由多种后天环境因素作用,正常血压调节机制失代偿所致。一般认为遗传因素占 40%,环境因素约占 60%。

1.遗传因素

高血压具有明显的家族聚集性,父母均有高血压的正常血压子女,以后发生高血压的比例增高,提示其有遗传学基础或伴有遗传生化异常。

2.环境因素

(1)饮食:流行病学和临床观察均显示食盐摄入量与高血压的发生和血压水平呈正相关。钠盐摄入越多,血压水平和患病率越高。而低钾、低钙、低动物蛋白的膳食更加重了钠对血压的不良影响。

(2)精神应激:人在长期紧张、压力、焦虑或长期环境噪声、视觉刺激下也可发生高血压,因此,城市从事脑力劳动者高血压的患病率超过体力劳动者,从事精神紧张度高的职业和长期噪声环境中工作者患高血压的较多。

3.其他因素

肥胖、服避孕药也与高血压的发生有关,肥胖是血压升高的重要危险因素,一般采用体重指数来衡量肥胖程度,即体重(kg)/身高^2(m^2)(20~24 为正常范围)。约 1/3 高血压患者有不同程度肥胖。服避孕药的妇女血压升高发生率及程度与服用时间长短有关,口服避孕药引起的高血压一般为轻度,并且可逆转。另外,阻塞型睡眠呼吸暂停低通气综合征(obstructive sleep apnea hypopnea syndrome,OSAS)亦与高血压有关,50%的 OSAS 患者有高血压。

(二)发病机制

影响血压的因素众多,从血流动力学角度来说,血压主要取决于心排血量及体循环的外周阻力。平均动脉血压(MBP)=心排血量(CO)×总外周阻力(PR)。高血压的血流动力学特征主要是总外周血管阻力相对或绝对增高。高血压的发病机制包括以下几个方面。

1.交感神经系统活性亢进

各种病因使大脑皮质兴奋与抑制过程失调,皮层下神经中枢功能发生变化,各种神经递质浓度与活性异常,导致交感神经系统活性亢进,血浆儿茶酚胺浓度升高,阻力小动脉收缩增强。

2.肾性水钠潴留

各种原因引起肾性水钠潴留,机体为避免心排血量增高而使组织过度灌注,全身阻力小动脉收缩增强,导致外周血管阻力增高,也可能通过排钠激素分泌释放增加使外周血管阻力增高。

3.肾素-血管紧张素-醛固酮系统激活

肾小球入球动脉的球旁细胞分泌肾素,作用于肝脏产生的血管紧张素原,生成血管紧张素Ⅰ,再经血管紧张素转换酶的作用生成血管紧张素Ⅱ,作用于血管紧张素Ⅱ受体,使小动脉平滑肌收缩,外周血管阻力增加。也可刺激肾上腺皮质分泌醛固酮,使水钠潴留,血容量增加。还可通过交感神经末梢使去甲肾上腺素分泌增加。这些作用均可使血压升高。

4.胰岛素抵抗

近年认为胰岛素抵抗是 2 型糖尿病和高血压发生的共同病理生理基础,胰岛素抵抗表现为继发性高胰岛素血症,使肾脏水钠重吸收增加,交感神经系统活性亢进,动脉弹性减退,从而使血压升高。

5.其他

细胞膜离子转运异常,血管内皮系统生成、激活和释放各种血管活性物质,代谢异常,饮酒过多等均可导致心排血量及外周血管阻力增加,引起血压升高。

以上机制主要从总外周血管阻力增高出发,但此机制尚不能解释单纯收缩性高血压和脉压明显增大。通常情况下,收缩压和脉压的主要决定因素是大动脉弹性和外周血管的压力反射波,因此近年来重视动脉弹性功能在高血压发病中的作用。

二、血压分类和定义

目前,我国采用国际上统一的血压分类和标准(表 4-1),适用于任何年龄的成人。高血压定义为收缩压≥140 mmHg 和(或)舒张压≥90 mmHg,根据血压升高水平,又可进一步将高血压分为 1、2、3 级。

表 4-1　血压水平分类

类别	收缩压 mmHg(kPa)		舒张压 mmHg(kPa)
理想血压	<120(16)		<80(10.7)
正常血压	<130(17.3)	和	<85(11.3)
正常高值	130～139(17.3～18.5)		85～89(11.3～11.9)
1 级高血压(轻度)	140～159(18.7～21.2)	和(或)	90～99(12～13.2)
亚组:临界高血压	140～149(18.7～19.9)	和(或)	90～94(12～12.5)
2 级高血压(中度)	160～179(21.3～23.9)	和(或)	100～109(13.3～14.5)
3 级高血压(重度)	≥180(24)	和(或)	≥110(14.7)
单纯收缩期高血压	≥140(18.7)	和	<90(12)
亚组:临界收缩期高血压	140～149(18.7～19.9)	和	<90(12)

当收缩压和舒张压属于不同分级时,以较高的级别作为标准;既往有高血压病史者,目前正服降压药,虽然血压小于 140/90 mmHg(18.7/12 kPa),亦应诊断为高血压。

三、危险度分层

危险度的分层可根据血压水平、其他心血管危险因素、糖尿病、靶器官损害及并发症情况,将高血压患者分为低危、中危、高危和极高危(表 4-2)。

表 4-2　高血压患者心血管危险分层标准

其他危险因素和病史	血压水平		
	1 级高血压	2 级高血压	3 级高血压
无其他危险因素	低危	中危	高危
1～2 个危险因素	中危	中危	极高危
3 个以上危险因素或糖尿病,或靶器官损伤	高危	高危	极高危
有并发症	极高危	极高危	极高危

心血管疾病危险因素:男性>55 岁,女性>65 岁;吸烟;血胆固醇>5.72 mmol/L;早发心血管疾病家族史。

靶器官的损害:左心室肥厚、蛋白尿和(或)血肌酐轻度升高、有动脉粥样斑块、视网膜动脉狭窄。并发症:心脏疾病、脑血管疾病、肾脏疾病、血管疾病和视网膜病变。

低度危险组:高血压 1 级,不伴有上列危险因素,采用以改善生活方式为主的治疗。

中度危险组:高血压 1 级伴 1～2 个危险因素或高血压 2 级不伴或伴有不超过 2 个危险因

素者。除改善生活方式的治疗,应给予药物治疗。

高度危险组:高血压1～2级伴至少3个危险因素者,必须应用药物治疗。

极高度危险组:高血压3级或高血压1～2级伴靶器官损害及相关的临床疾病者(包括糖尿病),应尽快给予强化治疗。

四、临床表现

(一)一般表现

1.症状

大多数起病缓慢、渐进,早期症状不明显,一般缺乏特殊的临床表现,只是在精神紧张、情绪激动后才出现血压暂时性升高,随后即可恢复正常;部分患者没有症状,常见症状有头痛、头晕、颈项板紧、疲劳、心悸等,在紧张或劳累后加重,不一定与血压水平有关,多数症状可自行缓解。也可出现视力模糊、鼻出血等较重症状。约1/5患者无症状,仅在测量血压时或发生心、脑、肾等并发症时才被发现。

2.体征

血压随季节、昼夜、情绪等因素可有较大波动。冬季血压较高,夏季较低;血压有明显昼夜波动,一般夜间血压较低,清晨起床活动后血压迅速升高,形成清晨血压高峰。患者在家中的自测血压值往往低于在医院所测的血压值。心脏听诊时可有主动脉瓣区第二心音亢进、收缩期杂音或收缩早期喀喇音。高血压后期的临床表现常与心、脑、肾损害程度有关。

(二)临床特殊类型

1.恶性高血压

恶性高血压发病急骤,多见于青、中年。临床特点为血压明显升高,舒张压持续在130 mmHg(17.3 kPa)以上。眼底出血、渗出或视神经盘水肿,出现头痛、视力迅速减退。肾脏损害明显,可有持续的蛋白尿、血尿及管型尿,可伴有肾功能不全。本病进展快,如不给予及时治疗,预后差,患者可死于肾衰竭、脑卒中或心力衰竭。

2.高血压危重症

(1)高血压危象:在高血压病程中,由于血管阻力突然上升,血压明显增高,收缩压达260 mmHg(34.7 kPa)、舒张压大于120 mmHg(16 kPa),患者出现头痛、烦躁、心悸、多汗、恶心、呕吐、面色苍白或潮红、视力模糊等症状。伴靶器官损害病变者可出现心绞痛、肺水肿或高血压脑病。控制血压后病情可迅速好转,但易复发。其发生机制是交感神经兴奋性增加导致儿茶酚胺分泌过多。

(2)高血压脑病:在高血压病程中发生急性脑血液循环障碍,引起脑水肿和颅内压增高而产生的临床征象。发生机制可能为血压过高,超过了脑血管的自身调节机制,使脑灌注过多,导致液体渗入脑血管周围组织,引起脑水肿。临床表现为严重头痛、呕吐、神志改变,重者意识模糊、抽搐、癫痫样发作甚至昏迷。

五、并发症

(一)心脏

血压长期升高使心脏尤其是左心室后负荷过重,致使左心室肥厚、扩大,形成高血压性心脏病,最终导致左心衰竭。高血压可促使冠状动脉粥样硬化的形成,并使心肌耗氧量增加,可出现心绞痛、心肌梗死和猝死。

(二)脑

长期高血压易形成颅内微小动脉瘤,血压突然增高时可引起肿瘤破裂而致脑出血。血压急剧升高还可发生一过性脑血管痉挛,导致短暂性脑缺血发作及脑血栓形成,出现头痛、失语、肢体瘫痪。血压极度升高可发生高血压脑病。

(三)肾脏

长期而持久的血压升高,可引起肾小动脉硬化,导致肾功能减退,出现蛋白尿,晚期可出现氮质血症及尿毒症。

(四)眼底

眼底可反映高血压的严重程度,分为四级。①Ⅰ级:视网膜动脉痉挛、变细、反光增强。②Ⅱ级:视网膜动脉狭窄,动静脉交叉压迫。③Ⅲ级:上述血管病变基础上有眼底出血或棉絮状渗出。④Ⅳ级:出血或渗出伴有视神经盘水肿。

(五)血管

除心、脑、肾血管病变外,严重高血压可促使主动脉夹层形成并破裂,常可致命。

六、护理

(一)护理目标

患者血压控制在合适的范围,头痛减轻;无意外发生;能增进保健知识,坚持合理用药;无并发症的发生。

(二)护理措施

1.用药护理

一般从小剂量开始用药,遵医嘱调整剂量,不可自行增减或突然撤换药物,多数患者须长期服用维持量;注意降压不可过快、过低,某些降压药物有直立性低血压反应,指导患者在改变体位时动作宜缓慢,警惕服降压药后可能发生的低血压反应,服药后如有晕厥、恶心、乏力,立即平卧,头低足高位,以促进静脉回流,增加脑部血流量;服药后不要站立太久,因长时间站立会使腿部血管扩张,血液淤积于下肢,脑部血流量减少;避免用过热的水洗澡或蒸气浴,防止周围血管扩张导致晕厥。

2.高血压危重症的护理

(1)一旦发生高血压急症,应绝对卧床休息,抬高床头,避免一切不良刺激和不必要的活动,协助生活护理。必要时使用镇静剂。

(2)保持呼吸道通畅,吸氧 4～5 L/min。

(3)立即建立静脉通道,遵医嘱尽早准确给药,以达到快速降压和脱水降颅内压的目的。硝普钠静脉滴注过程中应避光,调整给药速度,严密监测血压,脱水剂滴速宜快。

(4)定期监测血压,严密观察病情变化,做好心电、血压、呼吸监测,一旦发现血压急剧升高、剧烈头痛、呕吐、大汗、视力模糊、面色及神志改变、肢体运动障碍等症状,立即通知医师。

(5)制止抽搐,发生抽搐时用牙垫置于上、下臼齿间,防止唇舌咬伤;患者意识不清时应加床栏,防止坠床;避免屏气或用力排便。

3.健康指导

(1)合理膳食：坚持低盐饮食，减少膳食中的脂肪摄入，补充适量蛋白质，多食蔬菜和水果，摄入足量钾、镁、钙。进食应少量、多餐，避免暴饮暴食及饮用刺激性饮料，戒烟酒。

(2)预防便秘：采用适当的措施如多食粗纤维食物、饮蜂蜜水等，保持大便通畅。便秘会使降压药的吸收增加或变得不规则而引起危险的低血压反应。同时排便时用力，使胸、腹压上升，极易引起收缩压升高，甚至造成血管破裂，因此应预防便秘。

(3)适当运动：可根据年龄及身体状况选择慢跑、太极拳等不同方式的运动，应避免提重物或自高处取物，因屏气用力会导致血压升高。鼓励患者参加有兴趣的休闲娱乐活动，不应感到有压力，如养花、养鸟。

(4)指导用药：告诉患者及家属有关降压药的名称、剂量、用法、作用与不良反应和降压药应用注意事项，并提供书面材料。教育患者服药剂量必须遵医嘱执行，不可随意增减药量或突然撤换药物。

(5)自测血压：建议患者自备血压计，教会患者或家属定时测量血压并记录，定期门诊复查。

(6)减少压力，保持情绪稳定：创造安静、舒适的休养环境，避免过度兴奋，减少影响患者激动的因素。教会患者训练自我控制能力，消除紧张和压力，保持最佳心理状态。

(三)护理评价

患者能正确认识疾病，避免加重高血压的诱发因素，懂得自我护理方法，改变不良的生活方式；患者坚持按医嘱服降压药，减少并发症的发生，无高血压急症发生。

第五章　内分泌科护理

第一节　糖尿病

糖尿病是一常见的代谢内分泌疾病,可分为原发性和继发性两类。原发性糖尿病简称糖尿病,其基本病理生理改变为胰岛素分泌绝对或相对不足,从而引起糖、脂肪和蛋白质代谢紊乱。临床以血糖升高、糖耐量降低和尿糖及多尿、多饮、多食和消瘦为特点。长期血糖控制不良可引发血管、神经、眼和肾脏等慢性并发症,急性并发症以酮症酸中毒和高渗非酮性昏迷最多见、最严重。糖尿病的患病率在国内为2%~3.6%。继发性糖尿病又称症状性糖尿病,大多继发于拮抗胰岛素的内分泌疾病。

一、病因

本病病因至今未明,目前认为与下列因素有关。

(一)遗传因素

遗传因素在糖尿病发病中的重要作用较为肯定,但遗传方式不清。糖尿病患者尤其是成年发病的糖尿病患者有明显的遗传因素,已在家系调查中得到证实。同卵孪生子中一个被确诊糖尿病,另一个发病的机率就很大。

(二)病毒感染

柯萨奇病毒 B、巨细胞病毒、心肌炎、脑膜炎病毒感染后,导致胰岛 β 细胞破坏致糖尿病。幼年型发病的糖尿病患者与病毒感染致胰岛功能减退的关系更为密切。

(三)自身免疫紊乱

糖尿病患者常被发现同时并发其他自身免疫性疾病,如甲亢、慢性淋巴细胞性甲状腺炎等。此外,在部分糖尿病患者血清中可发现抗胰岛细胞的抗体。

(四)胰高糖素过多

胰岛细胞分泌胰岛糖素,其分泌受胰岛素和生长激素抑制因子的抑制。糖尿病患者常发现胰高糖素水平增高,故认为糖尿病病因除有胰岛素相对或绝对不足外,还有胰高糖素的分泌增多。

(五)其他因素

现公认现代生活方式、摄入的热量过高而体力活动减少导致肥胖、紧张的生活工作节奏、社会、精神等应激增加等都与糖尿病的发病有密切的关系。

二、糖尿病的分类

(一)Ⅰ型糖尿病

Ⅰ型糖尿病特征为起病较急,三多一少症状典型,有酮症倾向,体内胰岛素绝对缺乏,故必须用胰岛素治疗,多为幼年发病。多伴特异性免疫或自身免疫反应,血中抗胰岛细胞抗体阳性。

(二)Ⅱ型糖尿病

Ⅱ型糖尿病多为成年起病,症状不典型,病情进展缓慢。对口服降糖药反应好,但后期可因胰岛β细胞功能衰竭而需胰岛素治疗。本型中有部分糖尿病患者幼年起病、肥胖、有明显遗传倾向,无须胰岛素治疗,称幼年起病的成年型糖尿病。Ⅱ型糖尿病中体重超过理想体重的20%为肥胖型,余为非肥胖型。

(三)与营养失调有关的糖尿病(Ⅲ型)

近年来,在热带、亚热带地区发现一些糖尿病患者表现为营养不良、消瘦;需要但不完全依赖胰岛素,对胰岛素的需要量大且不敏感,但不易发生酮症。发病年龄在10~35岁,有些病例常伴有胰腺炎,提示糖尿病为胰源性,已发现Ⅲ型糖尿病与长期食用一种高碳水化合物、低蛋白的木薯有关。该型中至少存在两种典型情况。

1.纤维结石性胰性糖尿病

小儿期有反复腹痛发作史,病理可见胰腺弥漫性纤维化及胰管的钙化。我国已有该型病例报道。

2.蛋白缺乏性胰性糖尿病

该型无反复腹痛既往史,有胰岛素抵抗性但无胰管内钙化或胰管扩张。

(四)其他类型(继发性糖尿病)

(1)胰腺损伤、胰腺炎、肿瘤、外伤、手术等损伤胰岛,引起糖尿病。

(2)内分泌疾病引起的糖尿病:如继发于库欣综合征、肢端肥大症、嗜铬细胞瘤、甲状腺功能亢进症等,升糖激素分泌过多。

(3)药物或化学物质损伤胰岛β细胞而引起糖尿病。

(4)胰岛素受体异常。

(5)某些遗传性综合征伴发的糖尿病。

(6)葡萄糖耐量异常:一般无自觉症状,多见于肥胖者。葡萄糖耐量显示血糖水平高于正常人,但低于糖尿病的诊断标准。有报道对这部分人跟踪观察,其中50%最终转化为糖尿病。部分经控制饮食减轻体重,可使糖耐量恢复正常。

(7)妊娠期糖尿病:妊娠期发生的糖尿病或糖耐量异常。多数患者分娩后,糖耐量可恢复正常,约1/3患者以后可转化为真性糖尿病。

三、临床表现

(一)代谢紊乱综合征

1.Ⅰ型糖尿病

Ⅰ型糖尿病以青少年多见,起病急,症状有口渴、多饮、多尿、多食、善饥、乏力,以及组织修复力和抵抗力降低、生长发育障碍等,易发生酮症酸中毒。

2.Ⅱ型糖尿病

40岁以上,体型肥胖的患者多发。症状较轻,有些患者空腹血糖正常,仅进食后出现高血糖,尿糖阳性。部分患者饭后胰岛素分泌持续增加,3~5小时后甚至引起低血糖。在急性应激情况下,患者亦可能发生酮症酸中毒。

(二)糖尿病慢性病变

1.心血管病变

大、中动脉硬化主要侵犯主动脉、冠状动脉、大脑动脉、肾动脉和肢体外周动脉,引起冠心病(心肌梗死)、脑血栓形成、肾动脉硬化、肢体动脉硬化等。患病年龄较轻,病情进展也较快。冠心病和脑血管意外的患病率较非糖尿病者高 2～3 倍,是近代糖尿病患者的主要死因。肢体外周动脉硬化常以下肢动脉病变为主,表现为下肢疼痛、感觉异常和间歇性跛行等症状,严重者可导致肢端坏疽,糖尿病者肢端坏疽的发生率约为正常人的 70 倍,我国少见。心脏微血管病变及心肌代谢紊乱可导致心肌广泛损害,称糖尿病性心肌病,其主要表现为心律失常、心力衰竭、猝死。

2.糖尿病性肾病变

糖尿病史超过 10 年者合并肾脏病变较常见,主要表现在糖尿病性微血管病变、毛细血管间肾小球硬化症、肾动脉硬化和慢性肾盂肾炎。毛细血管间肾小球硬化症表现为蛋白尿、水肿、高血压,Ⅰ型糖尿病患者约 40% 死于肾衰竭。

3.眼部病变

糖尿病患者眼部表现较多,血糖增高可使晶体和眼液(房水和玻璃体)中葡萄糖浓度也相应增高,临床表现为视觉模糊、调节功能减低、近视、玻璃体混浊和白内障。最常见的是糖尿病视网膜病变。糖尿病病史超过 10 年,半数以上患者出现这些并发症,并可有小静脉扩张、水肿、渗出、微血管病变,严重者可导致失明。

4.神经病变

神经病变最常见的是周围神经病变,病程在 10 年以上者 90% 以上均出现。临床表现为对称性长袜形感觉异常,轻者为对称性麻木、触觉过敏、蚁行感。典型症状是针刺样或烧灼样疼痛,卧床休息时明显,活动时可稍减轻,以致患者不能安宁,触觉和疼觉在晚期减退是患者肢端易受创伤的原因。亦可有运动神经受累,肌张力低下、肌力减弱、肌萎缩等晚期运动神经损害的表现。自主神经损害表现为直立性低血压、瞳孔小而不规则、光反射消失、泌汗异常、心动过速、胃肠功能失调、胃张力降低、胃内容物滞留、便秘与腹泻交替、排尿异常、尿潴留、尿失禁、性功能减退、阳痿等。

5.皮肤及其他病变

皮肤感染极为常见,如疖、痈、毛囊炎。真菌感染多见于足部感染、阴道炎、肛门周围脓肿。

四、实验室检查

(1)空腹尿糖、餐后 2 小时尿糖阳性。

(2)空腹血糖＞7 mmol/L,餐后 2 小时血糖＞11.1 mmol/L。

(3)血糖、尿糖检查不能确定糖尿病诊断时,可作口服葡萄糖耐量试验,如糖耐量减低,又能排除非糖尿病所致的糖耐量降低的因素,则有助于糖尿病的诊断。

(4)血浆胰岛素水平:胰岛素依赖型者,空腹胰岛素水平低于正常值。

五、护理观察要点

(一)病情判断

对糖尿病患者,入院后首先要明确患者是属于哪一型的,是Ⅰ型还是Ⅱ型,以及病情的轻重、有无并发症包括急性和慢性并发症。对于合并急性并发症者如糖尿病酮症酸中毒、高渗非酮性昏迷等应迅速抢救,做好给氧、输液、定时检测血糖、血气分析、血电解质及尿糖、尿酮体等检查准备。

(二)胰岛素相对或绝对不足所致代谢紊乱症群观察

(1)葡萄糖利用障碍:由于肝糖原合成降低,分解加速,糖异生增加,临床出现明显高血糖和尿糖,口渴、多饮、多尿,善饥多食症状加剧。

(2)蛋白质分解代谢加速,导致负氮平衡,患者表现为体重下降、乏力,组织修复和抵抗力降低,儿童则出现发育障碍、延迟。

(3)脂肪动用增加,血游离脂肪酸浓度增高,酮体的生成超过组织排泄速度,可发展为酮症及酮症酸中毒。脂肪代谢紊乱可导致动脉粥样硬化,影响眼底动脉、脑动脉、冠状动脉、肾动脉及下肢动脉,发生相应的病变如心肌梗死、脑血栓形成、肾动脉硬化、肢端坏死等。

(三)其他糖尿病慢性病变观察

神经系统症状,视力障碍,皮肤变化,有无创伤、感染等。

(四)生化检验

尿糖、血糖、糖化血红蛋白、血脂、肝功能、肾功能、血电解质、血气分析等。

(五)糖尿病酮症酸中毒观察

1.诱因

常见的诱因是感染、胰岛素中断或减量过多、饮食不当、外伤、手术、分娩、情绪压力、过度疲劳等,对胰岛素的需要量增加。

2.症状

症状有烦渴、多尿、消瘦、软弱加重,逐渐出现恶心、呕吐、脱水,甚至少尿、肌肉疼痛、痉挛。亦可有不明原因的腹部疼痛,中枢神经系统症状有头痛、嗜睡,甚至昏迷。

3.体征

(1)有脱水征:皮肤干燥,缺乏弹性、眼球下陷。

(2)库司毛耳呼吸:呼吸深快和节律不整,呼气有酮味(烂苹果味)。

(3)循环衰竭表现:脉细速、四肢厥冷、血压下降,甚至休克。

(4)各种反射迟钝、消失,嗜睡甚至昏迷。

4.实验室改变

血糖显著升高,超过 16.7 mmol/L,血酮增高,二氧化碳结合力降低,尿糖及尿酮体呈强阳性反应,血白细胞增高。酸中毒失代偿期血 pH 小于 7.35,动脉 HCO_3^- 低于 15 mmol/L,剩余碱负值增大,血 K^+、Na^+、Cl^- 降低。

(六)低血糖观察

1.常见原因

糖尿病患者过多使用胰岛素,口服降糖药物,进食减少,或活动量增加而未增加食物的摄入。

2.症状

头晕、眼花、饥饿感、软弱无力、颤抖、出冷汗、心悸、脉快,严重者出现精神、神经症状甚至昏迷。

3.体征

面色苍白、四肢湿冷、心率加快,初期血压上升,后期下降,共济失调,定向障碍甚至昏迷。

4.实验室改变

血糖<2.78 mmol/L。

(七)高渗非酮性糖尿病昏迷的观察

1.诱因

其最常见于老年糖尿病患者,常突然发作。感染、急性胃肠炎、胰腺炎、脑血管意外、严重肾脏疾患、血液透析治疗、手术及服用加重糖尿病的某些药物如可的松、免疫抑制剂,噻嗪类利尿剂,在病程早期因误诊而输入葡萄糖液,口服大量糖水、牛奶,诱发或促使病情发展恶化,可出现高渗非酮性糖尿病昏迷。

2.症状

多尿、多饮、发热、食欲减退、恶心、失水、嗜睡、幻觉、上肢震颤,最后陷入昏迷。

3.体征

失水及休克体征。

4.实验室改变

高血糖>33.0 mmol/L、高血浆渗透压>330 mmol/L,高钠血症>155 mmol/L和氮质血症,血酮、尿酮阴性或轻度增高。

六、检查护理

(一)血糖

关于血糖的监测,目前国内大多地区一直用静脉抽取血浆(或离心取血清)测血糖,对于病情轻、血糖控制满意者,只需数周观察一次血糖者仍是常用方法。但这种方法不可能自我监测。近年来袖珍式快速毛细血管血糖计的应用日渐趋于普遍,这种方法就可由患者自己操作,进行监测。这种测定仪器体积较小,可随身携带,取手指血或耳垂血,只需一滴,滴在血糖试纸条的有试剂部分。袖珍血糖计的种类很多,从操作来说大致可分两类:一类是要抹去血液的,另一类则不必抹去血液。约1分钟即可得到血糖结果。血糖监测的频度应该根据病情而定。袖珍血糖计只要操作正确即可反映血糖水平,但操作不符合要求,如对于要抹去血液的血糖计,血液抹得不干净、血量不足、计时不准确等可造成误差。国外医院内设有专门的糖尿病教员,由高级护师担任,指导患者血糖计正确的使用方法,如何校正血糖计、更换电池等。

1.空腹血糖

其一般指过夜空腹8小时以上,于晨6~8时采血测得的血糖。可反映无糖负荷时体内的基础血糖水平。测定结果可受到前1天晚餐进食量及成分、夜间睡眠情况、情绪变化等因素的影响。故测试前晚应避免进食过量或含油脂过高的食物,在保证睡眠及情绪稳定时检测。一般从肘静脉取血,止血带压迫时间不宜过长,应在几秒内抽出血液,以免血糖数值不准确。采血后立即送检。正常人空腹血糖为3.8~6.1 mmol/L,如空腹血糖大于7 mmol/L,提示胰岛分泌能力减少3/4。

2.餐后2小时血糖

其指进餐后2小时所采取的血糖。有标准餐或随意餐2种进餐方式。标准餐是指按统一规定的碳水化合物含量所进的饮食,如 100 g 或 75 g 葡萄糖,或 100 g 馒头等;随意餐多指患者平时常规早餐,包括早餐前、后常规服用的药物,为平常治疗效果的 1 个观察指标,均反映定量糖负荷后机体的耐受情况。正常人餐后 2 小时血糖应小于 7 mmol/L。

3.即刻血糖

其根据病情观察需要所选择的时间采血测定血糖,可反映所要观察时间的血糖水平。

4.口服葡萄糖耐量试验(oral glucose tolerance test,OGTT)

其指通过观察空腹及葡萄糖负荷后各时点血糖的动态变化,了解机体对葡萄糖的利用和耐受情况,其是诊断糖尿病和糖耐量低减的重要检查。①方法:空腹过夜 8 小时以上,于晨 6～8 时抽血测定空腹血糖,抽血后即饮用含 75 g 葡萄糖的溶液(75 g 葡萄糖溶于 250～300 mL 20～30 ℃的温开水中,3～5 分钟内饮完),于饮葡萄糖水后 1 小时、2 小时分别采血测定血糖。②判断标准:成人服 75 g 葡萄糖后 2 小时血糖不低于 11.1 mmol/L 可诊断为糖尿病,血糖在 7～11.1 mmol/L 之间为葡萄糖耐量低减。

要熟知本试验方法,并注意以下影响因素。①饮食因素:试验前 3 天要求饮食中含糖量每天不少于150 g。②剧烈体力活动:在服糖前剧烈体力活动可使血糖升高,服糖后剧烈活动可致低血糖反应。③精神因素:情绪剧烈变化可使血糖升高。④药物因素影响:如避孕药、普萘洛尔等应在试验前3天停药。此外,采血时间要准确,要及时观察患者的反应。

5.馒头餐试验

原理同 OGTT。本试验主要针对已明确诊断的糖尿病患者,须了解其对定量糖负荷后的耐受程度时选用。也可适用于不适应口服葡萄糖液的患者。准备 100 g 的馒头一个,其中含碳化合物的量约等于75 g 葡萄糖;抽取空腹血后食用,10 分钟内吃完,从吃第 1 口开始计算时间,分别于食后1 小时、2 小时采血测定血糖。结果判断同 OGTT。

(二)尿糖

检查尿糖是诊断糖尿病最简单的方法,正常人每天仅有极少量的葡萄糖从尿中排出(小于 100 mg/天),一般检测方法不能测出。如果每天尿中排糖量大于 150 mg,则可测出。但除葡萄糖外,果糖、乳糖或尿中一些还原性物质(如吗啡、水杨酸类、水合氯醛、氨基比林、尿酸等)都可发生尿糖阳性。尿糖含量的多少除反映血糖水平外,还受到肾糖阈的影响,故对尿糖结果的判定要综合分析。下面是临床常用的尿糖测定的方法。

1.定性测定

定性测定为较粗糙的尿糖测定方法,依尿糖含量的高低,分为 5 个等级(表 5-1)。

表 5-1　尿糖定性结果

颜色	定性	定量(g/dL)
蓝色	0	
绿色	+<	0.5
黄色	++	0.5～1
橘红	+++	1～2
砖红	++++	>2

因检测方便,该诊断方法易于为患者所接受。常用班氏试剂检测法:试管内滴班氏试剂20滴和尿液2滴,煮沸冷却,观察尿液的颜色以判断结果。近年来尿糖试纸亦广泛应用,为患者提供了方便。

2.随机尿糖测定

随机尿糖测定常作为粗筛检查。随机留取尿液测定尿糖,其结果反映测定前末次排尿后至测定时这一段时间所排尿的含糖量。

3.次尿糖测定

次尿糖测定也称即刻尿糖测定。方法是准备测定前先将膀胱内原有尿液排尽,适量(200 mL)饮水,30分钟后再留尿测定尿糖,此结果反映了测定当时尿中含糖量,常作为了解餐前血糖水平的间接指标。常用于新入院或首次使用胰岛素的患者、糖尿病酮症酸中毒患者抢救时,可根据三餐前及睡前四次尿糖定性结果,推测患者即时血糖水平,以利于随时调整胰岛素的用量。

4.分段尿糖测定

其将1天(24小时)按3餐进食与睡眠分为4个阶段,测定每个阶段尿排糖情况及尿量,间接了解机体在3餐进餐后及夜间空腹状态下的血糖变化情况,可作为调整饮食及治疗药物用量的观察指标。方法为按四段时间分别收集各阶段时间内的全部尿液,测量各段尿量并记录,分别留取四段尿标本10 mL测定尿糖。第1段为早餐后至午餐前(上午7～11时);第2段为午餐后至晚餐前(上午11时～下午5时);第3段为晚餐后至睡前(下午5时～晚上10时);第4段为入睡后至次日早餐前(晚上10时～次日上午7时)。

5.尿糖定量测定

尿糖定量测定指单位时间内排出尿糖的定量测定。通常计算24小时尿的排糖量。此项检查是对糖尿病患者病情及治疗效果观察的一个重要指标。方法如下:留取24小时全部尿液,收集于一个储尿器内,测量总量并记录,留取10 mL送检,余尿弃之。或从已留取的四段尿标本中用滴管依各段尿量按比例(50 mL取1滴)吸取尿液,混匀送检即可。经葡萄糖氧化酶法测定每100 mL尿液中含糖量,结果乘以全天尿量(mL数),再除以100,即为检查日24小时排糖总量。

七、饮食治疗护理

饮食治疗是糖尿病治疗中最基本的措施。其通过饮食控制减轻胰岛β细胞负担,以求恢复或部分恢复胰岛的分泌功能,对于年老肥胖者饮食治疗常常是主要或单一的治疗方法。

(一)饮食细算法

1.计算出患者的理想体重

身高(cm)－105＝体重(kg)。

2.饮食总热卡的估计

根据理想体重和工作性质,估计每天所需总热量。儿童、孕妇、乳母、营养不良及消瘦者、伴有消耗性疾病者应酌情增加;肥胖者酌减,使患者体重逐渐下降到正常体重±5%。

3.食物中糖、蛋白质、脂肪的分配比例

蛋白质按成人每天每千克体重$(1～1.5)×10^{-3}$kg计算,脂肪每天每千克体重$(0.6～1)×10^{-3}$kg,从总热量中减去蛋白质和脂肪所供热量,余则为糖所提供的热量。总括来说,糖类占饮食总热量的 50%～60%,蛋白质占 12%～15%,脂肪占 30%。但近来有实验证明,在总热量不变的情况下增加糖供热卡的比例,即糖类占热卡的 60%～65%,对糖尿病的控制有利。此外,在糖类食物中,高纤维碳水化合物更为有利。

4.热卡分布

三餐热量分布约为 1/5、2/5、2/5 或 1/3、1/3、1/3,亦可按饮食习惯和病情予以调整,如可以分为四餐等。

(二)饮食粗算法

(1)肥胖患者,每天主食 4～6 两(200～300 g),副食中蛋白质 30～60 g,脂肪 25 g。

(2)体重在正常范围者:轻体力劳动每天主食 250～400 g,重体力劳动每天主食 400～500 g。

(三)注意事项

(1)首先向患者阐明饮食治疗的目的和要求,使患者自觉遵守医嘱,按规定进食。

(2)应严格定时进食,使用胰岛素治疗的患者尤应注意。如因故不能进食,餐前应暂停注射胰岛素,注射胰岛素后要定时进食。

(3)除三餐主食外,糖尿病患者不宜食用糖和糕点甜食。水果含糖量多,病情控制不好时应禁止食用,病情控制较好可少量食用。医护人员应劝说患者亲友不送其他食物,并要检查每次进餐情况,核对数量是否符合要求,患者是否按量进食。

(4)患者需甜食时,一般食用糖精或木糖醇,或其他代糖品。

(5)控制饮食的关键在于控制总热量。在治疗开始,患者会因饮食控制而出现易饥的感觉,此时可增加蔬菜、豆制品等副食。在蔬菜中碳水化合物含量少于 5% 的有南瓜、青蒜、小白菜、油菜、菠菜、西红柿、冬瓜、黄瓜、芹菜、大白菜、茄子、卷心菜、茭白、韭菜、丝瓜、倭瓜等。豆制品含碳水化合物 1%～3% 的有豆浆,豆腐,含 4%～6% 的有豆腐干等。这些食物均可食用。

(6)在总热量不变的原则下,凡增加一种食物,就应同时相应减去其他食物,以保证平衡。指导患者熟悉并灵活掌握食品热量交换表。

(7)定期测量体重,一般每周 1 次。定期监测血糖、尿糖变化,观察饮食控制效果。

(8)当患者腹泻或饮食锐减时,要警惕腹泻诱发的糖尿病急性并发症,同时也应注意有无电解质失衡,必要时给予输液以免过度脱水。

八、运动疗法护理

(一)运动的目的

运动能促进血液循环中的葡萄糖与游离脂肪酸的利用,降低血糖、甘油三酯,增加人体对胰岛素的敏感性,使胰岛素与受体的结合率增加。尤其对肥胖的糖尿病患者,运动既可减轻体重,降低血压,又能改善机体的异常代谢状况,改善血液循环与肌肉张力,增强体力,同时还能减轻患者的压力和紧张性。

(二)运动方式

最好做有氧运动,如散步、跑步、骑自行车、做广播操、游泳、爬山、打太极拳、打羽毛球、滑冰、划船等。其中步行安全简便,容易坚持,可作为首选的锻炼方式。如步行 30 分钟约消耗能量0.4 J,若每天坚持步行 30 分钟,1 年内可减轻体重 4 kg。骑自行车每小时消耗 1.2 J,游泳每小时消耗 1.2 J,跳舞每小时消耗1.21 J,球类活动每小时消耗 1.6～2.0 J。

(三)运动时间的选择

Ⅱ型患者运动时肌肉利用葡萄糖增多、血糖明显下降,但不易出现低血糖。因此,对Ⅱ型患者什么时候进行运动无严格限制。Ⅰ型患者在餐后 0.5～1.5 小时运动较为合适,此举可使血糖下降。

(四)注意事项

(1)在运动前,首先请医师评估糖尿病的控制情况,有无增殖性视网膜病变、肾病和心血管病变。有微血管病变的糖尿病患者,在运动时最大心率应限制在同年龄正常人最大心率的 80%～85%,血压升高不要超过 26.6/13.8 kPa,晚期病变者应限于快步走路或轻体力活动。

(2)采用适中的运动量,逐渐增加,循序渐进。

(3)不在胰岛素作用高峰时间运动,以免发生低血糖。

(4)运动肢体注射胰岛素可使胰岛素吸收加快,应予注意。

(5)注意运动诱发的迟发性低血糖,可在运动停止后数小时发生。

(6)制订运动计划,持之以恒,不要随便中断,但要避免过度运动,以免使病情加重。

九、口服降糖药物治疗护理

口服降糖药主要有磺脲类和双胍类,其是治疗大多数Ⅱ型糖尿病的有效药物。

(一)磺脲类

磺脲类包括 D860、优降糖、达美康、美吡哒、克糖利、糖适平等。

1.作用机制

其作用机制主要是刺激胰岛 β 细胞释放胰岛素,还可以减少肝糖原输出,增加周围组织对糖的利用。

2.适应证与禁忌证

磺脲类只适用于胰岛 β 细胞有分泌胰岛素功能者。①Ⅱ型的轻、中度患者。②单纯饮食治疗无效的Ⅱ型。③Ⅰ型和重度糖尿病、有酮症史或出现严重的并发症,以及肝、肾疾患和对磺脲类药物过敏者均不宜使用。

3.服药观察事项

(1)磺脲类药物尤其是优降糖用药剂量过大时,可发生低血糖反应,甚至低血糖昏迷。如果患者伴有肝、肾功能不全或同时服用一些可以延长磺脲类药物作用时间的药物如心得安、苯妥英钠、水杨酸制剂等,都可能促进低血糖反应出现。

(2)胃肠道反应,如恶心、厌食、腹泻等。出现这些不良反应时,服用制酸剂可以使症状减轻。

(3)出现较少的不良反应如变态反应,表现为皮肤红斑、荨麻疹。

(4)发生粒细胞减少,血小板减少、全血细胞减少和溶血性贫血。这些症状常出现在用药 6～8 周后,出现这些症状或不良反应时,应及时停药和予以相应处理。

(二)双胍类

常用药物有降糖片(二甲双胍)。降糖灵现已少用。

1.作用机制

双胍类降糖药可增加外周组织对葡萄糖的利用,减少糖原异生,使肝糖原输出下降,也可通过抑制肠道吸收葡萄糖、氨基酸、脂肪、胆固醇来发挥作用。

2.适应证

(1)主要用于治疗Ⅱ型中经饮食控制失败者。

(2)肥胖需减重但又难控制饮食者。

(3)Ⅰ型用胰岛素后血糖不稳定者可加服降糖片。

(4)已试用磺脲类药物或已加用运动治疗失效时。

3.禁忌证

(1)肝肾功能不好、低血容量等用此药物易引发乳酸性酸中毒。

(2)Ⅰ型糖尿病者不能单用此药。

(3)有严重糖尿病并发症。

4.服药观察事项

服用本药易发生胃肠道反应,因有效剂量与发生不良反应剂量很接近,常见的胃肠症状有厌食、恶心、呕吐、腹胀、腹泻等;多发生在用药1~2天,易致体重下降,故消瘦者慎用。双胍类药物可抑制维生素 B_{12} 吸收,导致维生素 B_{12} 缺乏;可引起乳酸性酸中毒;长期服用可致嗜睡、头昏、倦怠、乏力。

十、胰岛素治疗护理

胰岛素能加速糖利用,抑制糖原异生以降低血糖,并改善脂肪和蛋白质代谢,目前使用的胰岛素制剂是从家畜(牛、猪)或鱼的胰腺制取的,现已有人工基因重组合成的人胰岛素,如诺和灵、优泌林等。因胰岛素是一种蛋白质,口服后易被消化酶破坏而失效,故须用注射法给药。

(一)适应证

①Ⅰ型患者。②重型消瘦型。③糖尿病急性并发症或有严重心、肾、眼并发症的糖尿病。④饮食控制或口服降糖药不能控制病情时。⑤外科大手术前后。⑥妊娠期、分娩期。

(二)制剂类型

胰岛素可分为速(短)效、中效和长效三种。三种均可经皮下或肌内注射,而仅有短效胰岛素可作静脉注射用。

(三)注意事项

(1)胰岛素的保存:长效及中效胰岛素在5℃可放置3年效价不变,而普通胰岛素(regular insulin, RI)在5℃放置3个月后效价稍减。一般而言,中效及长效胰岛素比 RI 稳定。胰岛素在使用时放在室温中1个月效价不会改变。胰岛素不能冰冻,温度太低可使胰岛素变性。在使用前应注意观察,如发现有异样或结成小粒的情况应弃之不用。

(2)注射胰岛素剂量须准确,用1 mL 注射器抽吸。要注意剂量换算,有的胰岛素1 mL 内含40 U,也有含80 U、100 U 的,必须分清,注意不要把 U 误认为 mL。

(3)使用时注意胰岛素的有效期,一般各种胰岛素出厂后有效期多为1~2年,过期胰岛素影响效价。

(4)用具和消毒:1 mL 玻璃注射器及针头用高压蒸气消毒最理想,在家庭中可采用75%乙醇浸泡法,每周用水煮沸15分钟。现多采用一次性注射器、笔式胰岛素注射器等。

(5)混合胰岛素的抽吸:RI 和鱼精蛋白锌胰岛素(protamine zinc insulin, PZI)同时注射时要先抽 RI 再抽 PZI 并充分混匀,因为 RI 是酸性,其溶液不含酸碱缓冲液,而 PZI 则含缓冲液,若先抽 PZI 则可能使 RI 因 pH 改变而变性,反之,如果把小量 RI 混至 PZI 中,因 PZI 有缓冲液,对 pH 的影响不大。另外,RI 与 PZI 混合后,混合液中 RI 的含量减少,而 PZI 含量增加,这是因为 PZI 里面所含鱼精蛋白锌只有一部分和胰岛素结合,一部分没有结合,当 RI 与其混合后,没有结合的一部分能和加入的 RI 结合,使其变成 PZI。大约 1U 可结合 0.5U,也有人认为可以结合 1U。

(6)注射部位的选择与轮替:胰岛素采用皮下注射法,宜选择皮肤疏松部位,如上臂三角肌、臀大肌、股部、腹部等,若患者自己注射以股部和腹部最方便。注射部位要有计划地轮替进行(左肩—右肩—左股—右股—左臀—右臀—腹部—左肩),针眼之间应间隔 1.5～2 cm,1 周内不要在同一部位注射 2 次,以免形成局部硬结,影响药物的吸收及疗效。

(7)经常运动的部位会造成胰岛素吸收太快,应避免注射。吸收速度依注射部位而定,如 RI 注射于三角肌后吸收速度快于大腿前侧,大腿、腹部注射又快于臀部。

(8)餐前 15～30 分钟注射胰岛素,严格要求患者按时就餐,注射时间与进餐时间要密切配合,防止低血糖反应的发生。

(9)各种原因引起的食欲减退、进食量少或因胃肠道疾病而呕吐、腹泻,未及时减少胰岛素用量,都可引起低血糖,因此注射前要注意患者的病情变化,询问进食情况,如有异常,及时报告医师做相应处理。

(10)如从动物胰岛素改换成人胰岛素,则应减少剂量,大约减少 1/4 剂量。

(四)不良反应观察

1.低血糖反应

低血糖反应是最常见不良反应,有饥饿、头晕、软弱、心悸、出汗、脉速等,重者晕厥、昏迷、癫痫等,轻者进食饼干、糖水,重者静脉注射 50%的葡萄糖 20～40 mL。

2.变态反应

极少数人有变态反应,如荨麻疹、血管神经性水肿、紫癜等。可用抗组织胺类药物,重者须调换胰岛素剂型,或采用脱敏疗法。

3.胰岛素性水肿

胰岛素性水肿多发生在糖尿病控制不良、糖代谢显著失调经胰岛素治疗迅速得到控制时。表现为下肢轻度水肿直至全身性水肿,可自然消退。处理方法主要为给患者低盐饮食、限制水的摄入,必要时给予利尿剂。

4.局部反应

注射部位红肿、发痒、硬结、皮下脂肪萎缩等,多见于小儿与青年。预防可采用高纯度胰岛素制剂,注射部位轮替,胰岛素深部注射法。

十一、慢性并发症的护理

(一)感染的预防护理

糖尿病患者三大代谢紊乱,机体抵抗力下降,易发生各种感染,因此须采取以下护理措施。

(1)加强皮肤护理:高血糖及维生素 B 代谢紊乱可致皮肤干燥、发痒;在酮症酸中毒时酮体自汗腺排出可刺激皮肤而致瘙痒。因此,须勤沐浴,以减轻刺痒,避免因皮肤抓伤而引起感染,皮肤干燥者可涂擦羊毛脂保护。

(2)女患者因尿糖刺激,外阴常瘙痒,必须每晚用温水清洗,尿后可用4%硼酸液冲洗。

(3)皮肤感觉障碍者,应避免任何刺激。避免用热水袋保暖,防止烫伤。

(4)每晚用温水泡脚,水温不宜过热,防止烫伤。穿宽松柔软的鞋袜,修剪趾甲勿损伤皮肤,以免发生感染,形成糖尿病足。

(5)保持口腔卫生,坚持早晚刷牙、饭后漱口,酮症酸中毒患者口腔有烂苹果味,必须加强口腔护理。

(6)嘱患者预防呼吸系统感染,及时增减衣服,注意保暖。已有感染时应及时治疗,预防并发肺炎。

(7)根据细菌感染的病变部位,进行针对性观察护理。如泌尿道感染时,要注意有无排尿困难、尿少、尿频、尿痛等症状,注意尿标本的收集,保持外阴部清洁;皮肤化脓感染时进行清洁换药。

(二)糖尿病肾脏病变护理

除积极控制高血糖外,糖尿病肾脏病变护理工作主要是限制患者活动,给予低盐高蛋白饮食,对应用激素的患者注意观察用药效果和不良反应。一旦出现肾衰,则须限制蛋白。由于肾衰竭,胰岛素灭活减弱,一些应用胰岛素治疗的患者常因胰岛素未能及时调整而产生低血糖反应,甚至低血糖昏迷。

(三)神经病变的护理

(1)密切观察病情,及早控制高血糖,以减轻或预防神经病变。

(2)对于因周围神经损害而剧烈疼痛者,除用止痛剂及大量维生素 B_1 外,要进行局部按摩和理疗,以改善血液循环。对于那些痛觉异常过敏不能接触皮肤,甚至接触被服亦难忍受者,要注意室内保暖,用支撑架支撑被褥,以避免接触引起的剧痛,并注意安慰患者,解除其烦恼。教会患者每天检查足部,预防糖尿病足的发生。

(3)如出现五更泻或膀胱收缩无力等自主神经症状,要注意勤换内裤、被褥,做好肛周清洁护理,防止损伤肛周皮肤。

(4)对膀胱收缩无力者,鼓励患者定时自行解小便和按压下腹部尽量排出残余尿,并要训练患者白天每 2～3 小时排尿一次,以弥补排尿感缺乏造成的不足。尿潴留明显需导尿时应严格行无菌技术操作,采用闭式引流,每天用 1∶5 000 呋喃西林液冲洗膀胱,病情允许时尽早拔尿管。

(5)颅神经损害者依不同病变部位采取不同的措施,如面神经损害影响眼睛不能闭合,应注意保护眼睛,定期涂眼膏、戴眼罩。第Ⅸ、Ⅹ对颅神经损害进食困难者,应鼻饲流质饮食以维持营养,并防止吸入性肺炎、口腔炎及化脓性腮腺炎的发生。

(四)糖尿病足的护理

1.原因

糖尿病引起神经功能缺损及循环障碍,导致下肢及足部缺血、疼痛、麻木、感觉异常。40 岁以上糖尿病患者或糖尿病病史 10 年以上者,糖尿病足的发病率明显增高。

2.糖尿病足的危险信号

(1)吸烟者,因为吸烟可使循环障碍加重。

(2)末梢神经感觉丧失及末梢动脉搏动减弱或消失者。

(3)足的畸形如高足弓爪形趾者。

(4)有足部溃疡或截肢史者。

3.护理措施

(1)每天检查足部是否有水泡、裂口、擦伤及其他异常改变。如发现有皮肤发红、肿胀或脓肿等感染征象,应立即到医院治疗。

(2)每天晚上用温水(低于 40 ℃)及软皂洗足,用柔软而吸水性强的毛巾轻柔地将脚擦干,然后用羊毛脂或植物油涂抹并按摩足部皮肤,以保护皮肤的柔软性,防止干燥。

(3)如为汗脚,可放少许滑石粉于趾间、鞋里及袜中。

(4)勿赤足行走,以免足部受伤。

(5)严禁用强烈的消毒药物如碘酒等,避免使用侵蚀性药物抹擦鸡眼和胼胝。

(6)为防止烫伤足,禁用热水袋、电热毯及其他热源温暖足部。可通过多穿袜子、穿护脚套等保暖,但不要有松紧带,以免妨碍血液循环。

(7)足部变形者应选择质地柔软、透气性好、鞋头宽大的运动鞋或软底布鞋。

(8)每天做小腿和足部运动,以改善血液循环。

(9)若趾甲干脆,可用 1% 的硼砂温水浸泡半小时,以软化趾甲。

(10)指导患者每天检查并按摩双脚,注意足部皮肤颜色、完整性、表面温度及感染征象等。

十二、急性并发症抢救护理

(一)酮症酸中毒的护理

(1)按糖尿病及昏迷护理常规护理。

(2)密切观察 T、P、R、BP、神志及全身症状,尤其要注意呼吸的气味,深度、频度的改变。

(3)留好标本提供诊治依据:尽快留取好血糖、钾、钠、氯、CO_2 结合力、肾功能、动脉血气分析、尿酮体等标本,及时送检。切勿在输液肢体抽取血标本,以免影响化验结果。

(4)患者入院后立即建立两条静脉通道,一条通道用以输入胰岛素,另一条通道主要用于大量补液及输入抗生素和碱性液体、电解质,以维持水电解质及酸碱平衡。

(5)采用小剂量胰岛素疗法,胰岛素 4～10 U/h,如 24 U 胰岛素加入 1 000 mL 生理盐水中静脉滴注,调整好输液速度,250 mL/h,70 滴/分钟左右,最好使用输液泵调节。

(6)禁食,待患者神志清醒后改为糖尿病半流质饮食或普通饮食。

(7)做好基础护理,预防皮肤、口腔、肺部及泌尿系感染等并发症。

(二)低血糖的护理

(1)首先了解胰岛素治疗情况,根据低血糖临床表现作出正确判断(与低血糖昏迷鉴别)。

(2)立即测定血糖浓度。

(3)休息与补糖:低血糖发作时卧床休息,轻者食用少量馒头、饼干等食物,重者(血糖低于 2.7 mmol/L)立即口服或静脉注射 50% 葡萄糖 40～60 mL。

(4)心理护理:对神志清楚者给予精神安慰,嘱其勿紧张,主动配合治疗。

(三)高渗非酮性昏迷的护理

(1)按糖尿病及昏迷护理常规护理。

(2)严密观察患者神志、精神、体温、脉搏、呼吸、血压、瞳孔等变化。

(3)入院后立即采集血糖、乳酸、CO_2 结合力、血 pH、K^+、Na^+、Cl^- 及血、尿渗透压标本送检,并注意观察其结果,及时提供诊断治疗依据。

(4)立即建立静脉通道,做好补液护理,补液内容应依据所测得的血生化指标参数,正确选择输液种类。无血压下降者遵医嘱静脉滴注低渗盐水(0.45%～0.6%),输入时速度宜慢,谨防发生静脉内溶血及血压下降,注意观察血压、血钠、血糖情况。小剂量应用胰岛素,在血糖稳步下降的同时,严密观察患者有无低血糖的症状,一旦发现及时与医师联系进行处理。补钾时,注意液体勿渗出血管外,以免血管周围组织坏死。

(5)按昏迷护理常规,做好基础护理。

第二节　嗜铬细胞瘤

嗜铬细胞瘤起源于肾上腺髓质、交感神经节或其他部位的嗜铬组织,这种瘤持续或间断地释放大量儿茶酚胺,引起持续性或阵发性高血压和多个器官功能及代谢紊乱。本病以 20～50 岁最多见,男女发病率无明显差异。嗜铬细胞瘤大多为良性,如及早诊治,手术切除可根治。恶性肿瘤约占 10%,治疗困难,已发生转移者预后不一,重者在数月内死亡,少数可存活 10 年以上,5 年生存率为 45%。

一、病因与发病机制

发病原因尚不明确。肿瘤位于肾上腺者占 80%～90%,大多为一侧性,少数为双侧性或一侧肾上腺瘤与另一侧肾上腺外瘤并存,多见于儿童和家族性患者。

肾上腺髓质的嗜铬细胞瘤可产生去甲肾上腺素和肾上腺素,以前者为主,极少数只分泌肾上腺素,家族性者以肾上腺素为主,尤其在早期、肿瘤较小时;肾上腺外的嗜铬细胞瘤除主动脉旁嗜铬体所致者外,只产生去甲肾上腺素,不能合成肾上腺素。

嗜铬细胞瘤可产生多种肽类激素,并可引起一些不典型的症状,如面部潮红、便秘、腹泻、面色苍白、血管收缩及低血压或休克等。

二、临床表现

临床表现以心血管症状为主,兼有其他系统的表现。

(一)心血管系统表现

1.高血压

高血压为最主要症状,有阵发性和持续性两型,持续性者亦可有阵发性加剧。

2.低血压、休克

本病可发生低血压甚至休克;或有高血压和低血压交替的表现。这种患者还可发生急性腹痛、心前区痛、高热等。

3.心脏表现

大量儿茶酚胺可引起儿茶酚胺性心肌病,伴心律失常,如期前收缩、阵发性心动过速,甚至心室颤动。部分患者可发生心肌退行性变、坏死、炎性改变。

(二)代谢紊乱

1.基础代谢增高

肾上腺素可作用于中枢神经及交感神经系统控制下的代谢过程,使患者耗氧量增加。代谢亢进可引起发热、消瘦。

2.糖代谢紊乱

肝糖原分解加速及胰岛素分泌受抑制而致糖异生加强,可引起血糖过高,糖耐量减低。

3.脂代谢紊乱

脂肪分解加速、血游离脂肪酸增高。

4.电解质紊乱

少数患者可出现低钾血症、高钙血症。

(三)其他临床表现

1.消化系统

肠坏死、出血、穿孔、便秘甚至肠扩张,且胆石症发生率较高。

2.腹部肿块

少数患者在左或右侧中上腹部可触及肿块,个别肿块可很大,扪及时应注意有可能诱发高血压。恶性嗜铬细胞瘤可转移到肝,引起肝脏肿大。

3.泌尿系统

肾功能减退、高血压发作、膀胱扩张,无痛性肉眼血尿。

4.血液系统

血容量减少,血细胞重新分布,周围血中白细胞增多,有时红细胞也可增多。

5.伴发其他疾病

嗜铬细胞瘤可伴发于一些由基因种系突变所致的遗传性疾病,如 2 型多发性内分泌腺瘤病、多发性神经纤维瘤等疾病。

三、医学检查

(一)血、尿儿茶酚胺及其代谢物测定

持续性高血压型患者尿儿茶酚胺及其代谢物香草基杏仁酸及甲氧基肾上腺素和甲氧基去甲肾上腺素皆升高,常在正常高限的两倍以上。阵发性者平时儿茶酚胺可不明显升高,在发作后才高于正常,故须测定发作后血或尿儿茶酚胺。摄入可乐、咖啡类饮料及左旋多巴、拉贝洛尔、普萘洛尔(心得安)、四环素等药物可导致假阳性结果;休克、低血糖、高颅内压可使内源性儿茶酚胺增高。

(二)胰升糖素激发试验

对于阵发性且一直等不到发作者可作该试验。

(三)影像学检查

(1)B超作肾上腺及肾上腺外肿瘤定位检查,直径 1 cm 以上者,阳性率较高。

（2）CT 扫描可准确定位 90％以上的肿瘤。

（3）MRI 有助于鉴别嗜铬细胞瘤和肾上腺皮质肿瘤，可用于孕妇。

（4）放射性核素标记定位。

（5）静脉导管术。

四、诊断要点

本病的早期诊断尤为重要，诊断的重要依据必须建立在 24 小时尿儿茶酚胺或其他代谢产物增加的基础上。对于高血压呈阵发性或持续性发作的患者尤其是儿童和年轻人，要考虑本病的可能性，并根据家族史、临床表现、实验室检查等确定诊断。要与其他继发性高血压及原发性高血压相鉴别。

五、治疗

（一）药物治疗

嗜铬细胞瘤手术切除前可采用 α 受体阻断药使血压下降，减轻心脏负担，使原来缩减的血管容量扩大。常用的口服 α 受体阻断药有酚苄明、哌唑嗪。

（二）手术治疗

手术治疗可根治良性的嗜铬细胞瘤，但手术切除有一定危险性。在麻醉诱导期，手术过程中，尤其在接触肿瘤时，可出现血压急骤升高、心律失常和休克。瘤被切除后，血压一般降至 90/60 mmHg。如血压低，表示血容量不足，应补充适量全血或血浆，必要时可静脉滴注适量去甲肾上腺素，但不可用缩血管药来代替补充血容量。

（三）并发症的治疗

当患者发生高血压危象时，应立即予以抢救（图 5-1）。

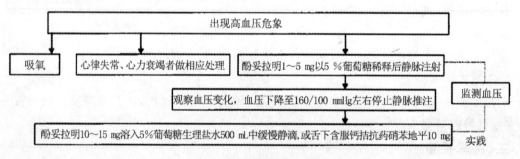

图 5-1　高血压危象抢救

（四）恶性嗜铬细胞瘤的治疗

治疗较困难，一般对放疗和化疗不敏感，可用抗肾上腺素药做对症治疗。

六、护理诊断/问题

（一）组织灌注无效

组织灌注无效与去甲肾上腺素分泌过量致持续性高血压有关。

（二）疼痛

头痛与血压升高有关。

（三）潜在并发症

高血压危象。

七、护理措施

(一)安全与舒适管理

急性发作时应绝对卧床休息,保持环境安静,光线宜偏暗,避免刺激。护理人员操作应集中进行以免过多打扰患者。高血压发作间歇期患者可适量活动,但不能剧烈活动。

(二)饮食营养

给予高热量、高蛋白质、富含维生素、易消化饮食,避免饮含咖啡因的饮料。

(三)疾病监测

1.常规监测

密切观察血压变化,注意阵发性或持续性高血压,或高血压和低血压交替出现,或阵发性低血压、休克等病情变化,定时、定血压计、定体位、定人进行血压测量;观察有无头痛及头痛程度、持续时间,是否有其他伴随症状;观察患者的发病是否存在诱发因素;记录液体出入量,监测患者水、电解质变化。

2.并发症监测

如患者出现剧烈头痛、面色苍白、大汗淋漓、恶心、呕吐、视力模糊、复视等高血压危象表现,或心力衰竭、肾衰竭、高血压脑病的症状和体征,应立即通知医师,并配合抢救。

(四)高血压危象急救配合

(1)卧床休息,吸氧,抬高床头以减轻脑水肿,加用床栏以防患者因躁动而坠床。

(2)按医嘱给予酚妥拉明等急救药.

(3)持续心电图、血压监测,每15分钟记录1次测量结果。

(4)因情绪激动、焦虑不安可加剧血压升高,应专人护理,及时解释病情变化,安抚患者,使其保持平静。

(5)若有心律失常、心力衰竭、高血压脑病、脑卒中和肺部感染,应则协助医师处理并给予相应的护理。

(五)用药护理

α受体阻滞剂在降低血压的同时易引起直立性低血压,因此要严密观察血压变化及药物不良反应,指导患者服药后平卧30分钟,缓慢更换体位,防止意外发生。此外,患者还可能出现鼻黏膜充血、心动过速、低钠倾向等,要及时发现、及时处理;头痛剧烈者按医嘱给予镇静剂。

(六)心理护理

因本病发作突然,症状严重,患者常有恐惧感,渴望早诊早治。护士要主动关心患者,向其介绍有关疾病知识、治疗方法及注意事项。患者发作时,护士要守护在患者身边,使其具有安全感,消除恐惧心理和紧张情绪。

八、健康指导

(一)预防疾病

患者充分休息,生活有规律,避免劳累,保持情绪稳定、心情舒畅。

(二)管理疾病

告知患者在双侧肾上腺切除后,须终身应用激素替代治疗,并使患者知晓药物的作用、服药时间、剂量及其过量或不足的征象、常见的不良反应。

(三)康复指导

嘱患者随身携带识别卡,以便在发生紧急情况时能得到及时处理。定期返院复诊,以便及时调整药物剂量。

第三节　皮质醇增多症

皮质醇增多症,又称库欣(Cushing)综合征,是由多种原因所致的肾上腺皮质分泌过盛的糖皮质激素而引起的综合征。主要表现为向心性肥胖、多血质貌、皮肤紫纹、高血压等。女性多于男性,成人多于儿童。

一、病因

肾上腺皮质通常在促肾上腺皮质激素(adrenocorticotropic hormone,ACTH)作用下分泌皮质醇,当皮质醇超过生理水平时,反馈抑制 ACTH 的释放。本病的发生表明皮质醇或 ACTH 分泌调节失衡,或肾上腺无须 ACTH 作用就能自行分泌皮质醇,或是皮质醇对 ACTH 分泌不能发挥正常的抑制作用。

(一)原发性肾上腺皮质病变——原发于肾上腺的肿瘤

皮质腺瘤约占 20%,皮质腺癌约占 5%,其生长与分泌不受 ACTH 控制。

(二)垂体瘤或下丘脑-垂体功能紊乱

继发于下丘脑-垂体病者可引起肾上腺皮质增生型皮质醇增多症或库欣病(约占 70%)。

(三)异源 ACTH 综合征

由垂体以外的癌瘤产生类 ACTH 活性物质,少数可能产生类促肾上腺皮质激素释放因子样物质,刺激肾上腺皮质增生,分泌过多的皮质类固醇。多见于肺燕麦细胞癌(约占50%),胸腺癌与胰腺癌(约占 10%)次之。

(四)医源性糖皮质激素增多症

其由长期大量应用糖皮质激素治疗所致。

二、临床表现

(一)体型改变

因脂肪代谢障碍造成头、颈、躯干肥胖,即水牛背;尤其是面部,两侧颊部脂肪堆积,造成脸部轮廓呈圆形,即满月脸;嘴唇前突微开,前齿外露,多血质面容,四肢消瘦,为临床诊断提供线索。

(二)蛋白质分解过多

其表现为皮肤变薄,真皮弹力纤维断裂出现紫纹、肌肉消瘦、乏力、骨质疏松,容易发生骨折。

(三)水钠潴留

患者表现高血压、足踝部水肿。

(四)性腺功能障碍

其表现为多毛、痤疮,女性出现月经减少或停经,或出现胡须、喉结增大等,男性可出现性欲减退、阴茎缩小、睾丸变软等。

(五)抵抗力降低

患者易发生霉菌及细菌感染,甚至出现菌血症、败血症。

(六)精神障碍

患者常有不同程度的情绪变化如烦躁、失眠,个别患者可发生偏狂。

三、检查

(一)生化检查

(1)尿 17-羟皮质类固醇(17-OHCS)＞20 mg/24 小时。

(2)小剂量地塞米松抑制试验不能被抑制。

(3)尿游离皮质醇＞110 μg/24 小时。

(4)血浆皮质醇增高,节律消失。

(5)低血钾性碱中毒。

(二)肾上腺病变部位检查

腹膜后充气造影、肾上腺同位素扫描、B 超或 CT 扫描等。

(三)蝶鞍部位检查

X 线蝶鞍正侧位片或断层 CT 扫描,如发现蝶鞍扩大、骨质破坏,说明垂体有占位性病变。

四、护理

(一)观察要点

(1)病情判断:皮质醇增多的临床表现如前所述,但病因不同可有不同表现,应仔细观察,以提供临床诊断依据。肾上腺肿瘤所致的库欣氏综合征没有色素沉着,而垂体性库欣病和异源 ACTH 综合征由于血浆 ACTH 高,皮肤色素加深,且以异源 ACTH 综合征更为明显。肾上腺恶性肿瘤多见于儿童,并且多有性征改变。异源 ACTH 综合征由恶性肿瘤所致,消瘦、水肿明显,并且有严重低血钾性碱中毒。

(2)观察体型异常状态的改变。

(3)观察心率、有无高血压及心脑缺血表现。

(4)观察有无发热等各种感染症状。

(5)观察皮肤、肌肉、骨骼状态:皮肤干燥、皮下出血、痤疮、创伤化脓、四肢末梢发绀、水肿、多毛、肌力低下、乏力、疲劳感,骨质疏松与病理性骨折等。

(6)观察尿量、尿液性状改变:有无血尿、蛋白尿、尿糖。

(7)观察有无失眠、烦躁不安、抑郁、兴奋、精神异常等表现。

(8)观察有无电解质紊乱和糖尿病等症状。

(9)观察有无月经异常、性功能改变等。

(二)检查的护理

皮质醇增多症的确诊、病理分类及定位诊断依赖于实验室检查。有无皮质醇增多症存在、是什么原因引起,在做治疗之前都须检查清楚。

(1)筛选试验:检查有无肾上腺皮质分泌的异常,方法如下。①24 小时尿 17-OHCS、17-KS、游离皮质醇测定。②血浆皮质醇测定。③皮质醇分泌节律检查:正常皮质醇分泌呈昼夜节律性改变。清晨高,午夜低。检查时可分别于 8：00、16：00、24：00 抽血测皮质醇。皮质醇增多症患者不但分泌量改变,而且节律消失,下午血皮质醇浓度等于或高于清晨血皮质醇浓度。皮质醇节律消失是该病的早期表现。④小剂量地塞米松抑制试验(服地塞米松 0.5 mg,6 小时 1 次,共 48 小时):皮质醇增多症者不受小剂量地塞米松抑制。

(2)定性试验:为了进一步鉴别肾上腺皮质为增生或肿瘤,可行大剂量地塞米松抑制试验。将地塞米松增加至 2 mg,方法同小剂量法。对肾上腺皮质增生者至少可抑制 50%,而肾上腺肿瘤或异源 ACTH 综合征呈阴性结果。

(3)其他:头颅、胸、肾的 X 线照片,CT、MRI 检查、血生化指标等。

在这些检查中,除了保证方法和收集标本正确,试验药物的服用时间、剂量的准确是试验成功的关键,护士一定要按量、按时投送药物,并确认患者服下全部药物,如有呕吐,要补足剂量。

(三)预防感染

(1)患者全身抵抗力下降,易引起细菌或真菌感染,但感染症状不明显。因此,对患者的日常生活要进行卫生指导。

(2)早期发现感染症状,如出现咽痛、发热及尿路感染等症状,及时报告医师,及时处理。

(四)观察精神症状、防止发生意外

(1)患者多表现为精神不安、抑郁状态、失眠或兴奋状态。失眠往往是精神症状的早期表现,应予重视。护理人员须特别注意抑郁状态之后企图自杀者,患者身边不宜放置危险物品。

(2)患者情绪不稳定时,避免讲刺激性的言语,要耐心倾听其谈话。

(3)要理解患者因肥胖等引起容貌、体态的变化而产生的苦闷,多给予解释、安慰。

(五)饮食护理

(1)给予高蛋白、富含维生素、低钠、高钾饮食。

(2)患者每餐进食不宜过多或过少,宜均匀进餐,指导患者采用正确摄取营养平衡的饮食。

(3)并发糖尿病者,应按糖尿病饮食要求限制主食摄入量。

(六)防止外伤、骨折

(1)患者容易发生肋骨、脊柱自发性骨折,如有骨质疏松、肌力低下,则容易挫伤、骨折,应关心患者日常生活活动的安全,防止其受伤。

(2)本病患者皮肤菲薄,易发生皮下瘀斑,注射、抽血后按压针眼时间宜长。嘱患者穿着柔软的睡衣,不要系紧腰带,勿用力搓澡、防止碰伤。

(3)嘱患者在疲劳、倦怠时不要勉强参加劳动,活动范围与运动量也应有所限制。指导患者遵守日常生活制度。

(七)治疗护理

1.病因治疗

对已查明的垂体、肾上腺腺瘤或腺癌给予手术和(或)放射治疗,去除病因。异位分泌 ACTH 的肿瘤亦争取定位,行手术和(或)放射治疗。

2.抑制糖皮质激素合成的药物

抑制糖皮质激素合成的药物适用于存在严重代谢紊乱(低血钾、高血糖、骨质疏松)患者的

术前准备。对不能手术治疗的异位分泌 ACTH 肿瘤患者,行姑息性治疗。服药剂量宜由小至大,注意药物不良反应,多于饭后服用,以减少胃肠道反应。

3.并发症的预防与护理

皮质醇增多症如果不予治疗,患者可于数年内死于感染、高血压或自杀。因此,对于本病应争取早期诊断、早期治疗,防止并发症、预防感染和外伤,控制高血压及糖尿病,更应注意精神护理,防止自杀。

(八)心理护理

(1)绝大多数患者呈向心性肥胖、满月脸、水牛背等特殊状态改变,其心理上不愿接受这一现实,医护人员切勿当面议论其外表。

(2)手术是治疗本病的重要手段,患者往往对手术有顾虑而焦躁不安、情绪低落、不思饮食,有的患者因手术费用高、担心预后等也可发生情绪的改变。针对以上心理状态,医护人员应向其讲解手术治疗的效果、手术成功事例及术前注意事项,以消除其顾虑,使其树立战胜疾病的信心。

第六章　神经内科护理

第一节　偏头痛

偏头痛是一类发作性且常为单侧的搏动性头痛。发病率各家报告不一：所罗门（Solomon）描述约 6％的男性，18％的女性患有偏头痛，男女之比为 1∶3；威尔金森（Wilkinson）的数字为约 10％的英国人口患有偏头痛；萨佩尔（Saper）报告在美国约有两千三百万人患有偏头痛，其中男性占 6％，女性占17％。偏头痛多开始于青春期或成年早期，约 25％的患者于 10 岁以前发病，55％的患者发生在 20 岁以前，90％以上的患者发生于 40 岁以前。在美国，偏头痛造成的社会经济负担为10 亿～17 亿美元。在我国也有大量患者因偏头痛而影响工作、学习和生活。多数患者有家庭史。

一、病因与发病机制

偏头痛的确切病因及发病机制仍处于讨论之中。很多因素可诱发、加重或缓解偏头痛的发作。通过物理或化学的方法，学者也提出了一些学说。

（一）激发或加重因素

对于某些个体而言，很多外部或内部环境的变化可激发或加重偏头痛发作。

（1）激素变化：口服避孕药可增加偏头痛发作的频度；月经是偏头痛常见的触发或加重因素（周期性头痛）；妊娠、性交可触发偏头痛发作（性交性头痛）。

（2）某些药物：某些易感个体服用心痛定、消心痛或硝酸甘油后可出现典型的偏头痛。

（3）天气变化：特别是天气转热、多云或天气潮湿。

（4）某些食物添加剂和饮料：最常见者是酒精性饮料，如某些红葡萄酒；奶制品如奶酪，特别是硬奶酪；咖啡；含亚硝酸盐的食物，如汤、热狗；某些水果，如柑橘类水果；巧克力（巧克力性头痛）；某些蔬菜；酵母；人工甜食；发酵的腌制品如泡菜；味精。

（5）运动：头部的微小运动可诱发偏头痛或使之加重，有些患者因惧怕乘车引起偏头痛发作而不敢乘车；踢足球的人以头顶球可诱发头痛（足球运动员偏头痛）；爬楼梯上楼可出现偏头痛。

（6）睡眠过多或过少。

（7）一顿饭漏吃或延后。

（8）抽烟或置身于烟中。

（9）闪光、灯光过强。

（10）紧张、生气、情绪低落、哭泣（哭泣性头痛）：很多女性逛商场或到人多的场合可引起偏头痛发作；国外有人骑马时，尽管人群拥挤不到一分钟，也可使偏头痛加重。

在激发因素中，剂量、联合作用及个体差异尚应考虑。如对于敏感个体，吃一片橘子可能不致引起头痛,而吃数枚橘子则可引起头痛,而有些情况下,吃数枚橘子也不引起头痛发作,但如同时有月经的影响,这种联合作用就可引起偏头痛发作。有的个体在商场中待一会儿即发作,而有的个体仅于商场中久待才出现偏头痛。

偏头痛尚有很多改善因素。有人于偏头痛发作时静躺片刻,即可使头痛缓解;有人于光线较黯淡的房间闭目而使头痛缓解;有人头痛发作时喜以双手压迫双颞侧,以期头痛缓解;有人通过冷水洗头使头痛得以缓解;妇女绝经后及妊娠 3 个月后,偏头痛趋于缓解。

(二)有关发病机制的几个学说

1.血管活性物质

在所有血管活性物质中,5-HT 学说是学者提及最多的。人们发现偏头痛发作期血小板中 5-HT 浓度下降,而尿中 5-HT 代谢物 5-HT 羟吲哚乙酸增加。脑干中 5-HT 能神经元及去甲肾上腺素能神经元可调节颅内血管舒缩。很多 5-HT 受体拮抗剂治疗偏头痛有效,以利血压耗竭,5-HT 可加速偏头痛发生。

2.三叉神经血管脑膜反应

刺激啮齿动物的三叉神经,可使其脑膜产生炎性反应,而治疗偏头痛的药物麦角胺、双氢麦角胺、舒马普坦等可阻止这种神经源性炎症。在偏头痛患者体内可检测到由三叉神经所释放的降钙素基因相关肽,而降钙素基因相关肽为强烈的血管扩张剂。双氢麦角胺、舒马普坦既能缓解头痛,又能降低降钙素基因相关肽含量。因此,偏头痛的疼痛是由神经血管性炎症产生的无菌性脑膜炎的症状。医学专家认为三叉神经分布于涉痛区域,偏头痛可能就是一种神经源性炎症。所罗门在复习儿童偏头痛的研究文献后指出,儿童眼肌瘫痪型偏头痛的复视源于海绵窦内颈内动脉的肿胀伴第Ⅲ对脑神经的损害。另一种解释是小脑上动脉和大脑后动脉肿胀造成的第Ⅲ对脑神经的损害,也可能为神经的炎症。

3.内源性疼痛控制系统障碍

中脑水管周围及第四脑室室底灰质含有大量与镇痛有关的内源性阿片肽类物质,如脑啡肽、β-内啡呔等。正常情况下,这些物质通过对疼痛传入的调节而起镇痛作用。虽然报告的结果不一,但多数报告显示偏头痛患者脑脊液,或血浆中 β-内啡肽或其类似物降低,提示偏头痛患者存在内源性疼痛控制系统障碍。这种障碍导致患者疼痛阈值降低,对疼痛感受性增强,易发生疼痛。鲑钙紧张素治疗偏头痛的同时可引起患者血浆 β-内啡肽水平升高。

4.自主功能障碍

自主功能障碍很早便引起了学者的重视。瞬时心率变异及心血管反射研究显示,偏头痛患者存在交感功能低下。24 小时动态心率变异研究提示,偏头痛患者存在交感、副交感功能平衡障碍。也有学者报道偏头痛患者存在瞳孔直径不均,提示这部分患者存在自主功能异常。有人认为在偏头痛患者中的猝死现象可能与自主功能障碍有关。

5.偏头痛的家族聚集性及基因研究

偏头痛患者具有肯定的家族聚集性倾向。遗传因素最明显,研究较多的是家族性偏瘫型偏头痛及基底型偏头痛。有先兆偏头痛比无先兆偏头痛具有更高的家族聚集性。有先兆偏头痛和偏瘫发作可在同一个体交替出现,并可同时出现于家族中,基于此,学者认为家族性偏瘫型偏头痛和非复杂性偏头痛可能具有相同的病理生理和病因。巴隆(Baloh)等报告了数个家族,其家族中多个成员出现偏头痛性质的头痛,并有眩晕发作或原发性眼震,有的晚年继发进行性周围性前庭功能丧失,有的家族成员发病年龄趋于一致,如均于 25 岁前出现症状。

有报告称偏瘫型偏头痛家族基因缺陷与 19 号染色体标志点有关,但也有发现提示有的偏瘫型偏头痛家族与 19 号染色体无关,提示家族性偏瘫型偏头痛存在基因的变异。与 19 号染色体有关的家族性偏瘫型偏头痛患者出现发作性意识障碍的频度较高,这提示各种与 19 号染色体有关的偏头痛的外部诱发阈值较低是由遗传决定的。奥波夫(Ophoff)报告 34 例与 19 号染色体有关的家族性偏瘫型偏头痛家族,在电压闸门性钙通道 α_1 亚单位基因代码功能区域存在 4 种不同的错义突变。

有一种伴有发作间期眼震的家族性发作性共济失调,其特征是共济失调。眩晕伴以发作间期眼震,为显性遗传性神经功能障碍,这类患者约 50% 出现无先兆偏头痛,临床症状与家族性偏瘫型偏头痛有重叠,二者均与基底型偏头痛的典型状态有关,且均可有原发性眼震及进行性共济失调。奥波夫报告了 2 例伴有发作间期眼震的家族性共济失调家族,均存在 19 号染色体电压依赖性钙通道基因的突变,这与在家族性偏瘫型偏头痛所探测到的一样。不同的是其阅读框架被打断,并产生一种截断的 α_1 亚单位,这导致正常情况下可在小脑内大量表达的钙通道密度的减少,由此可能解释其发作性及进行性加重的共济失调。同样的错义突变如何导致家族性偏瘫型偏头痛中的偏瘫发作尚不明确。

巴隆报告了三个伴有双侧前庭病变的家族性偏头痛家族。家族中多个成员经历偏头痛性头痛、眩晕发作(数分钟),晚年继发前庭功能丧失;晚期,当眩晕发作停止,双侧前庭功能丧失导致平衡障碍及走路摆动。

6.血管痉挛学说

颅外血管扩张可伴有典型的偏头痛性头痛发作。偏头痛患者是否存在颅内血管的痉挛尚有争议。以往认为偏头痛的视觉先兆是由血管痉挛引起的,现在有确切的证据表明,这种先兆是皮层神经元活动由枕叶向额叶的扩布抑制(3 mm/min)造成的。血管痉挛更像是视网膜性偏头痛的始动原因,一些患者经历短暂的单眼失明,于发作期检查可发现视网膜动脉的痉挛。另外,这些患者对抗血管痉挛剂有反应。与偏头痛相关的听力丧失和(或)眩晕可以基于内听动脉耳蜗和(或)前庭分支的血管痉挛来解释。血管痉挛可导致内淋巴管或囊的缺血性损害,引起淋巴液循环损害,并最终发展成为水肿。经颅多普勒(TCD)脑血流速度测定发现,不论是偏头痛发作期还是发作间期,均存在血流速度的加快,这提示该部分患者颅内血管紧张度升高。

7.离子通道障碍

很多偏头痛综合征所共有的临床特征与遗传性离子通道障碍有关。偏头痛患者内耳存在局部细胞外钾的积聚,当钙进入神经元时钾退出。因为内耳的离子通道在维持富含钾的内淋巴和神经元兴奋功能方面是至关重要的,脑和内耳离子通道的缺陷可导致可逆性毛细胞除极及听觉和前庭症状。偏头痛中的头痛则是继发现象,这是细胞外钾浓度增加的结果。偏头痛综合征的很多诱发因素,包括紧张、月经,可能是激素对有缺陷的钙通道影响的结果。

8.其他学说

有人发现偏头痛于发作期存在血小板自发聚集和黏度增加。另有人发现偏头痛患者存在

TXA_2、PGI_2平衡障碍和 P 物质及神经激肽的改变。

二、临床表现

(一)偏头痛发作

萨佩尔在描述偏头痛发作时将其分为 5 期。需要指出的是,这 5 期并非每次发作所必备的,有的患者可能只表现其中的数期,大多数患者的发作表现为两期或两期以上,有的仅表现其中的一期。每期特征可以存在很大不同,同一个体的发作也可不同。

1.前驱期

60%的偏头痛患者在头痛开始前数小时至数天出现前驱症状,前驱症状并非先兆,不论是有先兆偏头痛还是无先兆偏头痛均可出现前驱症状,可表现为精神、心理改变,如精神抑郁、疲乏无力、懒散、昏昏欲睡,也可表现为情绪激动、易激惹、焦虑、心烦或欣快感等,尚可表现为自主神经症状,如面色苍白、发冷、厌食或明显的饥饿感、口渴、尿少、尿频、排尿费力、打哈欠、颈项发硬、恶心、肠蠕动增加、腹痛、腹泻、心慌、气短、心率加快、对气味过度敏感等。不同患者前驱症状具有很大的差异,但每例患者每次发作的前驱症状具有相对稳定性。这些前驱症状可在前驱期出现,也可于头痛发作中,甚至持续到头痛发作后成为后续症状。

2.先兆

约有 20%的偏头痛患者出现先兆症状。先兆多为局灶性神经症状,偶为全面性神经功能障碍。典型的先兆应符合下列 4 条特征中的 3 条:重复出现,逐渐发展,持续时间不多于 1 小时,并跟随出现头痛。大多数病例先兆持续 5~20 分钟。极少数情况下先兆可突然发作,也有的患者于头痛期间出现先兆性症状,尚有伴迁延性先兆的偏头痛,其先兆不仅始于头痛之前,尚可持续到头痛后数小时至 7 天。

先兆可为视觉性的、运动性的、感觉性的,也可表现为脑干或小脑性功能障碍。最常见的先兆为视觉性先兆,约占先兆的 90%,如闪电、暗点、单眼黑矇、双眼黑矇、视物变形、视野外空白等。闪光可为锯齿样或闪电样闪光、城垛样闪光。视网膜动脉型偏头痛患者眼底可见视网膜水肿,偶可见樱红色黄斑。仅次于视觉现象的常见先兆为麻痹。典型的是影响一侧手和面部,也可出现偏瘫。如果优势半球受累,可出现失语。数十分钟后出现对侧或同侧头痛,多在儿童期发病。这被称为偏瘫型偏头痛。偏瘫型偏头痛患者的局灶性体征可持续 7 天以上,甚至在影像学上发现脑梗死。偏头痛伴迁延性先兆和偏头痛性偏瘫以前曾被划入"复杂性偏头痛"。偏头痛反复发作后出现的眼球运动障碍称为眼肌瘫痪型偏头痛,多由动眼神经麻痹所致,滑车神经和展神经麻痹次之。多有无先兆偏头痛病史,反复发作者麻痹可经久不愈。如果先兆涉及脑干或小脑,则这种状况被称为基底型偏头痛,又称基底动脉型偏头痛,可出现头昏、眩晕、耳鸣、听力障碍、共济失调、复视,视觉症状包括闪光、暗点、黑矇、视野缺损、视物变形。双侧损害可出现意识抑制,后者尤见于儿童。尚可出现感觉迟钝,偏侧感觉障碍等。

偏头痛先兆可不伴头痛出现,称偏头痛等位症,多见于儿童偏头痛,有时见于中年以后,先兆可为偏头痛发作的主要临床表现而头痛很轻或无头痛。也可与头痛发作交替出现,可表现为闪光、暗点、腹痛、腹泻、恶心、呕吐、复发性眩晕、偏瘫、偏身麻木及精神心理改变,如儿童良性发作性眩晕、前庭性美尼尔氏病、成人良性复发性眩晕。有跟踪研究显示,为数不少的以往诊断为美尼尔氏病的患者,其症状大多数与偏头痛有关。有报告描述了一组成人良性复发性眩晕患者,年龄 7～55 岁,晨起发病症状表现为反复发作的头晕、恶心、呕吐及大汗,持续数分钟甚至 3～4 天。发作开始及末期表现为位置性眩晕,发作期间无听觉症状。发作间期几乎所有患者均无症状,这些患者眩晕发作与偏头痛有几个共同的特征,包括可因酒精、睡眠不足、情绪紧张造成及加重,女性多发,常见于经期。

3.头痛

头痛可出现于围绕头或颈部的任何部位,可位颞侧、额部、眶部,多为单侧痛,也可为双侧痛,甚至发展为全头痛,其中单侧痛者约占 2/3。头痛性质往往为搏动性痛,但也有的患者描述为钻痛。疼痛程度往往为中、重度痛,甚至难以忍受。往往是晨起后发病,逐渐发展,达高峰后逐渐缓解。也有的患者于下午或晚上起病,成人头痛大多历时 4 小时至 3 天,而儿童头痛多历时 2 小时至 2 天。尚有持续时间更长者,可持续数周。有人将发作持续 3 天以上的偏头痛称为偏头痛持续状态。

头痛期间不少患者伴随出现恶心、呕吐、视物不清、畏光、畏声等,喜独居。恶心为最常见伴随症状,达一半以上,且常为中、重度恶心。恶心可先于头痛发作,也可于头痛发作中或发作后出现。近一半的患者出现呕吐,有些患者的经验是呕吐后发作即明显缓解。其他自主功能障碍也可出现,如尿频、排尿障碍、鼻塞、心慌、高血压、低血压,甚至可出现心律失常。发作累及脑干或小脑者可出现眩晕、共济失调、复视、听力下降、耳鸣、意识障碍。

4.头痛终末期

此期为头痛开始减轻至最终停止阶段。

5.后续症状期

为数不少的患者于头痛缓解后出现一系列后续症状,表现为怠倦、困钝、昏昏欲睡。有的感到精疲力竭、饥饿感或厌食、多尿、头皮压痛、肌肉酸痛,也可出现精神心理改变,如烦躁、易怒、心境高涨或情绪低落、少语、少动等。

(二)儿童偏头痛

儿童偏头痛是儿童期头痛的常见类型。儿童偏头痛与成人偏头痛在一些方面有所不同。性别方面,发生于青春期以前的偏头痛男女患者比例大致相等,而成人期偏头痛女性比例大大增加,约为男性的 3 倍。

儿童偏头痛的诱发及加重因素有很多与成人偏头痛一致,如劳累和情绪紧张可诱发或加重头痛,为数不少的儿童可因运动而诱发头痛,儿童偏头痛患者可有睡眠障碍,而上呼吸道感染及其他发热性疾病在儿童比成人更易使头痛加重。

在症状方面,儿童偏头痛与成人偏头痛亦有区别。儿童偏头痛持续时间常较成人短。偏瘫型偏头痛多在儿童期发病,成年期停止,偏瘫发作可从一侧到另一侧,这种类型的偏头痛常较难控制。反复的偏瘫发作可造成永久性神经功能缺损,并可出现病理征,也可造成认知障碍。基底动脉型偏头痛在儿童也比成人常见,表现为闪光、暗点、视物模糊、视野缺损,也可出现脑干、小脑及耳症状,如眩晕、耳鸣、耳聋、眼球震颤。儿童出现意识恍惚者比成人多,尚可出现跌倒。有些偏头痛儿童尚可仅出现反复发作性眩晕,而无头痛发作。一个平时表现完全正常的儿童可突然恐惧、大叫、面色苍白、大汗、步态蹒跚、眩晕、旋转感,并出现眼球震颤,数分钟后可完全缓解,恢复如常,称儿童良性发作性眩晕,属于一种偏头痛等位症。这种眩晕发作典型始于 4 岁以前,可每天数次发作,其后发作次数逐渐减少,多数于 7 岁以后不再发作。与成人不同,儿童偏头痛的前驱症状常为腹痛,有时可无偏头痛发作而以腹痛、恶心、呕吐、腹泻代替,称腹型偏头痛等位症。在偏头痛的伴随症状中,儿童偏头痛出现呕吐较成人更加常见。

儿童偏头痛的预后较成人偏头痛好。6 年后约有一半儿童不再经历偏头痛,约 1/3 的偏头痛得到改善,而始于青春期以后的成人偏头痛常持续几十年。

三、诊断与鉴别诊断

偏头痛的诊断应根据详细的病史作出,特别是头痛的性质及相关的症状非常重要,如头痛的部位、性质、持续时间、疼痛严重程度、伴随症状及体征、既往发作的病史、诱发或加重因素等。

对于偏头痛患者应进行细致的一般内科查体及神经科检查,以排除症状与偏头痛有重叠、类似或同时存在的情况。诊断偏头痛虽然没有特异性的实验室指标,但有时给予患者必要的实验室检查非常重要,如血、尿、脑脊液及影像学检查,以排除器质性病变,特别是中年或老年期出现的头痛,更应排除器质性病变。当出现严重的先兆或先兆时间延长时,有学者建议行颅脑 CT 或 MRI 检查。也有学者提议当偏头痛发作超过每月 2 次时,应警惕偏头痛的原因。

国际头痛协会头痛分类委员会于 1962 年制定了一套头痛分类和诊断标准,这个旧的分类与诊断标准在世界范围内应用了 20 余年,至今我国尚有部分学术专著仍在沿用或参考这个分类。1988 年,国际头痛协会头痛分类委员会制定了新的关于头痛、脑神经痛及面部痛的分类和诊断标准,目前临床及科研多采用这个标准。此标准将头痛分为 13 个主要类型,包括总数 129 个头痛亚型。其中常见的头痛类型为偏头痛、紧张型头痛、丛集性头痛和慢性发作性偏头痛,而偏头痛又被分为七个亚型(表 6-1～表 6-4)。

表 6-1　偏头痛分类

无先兆偏头痛
有先兆偏头痛
偏头痛伴典型先兆
偏头痛伴迁延性先兆
家族性偏瘫型偏头痛
基底动脉型偏头痛
偏头痛伴急性先兆发作
眼肌瘫痪型偏头痛
视网膜型偏头痛
可能为偏头痛前驱或与偏头痛相关联的儿童期综合征
儿童良性发作性眩晕
儿童交替性偏瘫
偏头痛并发症
偏头痛持续状态
偏头痛性偏瘫
不符合上述标准的偏头痛性障碍

表 6-2　国际头痛协会(1988)关于无先兆偏头痛的定义

无先兆偏头痛

诊断标准：

1.至少 5 次发作符合第 2～4 项标准

2.头痛持续 4～72 小时(未治疗或没有成功治疗)

3.头痛至少具备下列特征中的 2 条

(1)位于单侧；

(2)搏动性质；

(3)中度或重度(妨碍或不敢从事每天活动)；

(4)因上楼梯或类似的日常体力活动而加重

4.头痛期间至少具备下列 1 条

(1)恶心和/或呕吐；

(2)畏光和畏声

5.至少具备下列 1 条

(1)病史、体格检查和神经科检查不提示器质性障碍；

(2)病史和(或)体格检查和(或)神经检查确实提示这种障碍(器质性障碍)，但被适当的观察所排除；

(3)这种障碍存在，但偏头痛发作并非在与这种障碍有密切的时间关系上首次出现

表 6-3　国际头痛协会(1988)关于有先兆偏头痛的定义

有先兆偏头痛

先前用过的术语：经典型偏头痛，典型偏头痛；眼肌瘫痪型、偏身麻木型、偏瘫型、失语型偏头痛

诊断标准：

1.至少 2 次发作符合第 2 项标准

2.至少符合下列 4 条特征中的 3 条

(1)一个或一个以上提示局灶大脑皮质或脑干功能障碍的完全可逆性先兆症状；

(2)至少一个先兆症状逐渐发展超过 4 分钟，或 2 个或 2 个以上的症状接着发生；

(3)先兆症状持续时间不超过 60 分钟，如果出现 1 个以上先兆症状，持续时间可相应增加；

(4)继先兆出现的头痛间隔期在 60 分钟之内(头痛尚可在先兆前或与先兆同时开始)

3.至少具备下列 1 条

(1)病史：体格检查及神经科检查不提示器质性障碍；

(2)病史和/或体格检查和/或神经科检查确实提示这种障碍，但通过适当观察被排除；

(3)这种障碍存在，但偏头痛发作并非在与这种障碍有密切的时间关系上首次出现

有典型先兆的偏头痛

诊断标准：

1.符合有先兆偏头痛诊断标准，包括第 2 项全部 4 条标准

2.有一条或一条以上下列类型的先兆症状

(1)视觉障碍；

(2)单侧偏身感觉障碍和/或麻木；

(3)单侧力弱；

(4)失语或非典型言语困难

表 6-4　国际头痛协会(1988)关于儿童偏头痛的定义

1.至少 5 次发作符合第(1)、(2)项标准
(1)每次头痛发作持续 2～48 小时；
(2)头痛至少具备下列特征中的 2 条：
①位于单侧；
②搏动性质；
③中度或重度；
④可因常规的体育活动而加重
2.头痛期间内至少具备下列 1 条
(1)恶心和/或呕吐；
(2)畏光和畏声

这七个亚型中,最主要的两个亚型是无先兆偏头痛和有先兆偏头痛,其中最常见的是无先兆偏头痛。

国际头痛协会的诊断标准为偏头痛的诊断提供了一个可靠的、可量化的诊断标准,对于临床和科研的意义是显而易见的,有学者特别提到其对临床试验及流行病学调查有重要意义。但临床上有时遇到的患者并不能完全符合这个标准,对于这种情况,学者建议随访及复查,以确定诊断。

由于国际头痛协会的诊断标准掌握起来比较复杂,为了便于临床应用,国际上一些知名的学者一直在探讨一种简单化的诊断标准。其中所罗门介绍了一套简单标准,符合这个标准的患者 99％符合国际头痛协会的无先兆偏头痛的诊断标准。这套标准较易掌握,可供参考。

(1)具备下列 4 条特征中的任何 2 条,即可诊断无先兆偏头痛:①疼痛位于单侧。②搏动性痛。③恶心。④畏光或畏声。

(2)另有 2 条符加说明:①首次发作者不应诊断。②应无器质性疾病的证据。

在临床工作中尚能遇到患者有时表现为紧张型头痛,有时表现为偏头痛性质的头痛,为此有些学者在查阅国际上一些临床研究文献后得到的答案是紧张型头痛和偏头痛并非截然分开的,其在临床上确实存在着重叠,故有学者提出二者可能是一个连续的统一体。有时遇到的有先兆偏头痛患者可表现为无先兆偏头痛,同样,学者认为二型之间既可能有不同的病理生理,又可能是一个连续的统一体。

偏头痛应与下列疼痛相鉴别。

1.紧张型头痛

紧张性头痛又称肌收缩型头痛。其临床特点是头痛部位较弥散,可位于前额、双颞、顶、枕及颈部。头痛性质常呈钝痛,头部有压迫感、紧箍感,患者常述犹如戴着一顶帽子。头痛常呈持续性,可时轻时重。多有头皮、颈部压痛点,按摩头颈可使头痛缓解,多有额、颈部肌肉紧张。多少伴有恶心、呕吐。

2.丛集性头痛

丛集性头痛又称组胺性头痛、Horton 综合征,表现为一系列密集的、短暂的、严重的单侧钻痛。与偏头痛不同,头痛部位多局限并固定于一侧眶部、球后和额颞部。发病时间常在夜间,并使患者痛醒。发病时间固定,起病突然而无先兆,开始可为一侧鼻部烧灼感或球后压迫感,继之出现特定部位的疼痛,常疼痛难忍,并出现面部潮红,结膜充血、流泪、流涕、鼻塞。为数不少的患者出现 Horner 征,可出现畏光,不伴恶心、呕吐。诱因可为发作群集期饮酒、兴奋或服用扩血管药。发病年龄常较偏头痛晚,平均 25 岁,男女之比为 4∶1。罕见家族史。治疗包括:非甾体消炎止痛剂;激素治疗;睾丸素治疗;吸氧疗法(国外介绍为100％氧,8～10 L/min,共 10～15 分钟,仅供参考);麦角胺咖啡因或双氢麦角碱睡前应用,对夜间头痛特别有效;碳酸锂,疗效尚有争议,多数介绍其有效,但中毒剂量有时与治疗剂量很接近,曾有老年患者(精神患者)服一片而昏迷,建议有条件者监测血锂水平,不良反应有胃肠道症状、肾功能改变、内分泌改变、震颤、眼球震颤、抽搐等;其他药物尚有钙通道阻滞剂、舒马普坦等。

3.痛性眼肌麻痹

痛性眼肌麻痹又称 Tolosa-Hunt 综合征,是一种以头痛和眼肌麻痹为特征,涉及特发性眼眶和海绵窦的炎性疾病。病因可为颅内颈内动脉的非特异性炎症,也可能涉及海绵窦。常表现为球后及眶周的顽固性胀痛、刺痛,数天或数周后出现复视,并可有第Ⅲ、Ⅳ、Ⅵ脑神经受累表现,间隔数月、数年后复发,须行血管造影以排除颈内动脉瘤。皮质类固醇治疗有效。

4.颅内占位所致头痛

占位早期头痛可为间断性或晨起为重,但随着病情的发展,多演变为持续性头痛,进行性加重,可出现颅内高压的症状与体征,如头痛、恶心、呕吐、视盘水肿,并可出现局灶症状与体征,如精神改变、偏瘫、失语、偏身感觉障碍、抽搐、偏盲、共济失调、眼球震颤等,典型者鉴别不难。但须注意,也有表现为十几年的偏头痛最后被确诊为巨大血管瘤者。

四、防治

(一)一般原则

偏头痛的治疗策略包括两个方面:对症治疗及预防性治疗。对症治疗的目的在于消除、抑制或减轻疼痛及伴随症状。预防性治疗可用来减少头痛发作的频度及减轻头痛严重性。对偏头痛患者是单用对症治疗还是同时采取对症治疗及预防性治疗,要具体分析。一般说来,如果头痛发作频度较小,疼痛程度较轻,持续时间较短,可考虑单纯选用对症治疗。如果头痛发作频度较大,疼痛程度较重,持续时间较长,对工作、学习、生活影响较明显,则在给予对症治疗的同时,给予适当的预防性治疗。总之,既要考虑到疼痛对患者的影响,又要考虑到药物不良反应对患者的影响,有时还要参考患者个人的意见。萨佩尔的建议是每周发作 2 次以下者单独给予药物性对症治疗,而发作频繁者应给予预防性治疗。不论是对症治疗还是预防性治疗均包括两个方面,即药物干预及非药物干预。

非药物干预方面强调患者自助。嘱患者详细记录前驱症状、头痛发作与持续时间及伴随症状,找出头痛诱发及缓解的因素,并尽可能避免,如避免某些食物、保持规律的作息时间、规律饮食。不论是在工作日还是周末,或是假期,坚持这些方案对于减轻头痛发作非常重要,接受这些建议对 30％患者有帮助。另有人倡导有规律的锻炼如长跑等,可有效地减少头痛发作。认知和行为治疗如生物反馈治疗等,已被证明有效,另有患者于头痛时进行痛点压迫,于凉爽、安静、暗淡的环境中独处,或以冰块冷敷均有一定效果。

(二)药物对症治疗

偏头痛对症治疗可选用非特异性药物,包括简单的止痛药,非甾体消炎药及麻醉剂。对于轻、中度头痛,简单的镇痛药及非甾体消炎药常可缓解头痛的发作。常用的药物有脑清片、扑热息痛、阿斯匹林、萘普生、消炎、布洛芬、颅痛定等。麻醉药的应用是严格限制的,萨佩尔提议麻醉药主要用于严重发作而其他治疗不能缓解,或在对偏头痛特异性治疗有禁忌或不能忍受的情况下应用。偏头痛特异性5-HT受体拮抗剂主要用于中、重度偏头痛。偏头痛特异性5-HT受体拮抗剂结合简单的止痛剂,大多数头痛可得到有效的治疗。

5-HT受体拮抗剂治疗偏头痛的疗效是肯定的。麦角胺咖啡因既能抑制去甲肾上腺素的再摄取,又能拮抗其与β-肾上腺素受体的结合,于先兆期或头痛开始后服用1片,常可使头痛发作终止或减轻。如效果不明显,于数小时后加服1片,每天不超过4片,每周用量不超过10片。该药缺点是不良反应较多,并且有成瘾性,有时剂量会越来越大。常见不良反应为消化道症状、心血管症状,如恶心、呕吐、胸闷、气短等。孕妇、心肌缺血、高血压、肝肾疾病等忌用。

麦角碱衍生物酒石酸麦角胺、舒马普坦和二氢麦角胺为偏头痛特异性药物,均为5-HT受体拮抗剂。这些药物作用于中枢神经系统和三叉神经中受体介导的神经通路,通过阻断神经源性炎症而起到抗偏头痛作用。

酒石酸麦角胺主要用于中、重度偏头痛,特别是在简单的镇痛治疗效果不足或不能耐受时。其有多项作用:既是 $5-HT_{1A}$、$5-HT_{1B}$、$5-HT_{1D}$ 和 $5-HT_{1F}$ 受体拮抗剂,又是 α-肾上腺素受体拮抗剂,通过刺激动脉平滑肌细胞 5-HT 受体而产生血管收缩作用;它可收缩静脉容量性血管、抑制交感神经末端去甲肾上腺素再摄取。作为 $5-HT_1$ 受体拮抗剂,它可抑制三叉神经血管系统神经源性炎症,其抗偏头痛活性中最基础的机制可能在此,而非血管收缩作用。其对中枢神经递质的作用对缓解偏头痛发作亦是重要的。给药途径有口服、舌下及直肠给药。生物利用度与给药途径关系密切。口服及舌下含化吸收不稳定,直肠给药起效快,吸收可靠。为了减少过多应用导致麦角胺依赖性或反跳性头痛,一般每周应用不超过 2 次,应避免大剂量连续用药。

萨佩尔总结酒石酸麦角胺在下列情况下慎用或禁用:年龄 55~60 岁(相对禁忌);妊娠或哺乳;心动过缓(中至重度);心室疾病(中至重度);胶原-肌肉病;心肌炎;冠心病,包括血管痉挛性心绞痛;高血压(中至重度);肝、肾损害(中至重度);感染或高热/败血症;消化性溃疡性疾病;周围血管病;严重瘙痒。另外,该药可加重偏头痛造成的恶心、呕吐。

舒马普坦亦适用于中、重度偏头痛发作,作用于神经血管系统和中枢神经系统,通过抑制或减轻神经源性炎症而发挥作用。曾有人称舒马普坦为偏头痛治疗的里程碑。皮下用药 2 小时对 80% 的急性偏头痛有效。24~48 小时内 40% 的患者重新出现头痛,这时给予第 2 剂仍可达到同样的有效率。口服制剂的疗效稍低于皮下给药,起效亦稍慢,通常在 4 小时内起效。皮下用药后 4 小时给予口吸制剂不能预防再出现头痛,但对皮下用药后 24 小时内出现的头痛有效。

舒马普坦具有良好的耐受性,其不良反应通常较轻和短暂,持续时间常在 45 分钟以内。包括注射部位的疼痛、耳鸣、面红、烧灼感、热感、头昏、体重增加、颈痛及发音困难。少数患者于首剂出现非心源性胸部压迫感,仅有很少患者于后续用药时再出现这些症状。罕见引起与其相关的心肌缺血。

医学家总结应用舒马普坦的注意事项及禁忌证为:年龄＞55岁(相对禁忌证);妊娠或哺乳;缺血性心肌病(心绞痛、心肌梗死病史、记录到的无症状性缺血);不稳定型心绞痛;高血压(未控制);基底型或偏瘫型偏头痛;未识别的冠心病(绝经期妇女,男性＞40岁,心脏病危险因素如高血压、高脂血症、肥胖、糖尿病、严重吸烟及强阳性家族史);肝肾功能损害(重度);同时应用单胺氧化酶抑制剂或单胺氧化酶抑制剂治疗终止后2周内;同时应用含麦角胺或麦角类制剂(24小时内),首次须在医师监护下应用。

酒石酸二氢麦角胺的效果超过酒石酸麦角胺。大多数患者起效迅速,在中、重度发作时特别有用,也可用于难治性偏头痛。其与酒石酸麦角胺有相同的机制,但其动脉血管收缩作用较弱,有选择性收缩静脉血管的特性,可静脉注射、肌内注射及鼻腔吸入。静脉注射途径给药起效迅速。肌内注射生物利用度达100%。鼻腔吸入的绝对生物利用度为40%,应用酒石酸二氢麦角胺后再出现头痛的频率较其他现有的抗偏头痛剂小,这可能与其半衰期长有关。

酒石酸二氢麦角胺较酒石酸麦角胺有较好的耐受性,恶心和呕吐的发生率及程度非常低,静脉注射最高,肌内注射及鼻吸入给药低。极少成瘾和引起反跳性头痛。常见的不良反应包括胸痛、轻度肌痛、短暂的血压上升。不应给予有血管痉挛反应倾向的患者,包括已知的周围性动脉疾病、冠状动脉疾病(特别是不稳定性心绞痛或血管痉挛性心绞痛)或未控制的高血压患者。注意事项和禁忌证同酒石酸麦角胺。

(三)药物预防性治疗

偏头痛的预防性治疗应个体化,特别是剂量的个体化。可根据患者体重、一般身体情况、既往用药体验等选择初始剂量,逐渐加量,如无明显不良反应,可连续用药2～3天,无效时再接用其他药物。

1.抗组织胺药物

苯噻啶为一种有效的偏头痛预防性药物。可每天2次,每次0.5 mg起,逐渐加量,一般可增加至每天3次,每次1.0 mg,最大量不超过6 mg/d。不良反应为嗜睡、头昏、体重增加等。

2.钙通道拮抗剂

氟桂利嗪,每晚1次,每次5～10 mg,不良反应有嗜睡、锥体外系反应、体重增加、抑郁等。

3.β-受体阻滞剂

普萘洛尔,开始剂量3次/日,10 mg/次,逐渐增加至60 mg/d,也有介绍120 mg/d,心率小于60次/分钟者停用。哮喘、严重房室传导阻滞者禁用。

4.抗抑郁剂

阿密替林每天3次,25 mg/次,逐渐加量。可有嗜睡等不良反应,加量后不良反应明显。氟西汀(我国商品名百优解)20 mg/片,每晨1片,饭后服,该药初始剂量及有效剂量相同,服用方便,不良反应有睡眠障碍、胃肠道症状等,常较轻。

5.其他

非甾体消炎药如萘普生,抗惊厥药如卡马西平、丙戊酸钠等,舒必剂、泰必利,中医中药(辨证施治、辨经施治、成方加减、中成药)等皆可试用。

(四)关于特殊类型偏头痛

对与偏头痛相关的先兆是否需要治疗及如何治疗目前尚无定论。通常先兆为自限性的、短暂的,大多数患者于治疗尚未发挥作用时可自行缓解。如果患者经历复发性的、严重的、明显的先兆,考虑舌下含化尼非地平,但头痛有可能加重,且疗效亦不肯定。舒马普坦及酒石酸麦角胺的疗效尚处观察之中。

(五)关于难治性、严重偏头痛性头痛

这类头痛主要涉及偏头痛持续状态,头痛常不能由一般的门诊治疗缓解。患者除持续的进展性头痛外,尚有一系列生理及情感症状,如恶心、呕吐、腹泻、脱水、抑郁、绝望,甚至有自杀倾向。用药过度及反跳性依赖、戒断症状常促发这些障碍。这类患者常需收入急症室观察或住院,以纠正患者存在的生理障碍如脱水等,排除伴随偏头痛出现的严重的神经内科或内科疾病,治疗、纠正药物依赖,预防患者于家中自杀等。应注意患者的生命体征,可做心电图检查。药物可选用酒石酸二氢麦角胺、舒马普坦、鸦片类及止吐药,必要时亦可谨慎给予氯丙嗪等。可选用非肠道途径给药,如静脉或肌内注射给药。一旦发作控制,可逐渐加入预防性药物治疗。

(六)关于妊娠妇女的治疗

舒尔曼(Schulman)建议给予地美罗注射剂或片剂,并应限制剂量。还可应用泼尼松,其不易穿过胎盘,在妊娠早期不损害胎儿,但不宜应用太频。如欲怀孕,最好尽最大可能不用预防性药物并避免应用麦角类制剂。

(七)关于儿童偏头痛

儿童偏头痛用药的选择与成人有很多重叠,如止痛药物、钙离子通道拮抗剂、抗组织胺药物等,但也有人质疑酒石酸麦角胺药物的疗效。如能确诊,重要的是对儿童及其家长进行安慰,使其对本病有一个全面的认识,以缓解由此带来的焦虑,这对治疗当属有益。

五、护理

(一)护理评估

1.健康史

(1)了解头痛的部位、性质和程度:是全头疼,还是局部头疼;是搏动性头疼,还是胀痛、钻痛;是轻微痛、剧烈痛,还是无法忍受的疼痛。偏头疼常描述为双侧颞部的搏动性疼痛。

(2)头疼的规律:询问头疼发病的急缓,是持续性还是发作性,起始与持续时间,发作频率,激发或缓解的因素,与季节、气候、体位、饮食、情绪、睡眠、疲劳等的关系。

(3)有无先兆及伴发症状:如头晕、恶心、呕吐、面色苍白、潮红、视物不清、闪光、畏光、复视、耳鸣、失语、偏瘫、倦睡、发热、晕厥等。典型偏头疼发作常有视觉先兆和伴有恶心、呕吐、畏光。

(4)既往史与心理、社会状况:询问患者的情绪、睡眠、职业情况及服药史,了解头疼对日常生活、工作和社交的影响,患者是否因长期反复头疼而出现恐惧、忧郁或焦虑心理。大部分偏头疼患者有家族史。

2.身体状况

检查意识是否清楚,瞳孔是否等大、等圆,瞳孔对光反射是否灵敏;体温、脉搏、呼吸、血压

是否正常;面部表情是否痛苦,精神状态如何;眼睑是否下垂、有无脑膜刺激征。

3.主要护理问题及相关因素

(1)偏头疼:与发作性神经血管功能障碍有关。

(2)焦虑:与偏头疼长期、反复发作有关。

(3)睡眠形态紊乱:与头疼长期反复发作和(或)焦虑等情绪改变有关。

(二)护理措施

1.避免诱因

告知患者可能诱发或加重头疼的因素,如情绪紧张、进食某些食物、饮酒、月经来潮、用力性动作等;保持环境安静、舒适、光线柔和。

2.指导减轻头疼的方法

如指导患者缓慢深呼吸,听音乐,生物反馈治疗,引导式想象,冷、热敷及理疗、按摩、指压止痛法等。

3.用药护理

告知止痛药物的作用与不良反应,让患者了解药物依赖性或成瘾性的特点,如大量使用止痛剂、滥用麦角胺咖啡因可致药物依赖。指导患者遵医嘱正确服药。

第二节　脑梗死

脑梗死,又称缺血性脑卒中,是指脑供血障碍引起脑缺血、缺氧,使局部脑组织发生不可逆性损害,导致脑组织缺血、缺氧性坏死。临床常按发病机制将脑梗死分为脑血栓形成、脑栓塞、脑分水岭梗死、脑腔隙性梗死等。下面重点介绍脑血栓形成和脑栓塞。

一、脑血栓形成

脑血栓形成是脑梗死中最常见的类型,是指脑动脉粥样硬化等导致动脉管腔狭窄、闭塞或血栓形成,引起急性脑血流中断,脑组织缺血、缺氧、软化、坏死。其又称动脉粥样硬化血栓形成性脑梗死。

(一)病因和发病机制

最常见的病因是动脉粥样硬化,高血压、糖尿病、高血脂等次之。血黏度增高、血液高凝状态也可以是脑血栓形成的原因。

神经细胞在完全缺血、缺氧后十几秒即出现电位变化,随后大脑皮质、小脑、延髓的生物电活动也相继消失。脑动脉血流中断持续 5 分钟,神经细胞就会发生不可逆性损害,出现脑梗死。急性脑梗死病灶由缺血中心区及其周围的缺血半暗带组成。其中,缺血中心区由于严重缺血、细胞能量衰竭而发生不可逆性损害;缺血半暗带由于局部脑组织还存在大动脉残留血液和(或)侧支循环,缺血程度较轻,仅功能缺损,具有可逆性,故在治疗和神经功能恢复上具有重要作用。

(二)临床表现

脑血栓形成好发于中老年人。多数患者有脑血管病的危险因素,如冠心病、高血压、糖尿病、血脂异常等。部分患者有前驱症状,如肢体麻木、头痛、眩晕、短暂性脑缺血发作(transient ischemic attack,TIA)反复发作等。多在安静状态下或睡眠中起病,如晨起时发现半身不遂。症状和体征多在数小时或 1～2 天达高峰。患者一般意识清楚,但当发生基底动脉血栓或大面积脑梗死时,病情严重,可出现意识障碍,甚至有脑疝形成,最终导致死亡。

临床症状复杂多样,取决于病变部位、血栓形成速度及大小、侧支循环状况等,可表现为运动障碍、感觉障碍、语言障碍、视觉障碍等。

1.颈内动脉系统受累

颈内动脉系统受累可出现三偏征(对侧偏瘫、偏身感觉障碍、同向性偏盲),优势半球受累可有失语,非优势半球病变可有体像障碍;还可出现中枢性面舌瘫、尿潴留或尿失禁。

2.椎-基底动脉系统受累

椎-基底动脉系统受累常出现眩晕、眼球震颤、复视、交叉性瘫痪、构音障碍、吞咽困难、共济失调等,还可出现延髓背外侧综合征、闭锁综合征等各种临床综合征。如基底动脉主干严重闭塞导致脑桥广泛梗死,可表现为四肢瘫、双侧瞳孔缩小、意识障碍、高热,常迅速死亡。

(三)实验室及其他检查

(1)头颅 CT:发病 24 小时内图像多无改变,24 小时后梗死区出现低密度灶。对超早期缺血性病变、脑干、小脑梗死及小灶梗死显示不佳。

(2)头颅 MRI:发病数小时后,即可显示 T_1 低信号、T_2 长信号的病变区域。与 CT 相比,还可以发现脑干、小脑梗死及小灶梗死。功能性 MRI(弥散加权成像及灌注加权成像)可更早发现梗死灶,为超早期溶栓治疗提供科学依据。目前认为弥散-灌注不匹配区域为半暗带。

(3)数字减影血管造影(digital subtraction angiography,DSA)、磁共振血管成像(magnetic resonance angiography,MRA)、计算机体层血管成像(computed tomography angiography,CTA)、血管彩超及经颅多普勒超声等检查,有助于发现血管狭窄、闭塞、痉挛的情况。

(4)血液化验、心电图及经食道超声心动图等常规检查,有助于发现病因和危险因素。

(5)脑脊液检查一般正常。大面积脑梗死时,脑脊液压力可升高,细胞数和蛋白可增加;出血性梗死时可见红细胞。目前由于头颅 CT 等手段的广泛应用,脑脊液已不再作为脑卒中的常规检查。

(四)诊断要点

中老年患者,有动脉粥样硬化等危险因素,病前可有反复的 TIA 发作;安静状态下起病,出现局灶性神经功能缺损,数小时或 1～2 天内达高峰;头颅 CT 在 24～48 小时出现低密度灶;一般意识清楚,脑脊液正常。

(五)治疗要点

1.急性期治疗

重视超早期(发病 6 小时以内)和急性期的处理,溶解血栓和脑保护治疗最为关键。但出血性脑梗死时,禁忌溶栓、抗凝、抗血小板治疗。

(1)一般治疗。①早期卧床休息,保证营养供给,保持呼吸道通畅,维持水、电解质平衡,防治肺炎、尿路感染、压疮、深静脉血栓、上消化道出血等并发症。②调控血压:急性期患者会出现不同程度的血压升高,处理取决于血压升高的程度和患者的整体状况。但血压过低对脑梗死不利,会加重脑缺血。因此,当收缩压低于 24 kPa(180 mmHg)或舒张压低于 14.67 kPa(110 mmHg)时,可不采用降压治疗。以下情况应当平稳降压:收缩压大于 29.33 kPa(220 mmHg)或舒张压大于 16 kPa(120 mmHg),梗死后出血,合并心肌缺血、心衰、肾衰和高血压脑病等。

(2)超早期溶栓:目的是通过溶栓使闭塞的动脉恢复血液供应,挽救缺血半暗带的脑组织,防止发生不可逆性损伤。治疗的时机是保证疗效的关键,治疗多在发病 6 小时内进行,并应严格掌握禁忌证:①有明显出血倾向者;②近期有脑出血、心肌梗死、大型手术病史者;③血压高于 24/14.67 kPa(180/110 mmHg);④有严重的心、肝、肾功能障碍者。溶栓的并发症可能有梗死后出血、身体其他部位出血、溶栓后再灌注损伤、脑组织水肿、溶栓后再闭塞。欧美国家均已批准在缺血性脑卒中发病 3 小时内应用重组组织型纤溶酶原激活剂(rt-PA)静脉溶栓治疗,这不仅显著减少了患者死亡及严重残疾的危险性,而且还大大改善了生存者的生活质量。我国采用尿激酶对发病 6 小时内,脑 CT 无明显低密度改变且意识清楚的急性脑卒中患者进行静脉溶栓治疗,这是比较安全、有效的。现有资料不支持临床采用链激酶溶栓治疗。动脉溶栓较静脉溶栓治疗有较高的血管再通率,但其优点被耽误的时间所抵消。

(3)抗血小板、抗凝治疗:阻止血栓的进展,防止脑卒中复发,改善患者预后。主要应用阿司匹林50～150 mg/d或氯吡格雷(波立维)75 mg/d。

(4)降纤治疗:降解血中纤维蛋白原,增强纤溶系统活性,抑制血栓形成。主要药物有巴曲酶、降纤酶、安克洛酶和蚓激酶。

(5)抗凝治疗:急性期抗凝治疗虽已广泛应用多年,但一直存在争议。常用普通肝素及低分子肝素等。

(6)脑保护剂:胞二磷胆碱、钙拮抗剂、自由基清除剂、亚低温治疗等。

(7)脱水降颅压:大面积脑梗死时,脑水肿严重,颅内压会明显升高,应进行脱水降颅压治疗。常用药物有甘露醇、呋塞米、甘油果糖,方法参见脑出血治疗。

(8)中医中药:可以降低血小板聚集、抗凝、改善脑血流、降低血黏度、保护神经。常用药物有丹参、三七、川芎、葛根素及银杏叶制剂等,还可行针灸治疗。

(9)介入治疗:颅内外血管经皮腔内血管成形术及血管内支架置入术等。

2.恢复期治疗

(1)康复治疗:患者意识清楚、生命体征平稳、病情不再进展 48 小时后,即可进行系统康复治疗。其包括运动、语言、认知、心理、职业与社会康复等内容。

(2)二级预防:积极寻找并去除脑血管病的危险因素,适当应用抗血小板聚集药物,降低脑卒中复发的危险性。

(六)护理评估

1.病史

(1)病因和危险因素:了解患者有无颈动脉狭窄、高血压、糖尿病、高脂血症、TIA 病史,有无脑血管疾病的家族史,有无长期高盐、高脂饮食和烟酒嗜好,是否进行体育锻炼等。详细询问 TIA 发作的频率与表现形式,是否进行过正规、系统的治疗,是否遵医嘱正确服用降压、降糖、降脂、抗凝及抗血小板聚集药物,治疗效果及目前用药情况等。

(2)起病情况和临床表现:了解患者发病的时间、急缓及发病时所处状态,有无头晕、肢体麻木等前驱症状,是否存在肢体瘫痪、失语、感觉和吞咽障碍等局灶定位症状和体征,有无剧烈头痛、喷射性呕吐、意识障碍等全脑症状和体征及其严重程度。

(3)心理-社会状况:观察患者是否存在因疾病所致的焦虑等心理问题;了解患者和家属对疾病发生的相关因素、治疗和护理方法、预后、如何预防复发等知识的认知程度;了解患者家庭条件与经济状况及家属对患者的关心和支持度。

2.身体评估

(1)生命体征:监测血压、脉搏、呼吸、体温。大脑半球大面积脑梗死患者因脑水肿而具有高颅压,可出现血压和体温升高、脉搏和呼吸减慢等生命体征异常。

(2)意识状态:有无意识障碍及其类型和严重程度。脑血栓形成患者多无意识障碍,如发病时或病后很快出现意识障碍,应考虑椎-基底动脉系统梗死或大脑半球大面积梗死。

(3)头颈部检查:双侧瞳孔大小、是否等大及对光反射是否正常;视野有无缺损;有无眼球震颤、运动受限及眼睑闭合障碍;有无面部表情异常、口角歪斜和鼻唇沟变浅;有无听力下降或耳鸣;有无饮水呛咳、吞咽困难或咀嚼无力;有无失语及其类型;颈动脉搏动强度、有无杂音。优势半球病变时常出现不同程度的失语,大脑后动脉血栓形成可致对侧同向偏盲,椎-基底动脉系统血栓形成可致眩晕、眼球震颤、复视、眼肌麻痹、发音不清、吞咽困难等。

(4)四肢脊柱检查:有无肢体运动和感觉障碍;有无步态不稳或不自主运动;四肢肌力、肌张力,有无肌萎缩或关节活动受限;皮肤有无水肿、多汗、脱屑或破损;括约肌功能有无障碍。大脑前动脉血栓形成可引起对侧下肢瘫痪,颈动脉系统血栓形成主要表现为病变对侧肢体瘫痪或感觉障碍。如大脑中动脉血栓形成,瘫痪和感觉障碍限于面部和上肢;后循环血栓形成可表现为小脑功能障碍。

3.实验室及其他检查

(1)血液检查:血糖、血脂、血液流变学和凝血功能检查是否正常。

(2)影像学检查:头部 CT 和 MRI 有无异常及其出现时间和表现形式;DSA 和 MRA 是否显示有血管狭窄、闭塞、动脉瘤和动静脉畸形等。

(3)TCD:有无血管狭窄、闭塞、痉挛或侧支循环建立情况。

(七)常用护理诊断合作性问题

(1)躯体活动障碍:与运动中枢损害致肢体瘫痪有关。

(2)语言沟通障碍:与语言中枢损害有关。

(3)吞咽障碍与意识障碍:或与延髓麻痹有关。

(八)护理目标

(1)患者能掌握肢体功能锻炼的方法,并主动配合进行肢体功能的康复训练,躯体活动能力逐步增强。

(2)能采取有效的沟通方式表达自己的需求,能掌握语言功能训练的方法,并主动配合康复活动,语言表达能力逐步增强。

(3)能掌握恰当的进食方法,并主动配合进行吞咽功能训练,营养需要得到满足,吞咽功能逐渐恢复。

(九)护理措施

1.加强基础护理

保持环境安静、舒适。加强巡视,及时满足患者日常生活需求。指导和协助患者洗漱、进食、如厕或使用便器、更衣及沐浴等,更衣时注意先穿患侧、先脱健侧。做好皮肤护理,帮助患者每2小时翻身一次,瘫痪一侧受压时间应更短,保持床单位整洁,防止压疮和泌尿系感染。做好口腔护理,防止肺部感染。

2.饮食护理

根据患者具体情况,给予低盐、低脂、糖尿病饮食。吞咽困难、饮水呛咳者,进食前应注意休息。稀薄液体容易导致误吸,故可给予软食、糊状的黏稠食物,放在舌根处喂食。为预防食管反流,进食后应保持坐立位半小时以上。有营养障碍者,必要时可给予鼻饲。

3.药物护理

使用溶栓、抗凝药物时应严格注意药物剂量,监测凝血功能,注意有无出血倾向等不良反应;口服阿司匹林患者应注意有无黑便情况;应用甘露醇时警惕肾脏损害;使用血管扩张药尤其是尼莫地平时,监测血压变化。同时,应积极治疗原发病如冠心病、高血压、糖尿病等,尤其要重视对 TIA 的处理。

4.康复护理

康复应与治疗并进,目标是减轻脑卒中引起的功能缺损,提高患者的生活质量。在急性期,康复首先是抑制异常的原始反射活动,重建正常运动模式,其次才是加强肌肉力量的训练。①指导体位正确摆放:上肢应注意肩外展、肘伸直、腕背伸、手指伸展;下肢应注意用沙袋抵住大腿外侧以免髋外展、外旋,膝关节稍屈曲,足背屈与小腿成直角。可交替采用患侧卧位、健侧卧位、仰卧位。②保持关节处于功能位置,加强关节被动和主动活动,防止关节挛缩变形而影响正常功能。注意先活动大关节,后活动小关节,在无疼痛状况下应进行关节最大活动范围的运动。③指导患者床上翻身、移动、桥式运动的技巧,训练患者的平衡和协调能力,教会患者进行自理活动和患肢锻炼的方法,并教会家属配合协助患者。④康复过程中要注意因人而异、循序渐进的原则,逐渐增加肢体活动量,并预防废用综合征和误用综合征。

5.安全护理

为患者提供安全的环境:床边要有护栏;走廊、厕所要装扶手;地面要保持平整干燥,防湿、防滑,去除门槛或其他障碍物。呼叫器应放于床头患者随手可及处;穿着防滑的软橡胶底鞋;护理人员行走时不要在其身旁擦过或在其面前穿过,同时避免突然呼唤患者,以免分散其注意力;行走不稳或步态不稳者,可选用三角手杖等合适的辅助工具,并保证有人陪伴,防止受伤。夜间起床时要注意三个半分钟,即"平躺半分钟、床上静坐半分钟、双腿下垂床沿静坐半分钟",再下床活动。

6.心理护理

脑血栓形成的患者因偏瘫而有生活不能自理、病情恢复较慢、后遗症较多等问题,常易产生自卑、消极、急躁等心理。护理人员应主动关心和了解患者的感受,鼓励患者做力所能及的事情,并组织病友之间进行交流,使之积极配合治疗和康复。

（十）护理评价

（1）患者掌握肢体功能锻炼的方法，可在医护人员和家属的协助下主动活动，肌力增强，生活自理能力提高，无压疮和坠积性肺炎等并发症。

（2）能通过非语言沟通表达自己的需求，主动进行语言康复训练，语言表达能力增强。

（3）掌握正确的进食或鼻饲方法，吞咽功能逐渐恢复，未发生营养不良、误吸、窒息等并发症。

（十一）健康指导

1.疾病预防指导

对有发病危险因素或病史者，指导进食高蛋白、富含维生素、低盐、低脂、低热量清淡饮食，多食新鲜蔬菜、水果、谷类、鱼类和豆类，保持能量供需平衡，戒烟、限酒；应遵医嘱规则用药，控制血压、血糖、血脂和抗血小板聚集；告知改变不良生活方式，坚持每天进行 30 分钟以上的慢跑、散步等运动，合理休息和娱乐；对有 TIA 发作史的患者，指导其在改变体位时应缓慢，避免突然转动颈部，洗澡时间不宜过长，水温不宜过高，外出时有人陪伴，气候变化时注意保暖，防止感冒。

2.疾病知识指导

告知患者和家属疾病发生的基本病因和主要危险因素、早期症状和及时就诊的指征；指导患者遵医嘱正确服用降压、降糖和降脂药物，定期复查。

3.康复指导

告知患者和家属康复治疗的知识和功能锻炼的方法，帮助分析和消除不利于疾病康复的因素，落实康复计划，并与康复治疗师保持联系，以便根据康复情况及时调整康复训练方案。如吞咽障碍的康复方法包括：唇、舌、颜面肌和颈部屈肌的主动运动和肌力训练；先进食糊状或胶冻状食物，少量多餐，逐步过渡到普通食物；进食时取坐位，颈部稍前屈（易引起咽反射）；软腭冰刺激；咽下食物练习呼气或咳嗽（预防误咽）；构音器官的运动训练（有助于改善吞咽功能）。

4.鼓励生活自理

鼓励患者从事力所能及的家务劳动，日常生活不过度依赖他人；告知患者和家属功能恢复需经历的过程，使患者和家属克服急于求成的心理，做到坚持锻炼，循序渐进。嘱家属在物质和精神上对患者提供帮助和支持，使患者体会到来自多方面的温暖，树立战胜疾病的信心。同时，也要避免患者产生依赖心理，使其增强自我照顾能力。

（十二）预后

脑血栓形成的急性期病死率为 5%～15%，存活者中致残率约为 50%。影响预后的最主要因素是神经功能缺损程度，其他还包括年龄、病因等。

二、脑栓塞

脑栓塞是指血液中的各种栓子随血液流入脑动脉而阻塞血管，引起相应供血区脑组织缺血坏死，导致局灶性神经功能缺损。

（一）病因和发病机制

脑栓塞按栓子来源分为三类。

（1）心源性栓子：心源性栓子为脑栓塞最常见病因，约占 95%。引起脑栓塞的心脏疾病有房颤、风湿性心脏病、心肌梗死、心肌病、感染性心内膜炎、先天性心脏病、心脏手术等，其中房颤是引起心源性脑栓塞最常见的原因。

（2）非心源性栓子：可见于主动脉弓和颅外动脉的粥样硬化斑块及附壁血栓的脱落，还可见脂肪滴、空气、寄生虫卵、肿瘤细胞等栓子或脓栓。

（3）来源不明。

（二）临床表现

任何年龄均可发病，风湿性心脏病、先天性心脏病等以中、青年为主，冠心病及大动脉病变以老年为主。一般无明显诱因，也很少有前驱症状。脑栓塞是起病速度最快的脑卒中类型，症状常在数秒或数分钟内达高峰，多为完全性卒中。起病后多数患者有意识障碍，但持续时间常较短。临床症状取决于栓塞部位、大小及侧支循环的建立情况，表现为局灶性神经功能缺损。发生在颈内动脉系统的脑栓塞约占 80%。脑栓塞发生出血性梗死较脑血栓形成多见。

（三）辅助检查

（1）头颅 CT、MRI：可显示脑栓塞的部位和范围。

（2）常规进行超声心动图、心电图、胸部 X 线片等检查，以确定栓子来源。

（3）脑血管造影、MRA、CTA、血管彩超、经颅多普勒超声等检查，有助于发现颅内外动脉的狭窄程度和动脉斑块。

（4）脑脊液检查：压力正常或升高，蛋白质常升高。感染性栓塞时白细胞增加；出血性栓塞时可见红细胞。

（四）诊断要点

任何年龄均可发病，以青壮年较多见；病前有房颤、风湿性心脏病、动脉粥样硬化等病史；突发偏瘫、失语等局灶性神经功能缺损症状，数秒或数分钟内症状达高峰；头颅 CT、MRI 等有助于明确诊断。

（五）治疗要点

1.脑部病变的治疗

其与脑血栓形成的治疗大致相同。尤其主张抗凝、抗血小板聚集治疗，防止形成新的血栓，预防复发。但出血性梗死、感染性栓塞时，应禁用溶栓、抗血小板、抗凝治疗。

2.原发病治疗

目的是根除栓子来源，防止复发。如心源性脑栓塞容易再发，急性期应卧床休息数周，避免活动，并积极治疗房颤等原发心脏疾病。感染性栓塞应积极应用抗生素。脂肪栓塞可用 5% 碳酸氢钠等脂溶剂。

（六）护理评估/诊断/目标及措施

参见本节"脑血栓形成"部分。

（七）健康指导

告知患者和家属本病的常见病因和控制原发病的重要性；指导患者遵医嘱长期抗凝治疗，预防复发；在抗凝治疗中定期门诊复诊，监测凝血功能，及时在医护员指导下调整药物剂量。其他详见本节"脑血栓形成"。

（八）预后

脑栓塞急性期病死率为 5%～15%，患者多死于严重脑水肿引起的脑疝、肺部感染和心力衰竭。栓子来源不能消除者容易复发，复发者病死率更高。

第七章　乳腺外科护理

第一节　急性乳腺炎

一、疾病概述

(一)概念

急性乳腺炎是乳腺的急性化脓性感染,多发生于产后3～4周的哺乳期妇女,以初产妇最常见。主要致病菌为金黄色葡萄球菌,少数为链球菌。

(二)相关病理生理

急性乳腺炎开始时局部出现炎性肿块,数天后可形成单房或多房性的脓肿。表浅脓肿可向外破溃或破入乳管自乳头流出;深部脓肿不仅可向外破溃,也可向深部穿至乳房与胸肌间的疏松组织中,形成乳房后脓肿。感染严重者还可并发脓毒血症。

(三)病因与诱因

病因主要有以下几点。

1.乳汁淤积

乳汁是细菌繁殖的理想培养基,引起乳汁淤积的主要原因有:①乳头发育不良(过小或凹陷),妨碍哺乳;②乳汁过多或婴儿吸乳过少导致乳汁不能完全排空;③乳管不通(脱落上皮或衣服纤维堵塞),影响乳汁排出。

2.细菌入侵

乳头破损时,细菌沿淋巴管入侵是感染的主要途径。细菌也可直接侵入乳管,上行至腺小叶而致感染。细菌主要来自婴儿口腔、母亲乳头或周围皮肤。多数发生于初产妇,因其缺乏哺乳经验;也可发生于断奶时,因6个月以后的婴儿已经长牙,易致乳头损伤。

(四)临床表现

1.局部表现

初期患侧乳房红、肿、胀、痛,可有压痛性肿块,随病情发展症状进行性加重,数天后可形成单房或多房性的脓肿。脓肿表浅时局部皮肤可有波动感和疼痛,脓肿向深部发展可穿至乳房与胸肌间的疏松组织中,形成乳房后脓肿和腋窝脓肿,并出现患侧腋窝淋巴结肿大、压痛。局部表现可有个体差异,应用抗生素治疗的患者局部症状可被掩盖。

2.全身表现

感染严重者可并发败血症,出现寒战、高热、脉快、食欲减退、全身不适、白细胞上升等症状。

(五)辅助检查

1.实验室检查

实验室检查可见白细胞计数及中性粒细胞比例增多。

2.B超检查

B超检查可以确定有无脓肿及脓肿的大小和位置。

3.诊断性穿刺

在乳房肿块波动最明显处或压痛最明显的区域穿刺,抽出脓液可确诊脓肿已经形成。脓液应做细菌培养和药敏试验。

(六)治疗原则

主要原则为控制感染,排空乳汁。脓肿形成以前以抗菌药治疗为主,脓肿形成后须及时切开引流。

1.非手术治疗

(1)一般处理:①患乳停止哺乳,定时排空乳汁,消除乳汁淤积。②局部外敷,用25%硫酸镁湿敷,或采用中药蒲公英外敷,也可用物理疗法促进炎症吸收。

(2)全身抗菌治疗:原则为早期、足量应用抗生素。对革兰阳性球菌有效的药物有青霉素、头孢菌素等。由于抗生素可被分泌至乳汁,故避免使用对婴儿有不良影响的抗菌药,如四环素、氨基苷类、磺胺类和甲硝唑。若治疗后病情无明显改善,则应重复穿刺以了解有无脓肿形成,或根据脓液的细菌培养和药敏试验结果选用抗生素。

(3)中止乳汁分泌:患者治疗期间一般不停止哺乳,因停止哺乳不仅影响婴儿的喂养,且提供了乳汁淤积的机会。但患侧乳房应停止哺乳,并以吸乳器或手法按摩排出乳汁,局部热敷。若感染严重或脓肿引流后并发乳瘘(切口常出现乳汁)须回乳,常用方法:①口服溴隐亭1.25 mg,每天2次,服用7~14天;或口服己烯雌酚1~2 mg,每天3次,2~3天。②肌内注射苯甲酸雌二醇,每次2 mg,每天1次,至乳汁分泌停止。③中药炒麦芽,每天60 mg,分2次煎服,或芒硝外敷。

2.手术治疗

脓肿形成后切开引流。于压痛、波动最明显处穿刺抽吸取得脓液后,于该处切开放置引流,脓液做细菌培养及药物敏感试验。脓肿切开引流时注意:①切口一般呈放射状,避免损伤乳管引起乳瘘;乳晕部脓肿沿乳晕边缘做弧形切口;乳房深部较大脓肿或乳房后脓肿沿乳房下缘做弧形切口,经乳房后间隙引流。②分离多房脓肿的房间隔以利引流。③为保证引流通畅,引流条应放在脓腔最低部位,必要时另加切口作对口引流。

二、护理评估

(一)一般评估

1.生命体征(T、P、R、BP)

评估是否有体温升高,脉搏加快。急性乳腺炎患者通常有发热,可有低热或高热,发热时呼吸、脉搏加快。

2.患者主诉

询问患者是否为初产妇,有无乳腺炎、乳房肿块、乳头异常溢液等病史;询问有无乳头内陷;评估有无不良哺乳习惯,如婴儿含乳睡觉、乳头未每天清洁等;询问有无乳房胀痛,浑身发热、无力、寒战等症状。

3.相关记录

体温、脉搏、皮肤异常等记录结果。

(二)身体评估

1.视诊

乳房皮肤有无红、肿、破溃、流脓等异常情况;乳房皮肤红肿的开始时间、位置、范围、进展情况。

2.触诊

评估乳房乳汁淤积的位置、范围、程度及进展情况;乳房有无肿块,乳房皮下有无波动感,脓肿是否形成,脓肿形成的位置、大小。

(三)心理-社会评估

评估患者心理状况,是否担心婴儿喂养与发育、乳房功能及形态改变。

(四)辅助检查阳性结果评估

患者血常规检查示血白细胞计数及中性粒细胞比例升高提示有炎症的存在;根据 B 超检查的结果判断脓肿的大小及位置,诊断性穿刺后方可确诊脓肿形成;根据脓液的药物敏感试验选择抗生素。

(五)治疗效果的评估

1.非手术治疗评估要点

应用抗生素是否有效,乳腺炎症是否得到控制,患者体温是否恢复正常;回乳措施是否起效,乳汁淤积情况有无改善,患者乳房肿胀疼痛有无减轻或加重;患者是否了解哺乳卫生和预防乳腺炎的知识,情绪是否稳定。

2.手术治疗评估要点

手术切开排脓是否彻底,伤口愈合情况是否良好。

三、主要护理诊断(问题)

(一)疼痛

疼痛与乳汁淤积、乳房急性炎症使乳房压力显著增加有关。

(二)体温过高

体温过高与乳腺急性化脓性感染有关。

(三)知识缺乏

其与不了解乳房保健和正确哺乳知识有关。

(四)潜在并发症

乳瘘。

四、主要护理措施

(一)对症处理

定时测患者体温、脉搏、呼吸、血压,监测白细胞计数及分类变化,必要时做血培养及药物敏感试验。密切观察患者伤口敷料引流、渗液情况。

1.高热者

给予冰袋、酒精擦浴等物理降温措施,必要时遵医嘱应用解热镇痛药;脓肿切开引流后,保持引流通畅,定时更换切口敷料。

2.缓解疼痛

(1)患乳暂停哺乳,定时用吸乳器吸空乳汁。若乳房肿胀过大,不能使用吸乳器,应每天坚持用手揉挤乳房以排空乳汁,防止乳汁淤积。

(2)用乳罩托起肿大的乳房以减轻疼痛。

(3)疼痛严重时遵医嘱给予止痛药。

3.炎症已经发生

消除乳汁淤积,用吸乳器吸出乳汁或用手顺乳管方向加压按摩,使乳管通畅。局部热敷,每次20～30分钟,促进血液循环,以利于炎症消散。

(二)饮食与运动

给予高蛋白、富含维生素、低脂肪食物,保证足量水分摄入。注意休息,适当运动,劳逸结合。

(三)用药护理

遵医嘱早期使用抗菌药,根据药物敏感试验选择合适的抗菌药,注意评估患者有无药物不良反应。

(四)心理护理

观察了解患者心理状况,给予必要的疾病有关的知识宣教,抚慰其紧张急躁情绪。

(五)健康教育

1.保持乳头和乳晕清洁

每次哺乳前后清洁乳头,保持局部干燥清洁。

2.纠正乳头内陷

妊娠期每天挤捏、提拉乳头。

3.养成良好的哺乳习惯

定时哺乳,每次哺乳时让婴儿吸净乳汁,如有淤积及时用吸乳器或手法按摩排出乳汁;培养婴儿不含乳头睡眠的习惯;注意婴儿口腔卫生,及时治疗婴儿口腔炎症。

4.及时处理乳头破损

乳晕破损或皲裂时应暂停哺乳,用吸乳器吸出乳汁哺乳婴儿;局部用温水清洁后涂以抗菌药软膏,待愈合后再行哺乳;症状严重时及时诊治。

五、护理效果评估

(1)患者的乳汁淤积情况有无改善,是否学会排出淤积乳汁的正确方法,是否坚持每天挤出已经淤积的乳汁,回乳措施是否产生效果,乳房胀痛是否逐渐减轻。

(2)患者乳房皮肤的红肿情况有无好转,乳房皮肤有无溃烂,乳房肿块有无消失或增大。

(3)患者应用抗生素后体温有无恢复正常,炎症有无消退,炎症是否进一步发展为脓肿。

(4)患者脓肿是否及时切开引流,伤口愈合情况是否良好。

(5)患者是否了解哺乳卫生和预防乳腺炎的知识,焦虑情绪是否改善。

第二节　乳腺囊性增生病

乳腺囊性增生病是女性多发病,常见于中年妇女。乳腺组织的良性增生,可发生于腺管周围并伴有大小不等的囊肿形成;也可发生于腺管内,表现为不同程度的乳头状增生伴乳管囊性扩张;也有发生在小叶实质者,主要为乳管及腺泡上皮增生。

一、病因

本病的发生与内分泌失调有关。一是体内雌、孕激素比例失调,黄体素分泌减少、雌激素量增多导致乳腺实质增生过度和复旧不全;二是部分乳腺实质中女性雌激素受体的质与量的异常,致乳腺各部分发生不同程度的增生。

二、临床表现

(一)症状

乳房胀痛,部分患者具有周期性。表现为月经来潮前疼痛加重,月经结束后疼痛减轻或消失,有时整个月经周期都有疼痛。

(二)体征

一侧或双侧乳腺有弥漫性增厚,可呈局限性改变,多位于乳房外上象限,轻度触痛;乳房肿块也可分散于整个乳腺。肿块呈颗粒状、结节状或片状,大小不一,质韧而不硬,增厚区与周围乳腺组织分界不明显,与皮肤无粘连。

本病病程较长,发展缓慢。少数患者可有乳头溢液,呈黄绿色或血性,偶为无色浆液。

三、治疗原则及要点

(一)非手术治疗

非手术治疗主要是观察和药物治疗。观察期间可用中医中药调理,如口服中药逍遥散3～9 g,每天3次。若肿块无明显消退,或观察过程中对局部病灶有恶变可疑者,应切除并做快速病理检查。

(二)手术治疗

若病理检查证实有不典型上皮增生,则可结合其他因素决定手术范围。

四、护理评估

见乳腺癌护理评估。

五、护理措施

(1)减轻疼痛。

心理护理:解释疼痛发生的原因,消除患者的思想顾虑,保持心情舒畅。用宽松乳罩托起乳房。按医嘱服用中药调理或其他对症治疗药物。

(2)定期复查和自我检查,以便及时发现恶性病变。

第三节　乳腺癌

一、疾病概述

(一)概念

乳腺癌是女性最常见的恶性肿瘤,占我国女性恶性肿瘤发病率的第一位。我国虽然是乳腺癌低发地区,但近年来年发病率以 3％的趋势上升,且发病年龄逐渐年轻化,严重危害我国女性的身心健康。由于早期诊断和医疗方式的改进,乳腺癌的死亡率有所下降。

(二)相关病理生理

1.病理分型

乳腺癌的病理分型如下。

(1)非浸润性癌:又称原位癌,指癌细胞局限在导管壁基底膜内的肿瘤,包括导管内癌、小叶原位癌及不伴发浸润性癌的乳头湿疹样乳腺癌。

(2)早期浸润性癌:癌组织突破导管壁基底膜,开始向间质浸润的阶段。此型包括早期浸润性导管癌、早期浸润性小叶癌。此型仍属早期,预后较好。

(3)浸润性特殊癌:癌组织向间质内广泛浸润。此型包括乳头状癌、髓样癌(伴有大量淋巴细胞浸润)、小管癌(高分化癌)、腺样囊性癌、黏液腺癌、鳞状细胞癌等。此型一般分化高,预后尚好。

(4)浸润性非特殊癌:浸润性小叶癌、浸润性导管癌、硬癌、髓样癌(无大量淋巴细胞浸润者)、单纯癌、腺癌等。此型一般分化程度低,预后较上述类型差,是乳腺癌最常见的类型。

(5)其他罕见癌:如炎性乳腺癌和乳头湿疹样癌。

2.转移途径

(1)直接浸润:直接浸润皮肤、胸筋膜、胸肌等周围组织。癌细胞沿导管或筋膜间隙蔓延,继而侵及 Cooper 韧带和皮肤。

(2)淋巴转移:①沿胸大肌外侧缘淋巴管侵入同侧腋窝淋巴结,进一步则侵入锁骨下淋巴结、锁骨上淋巴结,进入血液循环向远处转移。②向内则侵入胸骨旁淋巴结,继而达到锁骨上淋巴结,进入血液循环。癌细胞淋巴转移以第一种途径为主,但也可通过逆行途径转移到对侧腋窝或腹股沟淋巴结。

(3)血运转移:乳腺癌是一种全身性疾病,早期乳腺癌亦可发生血运转移,最常见远处转移部位依次为肺、骨、肝。

(三)病因与诱因

乳腺癌的病因至今尚不明确,但研究发现其发病与许多因素有关,主要危险因素如下。

1.年龄

乳腺癌是激素依赖型肿瘤,主要与体内雌酮和雌二醇的水平直接相关,随着年龄的增加,乳腺癌的发病率逐渐上升。

2.月经史及婚育史

月经初潮早于12岁,月经周期短,绝经晚于50岁,未婚、未哺乳及初产年龄在35岁以上者发病率高。

3.遗传因素

一级亲属中有乳腺癌患病史者,其发病危险性是普通人群的2~3倍。若一级亲属在绝经前患双侧乳腺癌,其相对危险度便高达9倍。

4.地区因素

欧美国家多,亚洲国家少。北美、北欧地区乳腺癌的发病率是亚、非、拉美地区的4倍,而低发地区居民移居至高发地区后,第二、三代移民的乳腺癌发病率逐渐上升,此提示地区环境因素及早期生活经历与乳腺癌的发病有一定的关系。

5.不良的饮食习惯

首先,营养过剩、肥胖、长期高能量高脂饮食可加强和延长雌激素对乳腺上皮细胞的刺激,从而增加发病机会;其次,服用含有激素的美容保健品也可增加患病危险度;最后,每天饮酒3次以上的妇女患乳腺癌的危险度增加50%~70%。

6.乳腺疾病史

某些乳腺良性疾病如乳腺炎、乳腺导管扩张、乳腺囊肿及乳腺纤维腺瘤等,与乳腺癌的发病有一定的关系。

7.药物因素

停经后长时间(≥5年)采用激素替代疗法的女性患乳腺癌的危险度增高。

8.社会心理因素

社会心理应激(如夫妻关系不和、离异、丧偶、重大事故)造成的长期精神压力大、精神创伤、长期抑郁均增加患病风险。

9.其他因素

未成年时经过胸部放疗的人群成年后乳腺癌的发病风险增加,暴露于放射线的年龄越小,危险性越大;从事美容业、药物制造业的妇女乳腺癌的危险性升高。

(四)临床表现

1.肿块

绝大多数就诊的患者表现为无意中发现的无痛、单发的小肿块,多位于乳房外上象限,质硬、不光滑,与周围组织边界不易分清,不易推动。当癌肿侵入胸膜和胸肌时,固定于胸壁不易推动。

2.皮肤改变

乳腺癌可引起乳房皮肤的多种改变,常见的有"酒窝征""橘皮征""卫星结节""铠甲胸"。癌肿侵入Cooper韧带,可使韧带收缩而失去弹性,导致皮肤凹陷,形成"酒窝征";癌细胞阻塞淋巴管可引起局部淋巴回流障碍,出现真皮水肿,呈"橘皮征";晚期癌细胞浸润皮肤,皮肤表面出现多个坚硬小结,形成"卫星结节";乳腺癌晚期,癌细胞侵入背部、对侧胸壁,可限制呼吸,称"铠甲胸";晚期癌肿侵犯皮肤时,可出现菜花样有恶臭味的皮肤溃疡;快速生长的肿瘤压迫乳房表皮,使皮肤变薄,可产生乳房浅表静脉曲张。

3.乳头改变

癌肿侵入乳管使之收缩，并将乳头牵向患侧，使乳头出现扁平、回缩、内陷。乳腺癌患者乳头的溢液可呈血性、浆液性或水样，以血性溢液多见，但并非出现乳头血性溢液就一定是乳腺癌。

4.区域淋巴结肿大

乳腺癌淋巴结转移最初多见于腋窝。患侧肿大淋巴结肿大最初为散在、少数、质硬、无痛、可活动的肿块，数量逐渐增多，粘连成团，甚至与皮肤粘连而固定，不易推动。大量癌细胞堵塞腋窝淋巴管可导致上肢淋巴水肿；胸骨旁淋巴结肿大，位置深，手术时才易被发现。晚期锁骨上淋巴结增大、变硬。少数出现对侧腋窝淋巴结转移。有少数乳腺癌患者仅表现为腋窝淋巴结肿大而摸不到乳腺肿块，称隐匿性乳腺癌。

5.乳房疼痛

1/3乳腺癌患者伴有乳房疼痛，除癌肿直接侵犯神经外，其他原因不明了，而且疼痛的强度与分期及病理类型等无明显相关性。

6.全身改变

血运转移至肺、骨、肝时，出现相应症状。如肺转移可出现胸痛、气急，骨转移可出现局部疼痛，肝转移可出现肝大、黄疸。

7.特殊乳腺癌表现

(1)炎性乳腺癌：少见，多发生于妊娠和哺乳期的年轻女性，发展迅速，转移快，预后极差。表现为乳房增大，局部皮肤红、肿、热、痛，似急性炎症，开始时比较局限，迅速扩展到乳房大部分皮肤，皮肤发红、水肿、增厚、粗糙、表面温度升高。触诊时整个乳房肿大、发硬，无明显局限性肿块。

(2)乳头湿疹样乳腺癌(Paget病)：少见，恶性程度低，发展慢。发生在乳头区大乳管内，随病情进展发展到乳头。表现为乳头刺痒、灼痛，湿疹样改变，慢慢出现乳头、乳晕脱屑、糜烂、瘙痒，进而形成溃疡，有时覆盖黄褐色鳞屑样痂皮，病变继续发展则乳头内陷、破损。淋巴转移晚，常被误诊为湿疹而延误治疗。

(五)辅助检查

1.钼靶X线

其为早期诊断乳腺癌的影像学诊断方法，适宜35岁以上的女性，每年1次。

2.B超检查

其主要用于鉴别肿块的性质是囊性还是实性。

3.MRI检查

其于近年来兴起，敏感性高，但是费用昂贵及特异性较低。浸润癌表现为形状不规则的星芒状、蟹足样阴影，与周围组织间分界不清，边缘有毛刺。

4.全身放射性核素扫描

其适用于骨转移可能性较大的乳腺癌患者。

5.三大常规(血常规、尿常规、血生化)、肝肾功能、凝血功能、心电图等检查

其为判断患者能否耐受术后及后续治疗的重要参考指标。

6.乳腺肿瘤标志物的检测

其有利于综合评价病情变化。

7.乳腺病灶活组织检查术

其为确诊的重要依据,在完成超声、钼靶和磁共振检查后进行。最常见的方法是 B 超定位下空芯穿刺,具有简便、快捷、准确的优点。穿刺前行普鲁卡因皮试,皮试阴性者才能接受穿刺术。

(六)治疗原则

治疗原则为以手术为主,辅以化学药物、放射、内分泌、生物治疗等综合治疗。

1.手术治疗

手术治疗为最根本的治疗方法。适应证为 0、Ⅰ、Ⅱ 期及部分 Ⅲ 期患者。已有远处转移、全身情况差、主要脏器有严重疾病不能耐受手术者属于手术禁忌。早年以局部切除及全乳房切除术治疗乳腺癌,但是治疗结果并不理想,随着手术方式不断演化,直至费希尔(Fisher)首次提出乳腺癌是一个全身性疾病,手术范围的扩大并不能降低死亡率,主张缩小手术范围,并加强术后综合辅助治疗,目前我国国内以改良根治术为主,国外推广保乳术取得了良好效果,保乳术将成为未来我国乳腺癌手术发展的趋势。

(1)乳腺癌根治术:手术范围包括整个乳房、胸大肌、胸小肌、腋窝及锁骨下淋巴结。该术式可清除腋下组(胸小肌外侧)、腋中组(胸小肌深面)及腋上组(胸小肌内侧)三组淋巴结,手术创伤较大,现在已很少应用。

(2)乳腺癌扩大根治术:在清除腋下、腋中、腋上三组淋巴结的基础上,同时切除胸廓内动、静脉及其周围的淋巴结(胸骨旁淋巴结)。

(3)乳腺癌改良根治术:有两种术式,一种是保留胸大肌,切除胸小肌;一种是保留胸大、小肌。前者淋巴结清除范围与根治术相仿,后者不能清除腋上组淋巴结。大量临床观察研究发现,Ⅰ、Ⅱ 期乳腺癌患者应用根治术与改良根治术的生存率无明显差异,且后者保留了胸肌,更易被患者接受,目前已成为常用术式。

(4)全乳房切除术:切除整个乳腺,包括腋尾部及胸大肌筋膜。该术式适合原位癌、微小癌及年迈体弱不易做改良根治术者。

(5)保留乳房的乳腺癌切除术:完整切除肿块及腋淋巴结清扫。肿块切除时要求肿块周围包裹适量正常乳腺组织,确保切除标本的边缘无肿瘤细胞浸润。术后辅以放疗、化疗,全球范围内的大量临床随机对照试验证明,保乳术联合术后辅助治疗与传统根治术或改良根治术相比,在总生存率上无统计学差异,现已被欧美国家广泛接受。

(6)前哨淋巴活检术:前哨淋巴是原发肿瘤发生淋巴结转移所必经的第一个淋巴结,通过前哨淋巴结活检预测腋淋巴结是否转移的准确性为 $95\%\sim98\%$。目前多采用注射染料和放射性核素作为前哨淋巴结活检的两种示踪剂,若活检为阴性,则可避免不必要的腋淋巴结清扫,进一步减少手术带来的并发症和上肢功能障碍。

(7)乳腺癌术后的乳房重建术:又称乳房再造术,指利用自身组织移植或乳房假体来重建因患乳房疾病而行乳房切除术造成的胸壁畸形和乳房缺损。乳房重建术根据重建的时间可分为一期重建和二期重建。一期重建术是指在实施乳腺癌根治术的同时进行乳房重建;二期重建是指患者在乳腺癌切除术后 1~2 年,已完成术后放疗且无复发迹象时进行的乳房重建术。

关于手术方式的选择目前尚有分歧,但没有任何一种术式适用于所有情况的乳腺癌,手术方式的选择还应根据病理分型、疾病分期、手术医师的习惯及辅助治疗的条件而定。总之,改良乳腺癌根治术是目前应用较为广泛的术式,有胸骨旁淋巴结转移时行扩大根治术,晚期乳腺癌行乳腺癌姑息性切除。

2.化学药物治疗

(1)辅助化疗:乳腺癌是实体肿瘤中应用化疗最有效的肿瘤之一。化疗是必要的全身性辅助治疗方式,可降低术后复发率,提高生存率,一般在术后早期应用,采用联合化疗方式,治疗期以 6 个月左右为宜。常用方案有 CMF 方案(环磷酰胺、甲氨蝶呤、氟尿嘧啶)和 CEF 方案(环磷酰胺、表柔比星、氟尿嘧啶)。根据病情,术后应尽早用药,化疗前患者应无明显骨髓抑制,白细胞大于 $4×10^9/L$,血红蛋白大于 80 g/L,血小板大于 $50×10^9/L$。化疗期间定期检查肝、肾功能,每次化疗前查白细胞计数,若白细胞小于 $3×10^9/L$,应延长用药间隔时间。表柔比星的心脏毒性和骨髓抑制作用较多柔比星低,因此其应用更为广泛。尽管如此,仍应定期做心电图检查。其他效果好的有紫杉醇、多西紫杉醇、长春瑞滨和卡培他滨等。

(2)新辅助化疗:多用于由于肿物过大或已经转移导致不能手术的 Ⅲ 期患者,其可使肿物缩小。化疗方案同辅助化疗,疗程根据个人疗效而定。

3.内分泌疗法

乳腺是雌激素靶器官,癌肿细胞中雌激素受体(ER)含量高者,称激素依赖性肿瘤,对内分泌治疗有效;ER 含量低者,称激素非依赖型肿瘤,对内分泌治疗效果差。因此,针对乳腺癌患者还应测定雌激素受体和孕激素受体,以选择辅助治疗方案及判断预后。

(1)他莫昔芬:又名三苯氧胺,是内分泌治疗常用药物,可减少乳腺癌术后复发及转移,同时可降低对侧乳腺癌的发生率;适用于 ER 阳性的绝经妇女。他莫昔芬的用量为每天 20 mg,服用 5 年。该药的主要不良反应有潮热、恶心、呕吐、静脉栓塞形成、眼部不良反应、阴道干燥或分泌物增多。他莫昔芬的第二代药物是托瑞米芬(法乐通)。

(2)芳香化酶抑制剂(AI,如来曲唑等):新近发展的药物,能抑制肾上腺分泌的雄激素转变为雌激素过程中的芳香化环节,从而降低雌二醇,达到治疗乳腺癌的目的。适用于绝经后的患者,效果优于他莫昔芬,一般建议单独使用此类药物或他莫昔芬序贯芳香化酶抑制剂辅助治疗。目前临床上 AI 已代替他莫昔芬成为绝经后乳腺癌患者的一线治疗药物。

(3)卵巢去势治疗:包括药物、手术或放射去势,目前临床少用。

4.放疗

放疗可在术前、术后采用,是乳腺癌局部治疗的手段之一。术前杀灭癌肿周围癌细胞,术后减少扩散及复发,提高 5 年生存率。一般在术后 2~3 周,在锁骨上、胸骨旁以及腋窝等区域进行照射。此外,照射骨转移灶及局部复发灶,可缓解症状。在保乳术后,放疗是重要组成部分;单纯乳房切除术后根据患者具体情况而定;根治术后一般不做常规放疗,但对于高危复发患者,放疗可降低局部复发率。

5.生物治疗

(1)曲妥珠单抗:近年来临床上推广应用的注射液,通过转基因技术对 C-erB-2 过度表达的乳腺癌患者产生一定效果。对于 HER2 基因扩增或过度表达的乳腺癌患者,曲妥珠单抗联合化疗的疗效显著优于单用化疗。

(2)拉帕替尼:一种口服的小分子表皮生长因子酪氨酸激酶抑制剂,与曲妥珠单抗无交叉耐药,与其不同的是拉帕替尼能够透过血-脑屏障,对乳腺癌脑转移有一定的治疗作用。

(3)贝伐单抗:一种针对血管内皮生长因子的重组人源化单克隆抗体,联合其他化疗药物是晚期转移性乳腺癌的标准治疗方案之一。

二、护理评估

(一)一般评估

1.生命体征(T、P、R、BP)

乳腺癌患者乳房皮肤破溃有发炎感染者可有体温升高,癌肿深入浸润侵及肺部时可有呼吸加快。术后由于麻醉剂的作用或卧床太久没有活动,患者可能有短暂性的血压降低。术后三天内患者可出现手术吸收热,一般不超过 38.5 ℃,高热时可有脉搏、呼吸加快。

2.患者主诉

(1)现病史。是否触及肿块,肿块发生时间、增长速度,随月经周期肿块大小有无变化,有无乳头溢液及乳头溢液的性质、治疗情况;有无疼痛,疼痛的位置、程度、性质、持续时间;有无高血压、糖尿病等其他系统的疾病。

(2)过去史。了解患者的月经及婚育情况:初潮年龄、初产年龄、绝经年龄、月经周期、怀孕及生育次数,是否哺乳;绝经后是否应用激素替代疗法,是否患子宫及甲状腺功能性疾病。

(3)家族史:家族中是否有恶性肿瘤尤其是乳腺癌的患者。

(4)心理社会史:了解患者有无遇到社会心理应激(如夫妻关系不和、离异、丧偶、重大事故),是否长期心理压抑。

(5)日常生活习惯:有无高脂、高糖、高热量饮食习惯,有无长期饮酒,有无长期使用激素类美容化妆品或药物。

(6)有无过敏史。

3.相关记录

术后记录每天引流液的量、色、性质。心电监护患者的血压、脉搏、呼吸、血氧饱和度。

(二)身体评估

1.术前一般情况

有无高血压、糖尿病、脑血管史等其他系统疾病,近期有无服用阿司匹林等药物,入院后睡眠情况。

2.术前专科情况

(1)检查方法如下。

视诊:面对镜子,两手叉腰,观察乳房的外形,然后将双臂高举过头,仔细观察。①两侧乳房的大小、形状、高低是否对称,如有差异,询问是先天发育异常,还是近期发生的或渐进性发生的;②乳房皮肤有无红肿、皮疹、皮肤褶皱、橘皮样改变、浅表静脉扩张等异常;③观察乳头是否在同一水平上,有无抬高、回缩、凹陷,有无异常分泌物自乳头溢出,乳晕颜色是否有改变。

触诊:①触诊乳房。仰卧,先查健侧,再查患侧。检查侧的手臂高举过头,在检查侧肩下垫一小枕头,使乳房变平。然后将对侧手四指并拢,用指端掌面检查乳房各部位是否有肿块或其他变化。依次从乳房外上、外下、内下、内上象限及中央区做全面检查。上至锁骨,下到肋弓边缘,内侧到胸骨旁,外侧到腋中线。然后用同样方法检查对侧乳房,最后用拇指和食指轻轻挤捏乳头,观察有无乳头溢液。注意腋窝有无肿块,对较小或深部的病灶可再用指尖进行触诊。②触诊腋窝淋巴结。患者取坐位,检查右侧腋下时,以右手托住患者右臂,使胸大肌松弛,用左手自胸壁外侧向腋顶部、胸肌外侧及肩胛下逐步触诊,如触及肿大淋巴结,注意其部位、大小、形状、数量、硬度、表面是否光滑、有无压痛、边界是否清楚及活动度,与周围组织间及淋巴结间有无粘连。检查左侧腋下时,方法同前。检查锁骨上淋巴结时可站在患者背后,乳腺癌锁骨上淋巴结转移多发生于胸锁乳突肌锁骨头外侧缘处,检查时可沿锁骨上和胸锁乳突肌外缘向左右和上下触诊,如触及肿大淋巴结,记录其特点。

(2)检查的内容:①肿块的大小、部位、形状、数量、质地、表面光滑度、有无压痛、与周围组织是否粘连、边界是否清楚及活动度;②乳房外形有无改变,双侧是否对称,乳头有无抬高、内陷,皮肤有无橘皮样改变,有无破溃,血性分泌物是否恶臭;③是否有乳头溢液,分泌物性质、量、气味等;④是否有腋窝淋巴结肿大,淋巴结肿大早期为散在、质硬、无痛、可以推动结节,后期则互相粘连融合,甚至与皮肤或深部组织粘连。

3.术后身体评估

(1)术后评估患者生命体征、意识状态、精神状态,有无烦躁、面色苍白、皮肤湿冷、呼吸急促、脉快等异常表现。评估患者的早期下床活动能力,有无直立性低血压,四肢活动能力如何。评估患者疼痛的部位、性质、评分、持续时间、伴随症状。评估患者拔除尿管后有无尿潴留。

(2)评估患肢水肿的程度:根据水肿的范围和程度本病可分为三度。Ⅰ度,上臂体积增加小于10%,一般不明显,肉眼不易观察,多发生在上臂近段内后区域;Ⅱ度,上臂体积增加10%~80%,肿胀明显,但一般不影响上肢活动;Ⅲ度,上臂体积增加大于80%,肿胀显著,累及范围广,可影响整个上肢,并有严重的上肢活动障碍。可对比健侧与患侧上肢是否相同,测量不同点的臂围,手指按压。

(三)心理-社会评估

入院后当患者被确诊为乳腺癌时,常表现为怀疑、不接受现实、焦虑甚至恐惧。充分了解患者对疾病的认识情况和是否接受手术。了解患者对疾病预后、拟采取手术方案及手术后康复知识的了解程度。了解患者家属的心理状态、家庭对手术的经济承受能力。术后评估患者对自身形象的接受度,是否有抑郁表现,能否良好适应自身的变化。

(四)辅助检查阳性结果评估

1.乳腺钼靶检查

临床上主要采用 BI-RADS 分期,世界上权威的钼靶检查报告分期标准如下。

BI-RADS 0 级:需要结合其他检查。

BI-RADS 1 级:阴性。

BI-RADS 2 级:良性。

BI-RADS 3 级:良性可能,须短期随访。

BI-RADS 4 级:可疑恶性,建议活检。

BI-RADS 4A:低度可疑。

BI-RADS 4B:中度可疑。

BI-RADS 4C:高度可疑但不确定。

BI-RADS 5 级:高度恶性。

BI-RADS 6 级:已经病理证实恶性。

2.三大常规

(1)血常规:白细胞和中性粒细胞是判断有无感染的基本指标;血红蛋白指数是贫血的诊断依据;血小板是判断凝血功能的重要因素。

(2)尿常规:判断有无泌尿系统感染。

(3)生化检查:检查肝肾功能是否正常。

(五)治疗效果的评估

1.非手术治疗评估要点

(1)评估接受新辅助化疗患者的乳房肿块有无缩小或变大。

(2)化疗患者的评估要点:有无肝肾功能不正常;有无出血性膀胱炎;有无贫血或白细胞过低;心电图检查有无异常;有无大量呕吐导致的电解质紊乱,是否需要补液;有无化疗药变态反应的发生,如胸闷、呼吸急促。

(3)放疗患者的评估要点:患者有无贫血或白细胞过低;放疗区域皮肤有无发红、皮疹。

2.手术治疗评估要点

评估患者手术后患肢水肿的程度、切口愈合情况、有无患侧上肢活动障碍、有无自我形象紊乱。

三、主要护理诊断(问题)

(一)焦虑恐惧

其与不适应住院环境,担心预后、手术影响女性形象及今后的家庭、工作有关。

(二)有组织完整性受损的危险

其与留置引流管、患侧上肢淋巴引流不畅有关。

(三)知识缺乏

其与缺乏术前准备、术后注意事项、术后康复锻炼的知识有关。

(四)睡眠障碍

其与不适应环境改变及担心手术有关。

(五)皮肤完整性受损

其与手术有关。

(六)身体活动障碍

其与手术影响患者活动有关。

(七)自我形象紊乱

其与乳房或邻近组织切除及瘢痕形成有关。

(八)潜在并发症

皮下积液、皮瓣坏死、上肢水肿。

四、主要护理措施

(一)正确对待手术引起的自我形象改变

1.做好患者的心理护理

向患者和家属耐心解释手术的必要性和重要性,鼓励患者表达自己的想法与感受,介绍相同经历的已重塑自我形象的病友与之交流。告知患者今后行乳房重建的可能,鼓励其树立战胜疾病的信心。

2.取得其配偶的理解和支持

对已婚患者,同时对其配偶进行心理辅导,鼓励夫妻双方坦诚交流,使配偶理解并关心其术后身体状况,接受其身体形象的改变。

(二)术前护理

1.心理护理

护理人员关注患者的心理状态,从入院起即做好宣教工作,减轻环境不适应带来的焦虑,随之给予各项检查及治疗的宣教及解释。了解乳腺癌患者确诊后的心理历程,针对性的给予心理疏导。允许并鼓励患者参与自身基本治疗方式的选择,以符合患者的经济情况、文化水平、家庭关系及个人隐私方面的需求,使患者达到心理平衡。可让术后恢复患者现身讲解,解除顾虑,使患者得到全方位的心理支持,树立战胜疾病的信心,提高应对技巧和生活质量。

2.完善术前准备

术前准备:①做好术前检查的有关宣教,满足患者了解疾病相关知识的需求。②术前做好皮肤准备,剃去腋毛,以便于术中淋巴结清扫。对手术范围大、需要植皮的患者,除常规备皮外,同时做好供皮区(如腹部或同侧大腿)的皮肤准备。③乳房皮肤破溃者,术前每天换药至创面好转。④乳头凹陷者,应提起乳头,以松节油擦干净,再以 75%酒精擦洗。⑤术前教会患者腹式呼吸、咳痰、变换体位及床上大小便的具体方法,手术晨留置尿管。⑥从术前 8~12 小时开始禁食、禁水,以防因麻醉或手术过程中的呕吐而引起窒息或吸入性肺炎。⑦手术晨全面检查术前准备情况,测量生命体征,若发现患者有体温、血压升高或女性患者月经来潮时,及时通知医师,必要时延期手术。⑧乳腺肿瘤如继发感染、破溃或出血。应给予抗感染和消炎止血治疗,在局部炎症水肿消退、皮肤状况好转后再行手术。⑨对于哺乳期患者应采用药物断奶回乳,以免术后发生乳瘘。

(三)术后护理

1.体位及饮食的护理

全麻或硬膜外麻醉后术后 6 小时内去枕平卧位,禁食禁水,头偏一侧,注意防止直立性低血压、呕吐及误吸。6 小时后,若患者生命体征平稳,可取半卧位或平卧位,保持患肢自然内收。术后 6 小时,先试饮少量水,无不适可进流质饮食,少量多餐,次日可进高热量、高蛋白的普通饮食。

2.病情观察

术后连续 6 小时,每小时测 T、P、Bp、R,并观察患者精神状态,心电监护患者须记录每小时血氧饱和度。注意观察呼吸,有胸闷、呼吸困难时,注意是否伴发气胸,必要时进行胸部 X 射线检查。其他导致呼吸困难的因素有胸带过紧、体位。观察患者精神状态,有无烦躁、面色苍白、皮肤湿冷、呼吸急促、脉快等异常表现和出血导致的休克和窒息。观察敷料是否固定完好及渗血情况。

3. 疼痛护理

倾听患者疼痛的感受、部位、发生时间,判断疼痛的强度、是阵发性还是持续性,有心血管疾病和心脏疾病的患者注意伤口疼痛与心绞痛区分。严密观察患者的疼痛情况,判断产生的原因是心理作用、伤口导致、体位压迫,还是其他疾病伴发。指导患者疼痛时避免下床活动,学会分散注意力,给予患者疾病相关的知识宣教,告知避免患肢长时间下垂,肩关节制动。按医嘱指导患者正确用药,观察药物疗效和不良反应。

4. 加强伤口护理

护理:①注意伤口敷料情况,用胸带加压包扎,使皮瓣与胸壁贴合紧密,松紧度以容纳一手指、能维持正常血运、不影响患者呼吸为宜。②观察患侧上肢远端血运循环情况,若手指发麻、皮肤发绀、皮温下降、脉搏摸不清,提示腋窝部血管受压,应及时调整绷带松紧度。③绷带加压包扎一般维持7~10日,包扎期间告知患者不能自行松紧绷带,瘙痒时不能将手指伸入敷料下抓挠。若绷带松脱,及时重新加压包扎。观察切口敷料渗血、渗液情况,并记录。

5. 做好引流管的护理

(1)做好宣教:引流管贴明标识,告知患者及家属引流管放置的目的是及时引流皮瓣下的渗血、渗液和积气,使皮瓣紧贴创面,促进皮瓣愈合。翻身及下床活动时防止引流管扭曲、折叠和受压。告知患者不要急于拔掉引流管,引流管放置时间一般在2周左右,连续3天每天引流量小于10 mL,创面与皮肤紧贴,手指按压伤口周围皮肤无空虚感,才可考虑拔管。

(2)维持有效负压:注意负压引流管连接固定,负压维持在200~400 mmHg,保持有效负压及引流管通畅。护士在更换引流瓶时发现局部积液、皮瓣不能紧贴胸壁且有波动感,报告医师及时处理。

(3)加强观察:注意引流液的量、色、性质并记录。术后1~2日,每天引流血性液50~200 mL,以后颜色逐渐变淡、减少。若术后短时间内引流出大量鲜红色液体(>100 mL/h)或24小时引流量超过500 mL,则为活动性出血,须及时通知医师,并遵医嘱处理。随时观察引流管是否通畅、固定,防止患者下床时引流管扭曲打折,保证有效引流。观察患者术后拔除尿管后能否顺利排尿,术后6小时仍未排尿者须判断有无尿潴留。观察患者术后能否顺利排便,术后3~5天仍未排便者,观察其有无腹胀。

6. 指导患者做上肢功能锻炼

(1)告知功能锻炼的目的:术后进行适时、适当的功能锻炼有利于术后上肢静脉回流,预防上肢水肿。同时又减少瘢痕挛缩的发生,促进患侧上肢功能恢复及自理能力的重建,增强患者恢复的信心,提高生活质量。

(2)功能锻炼的时机与方法:乳腺癌术后过早、过大范围进行患侧上肢和胸部活动,会影响切口愈合,并且会显著增加创面渗血量,容易出现皮瓣坏死和积液。但如果活动过晚、活动范围不够,又会影响上肢的运动功能,容易造成肌力下降和活动范围受限。应妥善掌握活动的时机和限度,目前普遍推荐术后早期肩部适当制动,外展、前伸和后伸动作范围都不应超过40°,内旋和外旋动作不受限制。待伤口逐渐愈合,逐步增加活动的量和范围。术后手、腕部、前臂、肘部活动不受限制。依据患者所处的不同的术后康复阶段,指导其相应的功能锻炼:术后 24 小时患肢内收、制动,只做手关节、腕关节、肘关节的屈曲、伸展运动,避免患肢外展、上举。术后 24 小时鼓励患者早期下床活动,渐进式床上坐起、床边坐位、床边站立各 30 秒,无头晕不适后,可在床旁适当活动。引流管拔除后开始肩部活动,循序渐进地增加强度与频率来锻炼肩关节的前摆、后伸,逐步尝试用患肢刷牙、梳头、洗脸等。同时每天开始进行手指爬墙运动。待伤口愈合拆线后,患肢逐渐外展联系,鼓励患者结合之前的锻炼内容学习康复操,全方位活动锻炼患肢关节。

(3)注意事项:①正确进行功能锻炼,遵循循序渐进的原则,逐步活动手、腕、肘、肩部关节;②不可动作过大,也不可惧怕疼痛而不敢运动,以不感到疼痛为宜;③早期下床活动时,不可用患肢撑床,防止家属用力扶患肢,以免造成腋窝皮瓣滑动影响愈合;④若出现腋下积液,应延迟肩关节活动时间,减少活动量,待伤口愈合,积液消失,再开始锻炼计划。

7.患肢水肿的护理

(1)原因:患侧上肢肿胀主要与患侧淋巴结切除后上肢淋巴回流不畅、上肢静脉回流不畅有关,此外,局部积液或感染等也会导致患肢肿胀。淋巴回流不畅引起的水肿通常发生在 1～2 个月甚至数月后,静脉回流不畅则在术后短时间内出现。

(2)避免患肢肿胀的措施:①术后用一软枕垫高患肢,使之高于心脏 10～15 cm,直至伤口愈合拆线;②严禁在患侧测血压、静脉输液、注射、抽血、提重物等,以免回流障碍引起水肿;③术后 24 小时开始进行适当的功能锻炼;④向心性局部按摩,让患者抬高患肢,按摩者用双手扣成环形自腕部向肩部用一定压力推移,每次 15 分钟以上,一天 3 次;⑤局部感染者,及时应用抗生素治疗。

8.化疗护理

(1)告知化疗期间的注意事项。①保持情绪稳定,不必过度紧张,化疗反应(如静脉炎、恶心、呕吐、白细胞减少、脱发等)在化疗结束后会逐渐消失,不必过于担心。②注意口腔卫生,饭后刷牙漱口,保持口腔清洁。③化疗会引起恶心、呕吐、食欲减退、便秘、腹泻等不良反应。化疗期间饮食宜清淡,少食多餐,呕吐严重者须进行补液。④保证每天摄入水量在 2 000 mL 左右。

(2)化疗药物不良反应的护理。①蒽环类药物:会影响肝功能,用药后 1～2 天可出现尿液呈红色,患者不必过度紧张,此现象可自行消退。②烷化类药物:大量静脉滴注时可导致出血性膀胱炎,发生率不到 1%,表现为肉眼血尿,用药期间须大量饮水,出现血尿要及时告知医护人员。③紫杉类药物:使用前须进行糖皮质激素(如地塞米松)预处理,以预防变态反应和液体潴留。

(3)化疗所致骨髓抑制的观察和感染的预防:①保持室内空气流通。②告知患者定期检测血常规。③告知患者预防交叉感染,不到人多的地方去,外出时戴口罩、勤洗手。④白细胞计数小于 1.0×10^9/L 的患者应保护性隔离,必要时遵医嘱使用升白细胞药物。⑤患者出院后一旦发生不明原因发热,及时就诊。

(4)化疗静脉通道的护理:为了顺利完成化疗,患者一般要接受经外周静脉置入中心静脉导管,做好导管的维护和患者的宣教。

(5)饮食护理:化疗药物有明显的胃肠道反应,影响食欲,甚至呕吐剧烈,化疗前应用有效止吐护胃药,指导患者化疗前进食高蛋白饮食,不可过饱或空腹进行化疗,以免引起呕吐或严重的胃肠道不适,化疗结束 1 小时后可正常进食。化疗期间多进食含维生素及碳水化合物食物,如西红柿、胡萝卜等蔬菜水果和新鲜果汁。腹泻者给予香蕉等含钠钾食物,少食豆类、牛奶等产气食物。

(四)健康教育

(1)术后近期避免患肢提取重物,继续进行功能锻炼。

(2)术后 5 年内尽量避免妊娠,因为妊娠可加重患者及其家属的精神压力和经济压力的双重负担。避孕不宜使用激素类避孕药,以免刺激癌细胞生长,可使用避孕套、上环等方法或请教妇科医师。

(3)放疗及化疗的自我护理:放疗期间注意保护皮肤,出现放射性皮炎时应及时就诊。化疗期间应定期检查肝、肾功能,每次化疗前 1 天或当天查白细胞计数,化疗后 5~7 天复查白细胞计数,若白细胞小于 $3×10^9/L$,须及时就诊。放化疗期间应少去公共场所,以减少感染机会;加强营养,多食高蛋白、富含维生素、低脂肪的食物,以增强机体抵抗力,饮食要均衡,不宜过多忌口。

(4)提供患者改善形象的方法:介绍假体的作用和应用;可通过佩戴合适的假发、义乳改善自我形象;根治术后 3 个月可行乳房再造术,但有肿瘤转移或乳腺炎者禁忌;避免衣着过度紧身。

(5)饮食指导:①术后一般不必忌口,但某些含有雌激素成分的食品或保健品如蜂乳、阿胶等应少食;②限制脂肪含量高,特别是动物性脂肪含量高的食物,尽量选择脱脂牛奶,避免油炸或其他脂肪含量高的食物;③选择各种蔬菜、水果和豆类等植物性膳食,并多食用粗加工的谷类;④建议不饮酒,尤其禁饮烈性酒类;⑤控制肉摄入量,特别是红肉,最好选择鱼、禽肉取代红肉(牛、羊、猪肉);⑥限制腌制食物和食盐摄入量;⑦避免食用被真菌毒素污染而在室温长期储藏的食物;⑧少喝咖啡,因其含有较高的咖啡因,可促使乳腺增生;⑨注意均衡饮食,适当的体力活动,避免体重过重。

(6)告知患者乳房自检的正确方法和时间。乳房自检应经常进行,20 岁以上女性每月自检一次,一般在月经干净后 5~7 天进行。此时雌激素对乳腺的影响最小,乳腺处于相对静止状态,容易发现病变。对于已绝经妇女,检查时间可固定于每月的某一天。40 岁以上的妇女、乳腺癌术后的患者每年行钼靶 X 线片检查,以便早期发现乳腺癌或乳腺癌复发征象。

(7)正确面对术后性生活:性生活是人类最基本的生理和心理需求。特别是年轻的乳腺癌患者,术后由于手术瘢痕、脱发等对于性及生殖方面会产生一系列问题,甚至认为自己不再是一个完整的女性,对性表达失去信心,同时配偶因担心性生活会影响对方的康复,甚至担心可能导致病情恶化,也对性避而不谈。事实上,单纯从乳房的手术或者放疗的角度而言,这并不会降低女性的性欲,也不会影响性生活的身心反应。同时,正常的性生活也对预防疾病的复发有很大益处。

(8)患侧肢体的护理:教会患者患侧肢体功能锻炼的方法,强调锻炼的必要性及重要性,术后 1 年如上肢功能障碍不能恢复,以后就很难再恢复正常。锻炼要循序渐进,不能急于求成,贵在坚持。

五、护理效果评估

(1)患者情绪稳定,有充足的睡眠时间,积极配合医疗护理工作。

(2)患者手术前满足营养需要,增强机体免疫力、耐受力。

(3)患者充分做好术前准备,使术后并发症的危险降到最低限度。

(4)患者未出现感染、窒息等并发症,或能够及时发现并发症,并积极地预防与处理。手术创面愈合良好,患侧上肢肿胀减轻或消失。

(5)患者能自主应对自我形象的变化。

(6)患者能表现出良好的生活适应能力,建立自理意识。

(7)患者能注意保护患侧手臂,并正确进行功能锻炼。

(8)患者能复述术后恢复期的注意事项,并能正确进行乳房自我检查。

第八章 神经外科护理

第一节 脑动脉瘤

脑动脉瘤是局部动静脉异常改变产生的脑动静脉瘤样突起,好发于组成脑底动脉环(Willis 动脉环)的大动脉分支或分叉部。因为这些动脉位于脑底的脑池中,所以动脉瘤破裂出血会引起动脉痉挛、栓塞及蛛网膜下腔出血等症状。该病主要见于中年人。脑动脉瘤的病因尚未完全明了,但目前多认为与先天性缺陷、动脉粥样硬化、高血压、感染、外伤有关。临床表现为突然头痛、呕吐、意识障碍、癫痫样发作、脑膜刺激征等。治疗以手术为主,常采用动脉瘤栓塞术、开颅动脉瘤夹闭术及穿刺栓塞动脉瘤。

一、护理措施

(一)术前护理

(1)一旦确诊,患者须绝对卧床,暗化病室,减少探视,避免一切外来刺激。情绪激动、躁动不安可使血压上升,增加再出血的可能,适当给予镇静剂。

(2)密切观察生命体征及意识变化,每天监测血压 2 次,及早发现出血情况,尽早采取相应的治疗措施。

(3)胃肠道的管理:合理饮食,勿食用易导致便秘的食物;常规给予口服缓泻剂如酚酞、麻仁润肠丸,保持排便通畅,必要时给予低压缓慢灌肠。

(4)尿失禁的患者应留置导尿管。

(5)患者要避免用力打喷嚏或咳嗽,以免增加腹压,反射性增加颅内压,引起脑动脉瘤破裂。

(6)伴发癫痫者,要注意安全,防止发作时受外伤;保持呼吸道通畅,同时给予吸氧,记录抽搐时间,遵医嘱给予抗癫痫药。

(二)术后护理

(1)监测患者生命体征,特别是意识、瞳孔的变化,尽量使血压维持在一个个体化的稳定水平,避免血压过高引起脑出血或血压过低致脑供血不足。

(2)持续低流量给氧,保持脑细胞的供氧。观察肢体活动及感觉情况,与术前对比有无改变。

(3)遵医嘱给予甘露醇及甲强龙泵入,减轻脑水肿;或泵入尼莫地平,减轻脑血管痉挛。

(4)保持引流通畅,观察引流液的色、量及性质,如短时间内出血过多,应通知医师及时处理。

(5)保持呼吸道通畅,防止肺部感染及压力性损伤的发生。

(6)避免情绪激动及剧烈活动。

(7)手术恢复期应多进高蛋白食物,加强营养,增强机体的抵抗力。

(8)减少刺激,防止癫痫发作,尽量将癫痫发作时的损伤减到最小,装好床档,备好抢救用品,防止意外发生。

(9)将清醒患者的床头抬高30°,有利于减轻脑水肿。

(10)准确记录出入量,保证出入量平衡。

(11)减轻患者心理负担,加强沟通。

(三)健康指导

(1)定期测量血压,复查病情,及时治疗可能并存的血管病变。

(2)保持大小便通畅。

(3)其他指导:①应规律生活,避免劳累、熬夜、暴饮暴食等不利因素,保持心情舒畅,注意劳逸结合。②坚持适当锻炼。康复训练过程艰苦而漫长(一般为1~3年,长者需终生训练),需要信心、耐心、恒心,在康复医师指导下循序渐进、持之以恒。

二、主要护理问题

(1)脑出血:与手术创伤有关。

(2)脑组织灌注异常:与脑水肿有关。

(3)有感染的危险:与手术创伤有关。

(4)睡眠形态紊乱:与疾病创伤有关。

(5)便秘:与手术后卧床有关。

(6)疼痛:与手术损伤有关。

(7)有受伤的危险:与手术可能诱发癫痫有关。

(8)活动无耐力:与术后卧床时间长有关。

第二节 脑膜瘤

一、疾病概述

脑膜瘤占颅内肿瘤的19.2%,男:女为1:2。一般为单发,多发脑膜瘤偶尔可见,好发部位依次为矢状窦旁、大脑镰、大脑凸面,其次为蝶骨嵴、鞍结节、嗅沟、小脑脑桥角与小脑幕等部位,生长在脑室内者很少,也可见于硬膜外。其他部位偶见。依肿瘤组织学特征,脑膜瘤可分为五种类型,即内皮细胞型、成纤维细胞型、血管瘤型、化生型和恶性型。

(一)临床表现

1.慢性颅压增高症状

因肿瘤生长较慢,故当肿瘤达到一定体积时才引起头痛、呕吐及视力减退等,少数呈急性发病。

2.局灶性体征

因肿瘤呈膨胀性生长,患者往往以头疼和癫痫为首发症状。因肿瘤位置不同,还可以出现视力、视野、嗅觉或听觉障碍及肢体运动障碍等。老年患者尤以癫痫发作为首发症状多见,颅压增高症状多不明显。

(二)辅助检查

1.头颅 CT 扫描

典型的脑膜瘤显示脑实质外圆形或类圆形高密度,或等密度肿块,边界清楚,含类脂细胞者呈低密度,周围水肿带较轻或中度,且有明显对比增强效应。瘤内可见钙化、出血或囊变,瘤基多较宽,并多与大脑镰、小脑幕或颅骨内板相连,其基底较宽,密度均匀一致,边缘清晰,瘤内可见钙化。增强后可见肿瘤明显增强,可见脑膜尾征。

2.MRI 扫描

同时进行 CT 和 MRI 的对比分析,可得到较正确的定性诊断。

3.脑血管造影

脑血管造影可显示瘤周呈抱球状供应血管和肿瘤染色。同时造影技术也为术前栓塞供应动脉、减少术中出血提供了帮助。

(三)鉴别诊断

须同脑膜瘤鉴别的肿瘤因部位而异:幕上脑膜瘤应与胶质瘤、转移瘤鉴别;鞍区脑膜瘤应与垂体瘤鉴别;桥小脑角脑膜瘤应与听神经瘤鉴别。

(四)治疗

1.手术治疗

手术切除脑膜瘤是最有效的治疗手段,应力争全切除,对于受肿瘤侵犯的脑膜和颅骨亦应切除,以求达到根治。

(1)手术原则:控制出血,保护脑功能,争取全切除。对无法全切除的患者,可行肿瘤次全切除或分次手术,以免造成严重残疾或死亡。

(2)术前准备:①肿瘤血运极丰富者可术前行肿瘤供应血管栓塞以减少术中出血。②充分备血,手术开始时做好快速输血准备。③鞍区肿瘤和颅压增高明显者,术前数天酌用肾上腺皮质激素和脱水治疗。④有癫痫发作史者,须术前应用抗癫痫药物以预防癫痫发作。

(3)术后并发症。①术后再出血:术后密切观察神志瞳孔变化,定期复查头部 CT 以早期处理。②术后脑水肿加重:对于影响静脉窦和粗大引流静脉的肿瘤切除后应用脱水药物和激素预防脑水肿加重。③术后肿瘤残余和复发:须定期复查并辅以立体定向放射外科治疗等防止肿瘤复发。

2.立体定向放射外科治疗

因生长位置,有 17%～50% 的脑膜瘤做不到全切,另外还有少数恶性脑膜瘤也无法全切。肿瘤位于脑深部重要结构难以全切除者,如斜坡、海绵窦区、视丘下部或小脑幕裂孔区脑膜瘤,应同时行减压性手术,以缓冲颅压力,剩余的瘤体可采用伽马刀或光子刀治疗,亦可达到很好效果。

3.放疗或化疗

恶性脑膜瘤在手术切除后须辅以化疗或放疗,防止肿瘤复发。

4.其他治疗

其他治疗包括激素治疗、分子生物学治疗、中医治疗等。

二、护理

(一)入院护理

(1)入院常规护理;常规安全防护教育,常规健康指导。

(2)指导患者合理饮食,保持大便通畅。

(3)指导患者肢体功能锻炼;指导患者语言功能锻炼。

(4)结合患者的个体情况,每1～2小时协助患者翻身,保护受压部位皮肤;如局部皮肤有压红,可缩短翻身的间隔时间,受压部位应予软枕垫高减压。

(二)术前护理

(1)每1～2小时巡视患者,观察患者的生命体征、意识、瞳孔、肢体活动,如有异常及时通知医师。

(2)了解患者的心理状态,向患者讲解疾病的相关知识,介绍同种疾病手术成功的例子,增强患者治疗信心,减轻其焦虑、恐惧心理。

(3)根据医嘱正确采集标本,进行相关检查。

(4)术前落实相关化验、检查报告的情况,如有异常立即通知医师。

(5)根据医嘱进行治疗、处置,注意观察用药后的反应。

(6)注意并发症的观察和处理。

(7)指导患者练习深呼吸及有效咳嗽;指导患者练习床上大小便。

(8)指导患者修剪指(趾)甲、剃胡须,女性患者勿化妆及涂染指(趾)甲。

(9)指导患者戒烟、戒酒。

(10)根据医嘱正确备血(复查血型),行药物过敏试验。

(11)指导患者术前12小时禁食,8小时禁饮水,防止术中呕吐导致窒息;术后晚进半流食,如米粥、面条等。

(12)指导患者保证良好的睡眠,必要时遵医嘱使用镇静催眠药。

(三)手术当日护理

1.送手术前

(1)术晨为患者测量体温、脉搏、呼吸、血压;如有发热、血压过高、女性月经来潮等情况均应及时报告医师,以确定是否延期手术。

(2)协助患者取下义齿、项链、耳钉、手链、发夹等物品,并交给家属妥善保管。

(3)皮肤准备(剃除全部头发及颈部毛发、保留眉毛)后,更换清洁的病员服。

(4)遵医嘱术前用药,携带术中用物,平车护送患者入手术室。

2.术后回病房

(1)每15～30分钟巡视患者,注意观察患者的生命体征、意识、瞳孔、肢体活动等,如有异常及时通知医师。

(2)注意观察切口敷料有无渗血。

(3)密切观察引流液的颜色、性状、量等情况并记录,妥善固定引流管,引流袋置于头旁枕上或枕边,高度与头部创腔保持一致,保持引流管引流通畅,活动时注意引流管不要扭曲、受压,防止脱管。

(4)观察留置导尿患者尿液的颜色、性状、量,每天护理会阴 2 次。

(5)术后 6 小时内给予去枕平卧位,6 小时后可床头抬高,麻醉清醒的患者可以协助床上活动,保证患者舒适。

(6)保持呼吸道通畅。

(7)若患者出现不能耐受的头痛,及时通知医师,遵医嘱给予止痛药物,并密切观察患者的生命体征、意识、瞳孔等变化。

(8)精神症状患者的护理:加强患者安全防护,上床档,需使用约束带的患者,应告知家属并取得同意,定时松解约束带,按摩受约束的部位,告知家属 24 小时陪护患者,预防自杀倾向,同时做好记录。

(9)术后 24 小时内禁食禁水,可行口腔护理,每天 2 次。清醒患者可口唇覆盖湿纱布,以保持口腔湿润。

(10)结合患者的个体情况,每 1～2 小时协助患者翻身,保护受压部位皮肤;如局部皮肤有压红,可缩短翻身的间隔时间,受压部位应予软枕垫高减压。

(四)术后护理

1.术后第 1 日至第 3 日

(1)每 1～2 小时巡视患者,注意观察患者的生命体征、意识、瞳孔、肢体活动等,如发现有头痛、恶心、呕吐等颅内压增高症状及时通知医师。

(2)注意观察切口敷料有无渗血。

(3)密切观察引流液的颜色、性状、量等情况并记录,妥善固定引流管并保持引流管引流通畅,不可随意放低引流袋,以保证创腔内有一定的液体压力。若引流袋放低,则会导致创腔内液体引出过多,创腔内压力下降,脑组织迅速移位,撕破大脑上静脉,从而引发颅内血肿。医师应根据每天引流液的量来调节引流袋的高度。

(4)观察留置导尿患者尿液的颜色、性状、量,每天护理会阴 2 次。

(5)术后引流管放置 3～4 日,引流液由血性脑脊液转为澄清脑脊液时即可拔管,避免长时间带管形成脑脊液漏。拔除引流管后,注意观察患者的生命体征、意识、瞳孔等变化,切口敷料有无渗血、渗液及皮下积液等,如有异常及时通知医师。

(6)加强呼吸道的管理,鼓励深呼吸及有效咳嗽、咳痰,如痰液黏稠而不易咳出可遵医嘱予雾化吸入,必要时吸痰。

(7)术后 24 小时如无恶心、呕吐等麻醉后反应,可遵医嘱进食,由流食逐步过渡到普食,积极预防便秘。

(8)指导患者床上活动,床头摇高,逐渐坐起,逐渐过渡到床边活动(做好跌倒风险评估),家属陪同。活动以不疲劳为宜。

(9)指导患者进行肢体功能锻炼,进行语言功能锻炼。

(10)做好生活护理,如洗脸、刷牙、喂饭、大小便等,定时协助患者翻身,保护受压部位皮肤,预防压疮的发生。

2.术后第 4 日至出院日

(1)每 1～2 小时巡视患者,注意观察患者的生命体征、意识、瞳孔、肢体活动等,如发现有头痛、恶心、呕吐等颅内压增高症状,应及时通知医师;注意观察切口敷料有无渗血。

(2)指导患者注意休息,病室内活动,活动以不疲劳为宜。对高龄、活动不便、体质虚弱等可能发生跌倒的患者及时做好跌倒或坠床风险评估。

(五)出院指导

1.饮食指导

指导患者进高热量、高蛋白、富含纤维素、维生素丰富、低脂肪、低胆固醇食物,如蛋、牛奶、瘦肉、新鲜鱼、蔬菜、水果等。

2.用药指导

有癫痫病史者遵医嘱按时、定量口服抗癫痫药物。不可突然停药、改药及增减药量,以避免加重病情。

3.康复指导

对肢体活动障碍者,户外活动须有专人陪护,防止意外发生,鼓励患者对功能障碍的肢体经常做主动和被动运动,防止肌肉萎缩。

第三节　垂体腺瘤

垂体腺瘤系发生于腺垂体的良性肿瘤。如果肿瘤增大,压迫周围组织,则出现头痛、视力减退、视野缺损、上睑下垂及眼球运动功能障碍等压迫症状。治疗一般以手术为主,也可行药物和放射治疗。手术治疗包括开颅垂体瘤切除术和经口鼻或经单鼻蝶窦垂体瘤切除术。垂体瘤患者有发生垂体卒中的可能。垂体卒中为垂体肿瘤内突然发生出血性坏死或新鲜出血。典型症状:突然头痛,在1～2日内眼外肌麻痹、视觉障碍、视野缺损及进行性意识障碍等。如发生上述情况应按抢救程序及时进行抢救。

一、护理措施

(一)术前护理

1.预防手术切口感染

为预防手术切口感染,经蝶窦垂体腺瘤切除术患者应在术前3日常规口服抗生素,用复方硼酸溶液漱口,用呋麻液滴鼻,每天4次,每次双侧鼻腔各2～3滴,滴药时采用平卧仰头位,使药液充分进入鼻腔。

2.皮肤准备

经蝶窦手术患者须剪鼻毛,应动作轻稳,防止损伤鼻黏膜致鼻腔感染。近来多采用电动鼻毛修剪器,嘱患者自行清理,再由护士检查有无残留鼻毛,此法提高了患者的舒适度,更易于患者接受,亦便于护士操作。观察有无口鼻疾患,如牙龈炎、鼻腔疖肿等。如有感染存在,则改期手术。

3.物品准备

备好奶瓶(有刻度标记,并预先在奶嘴上剪好"＋"字开口,以准确记录入量,便于患者吸吮)、咸菜、纯橙汁、香蕉、猕猴桃等钾、钠含量高的食物。

4.术前宣教

向患者讲解有关注意事项,消除恐惧,取得配合。

(二)术后护理

(1)卧位未清醒时,取平卧位,头偏向一侧,清醒后拔除气管插管。无脑脊液鼻漏应抬高床头15°～30°。有脑脊液鼻渗或鼻漏者,一般去枕平卧 3～7 天,具体时间由手术医师决定,床头悬挂"平卧"提示牌。

(2)患者术后返回病室时,须经口吸氧。先将氧流量调至 2～3 L/min,再将吸氧管轻轻放入患者口腔中并用胶布将管路固定于面部,防止脱落。及时吸除口腔及气管插管的内分泌物,维持呼吸道通畅。

(3)生命体征的监测:麻醉清醒前后应定时测量生命体征,特别注意观察瞳孔的对光反射是否恢复。

(4)拔除气管插管适应证及方法:①双侧瞳孔等大(或与术前大小相同);②瞳孔对光反射敏感;③呼之能应、可遵医嘱做简单动作;④将口腔内分泌物吸除干净;⑤术中无特殊情况;⑥拔除气管插管时,患者应取平卧位,头偏向一侧,抽出气囊中的空气,嘱患者做吐物动作,顺势将插管迅速拔出(目前此项操作多在手术室恢复室完成)。

(5)伤口护理:无脑脊液鼻漏者,术后 3 日左右拔除鼻腔引流条,用呋麻液滴鼻,每天4 次,每次 2～3 滴,防止感染。如有鼻漏,术后 5～7 日拔除鼻腔引流条。拔除鼻腔引流条后勿用棉球或纱布堵塞鼻腔。

(6)口腔护理:如经口鼻蝶窦入路手术,口腔内有伤口,应每天做口腔护理,保持口腔内的清洁。由于术后用纱条填塞鼻腔止血,患者只能张口呼吸,易造成口腔干燥、咽部疼痛不适,此时应用湿纱布盖于口唇外,保持口腔湿润,减轻不适,必要时可遵医嘱予以雾化吸入或用金喉健喷咽部。

(7)术后并发症的护理。

脑出血:常在术后 24～48 小时发生,当患者出现意识障碍(昏睡或烦躁)、瞳孔不等大或外形不规则、视物不清、视野缺损、血压进行性升高等症状时,提示有颅内出血可能,应及时通知医师,必要时做急诊 CT 或行急诊手术。如未及时发现或采取有效措施,将出现颅内血肿、脑疝甚至危及患者生命。

尿崩症和(或)水电解质紊乱:由于手术对神经垂体及垂体柄有影响,术后一过性尿崩发生率较高,表现为大量排尿,每小时尿量 200 mL 以上,连续 2 小时以上,即尿崩症。须监测每小时尿量,准确记录出入量,合理经口、经静脉补液,必要时口服抗利尿剂如醋酸去氨加压素(弥凝),或静脉泵入垂体后叶素控制尿量,保持出入量平衡。水电解质紊乱则可由手术损伤下丘脑或尿崩症致大量排尿引起,易造成低血钾等水、电解质紊乱,临床上每天早晨监测血电解质情况,及时给予补充。

脑脊液鼻漏:由术中损伤鞍隔所致,常发生于术后 3～7 日,尤其在拔除鼻腔填塞纱条后,观察患者鼻腔中有无清亮液体流出。因脑脊液含有葡萄糖,可用尿糖试纸粉色指示端检测,阳性则提示有脑脊液鼻漏(如混有血液时,也可呈现假阳性,应注意区分)。此时,患者应绝对卧床,去枕平卧 2～3 周。禁止用棉球、纱条、卫生纸填塞鼻腔,以防逆行感染。

垂体功能低下：由机体不适应激素的变化引起，常发生于术后 3～5 日。患者可出现头晕、恶心、呕吐、血压下降等症状。此时，应先查血钾浓度，与低血钾相鉴别。一般用生理盐水 100 mL 和琥珀酸氢化可的松 100 mg 静脉滴注可缓解。

(三)健康指导

(1)出院后患者可以正常进食，勿食刺激性强的食物及咖啡、可乐、茶类。

(2)患者应适当休息，通常 1～3 个月后便可正常工作。

(3)味觉、嗅觉减退多为暂时的，无须特殊处理，一般自行恢复。痰中仍可能带有血丝，如果量不多，属于正常情况，不需处理。

(4)注意避免感冒，尽量少到人员密集的公共场所如超市、电影院。

(5)如果出现下列情况，则要考虑肿瘤复发，及时复查：一度改善的视力再次障碍；肢端肥大症患者血压、血糖再次升高；库欣病或脸色发红，皮肤紫纹不消退或消退后再次出现，血压升高。

(6)如出院后仍需继续服用激素，应遵医嘱逐渐减少激素用量，如出现厌食、恶心、乏力等感觉，可遵医嘱酌情增加药量。甲状腺激素可遵医嘱每 2 周减量一次，在减量过程中如果出现畏寒、心悸、心率缓慢等情况，可根据医嘱，酌情增加药量。

(7)如果出现厌食、恶心、乏力、畏寒、心悸等症状，则应考虑垂体功能低下，及时到当地医院就诊或回手术医院复查。

(8)如果每天尿量超过 3 000 mL，应考虑多尿甚至尿崩症。应及时去当地医院诊疗或回手术医院复查。

(9)出院后应定期复查，复查时间为术后 3 个月、半年和一年。

二、主要护理问题

(一)潜在并发症

(1)窒息：与术后麻醉未醒，带有气管插管有关。

(2)出血：与手术伤口有关。

(3)脑脊液鼻漏：与手术损伤鞍隔有关。

(4)垂体功能低下：与手术后一过性的激素减低有关。

(二)有体液不足的危险

其与一过性尿崩有关。

(三)生活自理能力部分缺陷

其与卧床及补液有关。

(四)有皮肤完整性受损的危险

其与长期平卧有关。

第四节　颅脑损伤

颅脑损伤分为头皮损伤、颅骨损伤与脑损伤，三者可单独或合并存在。其发生率仅次于四肢损伤，占全身损伤的 15%～20%，常与身体其他部位的损伤合并存在，其致残率及致死率均居首位。常见于交通、工矿等事故，自然灾害、爆炸、火器伤、坠落、跌倒，以及各种锐器、钝器对头部的伤害。颅脑损伤对预后起决定性作用的是脑损伤的程度及其处理效果。

一、头皮损伤

(一)解剖生理概要

头皮分为 5 层，由外到内依次为皮肤、皮下组织、帽状腱膜、帽状腱膜下层、骨膜层。其中浅部三层紧密连接，不易分离；深部两层之间连接疏松，较易分离。各层解剖特点如下。

1.皮肤层

皮肤层厚而致密，内含大量汗腺、皮脂腺、毛囊，具有丰富的血管，外伤时易出血。

2.皮下组织层

皮下组织层由致密的结缔组织和脂肪组织构成，前者交织成网状，内有血管、神经穿行。

3.帽状腱膜层

帽状腱膜层前连额肌，后连枕肌，两侧达颞肌筋膜，坚韧、富有张力。

4.帽状腱膜下层

帽状腱膜下层是位于帽状腱膜与骨膜之间的疏松结缔组织层，范围较广，前至眶上缘，后达上项线，其间隙内的静脉经导静脉与颅内静脉窦相通，是颅内感染和静脉窦栓塞的途径之一。

5.骨膜层

骨膜层是由致密结缔组织构成的，骨膜在颅缝处贴附紧密，其余部位贴附疏松，故骨膜下血肿易被局限。

头皮血液供应丰富，且动、静脉伴行，由颈内、外动脉的分支供血，左右各五支在颅顶汇集，各分支间有广泛的吻合支，其抗感染及愈合能力较强。

(二)分类与特点

头皮损伤是颅脑损伤中最常见的损伤，严重程度差别较大，可能是单纯损伤，也可能合并颅骨及脑损伤。

1.头皮血肿

头皮血肿大多由钝器伤所致，按照血肿出现在头皮的层次，其分为以下三种。

(1)皮下血肿：血肿位于皮肤表层与帽状腱膜之间，因受皮下纤维隔限制，故血肿体积小、张力高、压痛明显，有时因周围组织肿胀隆起，中央反而凹陷，易被误认为凹陷性颅骨骨折，须用颅骨 X 线片来鉴别。

(2)帽状腱膜下血肿：由头部受到斜向暴力，头皮发生剧烈滑动，撕裂该层间的导血管所致。由于该层组织疏松，出血易扩散，严重时血肿边界可与帽状腱膜附着缘一致，覆盖整个穹窿部,蔓延至全头部,似戴一顶有波动的帽子。小儿及体弱者可休克或贫血。

（3）骨膜下血肿：因受到骨缝处骨膜牢固粘连的限制,多局限于某一颅骨范围内,多由颅骨骨折引起。

较小的头皮血肿一般在 1～2 周便可自行吸收,无须特殊处理,早期可给予加压冷敷以减少出血和疼痛,24～48 小时后改用热敷以促进血肿吸收,切忌用力揉搓。若血肿较大,则应在严格皮肤准备和消毒下,分次穿刺抽吸后加压包扎。处理头皮血肿的同时,应警惕合并颅骨损伤及脑损伤的可能。

2.头皮裂伤

头皮裂伤多由锐器或钝器打击所致,是常见的开放性头皮损伤,由于头皮血管丰富,出血较多,可引起失血性休克。处理时须着重检查有无颅骨和脑损伤。头皮裂伤较浅时,因断裂血管受头皮纤维隔的牵拉,断端不能收缩,出血量反较帽状腱膜全层裂伤者多。现场急救可局部压迫止血,争取在 24 小时之内实施清创缝合。缝合前要检查伤口有无骨碎片及有无脑脊液或脑组织外溢。缝合前应剃净伤处头发,冲洗消毒伤口,实施清创缝合后,注射破伤风抗毒素。

3.头皮撕脱伤

头皮撕脱伤多由发辫受机械力牵拉,大块头皮自帽状腱膜下层或连同骨膜一起被撕脱所致,其可导致失血性或疼痛性休克。急救时,除加压包扎止血、防止休克外,应保留撕脱的头皮,避免污染,用无菌敷料包裹、隔水放置于有冰块的容器内,随伤员一同送往医院。手术应争取在伤后 8 小时内进行,清创植皮后,应保护植皮片不受压、不滑动,以利于皮瓣成活。对于骨膜已撕脱者,在颅骨外板上多处钻孔达板障,待骨孔内肉芽组织生成后再行植皮。

二、颅骨损伤

颅骨骨折指颅骨受暴力作用致颅骨结构改变。颅骨骨折提示伤者受暴力较重,合并脑损伤概率较高。颅骨骨折不一定合并严重的脑损伤,没有骨折也可能合并脑损伤,其临床意义不在于骨折本身。颅骨骨折按骨折部位分为颅盖骨折和颅底骨折。按骨折形态分为线性骨折和凹陷性骨折。按骨折是否与外界相通分为开放性骨折与闭合性骨折。

(一)解剖生理概要

颅骨由颅盖和颅底构成,颅盖、颅底均有左右对称的骨质增厚部分,形成颅腔的坚强支架。

颅盖骨质坚实,由内、外骨板和板障构成。外板厚,内板较薄,内、外骨板表面均有骨膜覆盖,内骨膜也是硬脑膜外层,在颅骨的穹窿部,内骨膜与颅骨板结合不紧密,故颅顶部骨折时容易形成硬脑膜外血肿。

颅底骨面凹凸不平,厚薄不一,有两侧对称、大小不等的骨孔和裂隙,脑神经及血管由此出入颅腔。颅底被蝶骨嵴和岩骨嵴分为颅前窝、颅中窝和颅后窝。颅骨的气窦如额窦、筛窦、蝶窦及乳突气房等均贴近颅底,气窦内壁与颅脑膜紧贴,颅底骨折越过气窦时,相邻硬脑膜常被撕裂,形成脑脊液外漏,易发生颅内感染。

(二)病因与发病机制

颅腔近似球体,颅骨有一定的弹性,有相当的抗压缩和抗牵张能力。颅骨受到暴力打击时,着力点局部可下陷变形,颅腔也可随之变形。暴力强度大、受力面积小时,颅骨多以局部变形为主,当受力点呈锥形内陷时,内板首先受到较大牵张力而折裂。此时若外力作用终止,则外板可弹回复位保持完整,仅造成内板骨折,骨折片可穿破硬脑膜造成局限性脑挫裂伤。如果外力继续存在,则外板也将随之折裂,形成凹陷性骨折或粉碎性骨折。当外力引起颅骨整体变形较重,受力面积又较大时,可不发生凹陷性骨折,而在较为薄弱的颞骨鳞部或颅底引发线性骨折,局部骨折线往往沿暴力作用的方向和颅骨脆弱部分延伸。暴力直接打击在颅底平面上或暴力由脊柱上传常引起颅底骨折。颅前窝损伤时可能累及的脑神经有嗅神经、视神经,颅中窝损伤可累及面神经、听神经,颅后窝少见。

(三)临床表现

1.颅盖骨折

(1)线性骨折:发生率最高,局部有压痛、肿胀。摄颅骨 X 线片可确诊。单纯线性骨折本身不需要特殊处理,但应警惕合并脑损伤或颅内出血,尤其是硬脑膜外血肿,有时可伴发局部骨膜下血肿。

(2)凹陷性骨折:局部可扪及局限性下陷区。若凹陷骨折位于脑重要功能区浅面,可出现偏瘫、失语、癫痫等病症。X 线片可见骨折片陷入颅内的深度,CT 扫描有助于骨折情况和合并脑损伤的诊断。

2.颅底骨折

其多由强烈的间接暴力作用于颅底或颅盖,骨折延伸到颅底所致,常为线性骨折。依骨折的部位不同,其可分为颅前窝、颅中窝和颅后窝骨折,临床表现各异。

(1)颅前窝骨折:骨折累及眶顶和筛骨,可有鼻出血、眶周("熊猫眼"征)及球结膜下瘀血斑。若脑膜、骨膜均破裂,则合并脑脊液鼻漏,即脑脊液经额窦或筛窦由鼻孔流出。若筛板或视神经管骨折,可合并嗅神经或视神经损伤。

(2)颅中窝骨折:骨折累及蝶骨,也可有鼻出血或合并脑脊液鼻漏。若累及颞骨岩部,且脑膜、骨膜及鼓膜均破裂,则合并脑脊液耳漏,即脑脊液经中耳由外耳道流出;若鼓膜完整,脑脊液则经咽鼓管流向鼻咽部,常被误认为是鼻漏。颅中窝骨折常合并第Ⅶ、Ⅷ脑神经损伤。若累及蝶骨和颞骨的内侧部,还可能损伤垂体或第Ⅱ、Ⅲ、Ⅳ、Ⅴ、Ⅵ脑神经。若骨折伤及颈动脉海绵窦段,可因动静脉瘘的形成而出现搏动性突眼及颅内杂音。破裂孔或颈内动脉管处的破裂,可发生致命性的鼻出血或耳出血。

(3)颅后窝骨折:骨折累及颞骨岩部后外侧时,一般在伤后 1～2 天出现乳突部皮下瘀血斑(Battle 征)。若累及枕骨基底部,可在伤后数小时出现枕下部肿胀及皮下淤血斑;枕骨大孔或岩尖后缘附近的骨折,可合并后组脑神经(第Ⅸ～Ⅻ脑神经)损伤。

(四)辅助检查

1.X 线片

其可显示颅内积气,但仅 30%～50%病例能显示骨折线。

2.CT 检查

其有助于眼眶及视神经管骨折的诊断,且显示有无脑损伤。

3.尿糖试纸测定

其可鉴别是否为脑脊液。

（五）诊断要点

外伤史、临床表现和颅骨 X 线片、CT 检查基本可以明确诊断和定位，对脑脊液外漏有疑问时，可收集流出液做葡萄糖定量来测定。

（六）治疗要点

1.颅盖骨折

（1）单纯线性骨折：无须特殊处理，仅需卧床休息，对症治疗，如止痛、镇静等。但须注意有无继发颅内血肿等并发症。

（2）凹陷性骨折：若凹陷性骨折位于脑重要功能区表面，有脑受压症状或大面积骨折片下陷，直径大于 5 cm，深度超过 1 cm 时，应手术整复或摘除碎骨片。

2.颅底骨折

颅底骨折无须特殊治疗，主要观察有无脑损伤及处理脑脊液外漏、脑神经损伤等并发症。一旦出现脑脊液外漏，即开放性损伤，应使用 TAT 及抗生素预防感染，大部分漏口在伤后 1～2 周自愈。若 4 周以上仍未自愈，可行硬脑膜修补术。若骨折片压迫视神经，应尽早手术减压。

（七）护理评估

1.健康史

了解受伤过程，如暴力大小、方向、受伤时有无意识障碍及口鼻出血情况，初步判断是否伴有脑损伤。同时了解患者是否合并其他疾病。

2.目前身体状况

（1）症状和体征：了解患者目前的症状和体征可判断受伤程度和定位，观察患者有无"熊猫眼"征、Battle 征，明确有无脑脊液外漏。鉴别血性脑脊液外漏与耳鼻损伤出血时，可将流出的血性液体滴于白色滤纸上，如见血迹外围有月晕样淡红色浸润圈，可判断为脑脊液外漏。有时颅底骨折虽伤及颞骨，且骨膜及脑膜均已破裂但鼓膜尚完整，脑脊液可经咽鼓管流至咽部而被患者咽下，故应询问患者是否有腥味液体流至咽部。

（2）辅助检查：颅骨 X 线片及 CT 检查结果，确定骨折的部位和性质。

3.心理-社会状况

了解患者可能的因头部外伤而出现的焦虑、害怕、恐惧等心理反应，以及对骨折能否恢复正常的担心程度。同时也应了解家属对疾病的认识及心理反应。

（八）常见护理诊断/问题

1.疼痛

疼痛与损伤有关。

2.有感染的危险

感染与脑脊液外漏有关。

3.感知的改变

感知的改变与脑神经损伤有关。

4.知识缺乏

缺乏有关预防脑脊液外漏逆行感染的知识。

5.潜在并发症

潜在并发症为颅内出血、颅内压增高、颅内低压综合征。

(九)护理目标

(1)患者疼痛与不适程度减轻。

(2)患者生命体征平稳,无颅内感染发生。

(3)颅神经损伤症状减轻。

(4)患者能够叙述预防脑脊液外漏逆行感染的注意事项。

(5)患者病情变化能够被及时发现和处理。

(十)护理措施

1.脑脊液外漏的护理

(1)保持外耳道、鼻腔和口腔清洁,清洁时注意棉球不可过湿,以免液体逆流入颅。

(2)在鼻前庭或外耳道口松松地放置干棉球,随湿随换,同时记录24小时浸湿的棉球数,以估计脑脊液外漏量。

(3)避免用力咳嗽、打喷嚏、擤鼻涕及用力排便,以免颅内压骤然升降导致脑脊液逆流。

(4)脑脊液鼻漏者不可经鼻腔吸痰或放置胃管,禁止耳、鼻滴药、冲洗和堵塞,禁忌做腰穿。

(5)取头高位及患侧卧位休息,将头抬高15°至漏液停止后3～5天,借重力作用使脑组织移至颅底硬脑膜裂缝处,促使局部粘连而封闭漏口。

(6)密切观察有无颅内感染迹象,根据医嘱预防性应用抗生素及破伤风抗毒素。

2.病情观察

观察有无颅内继发性损伤,如脑组织、脑膜、血管损伤引起的癫痫、颅内出血、继发性脑水肿、颅内压增高等。脑脊液外漏可推迟颅内压增高症状的出现,应严密观察意识、生命体征、瞳孔及肢体活动等情况,及时发现颅内压增高及脑疝的早期迹象。注意颅内低压综合征,若脑脊液外漏多,可使颅内压过低而导致颅内血管扩张,出现剧烈头痛、眩晕、呕吐、厌食、反应迟钝、脉搏细弱、血压偏低等。

(十一)护理评价

(1)患者疼痛是否缓解。

(2)患者有无颅内感染发生,脑脊液外漏是否如期愈合,护理措施是否得当。

(3)脑神经损伤症状是否减轻。

(4)患者能否叙述预防脑脊液外漏逆行感染的注意事项,遵医嘱行为如何。

(5)患者病情变化是否被及时发现,并发症是否得到及时控制、预防和处理。

(十二)健康指导

对于颅底骨折合并脑脊液外漏者主要是预防颅内感染。要劝告患者勿挖外耳道、抠鼻孔和擤鼻;注意预防感冒,以免咳嗽、打喷嚏;同时合理饮食,防止便秘,避免屏气、用力排便。

三、脑损伤

脑的被膜自外向内依次为硬脑膜、蛛网膜和软脑膜。硬脑膜坚韧且有光泽,由两层合成,外层兼具颅骨内膜的作用,内层较坚厚,两层之间有丰富的血管和神经。蛛网膜薄而透明,缺乏血管和神经,与硬脑膜之间有硬膜下腔,与软脑膜之间有蛛网膜下腔,充满脑脊液。脑脊液为无色透明液体,内含各种浓度不等的无机盐、葡萄糖、微量蛋白和淋巴细胞,对中枢神经系统起缓冲、保护、运输代谢产物及调节颅内压等作用。软脑膜薄且富有血管,覆盖于脑的表面并深入沟裂内。

脑损伤是指暴力作用导致的脑膜、脑组织、脑血管及脑神经的损伤。根据伤后脑组织与外界是否相通,脑损伤分为开放性和闭合性两类。前者多由锐器或火器直接造成,有头皮裂伤、颅骨骨折和硬脑膜破裂,常伴有脑脊液外漏;后者由头部接触较钝物体或间接暴力造成,脑膜完整,无脑脊液外漏。根据脑损伤机制及病理改变,脑损伤可分为原发性脑损伤和继发性脑损伤。前者指暴力作用于头部时立即发生的脑损伤,且不再继续加重,主要有脑震荡、脑挫裂伤及原发性脑干损伤等;后者指受伤一定时间后出现的脑受损病变,主要有脑水肿和颅内血肿,颅内血肿往往需要开颅手术。

(一)病因与发病机制

颅脑损伤的程度和类型多种多样。引起脑损伤的外力除可直接导致颅骨变形外,也可使头颅产生加速或减速运动,致使脑组织受到压迫、牵张、滑动或负压吸附等多种应力。由于暴力作用部位不同,脑在颅腔内产生的超常运动也各异,其运动方式可以是直线性也可以是旋转性。人体坠落时,运动的头颅撞击地面,受伤瞬间头部产生减速运动,脑组织会因惯性力作用撞击受力侧的颅腔内壁,造成减速性损伤。大而钝的物体向静止的头部撞击时,引起头部的加速运动而产生惯性力。当暴力过大并伴有旋转力时,可使脑组织在颅腔内产生旋转运动,不仅使脑组织表面在颅腔内摩擦、撞击引起损伤,而且在脑组织内不同结构间产生剪应力,引起更为严重的损伤。惯性力引起的脑损伤分散且广泛,常有早期昏迷的表现。由于颅前窝和颅中窝的凹凸不平,各种不同部位和方式的头部损伤均易在额极、颞极及其底面发生惯性力的脑损伤。

(二)临床表现

1.脑震荡

脑震荡是最常见的轻度原发性脑损伤,为受伤后立即出现短暂的意识障碍,可为神志不清或完全昏迷,持续数秒或数分钟,一般不超过30分钟,较重者出现皮肤苍白、出汗、血压下降、心动徐缓、呼吸微弱、肌张力减低、各种生理反射迟钝或消失等。清醒后大多不能回忆受伤当时乃至伤前一段时间内的情况,临床称为逆行性遗忘。可能会伴有头痛、头昏、恶心、呕吐等症状,短期内可自行好转。神经系统检查无阳性体征,显微镜下可见神经组织结构紊乱。

2.脑挫裂伤

脑挫裂伤是常见的原发性脑损伤,包括脑挫伤及脑裂伤。前者指脑组织遭受破坏较轻,软脑膜尚完整;后者指软脑膜、血管和脑组织同时有破裂,伴有外伤性蛛网膜下腔出血。两者常同时存在,临床上又不易区别,合称为脑挫裂伤。脑挫裂伤可单发,也可多发,好发于额极、颞极及其基底。临床表现如下。

(1)意识障碍:脑挫裂伤最突出的临床表现。伤后立即出现,其程度和持续时间与脑挫裂伤程度、范围直接相关。多数患者在半小时以上,严重者可长期持续昏迷。

(2)局灶症状和体征:受伤当时立即出现与伤灶区功能相应的神经功能障碍或体征,如运动区损伤出现锥体束征、肢体抽搐、偏瘫等,若仅伤及"哑区",则可无神经系统缺损的表现。

（3）头痛、恶心、呕吐：与颅内压增高、自主神经功能紊乱或外伤性蛛网膜下腔出血有关。后者还可出现脑膜刺激征，腰穿脑脊液检查有红细胞。

（4）颅内压增高与脑疝：由继发颅内血肿或脑水肿所致，可使早期的意识障碍或偏瘫程度加重，或意识障碍好转后又加重，同时有血压升高、心率减慢、瞳孔不等大及锥体束征等表现。

3.原发性脑干损伤

原发性脑干损伤的症状与体征在受伤当时就已出现。单独的原发性脑干损伤较少，常与弥漫性损伤共存。患者常因脑干网状结构受损、上行激活系统功能障碍而持久昏迷，昏迷程度较深。伤后早期常出现严重生命体征变化，表现为呼吸节律紊乱，心率及血压波动明显。双侧瞳孔时大时小，对光反射无常，眼球位置歪斜或同向凝视。出现病理反射、肌张力增高、去皮质强直等。

4.弥散性轴索损伤

弥散性轴索损伤属于惯性力导致的弥散性脑损伤，由于脑的扭曲变形，脑内产生剪切或牵拉作用，造成脑白质广泛性轴索损伤。病变可分布于大脑半球、胼胝体、小脑或脑干。显微镜下所见为轴突断裂结构改变。可与脑挫裂伤合并存在或继发脑水肿，使病情加重。主要表现为受伤当时立即出现的较长时间昏迷，由广泛的轴索损害，皮层与皮层下中枢失去联系所致。若累及脑干，患者出现一侧或双侧瞳孔散大，对光反应消失，或同向凝视等。神志好转后，可因继发脑水肿而再次昏迷。

5.颅内血肿

颅内血肿是颅脑损伤中最多见、最危险，却又是可逆的继发性病变。其严重性在于颅内压增高导致脑疝危及生命，早期发现和及时处理可改善预后。根据血肿的来源和部位，其可分为：硬脑膜外血肿、硬脑膜下血肿和脑内血肿。根据血肿引起颅内压增高及早期脑疝症状所需时间分为：①急性型，72小时内出现症状。②亚急性型，3天至3周出现症状。③慢性型，3周以上才出现症状。

（1）硬脑膜外血肿：出血积聚于颅骨与硬脑膜之间。与颅骨损伤有密切关系，症状取决于血肿的部位及扩展的速度。①意识障碍：可以由原发性脑损伤直接导致，也可由血肿本身导致颅内压增高、脑疝引起，前者较轻，最初的昏迷时间很短，与脑疝引起昏迷之间有一段意识清醒时间。后者常发生于伤后数小时至1～2天。经过中间清醒期，再度出现意识障碍，并渐次加重。如果原发性脑损伤较严重或血肿形成较迅速，也可不出现中间清醒期。少数患者可无原发性昏迷，而在血肿形成后出现昏迷。②颅内压增高及脑疝表现：出现头痛、恶心、呕吐剧烈、烦躁不安、淡漠、嗜睡、定向不准等症状。一般成人幕上血肿大于20 mL，幕下血肿大于10 mL，即可引起颅内压增高症状。幕上血肿者大多先经历小脑幕切迹疝，然后合并枕骨大孔疝，故严重的呼吸循环障碍常发生在意识障碍和瞳孔改变之后。幕下血肿者可直接发生枕骨大孔疝，瞳孔改变，呼吸骤停几乎同时发生。

（2）硬脑膜下血肿：出血积聚在硬脑膜下腔，是最常见的颅内血肿。急性硬脑膜下血肿症状类似硬脑膜外血肿，脑实质损伤较重，原发性昏迷时间长，中间清醒期不明显，颅内压增高与脑疝的其他征象多在伤后1～3天进行性加重。由于病情发展急重，一经确诊应尽早手术治疗。慢性硬脑膜下血肿好发于老年人，大多有轻微头部外伤史，有的患者伴有脑萎缩、血管性或出血性疾病。由于致伤外力小，出血缓慢，患者可有慢性颅内压增高表现，如头痛、恶心、呕吐和视神经盘水肿等；血肿压迫症状，如偏瘫、失语和局限性癫痫等；有时可有智力下降、记忆力减退和精神失常。

(3)脑内血肿：有两种类型。①浅部血肿，出血均来自脑挫裂伤灶，少数与颅骨凹陷性骨折部位相应，好发于额叶和颞叶，常与硬脑膜下和硬膜外血肿并存。②深部血肿，多见于老年人，血肿位于白质深部，脑表面可无明显挫伤。临床表现以进行性意识障碍为主，若血肿累及重要脑功能区，可出现偏瘫、失语、癫痫等局灶症状。

(三)辅助检查

一般采用 CT、MRI 检查。脑震荡无阳性发现，可显示脑挫裂伤的部位、范围、脑水肿的程度及有无脑室受压及中线结构移位等；弥散性轴索损伤 CT 扫描可见大脑皮质与髓质交界处、胼胝体、脑干、内囊区域或三脑室周围有多个点状或小片状出血灶；MRI 能提高小出血灶的检出率；硬脑膜外血肿 CT 检查表现为颅骨内板与脑表面之间有双凸镜形或弓形密度增高影，常伴颅骨骨折和颅内积气；硬脑膜下血肿 CT 检查示颅骨内板下低密度的新月形、半月形或双凸镜形影；脑内血肿 CT 检查在脑挫裂伤灶附近或脑深部白质内见到圆形或不规则高密度血肿影，周围有低密度水肿区。

(四)诊断要点

患者外伤史、意识改变、瞳孔的变化、锥体束征，以及 CT、MRI 检查可明确诊断。

1.非手术治疗

(1)脑震荡：通常无须特殊治疗。一般卧床休息 1～2 周可完全恢复。可适当给予镇痛、镇静等对症处理，禁用吗啡及哌替啶。

(2)脑挫裂伤：以非手术治疗为主。①一般处理：静卧、休息，床头抬高，宜取侧卧位；保持呼吸道通畅；维持水、电解质、酸碱平衡；应用抗生素预防感染；对症处理；严密观察病情变化。②防治脑水肿：治疗脑挫裂伤的关键。可采用脱水、激素或过度换气等治疗对抗脑水肿、降低颅内压；吸氧、限制液体入量；冬眠低温疗法降低脑代谢率等。③促进脑功能恢复：应用营养神经药物，如 ATP、辅酶 A、细胞色素 C 等，以供应能量，改善细胞代谢，促进脑细胞功能恢复。

2.手术治疗

(1)重度脑挫裂伤：经非手术治疗无效，颅内压增高明显甚至出现脑疝迹象时，应做脑减压术或局部病灶清除术。

(2)硬脑膜外血肿：一经确诊立即手术，清除血肿。

(3)硬脑膜下血肿：多采用颅骨钻孔冲洗引流术，术后引流 48～72 小时。

(4)脑内血肿：一般经手术清除血肿。

(5)常见手术方式：开颅血肿清除术、去骨瓣减压术、钻孔探查术、脑室引流术、钻孔引流术。

(五)护理评估

1.健康史

详细了解受伤过程，如暴力大小、方向、性质、速度，患者当时有无意识障碍、意识障碍程度及持续时间，有无中间清醒期、逆行性遗忘，受伤当时有无口鼻、外耳道出血或脑脊液外漏发生,是否出现头痛、恶心、呕吐等情况;初步判断是颅伤、脑伤还是复合损伤,同时应了解现场急救情况;了解患者既往健康状况。

2.目前身体状况

评估患者的症状和体征,了解有无神经系统病征及颅内压增高征象;根据观察患者意识、瞳孔、生命体征及神经系统体征的动态变化,区分脑损伤是原发的还是继发的;结合 X 线、CT 及 MRI 检查结果判断损伤的严重程度。

3.心理-社会状况

了解患者及家属对颅脑损伤及其术后功能恢复的心理反应,常见心理反应有焦虑、恐惧等;了解家属对患者的支持能力和程度。

(六)常见护理诊断/问题

1.清理呼吸道无效

清理呼吸道无效与脑损伤后意识障碍有关。

2.疼痛

疼痛与颅内压增高和手术切口有关。

3.营养失调/低于机体需要量

其与脑损伤后高代谢、呕吐、高热、不能进食等有关。

4.体温过高

体温过高与脑干损伤有关。

5.潜在并发症

潜在并发症为颅内压增高、脑疝及癫痫发作。

(七)护理目标

(1)患者意识逐渐恢复,生命体征平稳,呼吸道通畅。

(2)患者的疼痛减轻,舒适感增加。

(3)患者营养状态能够维持或接近正常水平。

(4)患者体温维持正常。

(5)患者颅内压增高、脑疝的早期迹象及癫痫发作能够得到及时预防、发现和处理。

(八)护理措施

1.现场急救

及时而有效的现场急救可在缓解致命性危险因素的同时(如窒息、大出血、休克等)为进一步治疗创造有利条件,如预防或减少感染机会,提供确切的受伤经过。

(1)维持呼吸道通畅:颅脑损伤患者常有不同程度的意识障碍,失去正常的咳嗽反射和吞咽功能,呼吸道分泌物不能有效排除,舌根后坠可引起严重呼吸道梗阻。应及时清除口咽部分泌物、呕吐物,将患者侧卧或放置口咽通气道,必要时行气管切开,保持呼吸道畅通。

(2)伤口处理:单纯头皮出血,清创后加压包扎止血;开放性颅脑损伤应剪短伤口周围头发,伤口局部不冲洗、不用药;外露的脑组织周围可用消毒纱布卷保护,外加干纱布适当包扎,避免局部受压。若伤情许可宜将头部抬高以减少出血。尽早进行全身抗感染治疗及破伤风预防注射。

（3）防治休克：对有休克征象者，应查明有无颅外部位损伤，如多发性骨折、内脏破裂等。患者平卧，注意保暖，及时补充血容量。

（4）做好护理记录：准确记录受伤经过、初期检查发现、急救处理经过及生命体征、意识、瞳孔、肢体活动等病情，为进一步处理提供依据。

2.病情观察

动态的病情观察是鉴别原发性与继发性脑损伤的重要手段。观察内容包括意识、瞳孔、生命体征、神经系统体征等。

（1）意识状态：意识障碍是脑损伤患者最常见的变化之一。意识障碍的程度可表示颅脑损伤的轻重；意识障碍出现的迟早和有无继续加重，可作为区别原发性和继发性脑损伤的重要依据。

传统意识分法分为清醒、模糊、浅昏迷、昏迷和深昏迷五级。①意识清醒：正确回答问题，判断力和定向力正确。②意识模糊：最轻或最早出现的意识障碍，因此也是最需要关注的，能简单回答问题，但不确切，判断力和定向力差，呈嗜睡状。③浅昏迷：意识丧失，对疼痛刺激有反应，角膜、吞咽反射和病理反射尚存在，重的意识模糊与浅昏迷的区别仅在于前者尚能保持呼之能应或呼之能睁眼这种最低限度的合作。④昏迷：痛觉反应已经迟钝、随意运动已完全丧失的意识障碍阶段，可有鼾声、尿潴留等表现，瞳孔对光反应与角膜反射尚存在。⑤深昏迷：对痛刺激无反应，各种反射消失，呈去皮质强直状态。

Glasgow 昏迷评分法：评定睁眼、语言及运动反应，以三者积分表示意识障碍程度，最高15 分，表示意识清醒，8 分以下为昏迷，最低 3 分（表 8-1）。

表 8-1　Glasgow 昏迷评分法

睁眼反应	评分	语言反应	评分	运动反应	评分
能自行睁眼	4	回答正确	5	遵嘱活动	6
呼之能睁眼	3	回答错误	4	刺痛定位	5
刺痛能睁眼	2	语无伦次	3	躲避刺痛	4
不能睁眼	1	只能发声	2	刺痛肢屈	3
		不能发声	1	刺痛肢伸	2
				无反应	1

（2）生命体征：生命体征紊乱是脑干受损征象。为避免患者躁动影响准确性，应先测呼吸，再测脉搏，最后测血压。颅脑损伤患者以呼吸变化最为敏感和多变，注意节律、深浅。若伤后血压上升，脉搏缓慢有力，呼吸深慢，提示颅内压升高，应警惕颅内血肿或脑疝发生；伤后，在意识障碍和瞳孔变化的同时出现心率减慢和血压升高，为小脑幕切迹疝；枕骨大孔疝患者可未经明显的意识障碍和瞳孔变化阶段而突然发生呼吸停止。伤后早期，由于组织创伤反应，可出现中等程度发热；若累及间脑或脑干可导致体温调节紊乱，可出现体温不升或中枢性高热。

（3）瞳孔变化：可因动眼神经、视神经及脑干部位的损伤引起。正常瞳孔等大、圆形，在自然光线下直径 3～4 mm，直接、间接对光反应灵敏。伤后一侧瞳孔进行性散大，对侧肢体瘫痪伴意识障碍加重，提示脑受压或脑疝；伤侧瞳孔先短暂缩小继之散大，伴对侧肢体运动障碍，提示伤侧颅内血肿；双侧瞳孔散大、对光反应消失、眼球固定伴深昏迷或去皮质强直，多为原发性脑干损伤或临终表现。观察瞳孔时应排除某些药物、剧痛、惊骇等对瞳孔变化的影响。

(4)其他：观察有无脑脊液外漏、呕吐，有无剧烈头痛或烦躁不安等颅内压增高的表现或脑疝先兆。注意 CT 和 MRI 扫描结果及颅内压监测情况。

3.一般护理

(1)体位：抬高床头 15°～30°，以利脑静脉回流，减轻脑水肿。深昏迷患者取侧卧位或侧俯卧位，以利于口腔内分泌物排出。保持头与脊柱在同一直线上，头部过伸或过屈均会影响呼吸道通畅及颈静脉回流，不利于降低颅内压。氧气吸入，做好气管插管、气管切开准备。

(2)营养与补液：及时、有效补充能量和蛋白质以减轻机体损耗。不能进食者在伤后 48 小时可行全胃肠外营养。评估患者营养状况，如体重、氮平衡、血浆蛋白、血糖、血电解质等，以便及时调整营养素供给量和配方。

(3)卧床患者基础护理：加强皮肤护理、口腔护理、排尿排便等生活护理，尤其对意识不清昏迷患者要预防各种并发症的发生。

(4)根据病情做好康复护理：重型颅脑损伤患者生命体征平稳后要及早进行功能锻炼，可减少日后的并发症和后遗症，主要通过姿势治疗、按摩、被动运动、主动运动等。

4.高热患者的护理

高热可造成脑组织相对缺氧，加重脑损害，故须采取积极降温措施。常用物理降温法有冰帽，或头、颈、腋、腹股沟等处放置冰袋或冰水毛巾等。如体温过高，物理降温无效或引起寒战时，应采用冬眠疗法。常用氯丙嗪、异丙嗪各 25 mg 或 50 mg 肌内注射或静脉滴注，用药20分钟后开始物理降温。降温速度以每小时下降 1 ℃为宜，降至肛温为 32～34 ℃较理想。可每 4～6 小时重复用药，一般维持 3～5 天。低温期间应密切观察生命体征并记录，若收缩压低于 13.3 kPa(100 mmHg)，呼吸次数减少或不规则，应及时通知医师停止冬眠疗法或更换冬眠药物。观察局部皮肤、肢体末端和耳郭处血液循环情况，以免冻伤，并防止肺炎、压疮的发生。停用冬眠疗法时，应先停物理降温，再逐渐停冬眠药物。

5.颅内压增高的护理

见相关章节。

6.脑室引流管的护理

对有脑室引流管患者护理时应注意：①应严格无菌操作。②引流袋最高处距侧脑室的距离为10～15 cm。③注意引流速度，禁忌流速过快，避免颅内压骤降造成危险。④控制脑脊液引流量，每天不超过500 mL为宜。⑤注意观察脑脊液性状，若有大量鲜血提示脑室内出血，若为混浊则提示有感染。

(九)护理评价

(1)患者意识状态是否逐渐恢复，患者呼吸是否平稳，有无误吸发生。

(2)患者疼痛是否减轻。

(3)患者的营养状态如何，营养素供给是否得到保证。

(4)患者体温是否恢复正常。

(5)患者是否出现颅内压增高、脑疝及癫痫发作等并发症，若出现是否得到及时发现和处理。

(十)健康指导

(1)康复训练:根据脑损伤遗留的语言、运动或智力障碍程度,制订康复训练计划,以改善患者生活自理能力及社会适应能力。

(2)外伤性癫痫患者应定期服用抗癫痫药物,不能单独外出,以防发生意外。

(3)骨瓣去除患者应做好自我保护,防止因重物或尖锐物品碰撞患处而发生意外,尽可能取健侧卧位以防止膨出的脑组织受到压迫。3～6个月后视情况可作颅骨修补术。

第五节　脊髓损伤

脊髓损伤为脊柱骨折或骨折脱位的严重并发症。损伤高度以下的脊神经所支配的身体部位的功能会丧失。直接与间接的外力对脊柱的重击是脊髓损伤的主要原因,常见的原因有交通事故、枪伤、刀伤、自高处跌落,或是被掉落的东西击中脊椎。现在流行的一些水上运动,诸如划水、冲浪板、跳水等,也都可能造成脊髓损伤。

一、护理评估

(一)病因分析

脊髓损伤是一种致残率高、后果严重的疾病,直接或间接暴力作用于脊柱和脊髓皆可造成脊髓损伤,间接暴力损伤比较常见,脊髓损伤的节段常发生于暴力作用的远隔部位,如从高处坠落,两足或臀部着地,或暴力作用于头顶、肩背部,脊椎骨折发生在活动度较大的颈部和腰骶部,可造成相应部位的脊髓损伤。脊柱骨折造成的脊髓损伤可分为屈曲型损伤、伸展型损伤、纵轴型损伤和旋转型损伤。

(二)临床观察

1.脊髓性休克期

脊髓损伤后,在损伤平面以下立即出现肢体的弛缓性瘫痪,肌张力减低,各种感觉和反射均消失,病理反射阴性,膀胱无张力,尿潴留,大便失禁,低血压(收缩压降至70～80 mmHg)。脊髓休克是损伤平面以下的脊髓节段失去高级中枢调节的结果,一般持续2～4周,在合并压疮或尿路感染时持续时间还可延长。

2.完全性的脊髓损伤

在损伤平面以下,各种感觉均消失,肢体弛缓性瘫痪,深浅反射均消失,括约肌功能亦消失,经2～4周脊髓休克过后,损伤平面以下肌张力增高,腱反射亢进,病理反射阳性,出现总体反射,即受刺激时,髋、膝关节屈曲,踝关节跖屈,两下肢内收,腹肌收缩,反射性排尿和阴茎勃起等,但运动、感觉和括约肌功能无恢复。

3.不完全性的脊髓损伤

在脊髓休克消失后,可见部分感觉、运动和括约肌功能恢复,但肌张力仍高,腱反射亢进,病理反射可为阳性。

4.脊髓瘫痪

(1)上颈段脊髓损伤:膈肌和肋间肌瘫痪,呼吸困难,四肢瘫痪,死亡率很高。

(2)下颈髓段损伤:两上肢的颈髓受损节段神经支配区,呈下运动神经元损害的表现。该节段支配的肌肉萎缩,呈条状感觉减退区,二头肌或三头肌反射减退,即上肢可有下神经元和上神经元两种损害症状同时存在,而两下肢为上运动神经元损害,表现为痉挛性截瘫。

(3)胸段脊髓损伤:有一清楚的感觉障碍平面,脊髓休克消失后,损伤平面以下、两下肢呈痉挛性瘫痪。

(4)胸腰段脊髓损伤:感觉障碍平面在腹股沟韧带上方或下方,如为第 11～12 胸椎骨折,脊髓为腰段损伤,两下肢主要呈痉挛性瘫痪;第 1～2 腰椎骨折,脊髓骶节段和马尾神经上部损伤,两下肢主要呈弛缓性瘫痪,并由于直肠膀胱中枢受损,尿失禁,不能建立膀胱反射性,直肠括约肌松弛,大便亦失禁。

(5)马尾神经损伤:第 3～5 腰椎骨折。马尾神经损伤大多为不全性,两下肢大腿以下呈弛缓性瘫痪,尿便失禁。

(三)辅助诊断

1.创伤局部检查

了解损伤的原因,分析致伤方式,检查局部有无肿胀、压痛,有无脊柱后突畸形,棘突间隙是否增宽等。

2.神经系统检查

急诊患者反复多次检查,及时发现病情变化。

(1)感觉检查:以手接触患者损伤平面以下的皮肤,如患者有感觉,为不完全性脊髓损伤,然后分别检查触觉、痛觉、温冷觉和深部感觉,划出感觉障碍的上缘,并定时复查其上缘的变化。

(2)运动检查:了解患者肢体有无随意运动,记录肌力的等级,并重复检查,了解肌力变化的情况。

(3)反射检查:脊髓横断性损伤,休克期内所有深浅反射均消失,经 2～4 周休克消失后,腱反射亢进,病理反射阳性。

(4)括约肌功能检查:了解尿潴留和尿失禁,必要时做膀胱测压。肛门指诊,检查括约肌能否收缩或呈弛缓状态。

3.X 线片

X 线片可检查脊柱损伤的水平和脱位情况,较大骨折位置及子弹,或弹片在椎管内滞留位置及有无骨折,并根据脊椎骨受损位置估计脊椎受损的程度。

4.CT

CT 可显示骨折部位,有无椎管内血肿。

5.MRI

MRI 是目前对脊柱脊髓检查最理想的手段,不仅能直接看到脊髓是否有损伤,还能够判定其损伤的程度、类型及进行治疗后的估计。同时可清晰地看到椎间盘及脊椎损伤压迫脊髓的情况。

二、常见护理问题

(一)肢体麻痹及下半身瘫痪

因脊髓完全受损的部位不同,故肢体麻痹的范围也不同。

(1)第 4 颈椎以上损伤,会引起完全麻痹,即躯干和四肢麻痹。

(2)第 1 胸椎以上损伤,会引起不完全麻痹,上肢神经支配完全,但躯干稳定力较差,下肢完全麻痹。

(3)第 6 胸椎以下受伤,会造成下半身瘫痪。

(二)营养摄入困难

(1)在脊髓受损后 48 小时之内,胃肠系统的功能可能会减低。

(2)脊髓损伤后,患者可能会出现消化功能障碍,以致患者对食物的摄取缺乏耐力,易引起恶心、呕吐,且摄入的食物也不易消化吸收。

(三)排泄问题

1.排尿功能障碍

(1)尿潴留:在脊髓休克期膀胱括约肌功能消失,膀胱无收缩功能。

(2)尿失禁:脊髓休克过后,损伤平面以下肌张力增高,膀胱中枢受损不能建立反射性膀胱,尿失禁。

2.排便功能障碍

脊髓受损,直肠失去反射,以致大便排出失去控制或不由自主地排出大便,造成大便失禁。

(四)焦虑不安

患者在受伤后,突然变成下半身麻痹或四肢瘫痪,患者会出现伤心、失望及抑郁等心理反应,不能面对现实或对医疗失去信心。

三、护理目标

(1)护士能及时观察患者呼吸、循环功能变化并给予急救护理。

(2)患者知道摆放肢体良肢位的重要性。

(3)患者有足够的营养供应。

(4)患者能规律排尿。

(5)减轻焦虑。

(6)预防并发症。

四、护理措施

(一)做好现场急救护理

迅速及较准确地判断患者有无合并伤及重要脏器损伤,并根据其疼痛、畸形部位和功能障碍情况,判断有无脊髓损伤及其性质、部位。对颈段脊髓损伤者,首先要稳定生命体征。高位脊髓损伤患者多有呼吸浅,呼吸困难,应配合医师立即行气管切开术,气管内插管。插管时特别注意,有颈椎骨折时头部制动,绝对不能使头颈部多动;气管插管时宜采用鼻咽插管,借助纤维喉镜插管。

(二)正确运送患者,保持脊柱平直

现场搬运患者时至少要三人蹲在患者一侧,协调一致平起防止脊柱扭转屈曲,平放在硬板

单架上。对有颈椎骨折者,有一人在头顶部,双手托下颌及枕部,保持轻度向头顶牵引,颈部中立位,旁置沙袋以防扭转。胸腰段骨折者在胸腰部垫一软垫,切不可一人抱腋下,另一人抱腿屈曲搬动,而致脊髓损伤加重。

(三)定时翻身,给予适当的卧位

(1)给脊髓损伤患者提供硬板床,加用预防压疮的气垫床。

(2)翻身时应采用轴线翻身,保持脊柱呈直线,两人动作一致,防止再次脊髓损伤。每隔两小时翻身 1 次。

(3)仰卧位:患者仰卧位时髋关节伸展并轻度外展。膝伸展,但不能过伸。踝关节背屈,脚趾伸展。在两腿之间可放一枕头,可保持髋关节轻度外展。肩应内收,中立位或前伸,勿后缩。肘关节伸展,腕背屈约 45°。手指轻度屈曲,拇指对掌。患者双上肢放在身体两侧的枕头上,肩下垫枕头要足够高,确保两肩部后缩,亦可将两枕头垫在前臂或手下,使手的位置高于肩部,可以预防重力性肿胀。

(4)侧卧位:髋膝关节屈曲,两腿之间垫上软枕,使上面的腿轻轻压在下面的枕头上。踝背屈,脚趾伸展。下面的肩呈屈曲位,上肢放于垫在头下和胸背部的两个枕头之间,以减少肩部受压。肘伸展,前臂旋后。上面的上肢也是旋后位,胸壁和上肢之间垫一枕头。

(四)供给营养

(1)在脊髓损伤初期,先给患者静脉输液,并插入鼻胃管以防腹胀。

(2)观察患者肠蠕动情况,当肠蠕动恢复后,可经口摄入饮食。

(3)给予高蛋白、富含维生素、高纤维素的食物及足够的水分。

(4)若患者长期卧床不动,应限制含钙食物的摄取,以防泌尿道结石。

(5)若患者有恶心、呕吐,应注意防止患者发生吸入性肺炎。

(五)大小便的护理

(1)脊髓损伤后最初几天为脊髓休克期,膀胱呈弛缓性麻痹,患者出现急性尿潴留,应立即留置导尿引流膀胱的尿液,导尿采用密闭式引流,使用抗反流尿袋。随时保持会阴部的清洁,每天消毒尿道口,定期更换尿管,以防细菌感染。

(2)患者出现便失禁及时处理,并保持肛周皮肤清洁、干燥无破损,在肛周涂皮肤保护剂。患者出现麻痹性肠梗阻或腹胀时,给患者脐周顺时针按摩。可遵医嘱给予肛管排气或胃肠减压,必要时给予缓泻剂,使用热水袋热敷脐部。

(3)饮食中少食或不食产气过多的食物,如甜食、豆类食品等。指导患者食用含纤维素多的食物。鼓励患者多饮用热果汁。

(4)训练患者排便、排尿功能的恢复。对痉挛性神经性膀胱患者的训练是:定时喝一定量的水,使膀胱充盈,定时开放尿管,引流膀胱内尿液。也可定期刺激膀胱收缩,排出尿液,如轻敲患者的下腹部(耻骨上方)、用手刺激大腿内侧,以刺激膀胱收缩。间歇性导尿,即 4 个小时导尿 1 次,这种方法可以使膀胱有一定的充盈,形成对排尿反应的生理刺激,这种冲动传到脊髓的膀胱中枢,可促进逼尿肌的恢复。

训练患者排便,应先确定患者患病前的排便习惯,并维持适当的高纤维素饮食与水分的摄取,以患者的习惯,选择一天中的一餐后进行排便训练,因患者饭后有胃结肠反射,可在患者臀下垫便盆,教导患者有效地以腹部压力来引发排便,如无效,则可戴手套,伸入患者肛门口刺激排便,或再加甘油灌肠,每天固定时间训练。

(六)做好基础护理

患者脊髓受损后可出现四肢瘫或截瘫,生活自理能力缺陷,其一切生活料理均由护理人员来完成。每天定时翻身,变换体位,观察皮肤,保护皮肤完整性。保持床单位的平整。

(七)做好呼吸道管理

(1)$C_{1\sim4}$受损者,膈神经、横膈及肋间肌的活动均丧失,并且无法深呼吸及咳嗽,为了维持生命行气管切开,并使用呼吸机辅助呼吸。及时吸痰,保持呼吸道通畅。

(2)在损伤后 48 小时应密切观察患者呼吸形态的变化,呼吸的频率和节律。

(3)监测血氧饱和度及动脉血气分析的变化,以了解其缺氧的情况是否加重。

(4)在病情允许的范围内协助患者翻身,并指导患者深呼吸与咳嗽,以预防肺不张及坠积性肺炎等并发症。

(八)观察神经功能的变化

(1)观察脊髓受压的征象,在受伤的 24～36 小时,每隔 2～4 小时就要检查患者四肢的肌力、肌张力、痛触觉等,以后每班至少检查 1 次。及时记录患者感觉平面、肌张力、痛温触觉恢复的情况。

(2)检查发现患者有任何变化,都应立即通知医师,以便及时进行手术减压。

(九)脊髓手术护理

1.手术前护理

(1)观察脊髓受压的情况,特别注意维持患者的呼吸。

(2)观察患者脊柱的功能,以及活动与感觉功能的丧失或恢复情况。

(3)做好患者心理护理,解除患者的恐惧、忧虑和不安的心理。

(4)遵医嘱进行术前准备,灌肠排除肠内粪便。可减少手术后的肿胀和压迫。

2.手术后护理

(1)手术后搬运患者时,应保持患者背部平直,避免不必要的震动、旋转、摩擦和任意暴露患者;如为颈椎手术,则应注意颈部的固定,戴颈托。

(2)颈部手术后,应该去掉枕头平卧。必要时使用沙袋固定头部,保持颈椎平直。

(3)观察患者的一般情况,如皮肤的颜色、意识状况、定向力、生命体征,以及监测四肢运动、肌力和感觉。

(4)颈椎手术时颈部被固定,不能弯曲,常使口腔的分泌物不易被咳出,应及时吸痰保持呼吸道的通畅。

(5)观察伤口敷料是否干燥,有无出血,有无液体自伤口处渗出,观察术后应用止痛泵的效果。

(十)颅骨牵引患者护理

(1)随时观察患者有无局部肿胀或出血的情况。

(2)由于颅骨牵引,时间过长枕部及肩胛骨易发生压疮,可根据情况应用减压贴。

(3)定期检查牵引的位置、功效是否正确,如有松动,及时报告医师。

(4)牵引时使用便器要小心,使用便器不当可造成牵引位置、角度及功效发生改变。

(十一)预防并发症护理

脊髓损伤后常发生的并发症有压疮、泌尿系感染和结石、肺部感染、深静脉血栓形成和肢体挛缩。

1.压疮

定时评估患者皮肤情况。采用诺顿评分,护士按照评分表中五项内容分别打分并相加,总分小于 14 分可认为患者是发生压疮的高危人群,必须进行严格的压疮预防。可应用气垫床,定时翻身缓解患者的持续受压,对于危险区域的皮肤应用减压贴、透明贴、皮肤保护剂赛肤润,保持床单位平整、清洁,每班加强检查。

2.肺部护理

鼓励患者咳嗽,压住胸壁或腹壁辅助咳嗽。不能自行咳痰者进行气管内吸痰。变换体位、进行体位引流,雾化吸入。颈段脊髓损伤者,必要时行气管切开,辅助呼吸。

3.防深静脉血栓形成

深静脉血栓形成常发生在伤后 10～40 天,主要原因是血流缓慢。临床表现为下肢肿胀、胀痛、皮肤发红,亦可有肢体温度降低。防治的方法有患肢被动活动,穿预防深静脉血栓的弹力袜。定期测下肢周径,发现肿胀,立即制动。静脉应用抗凝剂,亦可行彩色多普勒检查,证实为血栓者,可行溶栓治疗,可用尿激酶或东凌克栓酶等。

4.预防痉挛护理

痉挛是中枢神经系统损害后出现的以肌肉张力异常增高为表现的综合征,痉挛可出现在肢体整体或局部,亦可出现在胸、背、腹部肌肉处。有些痉挛对患者是有利的,如股四头肌痉挛有助于患者的站立和行走,下肢肌痉挛有助于防止直立性低血压,四肢痉挛有助于防止深静脉血栓形成。但严重的肌痉挛会给患者带来很大的痛苦,妨碍自主运动的恢复,成为功能恢复的主要障碍。痉挛在截瘫患者中常表现为以伸肌张力异常增高的痉挛模式,持续髋膝踝伸展,最后出现跟腱缩短,踝关节旋前畸形及内收肌紧张。患者从急性期开始采用抗痉挛的良肢体位摆放,下肢伸肌张力增高将下肢摆放为屈曲位。对肢体进行主动运动和被动运动。主动运动:做痉挛肌的拮抗肌适度主动运动,对肌痉挛有交替性抑制作用。被动运动与按摩:进行肌肉按摩,或温和地被动牵张痉挛肌,可降低肌张力,有利于系统康复训练。冷疗或热疗可使肌痉挛一过性放松。水疗温水浸浴有利于缓解肌痉挛。

(十二)康复护理

(1)在康复医师的指导下,给予患者日常生活活动训练,使患者能自行穿脱衣服、进食、盥洗、大小便、沐浴,以及开关门窗、电灯、水龙头等,增进患者自我照顾的能力。

(2)按照运动计划做肢体运动。颈椎以下受伤的患者,运用各种支具下床行走。

(3)指导患者及家属如何把身体自床上移到轮椅或床边的便器上。

(4)教导患者使用辅助的运动器材,如使用轮椅、助行器、手杖来加强自我照顾能力。

(十三)健康教育

患者和家属不能接受突然遭受脊髓外伤所带来的四肢瘫或截瘫的事实,患者和家属都比较紧张,因此对患者和家属的健康教育就非常重要。

(1)教导患者需保持情绪稳定,向患者简单地解释所有治疗的过程。

(2)鼓励家属参加康复治疗活动。

(3)告知患者注意安全,以防发生意外。

(4)教导运动计划的重要性,并能切实执行。

(5)教导家属适时给予患者协助及心理支持,并时常给予鼓励。

(6)教导患者及家属重视日常生活的照顾,预防并发症。

(7)定期返院检查。

五、评价

对脊髓损伤的患者,在提供必要的护理措施之后,应进行下列评价。

(1)患者的脊柱是否保持平直?

(2)患者的呼吸功能和循环功能是否维持在正常状态?

(3)是否提供足够的营养?

(4)是否为患者摆放良肢位,定时为患者翻身?

(5)患者的大小便排泄功能是否已经逐渐恢复正常?是否已经提供必要的协助和训练?

(6)患者是否经常保持皮肤清洁干燥?皮肤是否完整无破损?

(7)患者的运动、感觉、痛温触觉功能是否逐渐恢复?

(8)对脊髓手术的患者是否提供了完整的手术前及手术后的护理?

(9)对患者是否进行了健康教育?患者接受的程度如何?是否掌握?

(10)对实施颅骨牵引的患者是否提供了必要的牵引护理?

(11)在护理患者的过程中是否避免了并发症的发生?

(12)患者及家属是否能够接受脊髓损伤这种心理冲击?是否提供了心理护理?

第六节 椎管内肿瘤

一、椎管内肿瘤的护理评估

(一)评估是否有感觉功能障碍

1.疼痛

询问有无刺激性疼痛,疼痛的程度,是否影响休息与睡眠。由于肿瘤刺激神经后根、传导束及硬脊膜受牵引,疼痛可因咳嗽、喷嚏、大便用力而加重,有"刀割样""针扎样"疼痛感。有的患者可表现为平卧疼,由平卧后脊髓延长,改变了神经根与脊髓、脊柱的关系所致。

2.感觉异常

其表现为感觉不良如麻木、蚁走感、针刺、烧灼、冷;感觉错乱如触为疼,冷为热。

3.感觉缺失

相应的神经根损害,部分感觉缺失;表现为割伤、烧伤后不知疼痛,发现时才意识到。

(二)评估是否有运动障碍

肢体无力,脊髓肿瘤在颈段时上肢不能高举,握物不稳,不能完成精细的动作,下肢举步无力、僵硬、易跌,甚至肌肉萎缩与瘫痪(偏瘫、全瘫、高位瘫、低位瘫)。

(三)评价是否有反射异常

肿瘤所在平面由于神经根和脊髓受压、反射弧中断而发生发射减弱或反射消失。在肿瘤所在的节段以下深反射亢进、浅反射消失,并出现病理反射。

(四)评价是否有自主神经功能障碍

1.膀胱和直肠功能障碍

其可表现为尿频、尿急、排尿困难甚至尿潴留、尿失禁,大便秘结、失禁。

2.排汗异常

汗腺在脊髓的前神经元受到破坏,化学药物仍起作用,可表现为少汗和无汗。

(五)了解辅助检查的结果

1.腰穿和脑脊液检查

主要表现为以下几点。

(1)压力常较正常低。

(2)颜色改变:呈黄色,肿瘤部位越低,颜色越深。

(3)蛋白增加:完全阻塞、梗阻部位越低,肿瘤位于硬脊膜内者,蛋白含量增高。

(4)细胞数增加:主要为淋巴细胞,也有肿瘤脱落细胞。

2.X线检查

X线检查可见椎弓根间距增宽,椎间孔扩大,椎体变形、破坏及肿块。

3.脊髓造影

脊髓造影可以确定肿瘤平面与脊髓和硬脊膜的关系。

4.CT检查

CT检查可见脊髓明显局限性增粗,对称型或非对称型;瘤细胞多呈等密度。

5.MRI检查

MRI检查可清晰显示肿瘤的形态、大小及邻近结构的关系,其信号可因肿瘤的性质不同而变化。

(六)个人史

询问患者一般情况,包括患者年龄、职业、民族,饮食营养是否合理,有无烟酒嗜好,有无大小便异常,睡眠是否正常,生活是否能自理,有无接受知识的能力。同时评估患者的既往健康史、过敏史、用药史。

(七)心理-社会评估

了解患者的文化程度或生活环境、宗教信仰、住址、家庭成员及患者在家中的地位和作用,了解陪护和患者的关系、经济状况及费用支付方式,了解患者及家庭成员对疾病的认识和康复的期望值,了解患者的个性特点,以助对患者进行针对性心理指导和护理支持。

二、椎管内肿瘤的护理问题

(一)恐惧

其与担心疾病预后有关。

（二）脊髓功能障碍

其与肿瘤压迫有关。

（三）疼痛

其与脊髓肿瘤压迫脊髓、神经有关。

（四）潜在并发症

截肢、感染。

（五）预感性悲哀

其与面临截瘫有关。

三、椎管内肿瘤的术前护理措施

（一）心理护理

由于疼痛、感觉障碍、肢体活动受限或大小便障碍等，患者承受躯体和心理痛苦，产生悲观心理。①应主动关心患者、耐心倾听患者的主观感觉，并协助患者的日常生活。②向患者介绍手术经过及术后康复的病例，鼓励其以乐观的心态配合治疗与护理。③遵医嘱使用镇痛药物，促进睡眠，增进食欲，可提高机体抵抗力。

（二）饮食

术前晚10时禁水以减少粪便形成，可避免手术区因麻醉后肛门括约肌松弛而被大便污染。手术前晚清洁灌肠1次。

（三）体位

睡硬板床，适当休息，保证充足的睡眠，以增进食欲，提高机体抵抗力；训练患者在床上大小便；肢体活动障碍者勿单独外出，以免摔倒。

（四）症状护理

1.呼吸困难

护理人员应密切注意呼吸情况，呼吸费力、节律不齐等表现提示高位颈髓肿瘤，膈肌麻痹：①应备气管切开包和呼吸机于床旁。②遵医嘱输氧。③指导并鼓励患者有意识地深呼吸，保持呼吸12次/分钟，防止呼吸停止。④鼓励、指导患者有效咳嗽。

2.瘫痪

瘫痪由因脊髓损伤所致，表现为损伤平面以下感觉、运动障碍，被动体位。护理上要预防褥疮发生；保持大小便通畅；鼓励和指导患者最大限度地自理部分生活；积极帮助指导患者功能锻炼，改善肢体营养，防止肌肉萎缩。

四、椎管内肿瘤的术后护理措施

（一）心理护理

患者可因术后的麻醉反应、手术创伤，伤口疼痛及脑水肿等而出现呕吐等表现，加之伤口引流管、导尿管、静脉输液等各种管道限制了其躯体活动，使患者产生孤独、恐惧的心理反应，护理时应注意：①及时了解并疏导患者的孤独恐惧心理。②指导患者正确配合，如呕吐时头偏向一侧，排出呕吐物，不可吞下呕吐物，避免呕吐物进入气管引起咳嗽或窒息，或反流入胃内加重呕吐。③术后早期安排家人和亲友探视，必要时可陪护患者，指导其亲友鼓励、安慰患者，分担患者的痛苦，使之消除孤独感。④尽量减少插管、穿刺等物理刺激给患者造成的恐惧，并宣教各种管道的自我保护法。

（二）饮食

腰骶部肿瘤术后待肛门排气后才可进食少量流质饮食，以后逐渐增加量。应给予高蛋白、高能量、易消化多纤维的食物，并注意补充维生素及水分，以促进机体康复。

（三）体位

①睡硬板床以保持脊柱的功能位置。②术后应平卧，4～6 小时后按时翻身、翻身呈卷席样，保持颈、躯干在同一水平，以防止扭转造成损伤，受压部进行按摩。翻身时动作须轻柔、协调，切记杜绝强行拖拉动作，减轻伤口疼痛，保持床单平整、干燥、清洁；防止继发损伤。③慎用热水袋，因患者皮肤感觉障碍，易导致烫伤。④颈部手术者用沙袋置头部两侧，输氧并注意呼吸情况。腰部者用平枕置于腰部，并及时检查患侧瘫痪肢体运动感觉恢复情况。

（四）症状护理

1.便秘

便秘由脊髓损伤使神经功能障碍、卧床、进食不当、不适应床上排便等所致。促进肠蠕动的护理措施有：①合理进食，增加纤维素、水果的摄入，并补充足够水分。②指导并教会患者顺肠蠕动方向自右下腹—右上腹—上腹—左上腹—左下腹由轻到重，再由重到轻按摩腹部。③指导患者病情允许时做肢体活动及做收腹活动。④督促患者养成定时排便的习惯。⑤必要时用润滑剂、缓泻剂通便，灌肠等方法解除便秘。

2.褥疮

压疮发生与截瘫以下失去知觉、骨突起处皮肤持续受压有关。护理：①勤翻身，以防止局部长时间受压。②常按摩骨突部位，可改善局部血液循环。③加强支持疗法，包括增加蛋白质和维生素摄入量，适量输血，调整水电解质平衡，应用抗生素，增加受压局部的抵抗力。

（五）留置导尿管的护理

①尿道口每天清洗消毒 2 次，女患者月经期随时保持会阴部清洁。②不长期开放导尿管，以避免膀胱挛缩。③训练膀胱功能，每 4 小时开放 1 次，30 分钟/次。④膀胱高度充盈时不能完全排空膀胱，避免膀胱内压力突然降低而引起充血性出血。⑤使用气囊导尿管者每周更换导尿管，并注意无菌操作。⑥怀疑有泌尿系感染时，以 250 mL1：5 000 的呋喃西林冲洗膀胱，2 次/天，冲洗前排空膀胱，冲洗后保留 30 分钟再开放。⑦对尿失禁的男患者用男式接尿器或尿袋接尿，女患者可用接尿器。⑧监测有无感染征象，如尿液的颜色、性质，尿道口有无红肿等。⑨鼓励患者多喝水，增加尿量，稀释尿液，起到自然冲洗的作用。

（六）潜在的并发症——感染

感染常与腰骶部肿瘤术后大小便失禁、伤口污染、留置导尿管和引流管等有关。护士应注意：①术前晚、术晨灌肠后应指导患者彻底排尽肠道粪便，以免术中排便污染术区。②骶部手术患者术后 3 天给予流质饮食，有助于减少术后大便污染的机会。③大小便污染、渗湿后及时更换敷料，保持伤口敷料干燥。④术后 3～7 天出现伤口局部搏动性疼痛、皮肤潮红、肿胀、皮温升高、压痛明显并有体温升高，及时通知医师，检查伤口情况。

五、椎管内肿瘤的健康教育

(一)饮食

合理进食以提高机体抵抗力,保持大小便通畅,促进疾病康复:①多进高热量、高蛋白(鱼、肉、鸡、蛋、牛奶、豆浆等)、富含纤维素(韭菜、麦糊、芹菜等)、维生素丰富(新鲜蔬菜、水果)饮食。②应限制浓茶、咖啡、辛辣等刺激性饮食。

(二)康复

1.出院时戴有颈托、腰托者

应注意翻身时保持头、颈、躯干一致,翻身时成卷席样,以免脊柱扭曲引起损伤。

2.肢体运动感觉障碍者

加强功能锻炼,保持肢体功能位置,用"L"形夹板固定脚跟部以防止足下垂。必要时行辅助治疗,如高压氧、针灸、理疗等帮助功能恢复。下肢运动障碍者尽量避免单独外出,以免发生摔伤等意外。

3.截瘫患者

应正视现实,树立生活的信心,学会使用轮椅,并尽早参与社会生活及从事力所能及的活动。

4.卧床者

应预防褥疮发生,方法是定时翻身、按摩(1次/2小时),保持床上被服干燥、整洁、柔软,体瘦者骨突处垫气圈或柔软衣物、枕头等,防止皮肤破损。

(三)特别护理指导

1.保持大便通畅

便秘者可服果导、番泻叶等药物导泻,或使用开塞露塞肛。大便失禁者应及时更换污染衣服,注意保持肛周会阴部皮肤清洁、干燥,可涂用湿润烧伤膏或麻油等保护肛周皮肤。

2.留置导尿管

每天清洗消毒尿道口2次,引流袋每天更换,导尿管应每周更换,注意引流袋低于膀胱位置,防止逆行感染。留置尿管期间定时夹闭开放尿管,锻炼膀胱收缩功能。

3.复查

告知患者定期门诊复查。

第九章　妇科护理

第一节　老年性阴道炎

一、概述

老年性阴道炎是指自然绝经及手术切除卵巢,雌激素水平低下,阴道黏膜萎缩变薄,pH上升、阴道抵抗力下降,致病菌入侵引起的炎症。

二、诊断依据

(一)诊断要点

(1)绝经及卵巢切除后盆腔放疗后的妇女。

(2)阴道分泌物增多,外阴瘙痒、灼热感,或性交痛,常有异味。

(3)见外阴及阴道萎缩,阴道黏膜充血,有散在小出血点或点状出血斑。

(4)分泌物稀薄,呈淡黄色,感染严重者呈脓血性白带。

(5)阴道涂片和激素测定水平下降。

(二)鉴别诊断

(1)通过分泌物检查与滴虫及假丝酵母菌病相鉴别。

(2)对有血性白带者行常规宫颈刮片,必要时行分段诊刮术以排除子宫恶性肿瘤。

(3)对阴道壁肉芽组织及溃疡者可行局部活检,与阴道癌相鉴别。

三、治疗对策

抑制细菌生长、增加阴道抵抗力为治疗原则。

(一)药物治疗

1.局部用药

处方:1%乳酸(或0.5%醋酸)冲洗阴道;甲硝唑片200 mg,置于阴道后穹窿,每天1次,7～10天为1疗程。

2.雌激素应用

(1)处方一:雌激素软膏,局部涂抹,每天2次。

(2)处方二:尼尔雌醇2 mg,口服(首次4 mg),每2～4周1次,维持2～3个月;或雌激素栓1粒,阴道内置,每天1次,7～10天为1疗程。

乳癌及子宫内膜癌患者慎用雌激素。

(二)中医治疗

1.滋阴消炎方

熟地15 g,山萸肉15 g,丹皮15 g,泽泻15 g,知母10 g,黄柏10 g,鸡冠花30 g,椿根白皮20 g,茯苓20 g。水煎,1剂/天,分2次服。有滋阴补肾,清热利湿的功效。

2.补肾清热汤

女贞子 30 g,旱莲草 30 g,蒲公英 30 g,首乌 30 g,枸杞子 30 g,巴戟天 20 g,知母 20 g,黄柏 10 g,麦冬 10 g,当归 10 g,牛膝 10 g,椿根皮 10 g。水煎,1 剂/天,分 2 次服。

四、老年性阴道炎的护理问题

(一)有皮肤完整性受损的危险

其与外阴瘙痒过度致抓伤有关。

(二)焦虑

其与黄水状的白带增多和外阴瘙痒有关。

五、老年性阴道炎的护理措施

(1)由于老年妇女思想保守,不愿到医院做妇科检查,应向老年女性宣传老年期卫生保健常识,给予心理支持,嘱其家属给予关心。

(2)定期查体,尤其是血性水样白带者更要及时查体,以便及早发现,及早治疗。

(3)保持外阴清洁,勤换内裤。

(4)指导患者或家属学会阴道灌洗上药的方法,局部用药前应先洗净双手及外阴,以减少感染机会,自己用药有困难时可由家属或医务人员帮助,以保证治疗效果。

(5)对卵巢切除、放疗的患者给予雌激素替代治疗指导。

第二节　细菌性阴道炎

细菌性阴道炎是一种混合性细菌感染。临床阴道黏膜充血不明显,病理特征无炎症病变,因此被命名为细菌性阴道病。

一、病因

阴道内乳杆菌减少而其他细菌大量繁殖,主要有动弯杆菌、普雷沃菌、紫单胞菌、类杆菌、消化链球菌等厌氧菌,以及加德纳菌及支原体引起的混合感染。因阴道内产生过氧化氢的乳杆菌减少,其他细菌大量繁殖,代谢产物使阴道分泌物生化成分改变,pH 升高,胺类物质(尸胺、腐胺、三甲胺)、有机酸及一些酶类(黏多糖酶、唾液酸酶、磷脂酶等)增加。胺类物质使阴道分泌物增多并有鱼腥臭味。酶和有机酸破坏宿主防御机制,溶解宫颈黏液,可促进微生物进入上生殖道,引起感染。

二、临床表现

10%~40%的患者无临床症状,有症状者主要表现为阴道排液增多,有恶臭(鱼腥臭)味,白带呈灰白色,均匀一致而稀薄,黏度很低,有时可见泡沫,此由厌氧菌代谢产生气体所致。

三、处理原则

杀灭及抑制有关细菌,改善阴道内环境。可全身、局部同时用药。首选抗厌氧菌药物。

(1)首选甲硝唑,口服每次 500 mg,每天 2 次,连用 7 天,连续使用 3 个疗程疗效最好。局部用药,每次甲硝唑 200 mg,置入阴道内,每天一次,7 天为一疗程。甲硝唑的近期疗效可达98.6%。

(2)克林霉素(clindamycin)为另一有效药物,口服每次 300 mg,每天 2 次,连服 7 天,有效率达 94%。也可局部用 2% 克林霉素膏剂,每晚一次,连用 7 天。

(3)改善阴道内环境:可用过氧化氢冲洗阴道,每天一次,共 7 天,或用 1% 乳酸或 0.5% 醋酸冲洗阴道以提高疗效。

四、护理问题

护理问题注意以下几点。

(1)病史:注意询问白带性状改变及时间,是否经过治疗及效果。

(2)诊断检查:一般认为以下 4 项中有 3 项阳性即可确立临床诊断。

①阴道内可见大量灰白色稀薄恶臭的分泌物,阴道黏膜无明显充血的炎症表现。

②阴道 pH>4.5,由厌氧菌产氨所致。

③线索细胞阳性。

④氨臭味试验阳性,取阴道分泌物少许于玻片上,加入 10% 氢氧化钾溶液 1~2 滴,产生烂鱼样腥臭气味即为阳性。

目前认为革兰染色诊断标准是诊断细菌性阴道病的金标准。乳杆菌为革兰阳性大杆菌,常呈链状排列;加德纳菌为革兰阴性或阳性小杆菌;普雷沃菌为革兰阴性杆菌;动弯杆菌为革兰染色变异、弯曲、弧形的小杆菌。但由于革兰染色诊断标准须培训检验人员且不能立即获得结果,故临床应用受限。

五、护理处理

(1)注意个人卫生,保持外阴清洁、干燥,注意改善阴道内环境,用过氧化氢或弱酸性溶液冲洗阴道。

(2)选用抗厌氧菌药物治疗,如甲硝唑、克林霉素。甲硝唑治疗方法首选 7 天疗法而不是单次大剂量顿服。阴道局部用药与口服药物效果基本相同。

(3)指导患者掌握正确的阴道置药方法。

第三节　滴虫性阴道炎

一、病因

滴虫阴道炎是常见的阴道炎,由阴道毛滴虫引起。滴虫呈梨形,后端尖,大小为多核白细胞的 2~3 倍。虫体顶端有鞭毛 4 根,体部有波动膜,后端有轴柱凸出,活体虫透明无色,呈水滴状,鞭毛随波动膜的波动而摆动。可寄生在人体内而不引起临床症状。滴虫只有滋养体而无包囊期,滋养体的生活力较强,能在 3~5 ℃ 的环境中生存 21 天,在 46 ℃ 的环境中生存 20~60 分钟,在半干燥的环境下生存 10 小时左右,在普通肥皂水中也能生存 45~120 分钟。最适宜生长繁殖的 pH 为 5.5~6,在 pH 5 以下或 7.5 以上的环境中则不生长。滴虫阴道炎患者的阴道 pH 一般为 5.1~5.4。月经前后,阴道 pH 升高,隐藏在腺体及阴道皱襞中的滴虫常得以繁殖,引起炎症。它能消耗阴道细胞内的糖原,阻碍乳酸生成。除寄生于阴道外,滴虫还可侵入尿道、尿道旁腺,甚至膀胱、肾盂及男方的包皮褶、尿道或前列腺中。

滴虫主要通过滴虫表面的凝集素(AP65、AP51、AP33、AP23)及半胱氨酸蛋白酶黏附于阴道上皮细胞,进而通过阿米巴样运动的机械损伤和分泌蛋白水解酶、蛋白溶解酶的细胞毒作用,共同摧毁阴道上皮细胞并诱导产生炎症介质,最终导致上皮细胞溶解、脱落,引起阴道上皮细胞局部炎症。滴虫阴道炎的临床症状,取决于局部免疫因素、滴虫数量及毒力。滴虫数量多、毒力强容易引起症状,滴虫数量少、毒力弱不易引起症状。25%~50%的患者感染初期无症状,其中 1/3 将在 6 个月内出现症状。

二、传播途径

(一)直接传染

性交传染:与女性患者行一次非保护性交后,约 70%男性发生感染,男性感染滴虫后常无临床症状,容易成为感染源;通过性交,男性传染给女性的概率可能更高。

(二)间接传染

经公共浴池、浴盆、浴巾、游泳池、厕所、衣物、器械及敷料等途径传播。

三、临床表现

典型症状为白带增多,呈稀薄泡沫状,伴有外阴瘙痒,或有灼热、疼痛感。若有其他细菌混合感染,则白带可呈脓性,可有臭味。如尿道口有感染,可出现尿频、尿痛,有时可有血尿。少数患者阴道内可有滴虫感染但无炎症反应,称带虫者。

阴道分泌物中找到滴虫可确诊。最简便的方法为 0.9%氯化钠液湿片法,可疑患者多次悬滴法未见活动滴虫,强调选择培养法,准确性及敏感性均高。

四、处理原则

治疗药物主要为甲硝唑及替硝唑,治愈此病需全身用药,故强调口服用药,而不是局部用药。甲硝唑及替硝唑与乙醇结合可引起皮肤潮红、呕吐、腹痛、腹泻等戒酒样反应。口服甲硝唑及替硝唑能通过乳汁排泄。甲硝唑用药期间及停药 24 小时内,替硝唑用药期间及停药 72 小时内禁止饮酒。哺乳期用药不应哺乳。甲硝唑耐药菌株较少,初次服用甲硝唑治疗失败,应加大剂量或增加疗程,或改服替硝唑。

甲硝唑致畸作用尚未排除,因此妊娠早期及哺乳期妇女宜慎用。替硝唑为妊娠期 C 类药,应禁用。

滴虫阴道炎再感染,可继续之前的方法治疗。对甲硝唑及替硝唑耐药病例极少见,因甲硝唑很少耐药,替硝唑耐药病例更少。应强调同时治疗性伴侣,以减少再次感染。

五、护理问题

(1)黏膜(皮肤)完整性受损。

(2)知识缺乏。

(3)焦虑。

(4)有交叉感染的潜在危险。

相关因素:自我防护知识缺乏,与他人(患者)共用浴巾、浴盆等,导致感染及交叉感染;炎症的侵袭、瘙痒而搔抓可致皮肤损伤;羞于治疗、不理想的治疗效果或反复感染,可致焦虑。

主要表现:患者感染后白带增多,呈稀薄泡沫状,有腥臭味,可伴有外阴瘙痒,或有灼热、疼痛感。合并其他细菌混合感染则白带可呈脓性。如感染延及尿道口,可出现尿频、尿痛,有时可有血尿。

护理措施:根据相关护理问题、主要表现等进行护理评估,制定相应的护理措施。

病史:询问出现白带增多、外阴瘙痒的时间,有无相关诱因,既往有无类似病史,月经周期与发病的关系。了解并记录发病后是否接受治疗及过程和效果。了解个人卫生习惯,分析可能的感染途径。

身心状况:重点评估患者出现典型症状后影响其及时就诊的因素,影响效果致反复发病造成的烦恼,接受妇科检查的顾虑,对疾病的忧虑所造成的心理压力,亲属对其的理解与配合。

诊断检查:①妇科检查。外阴充血,阴道黏膜有散在红色斑点,后穹窿有多量稀薄泡沫状或黄色泡沫状分泌物。②白带检查。悬滴法——从后穹窿取少许分泌物混悬于盐水中,取少许置于玻片上,立即在低倍镜下寻找滴虫,阳性率为80%～90%。冬季应注意保温,否则滴虫活动力减低,可造成辨认上的困难。培养法——对可疑患者多次行悬滴法未能发现滴虫时,可送培养,准确率可高达98%。注意取分泌物前24～48小时避免性交、阴道灌洗或局部用药,不行双合诊,窥阴器不涂润滑剂。

健康指导:指导患者进行自我防护与隔离,避免不适当和不必要的阴道灌洗,以免破坏阴道的正常环境。不随便使用不消毒公共物品,如浴巾、浴盆、坐式便池、衣物等,否则不仅可导致感染,同时又可使感染扩散。指导患者掌握健康的性卫生知识。

六、潜在并发症

(一)宫颈炎症

其与炎症直接蔓延有关。

(二)合并其他病原体感染

其与阴道环境改变、防御功能受到破坏有关。

七、护理处理

(1)保持外阴清洁干燥,避免搔抓造成皮肤破损。治疗期间应避免性生活或房事时使用避孕套,勤换内裤,与所用洗涤用具一并煮沸消毒5～10分钟,以防止重复感染和交叉感染。

(2)指导患者掌握治疗方法:教会患者各种剂型的阴道用药方法,嘱其坚持按医嘱规定的正规疗程进行治疗,用药前宜先用酸性溶液灌洗阴道以提高治疗效果。月经期宜暂停各种局部治疗。

(3)治疗必须彻底:嘱患者按医嘱门诊复查。滴虫性阴道炎常于月经后复发,故治疗后滴虫检查为阴性时,仍应于下次月经干净后继续治疗一疗程以巩固疗效。已婚患者应检查配偶是否患有生殖器滴虫,必要时应同时治疗。

(4)注意排除有无合并其他性传播疾病。

(5)认真做好健康卫生宣传和普查普治工作,提高群体维护公德和自我保护意识。积极治疗患者,消灭传染源,禁止患者和带虫者进入游泳池。医疗器械和公共洗浴用品应严格消毒,防止交叉感染。

第四节　念珠菌阴道炎

80％～90％的念珠菌性阴道炎是由白色念珠菌引起的,约 10％的健康妇女无症状而阴道带有念珠菌,一旦抵抗力降低或阴道局部环境改变,念珠菌会大量繁殖并危害人体健康,所以念珠菌是一种条件致病菌。

一、致病原因

(1)阴道糖原增加、酸度升高,或机体抵抗力降低,可成为病因。

(2)长期应用广谱抗生素和肾上腺皮质激素,可使真菌感染大为增加。

(3)维生素缺乏(复合维生素 B)、严重的传染性疾病,和其他消耗性疾病均可成为白色念珠菌繁殖的有利条件。

(4)妊娠期阴道上皮细胞糖原含量增加,阴道酸性增强,加之孕妇的肾糖阈降低,常有营养性糖尿,尿中糖含量升高而促进白色念珠菌的生长繁殖。

二、临床表现

(1)阴道瘙痒外阴及阴道奇痒,坐卧不宁,痛苦异常。

(2)泌尿系统症状外阴唇肿胀,伴有烧灼感、尿痛、排尿困难。

(3)体征典型的白带为白色、凝乳块和豆渣样,略带臭味。小阴唇内侧面及阴道黏膜附有白色薄膜,擦去后,可见阴道黏膜红肿或糜烂面积表浅溃疡。

三、辅助检查

(一)涂片检查

其一般采用悬滴法、染色法、培养法,可找到芽孢和假菌丝。

(二)尿糖及血糖筛查

其主要针对年老肥胖或久治不愈患者,应查尿糖及血糖值,并询问用药史,以寻找病因。

四、治疗原则

可将制霉菌素片剂、克霉唑栓剂、达克宁栓剂置于阴道内,顽固者口服制霉菌素。积极改变阴道酸碱度,定时性阴道灌洗或坐浴。积极治疗糖尿病,长期应用广谱抗生素、雌激素者应停药。

五、护理

(一)护理评估

了解患者有无糖尿病,使用抗生素、雌激素的种类,使用时间是否在妊娠期。了解患者阴道分泌物的量、性状、气味。了解阴道黏膜受损程度,有无糜烂、溃疡及白色块状薄膜覆盖。分析判断悬滴法的结果,检验真菌动态变化情况。

(二)护理要点与措施

1.药物治疗护理

可根据医嘱给予患者口服药或阴道置药治疗。

2.局部治疗护理

给予患者 2%～4%碳酸氢钠灌洗阴道或坐浴,每天 1 次,10 次为 1 个疗程。

3.心理护理

阴道及外阴瘙痒致使患者痛苦万分,有些患者不愿表达,内心充满矛盾,护士应多与患者交流,解答疑惑,疏导患者情绪,减轻压力,使患者积极配合治疗。

(三)健康指导

(1)指导患者积极治疗糖尿病,正确使用抗生素、雌激素,避免诱发念珠菌阴道炎。

(2)嘱患者养成良好的卫生习惯,每天清洗外阴、换内裤。切忌搔抓。

(3)指导患者如自行阴道灌洗应注意药液浓度和治疗时间,灌洗药物要充分融化,温度一般为40 ℃,切忌过烫,以免烫伤皮肤。

(4)指导孕妇要积极治疗,否则分娩时新生儿易被传染为鹅口疮。

第五节　萎缩性阴道炎

一、病因

萎缩性阴道炎常见于绝经后或去势后的妇女,因卵巢功能衰退,雌激素水平降低,阴道壁萎缩,黏膜变薄,上皮细胞内糖原含量减少,阴道 pH 上升(多为 5.0～7.0),局部抵抗力降低,致病菌容易入侵繁殖引起感染。此外,不注意外阴清洁卫生,营养不良尤其缺乏维生素 B_6 等也易患此病。

二、临床表现

主要症状为阴道分泌物增多,呈黄水样,也可呈脓性或血性,由于分泌物刺激,可有外阴瘙痒、灼热不适,甚至尿频、尿痛等泌尿系统症状。

三、处理原则

处理原则为增加阴道抵抗力,抑制细菌生长。

(一)增加阴道酸度

用弱酸溶液冲洗阴道,如 0.5%醋酸或 1%乳酸,每天一次,冲洗后局部用药,如甲硝唑或诺氟沙星每次 1 片置入阴道,连用 7～10 天。

(二)雌激素局部或全身用药

对炎症较重者可辅以雌激素治疗。己烯雌酚 0.125～0.25 mg 置入阴道,每晚一次,7 天为一疗程。顽固病例可口服尼尔雌醇,首次 4 mg,以后每 2～4 周 1 次,每次 2 mg,连用 2～3 个月。乳腺癌、子宫内膜癌患者慎用。

四、护理问题

注意以下几点。

(一)病史

常于绝经期及绝经后妇女发生,也可于卵巢切除后出现症状,询问患者白带性状及伴随症状。

(二)身心状况

老年妇女出现白带增多一般不予重视而未来诊治,更有个别患者因为惧怕癌症而逃避检查,须注意影响其就医的因素。

(三)诊断检查

1.妇科检查

阴道黏膜上皮菲薄苍白,阴道皱襞消失,黏膜可见充血、点状出血点,偶有浅表溃疡,如溃疡与对面粘连,检查时可将粘连分开,但易引起出血,粘连严重可造成阴道闭锁、炎症分泌物引流不畅而致阴道或宫腔积脓。

2.实验室

阴道分泌物检查未见滴虫或念珠菌,有血性白带时尤需做宫颈刮片等与恶性肿瘤相鉴别。

五、潜在并发症

(1)阴道狭窄或闭锁。

(2)阴道积脓、宫腔积脓。

六、护理措施

加强健康教育,告知患者按医嘱正确用药并指导局部用药方法,用药前洗净双手及会阴,以减少感染的机会。自己用药有困难者,指导家属协助用药,乳腺癌或子宫内膜癌患者慎用雌激素制剂。注意保持会阴清洁,勤换会阴垫、内裤。

第六节　婴幼儿外阴阴道炎

一、病因

婴幼儿阴道炎常与外阴炎并存,多见于 5 岁以下幼女,幼年期卵巢未发育,雌激素缺乏,外阴发育差(不能遮盖阴道前庭及尿道口),阴道抵抗力低(pH 为 6~8),以及婴幼儿卫生习惯不良等,易导致病原菌感染。常见的病原体有葡萄球菌、链球菌及大肠杆菌,淋病奈瑟菌、滴虫、白假丝酵母菌也可引起感染,主要为间接接触感染。

二、临床表现

大量脓性分泌物刺激引起外阴痛痒,可使患儿哭闹不安或以手抓外阴。外阴、阴蒂红肿,表面可有破溃处,尿道口及阴道口黏膜充血、水肿,阴道口有脓性分泌物流出。

三、处理原则

保持外阴清洁、干燥,减少摩擦,向阴道内滴入与病原相应的药物。此外,可同时口服己烯雌酚0.1 mg,每天 1 次,7~14 天停药。

四、护理问题

注意以下几点。

(一)病史

注意患儿的情感表现,有无手抓外阴等,外阴有无异常分泌物。

（二）诊断

可取分泌物做涂片或培养查找病原体,注意阴道有无异物。

五、护理处理

（1）做好卫生宣传,家长、保育院及幼儿园老师应对儿童的衣物、浴盆、浴巾、便盆等单独使用,定时消毒。

（2）接触儿童的有关人员如患有滴虫或念珠菌阴道炎,特别是淋菌感染者,应积极治疗,用具应严格隔离、消毒。

（3）幼儿尽可能不穿开裆裤,不坐地,以防病菌侵入,每晚用清洁水给小孩洗外阴。

（4）保持患儿外阴干燥,局部涂搽抗感染油膏,防止小阴唇粘连,按医嘱对因用药。

第七节　外阴阴道假丝酵母菌病

一、病因

白假丝酵母菌（又称白色念珠菌）为主要致病菌,占 80％～90％,其次为非白假丝酵母菌（光滑假丝酵母菌、近平滑假丝酵母菌、热带假丝酵母菌）,占 10％～20％。假丝酵母菌对热的抵抗力不强,加热至 60 ℃ ,1 小时即死亡;但对干燥、日光、紫外线及化学制剂等抵抗力较强。酸性环境适宜其生长。白假丝酵母菌为双相菌,有酵母相和菌丝相。酵母相为芽生孢子,在无症状寄居及传播中起作用;菌丝相为芽生孢子伸长成假菌丝,侵袭组织能力增强。白假丝酵母菌为条件致病菌,10％～20％非孕妇女及 30％孕妇阴道中有此菌寄生,但菌量少,为酵母相,无症状。当机体免疫力下降时,假丝酵母菌大量繁殖,转为菌丝相,才出现症状。

常见发病诱因为滥用抗生素、糖尿病、妊娠、应用免疫抑制剂及接受大剂量雌激素治疗者。假丝酵母菌感染的阴道 pH 常为 4.0～4.7。妊娠及糖尿病时,阴道组织内糖原增加,酸度升高;长期应用抗生素改变了阴道内微生物之间的相互抑制关系,易使假丝酵母菌得以繁殖而引起感染。一般青春期前和绝经期后的女性极少发生此病,原因可能是卵巢等丧失功能或功能低下,雌激素水平低,阴道 pH 高,不适合假丝酵母菌的生长繁殖。

二、传播途径

（一）内源性感染

其为主要传播方式,假丝酵母菌可存在于人的口腔、肠道与阴道黏膜而不引起症状。这三个部位的假丝酵母菌可相互传染,当局部条件适合时发病。

（二）直接传染

假丝酵母菌尚可寄生于男性生殖器包皮内,故可以通过性生活传染。

（三）间接传染

假丝酵母菌还可通过污染的衣物、公共浴池、浴巾等途径传染,极少见。

三、临床表现

主要表现为外阴瘙痒与外阴阴道刺激症状,如性交痛、排尿痛,后者为排尿时尿液刺激红肿的大小阴唇、阴蒂造成疼痛,严重时可坐卧不安,痛苦异常。部分患者阴道分泌物增多,典型的白带为白色稠厚豆渣样或乳酪状。妇科检查时可以为阴道炎,常同时伴有外阴炎,外阴有弥漫红肿、皲裂、脱皮,提示为重度外阴阴道假丝酵母菌病。

临床上其可分为单纯性和复杂性外阴阴道假丝酵母菌病(表9-1)。

表9-1 外阴阴道假丝酵母菌病临床分类

	单纯性外阴阴道假丝酵母菌病	复杂性外阴阴道假丝酵母菌病
发生频率	散发或非经常发作	复发性
临床表现	轻到中度	重度
真菌种类	白假丝酵母菌	非白假丝酵母菌
宿主情况	免疫功能正常	妊娠、糖尿病、免疫功能低下、应用免疫抑制剂

有阴道炎症状和体征,阴道分泌物找到假丝酵母菌芽孢和菌丝即可确诊。

四、处理原则

治疗选用抗真菌药物。治疗前对患者进行评估,是单纯性还是复杂性。

(1)消除诱因:如有糖尿病,应积极治疗,及时停用广谱抗生素、雌激素。勤换内裤并与洗浴用具一并用开水烫洗。

(2)单纯性外阴阴道假丝酵母菌病:采用局部用药或口服用药,唑类药物优于制霉菌素,均应采用短疗程方案。

(3)复杂性外阴阴道假丝酵母菌病:治疗需个体化,病情严重者应延长用药时间,局部用药延长为7~14天。

(4)复发性外阴阴道假丝酵母菌病初次治疗后需维持巩固治疗。初次治疗局部用药延长7~14天;维持治疗常用氟康唑150 mg,每周一次,共6个月。

(5)妊娠期病例可以采用局部抗真菌药物。

(6)有症状、体征,阴道分泌物涂片未发现假丝酵母菌芽孢和菌丝者,无真菌培养条件,应行预防性抗真菌药物治疗。对无症状,阴道分泌物培养假丝酵母菌阳性者,可不给予治疗。

(7)性伴侣治疗:无须常规进行治疗,对有症状男性应进行假丝酵母菌检查及治疗,以预防女性重复感染。

(8)该病容易复发,故有学者提出补充乳酸杆菌以降低复发率,但目前尚无肯定性结论。

五、护理问题

基本同滴虫阴道炎,应注意以下几点。

(一)病史

注意询问白带的性状,既往有无类似病史,有无糖尿病、长期应用抗生素、雌激素的病史。

(二)身心状况

须停用抗生素或雌激素药物的患者可能产生一定的顾虑,应权衡利弊合理对待,合并妊娠者则可能出现对胎儿的担忧等心理压力。

(三)诊断检查

1.妇科检查

外阴、阴道充血、红肿,分泌物呈稠厚豆渣状,常可见小阴唇内侧及阴道黏膜上附有白色膜状物,不易擦除,其下黏膜红肿,可有糜烂面和表浅溃疡。

2.实验室检查

(1)悬滴法:取少许分泌物与10％氢氧化钠或10％氢氧化钾溶液相混合,取一滴在显微镜下找芽孢或假菌丝。

(2)培养法:若有症状而多次检查为阴性,可采用培养法确诊。

六、护理处理

基本同滴虫阴道炎。

(1)鼓励患者坚持用药,不可随意中断。

(2)勤换内裤,用过的内裤、毛巾、盆等用具均要用开水烫洗。

(3)妊娠合并感染者为避免感染新生儿,应坚持进行局部治疗,有时可达妊娠8个月。

(4)合并有滴虫感染者,应同时给予抗滴虫治疗。

第八节　慢性宫颈炎

慢性宫颈炎是妇科常见病之一。正常情况下,宫颈具有多种防御功能,但宫颈易受性交、分娩及宫腔操作等损伤,引起感染,一旦发生感染,病原体很难被完全清除,久而导致慢性宫颈炎。近年来随着性传播疾病的增加,宫颈炎已经成为常见疾病。由于长期慢性宫颈炎症可诱发宫颈癌,故应及时诊断与治疗。

一、护理评估

(一)健康史

1.病因评估

其主要见于感染性流产、产褥期感染、宫颈损伤和阴道异物并发感染,多由急性宫颈炎未治疗或治疗不彻底所致。主要致病菌是葡萄球菌、链球菌、大肠杆菌和厌氧菌,其次为性传播疾病的病原体,如沙眼衣原体、淋病奈瑟菌,单纯疱疹病毒与慢性宫颈炎的发生也有关系。

2.病史评估

了解婚育史、分娩史,流产及妇科手术后有无损伤;有无性传播疾病的发生;有无急性盆腔炎的感染史及治疗情况;有无不良卫生习惯。

3.病理评估

(1)宫颈糜烂:宫颈糜烂是慢性宫颈炎最常见的病理类型。宫颈外口处鳞状上皮坏死脱落,由颈管柱状上皮增生覆盖,宫颈外口处的宫颈阴道部外观呈细颗粒状的红色区,称为宫颈糜烂。根据病理组织形态并结合临床,宫颈糜烂可分三种类型。①单纯型糜烂:炎症初期,鳞状上皮脱落后仅由单层柱状上皮覆盖,表面平坦。②颗粒型糜烂:炎症继续发展,柱状上皮过度增生并伴有间质增生,糜烂面凹凸不平,呈颗粒状。③乳突型糜烂:柱状上皮和间质继续增生,糜烂面高低不平更加明显,呈乳突状突起。根据糜烂面的面积大小,宫颈糜烂分为3度(图9-1):糜烂面积小于宫颈面积的1/3为轻度糜烂;糜烂面积占宫颈面积的1/3～2/3为中度糜烂;糜烂面积大于宫颈面积的2/3为重度糜烂。根据糜烂深度,宫颈糜烂分为:单纯型、颗粒型、乳突型。描写宫颈糜烂时,应同时表示糜烂面积和深度,如中度糜烂颗粒型。

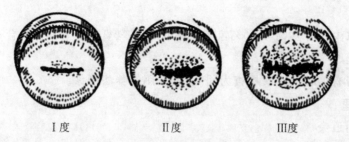

Ⅰ度   Ⅱ度   Ⅲ度

图 9-1 宫颈糜烂分度

(2)宫颈肥大:由于慢性炎症的长期刺激,宫颈组织充血、水肿,腺体及间质增生,宫颈肥大但表面光滑,结缔组织增生而使宫颈硬度增加。

(3)宫颈息肉:慢性炎症长期刺激使宫颈局部黏膜增生,子宫有排出异物的倾向,使增生的黏膜逐渐自基底层向宫颈外口突出而形成息肉。息肉为一个或多个不等,色鲜红、质脆、易出血(图 9-2)。由于炎症持续存在,息肉去除后常有复发。

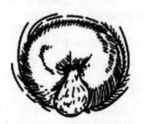

图 9-2 宫颈息肉

(4)宫颈腺囊肿:在宫颈糜烂愈合的过程中,新生的鳞状上皮覆盖宫颈腺管口或伸入腺管,将腺管口堵塞。腺管周围的结缔组织增生或瘢痕形成,压迫腺管,使腺管变窄甚至堵塞,腺体分泌物引流受阻、潴留而形成囊肿(图 9-3)。囊肿表面光滑,呈白色或淡黄色。

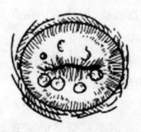

图 9-3 宫颈腺囊肿

(5)宫颈黏膜炎:又称宫颈管炎,病变局限于宫颈管黏膜及黏膜下组织充血、红肿,向外突出。

(二)身心状况

1.症状

症状为白带增多,多数呈乳白色黏液状,也可为淡黄色脓性。如有宫颈息肉,为血性白带或性交后出血。一旦炎症沿宫骶韧带扩散至盆腔,患者可有腰骶部疼痛、下坠感,因黏稠脓性白带不利于精子穿透,故可致不孕。

2.体征

妇科检查可见宫颈有不同程度的糜烂、囊肿、肥大或息肉。

3.心理-社会状况

由于白带增多、腰骶部不适,加之病程长、有异味及外阴不适等,患者常常焦虑不安,接触性出血者担心癌变,思想压力大,因此应详细评估患者心理-社会状态及家属态度。

(三)辅助检查

宫颈刮片细胞学检查排除宫颈癌,必要时宫颈活检,协助明确宫颈病变性质。

二、护理诊断及合作性问题

(1)焦虑及恐惧:与缺乏相关知识及担心癌变有关。

(2)舒适改变:与分泌物增多、下腹及腰骶部不适有关。

(3)组织完整性受损:与宫颈糜烂有关。

三、护理目标

(1)患者的情绪稳定,能配合护理人员与家人采取有效应对措施。

(2)患者分泌物减少,性状转为正常,舒适感增加。

(3)患者病情得到及时控制,无组织完整性受损。

四、护理措施

(一)一般护理

告知患者注意外阴清洁卫生,每天更换内裤,定期妇科检查。

(二)心理护理

让患者了解慢性宫颈炎的发病原因、临床表现、治疗方法及注意事项,解除患者焦虑心理,鼓励患者积极配合治疗。

(三)治疗护理

1.治疗原则

治疗原则为以局部治疗为主,根据临床特点选用物理治疗、药物治疗、手术治疗。在治疗前先排除宫颈癌。

2.治疗配合

(1)物理治疗:目前治疗慢性宫颈炎效果较好、疗程最短的方法,因此较为常用。用物理方法将宫颈糜烂面上皮破坏,使之坏死脱落,由新生的鳞状上皮覆盖。常用的方法有宫颈激光、冷冻、红外线凝结疗法及微波疗法等。治疗时间是月经干净后 3~7 天。

(2)手术治疗:宫颈息肉可经手术摘除,宫颈肥大、宫颈糜烂较深者且累及宫颈管者可做宫颈锥形切除。

(3)药物治疗:适宜于糜烂面小、炎症浸润较浅者,可局部涂硝酸银、铬酸、中药等,现已少用。目前临床多用康妇特栓剂,简便易行,疗效满意,每天放入阴道 1 枚,连续 7~10 天。

3.病情监护

物理治疗后分泌物增多,甚至有多量水样排液,术后 1~2 周脱痂时可有少量出血,创口愈合需4~8 周。故应嘱患者保持外阴清洁,注意 2 个月内禁止性生活和盆浴。2 次月经干净后复查,效果欠佳者可进行第二次治疗。

五、健康指导

向患者传授防病知识,积极治疗急性宫颈炎;告知患者定期做妇科检查,发现炎症排除宫颈癌后予以积极治疗;避免分娩或器械损伤宫颈;产后发现宫颈裂伤应及时缝合。此外,应注意个人卫生,加强营养,增强体质。

六、护理评价

(1)患者主要症状是否明显改善,甚至完全消失。

(2)患者焦虑情绪是否缓解,是否能正确复述预防及治疗此疾病的相关知识。

第九节　功能失调性子宫出血

功能失调性子宫出血简称功血,为妇科常见病。它是调节生殖系统的神经内分泌机制失常引起的异常子宫出血,而全身及内、外生殖器官无器质性病变存在。其常表现为月经周期长短不一、经期延长、经量过多或不规则阴道出血。功血可分为排卵性功血和无排卵性功血两类,约85%的病例属无排卵性功血。功血可发生于月经初潮至绝经期间的任何年龄,约50%的患者发生于绝经前期,育龄期约占30%,青春期约占20%。

一、护理评估

(一)健康史

1.无排卵性功血

(1)青春期:与下丘脑-垂体-卵巢轴调节功能未健全有关,过度劳累、精神紧张、恐惧、忧伤、环境及气候改变等应激刺激,及肥胖、营养不良等因素易导致下丘脑—垂体—卵巢轴调节功能紊乱,卵巢不能排卵。

(2)绝经过渡期:因卵巢功能衰退,卵巢对促性腺激素敏感性降低,卵泡在发育过程中因退行性变而不能排卵。

(3)生育期:可因内、外环境改变,如劳累、应激、流产、手术或疾病等引起短暂无排卵。亦可因肥胖、多囊卵巢综合征、高泌乳素血症等因素长期存在,引起持续无排卵。

2.排卵性功血

神经内分泌调节功能紊乱,导致卵泡期卵泡刺激素缺乏,卵泡发育缓慢,雌激素分泌减少,正反馈作用不足,黄体生成素峰值不高,使黄体发育不全、功能不足。子宫内膜不规则脱落者,由下丘脑—垂体—卵巢轴调节功能紊乱或黄体机制异常引起萎缩过程延长。

评估时注意了解患者的发病年龄、月经史、婚育史及发病诱因,有无性激素治疗不当及全身性出血性疾病史。

(二)身体状况

1.月经紊乱

(1)无排卵性功血:最常见的症状是子宫不规则性出血,特点是月经周期紊乱,经期长短不一,经量多少不定。可先有数周或数月停经,然后阴道流血,量较多,持续2～3周或更长时间,不易自止,无腹痛或其他不适。

(2)排卵性功血:黄体功能不足者月经周期缩短,月经频发(月经周期短于 21 天),不易受孕或怀孕早期易流产;子宫内膜不规则脱落者月经周期正常,但经期延长,长为 9~10 天,多发生于产后或流产后。

2.贫血

因出血多或时间长,患者出现头晕、乏力、面色苍白等贫血征象。

3.体格检查

体格检查包括全身检查和妇科检查,排除全身性疾病及生殖器官器质性病变。

(三)心理-社会状况

青春期患者常因害羞而影响诊治,生育期患者担心影响生育而焦虑,围绝经期患者因治疗效果不佳或怀疑为恶性肿瘤而焦虑、紧张、恐惧。

(四)辅助检查

1.诊断性刮宫

诊断性刮宫可了解子宫内膜反应、子宫内膜病变,达到止血的目的。不规则流血者可随时刮宫,用以止血。确定有无排卵或黄体功能,于月经前一天或者月经来潮 6 小时内做诊断性刮宫,无排卵性功血的子宫内膜呈增生期改变,黄体功能不足显示子宫内膜分泌不良。子宫内膜不规则脱落,于月经周期第5~6 天进行诊断性刮宫,增生期与分泌期子宫内膜共存。

2.B超检查

其可了解子宫内膜厚度及生殖器官有无器质性改变。

3.血常规及凝血功能检查

其可了解有无贫血、感染及凝血功能障碍。

4.宫腔镜检查

其可直接观察子宫内膜,选择病变区进行活组织检查。

5.卵巢功能检查

其可判断卵巢有无排卵或黄体功能。

(五)处理要点

1.无排卵性功血

青春期和生育期患者以止血、调整周期、促排卵为原则。围绝经期患者以止血、防止子宫内膜癌变为原则。

2.排卵性功血

黄体功能不足的治疗原则是促进卵泡发育,刺激黄体功能及黄体功能替代,分别应用氯米芬、人绒毛膜促性腺激素(human chorionic gonadotropin,HCG)和孕酮;子宫内膜不规则脱落的治疗原则是促使黄体及时萎缩,子宫内膜及时完整脱落,常用药物有孕激素和 HCG。

二、护理问题

(一)潜在并发症

贫血。

(二)知识缺乏

缺乏性激素治疗的知识。

(三)有感染的危险

其与经期延长、机体抵抗力下降有关。

(四)焦虑

其与性激素使用及药物不良反应有关。

三、护理措施

(一)一般护理

患者体质往往较差,应加强营养,改善全身情况,可补充铁剂、维生素 C 和蛋白质。成人体内大约每 100 mL 血中含 50 mg 铁,行经期妇女每天从食物中吸收铁 0.7~2.0 mg,经量多者应额外补充铁。向患者推荐含铁较多的食物如猪肝、胡萝卜、葡萄干等。按照患者的饮食习惯,为患者制订适合个人的饮食计划,保证患者获得足够的营养。

(二)病情观察

观察并记录患者的生命体征、出量及入量,嘱患者保留出血期间使用的会阴垫及内裤,以便更准确地估计出血量。出血较多者,督促其卧床休息,避免过度疲劳和剧烈活动,贫血严重者,遵医嘱做好配血、输血、止血措施,执行治疗方案,维持患者正常血容量。

(三)对症护理

1.无排卵性功血

(1)止血:对大量出血患者,要求在性激素治疗 8 小时内见效,24~48 小时内出血基本停止,若 96 小时以上仍不止血,应考虑有器质性病变存在。

性激素止血:①雌激素。应用大剂量雌激素可迅速提高血内雌激素浓度,促使子宫内膜生长,短期内修复创面而止血,主要用于青春期功血。目前多选用妊马雌酮 2.5 mg 或己烯雌酚 1~2 mg。②孕激素。适用于体内已有一定水平雌激素的患者。常用药物如甲羟孕酮或炔诺酮,用药原则同雌激素。③雄激素。拮抗雌激素、增加子宫平滑肌及子宫血管张力而减少出血,主要用于围绝经期功血患者的辅助治疗,可随时停用。④联合用药。止血效果优于单一药物,可用三合激素或口服短效避孕药,血止后逐渐减量。

刮宫术:止血及排除子宫内膜癌变,适用于年龄大于 35 岁、药物治疗无效或存在子宫内膜癌高危因素的患者。

其他止血药:安络血和止血敏可减少微血管的通透性,氨基己酸、氨甲苯酸、氨甲环酸等可抑制纤维蛋白溶酶,有减少出血量的辅助作用,但不能用以止血。

(2)调整月经周期:一般连续用药 3 个周期。在此过程中务必积极纠正贫血,加强营养,以改善体质。

雌、孕激素序贯疗法:人工周期,通过模拟自然月经周期中卵巢的内分泌变化,将雌、孕激素序贯应用,使子宫内膜发生相应变化,引起周期性脱落。适用于青春期功血或生育期功血者,可诱发卵巢自然排卵。雌激素自月经来潮第 5 天开始用药,妊马雌酮 1.25 mg 或己烯雌酚 1 mg,每晚 1 次,连服 20 天,于服雌激素最后 10 天加用甲羟孕酮每天 10 mg,两药同时用完,停药后 3~7 天出血。于出血第 5 天重复用药,一般连续使用 3 个周期。用药 2~3 个周期后,患者常能自发排卵。

雌、孕激素联合疗法:可周期性口服短效避孕药,适用于生育期功血、内源性雌激素水平较高者或绝经过渡期功血者。

后半周期疗法:于月经周期的后半周期开始(撤药性出血的第 16 天)服用甲羟孕酮,每天 10 mg,连服 10 天为 1 个周期,3 个周期为一个疗程。适用于青春期或绝经过渡期功血者。

(3)促排卵:适用于育龄期功血者。常用药物有氯米芬、HCG 等。于月经第5天开始每天口服氯米芬 50 mg,连续 5 天,以促进卵泡发育。B 超监测卵泡发育接近成熟时,可大剂量肌内注射 HCG 5 000 U 以诱发排卵。青春期不提倡使用。

(4)手术治疗:以刮宫术最常用,既能明确诊断,又能迅速止血。绝经过渡期出血患者激素治疗前宜常规刮宫,最好在子宫镜下行分段诊断性刮宫,以排除子宫内细微器质性病变。对青春期功血刮宫应持慎重态度。必要时行子宫次全切除或子宫切除术。

2.排卵性功血

(1)黄体功能不足:药物治疗如下。①黄体功能替代疗法:自排卵后开始每天肌内注射孕酮10 mg,共 10～14 天,用以弥补黄体分泌孕酮的不足。②黄体功能刺激疗法:通常应用 HCG 以促进及支持黄体功能。于基础体温上升后开始,隔天肌内注射 HCG 1 000～2 000 U,共 5 次,可使血浆孕酮明显上升,随之正常月经周期恢复。③促进卵泡发育:于月经第 5 天开始,每晚口服氯米芬50 mg,共 5 天。

(2)子宫内膜不规则脱落:药物治疗如下。①孕激素:自排卵后第 1～2 天或下次月经前10～14 天开始,每天口服甲羟孕酮 10 mg,连续 10 天,有生育要求可肌内注射孕酮。②HCG:用法同黄体功能不足。

3.性激素治疗的注意事项

(1)严格遵医嘱正确用药,不得随意停服或漏服,以免使用不当引起子宫出血。

(2)药物减量必须按规定在血止后开始,每 3 天减量 1 次,每次减量不超过原剂量的 1/3,直至维持量,持续用至血止后 20 天停药。

(3)雌激素口服可能引起恶心、呕吐等胃肠道反应,可饭后或睡前服用;对存在血液高凝倾向或血栓性疾病史者禁忌使用。

(4)雄激素用量过大可能出现男性化不良反应。

(四)预防感染

(1)测体温、脉搏。

(2)指导患者保持会阴部清洁,出血期间禁止盆浴及性生活。

(3)注意有无腹痛等生殖器官感染征象。

(4)按医嘱使用抗生素。

(五)心理护理

注意情绪调节,避免过度紧张与精神刺激。特别是青春期少女,父母不仅要关注女孩的学习状况与膳食状况,还要重视女孩的情绪变化,多与其沟通,了解其内心世界的变化,帮助其释放不良情绪,以使其保持相对稳定的精神-心理状态,避免情绪上的大起大落。

(六)健康指导

(1)宜清淡饮食,多食富含维生素 C 的新鲜瓜果、蔬菜。注意休息,保持心情舒畅。

(2)强调严格掌握雌激素的适应证,并合理使用,对更年期及绝经后妇女更应慎用,应用时间不宜过长,量不宜大,并应严密观察反应。

(3)月经期避免剧烈运动,禁止盆浴及性生活,保持会阴部清洁。

第十章 产科护理

第一节 自然流产

妊娠不足28周、胎儿体重不足1000g而终止者,称为流产。妊娠12周前终止者,称为早期流产;妊娠12周至不足28周终止者,称为晚期流产。流产分为自然流产和人工流产。自然流产占妊娠总数的10%～15%,其中早期流产占80%以上。

一、病因
自然流产病因包括胚胎因素、母体因素、免疫功能异常和环境因素。

(一)胚胎因素
染色体异常是早期流产最常见的原因,半数以上与胚胎染色体异常有关。染色体异常包括数目异常和结构异常。除遗传因素外,感染、药物等因素也可引起胚胎染色体异常。若发生流产,则多为空孕囊或已退化的胚胎。少数至妊娠足月可能娩出畸形儿,或有代谢及功能缺陷。

(二)母体因素
1.全身性疾病

孕妇患全身性疾病(如严重感染、高热等疾病)刺激子宫强烈收缩而导致流产;引发胎儿缺氧(严重贫血或心力衰竭)、胎儿死亡(细菌毒素和某些病毒如巨细胞病毒、单纯疱疹病毒经胎盘进入胎儿血循环)或胎盘梗死(孕妇患慢性肾炎或高血压)均可导致流产。

2.生殖器官异常

子宫畸形(子宫发育不良、双子宫、子宫纵隔等)和子宫肿瘤(黏膜下肌瘤等),均可影响胚胎着床发育而导致流产。宫颈重度裂伤、宫颈内口松弛引发胎膜早破可导致晚期自然流产。

3.内分泌异常

黄体功能不足、甲状腺功能减退、严重糖尿病血糖未能控制等,均可导致流产。

4.强烈应激与不良习惯

妊娠期严重的躯体(手术、直接撞击腹部、性交过频)或心理(过度紧张、焦虑、恐惧、忧伤等精神创伤)的不良刺激均可导致流产。孕妇过量吸烟、酗酒,过量饮咖啡,过量用二醋吗啡(海洛因)等毒品,均有导致流产的报道。

(三)免疫功能异常
胚胎及胎儿属于同种异体移植物。母体对胚胎及胎儿的免疫耐受是胎儿在母体内得以生存的基础。孕妇于妊娠期间对胎儿免疫耐受降低可致流产。

(四)环境因素
过多接触放射线和砷、铅、甲醛、苯、氯丁二烯、氧化乙烯等化学物质,都有可能引起流产。

二、病理

孕 8 周前的早期流产,胚胎多先死亡。随后发生底蜕膜出血并与胚胎绒毛分离,已分离的胚胎组织作为异物可引起子宫收缩,妊娠物多能完全排出。因这时胎盘绒毛发育不成熟,与子宫蜕膜联系尚不牢固,胚胎绒毛易与底蜕膜分离,出血不多。早期流产时胚胎发育异常,一类是全胚发育异常,即生长结构障碍,包括无胚胎、结节状胚、圆柱状胚和发育阻滞胚;另一类是特殊发育缺陷,以神经管畸形、肢体发育缺陷等常见。孕 8～12 周时胎盘绒毛发育茂盛,与底蜕膜联系较牢固,流产的妊娠物往往不易完整排出,部分妊娠物滞留在宫腔内,影响子宫收缩,导致出血量较多。孕 12 周以后的晚期流产,胎盘已完全形成,流产时先出现腹痛,然后排出胎儿、胎盘。胎儿在宫腔内死亡过久,被血块包围,形成血样胎块而引起出血不止,也可因血红蛋白长久被吸收而形成肉样胎块,或胎儿钙化后形成石胎。其他尚可见压缩胎儿、纸样胎儿、浸软胎儿、脐带异常等病理表现。

三、临床表现

临床表现主要为停经后阴道流血和腹痛。

(一)孕 12 周前的早期流产

开始时绒毛与蜕膜剥离,血窦开放,出现阴道流血,剥离的胚胎和血液刺激子宫收缩,排出胚胎或胎儿,产生阵发性下腹部疼痛。胚胎或胎儿及其附属物完全排出后,子宫收缩,血窦闭合,出血停止。

(二)孕 12 周后的晚期流产

晚期流产的临床过程与早产和足月产相似,胎儿娩出后胎盘娩出,出血不多。

由此可见,早期流产的临床全过程表现为先出现阴道流血,而后出现腹痛。晚期流产的临床全过程表现为先出现腹痛(阵发性子宫收缩),而后出现阴道流血。

四、临床类型

按自然流产发展的不同阶段,其分为以下临床类型。

(一)先兆流产

先兆流产是指妊娠 28 周前先出现少量阴道流血,常为暗红色或血性白带,无妊娠物排出,随后出现阵发性下腹痛或腰背痛。妇科检查宫颈口未开,胎膜未破,子宫大小与停经周数相符。经休息及治疗后症状消失,可继续妊娠;若阴道流血量增多或下腹痛加剧,可发展为难免流产。

(二)难免流产

难免流产是指流产不可避免。在先兆流产的基础上,阴道流血量增多,阵发性下腹痛加剧,或出现阴道流液(胎膜破裂)。产科检查宫颈口已扩张,有时可见胚胎组织或胎囊堵塞于宫颈口,子宫大小与停经周数基本相符或略小。

(三)不全流产

不全流产是指难免流产继续发展,部分妊娠物排出宫腔,且部分残留于宫腔内或嵌顿于宫颈口处,或者胎儿排出后胎盘滞留宫腔或嵌顿于宫颈口,影响子宫收缩,导致大量出血,甚至发生休克。产科检查见宫颈口已扩张,宫颈口有妊娠物堵塞及持续性血液流出,子宫小于停经周数。

(四)完全流产

完全流产是指妊娠物已全部排出,阴道流血逐渐停止,腹痛逐渐消失。产科检查宫颈口已关闭,子宫接近正常大小。

自然流产的临床过程简示如图 10-1。

$$先兆流产\begin{cases}继续妊娠\\难免流产\begin{cases}不全流产\\完全流产\end{cases}\end{cases}$$

图 10-1 自然流产的临床过程

(五)其他特殊情况

流产有以下 3 种特殊情况。

1.稽留流产

稽留流产又称过期流产,指胚胎或胎儿已死亡,滞留宫腔内未能及时自然排出。典型表现为早孕反应消失,有先兆流产症状或无任何症状,子宫不再增大,反而缩小。若已到中期妊娠,孕妇腹部不见增大,胎动消失。产科检查宫颈口未开,子宫较停经周数小,质地不软,未闻及胎心。

2.复发性流产

复发性流产是指连续自然流产 3 次及 3 次以上者。每次流产多发生于同一妊娠月份,其临床经过与一般流产相同。早期流产常见原因为胚胎染色体异常、免疫功能异常、黄体功能不足、甲状腺功能减退症等。晚期流产常见原因为子宫畸形或发育不良、宫颈内口松弛、子宫肌瘤等。宫颈内口松弛常发生于妊娠中期,胎儿长大,羊水增多,宫腔内压力增加,羊膜囊经宫颈内口突出,宫颈管逐渐缩短、扩张。患者常无自觉症状,一旦胎膜破裂,胎儿即迅速娩出。

3.流产合并感染

在流产过程中,若阴道流血时间长,有组织残留于宫腔内或非法堕胎,则有可能引起宫腔感染,常为厌氧菌及需氧菌混合感染,严重感染可扩展至盆腔、腹腔甚至全身,并发盆腔炎、腹膜炎、败血症及感染性休克。

五、处理

确诊流产后,应根据自然流产的不同类型进行相应处理。

(一)先兆流产

卧床休息,禁性生活,必要时给予对胎儿危害小的镇静剂。黄体功能不足者可肌内注射黄体酮注射液10～20 mg,每天或隔天一次,也可口服维生素 E 保胎治疗;甲状腺功能减退者可口服小剂量甲状腺片。经治疗 2 周,若阴道流血停止,B 型超声检查提示胚胎存活,可继续妊娠。若临床症状加重,B 型超声检查发现胚胎发育不良(β-hCG 持续不升或下降),表明流产不可避免,应终止妊娠。此外,应重视心理治疗,使孕妇情绪安定,增强信心。

(二)难免流产

一旦确诊,应尽早使胚胎及胎盘组织完全排出。早期流产应及时行刮宫术,对妊娠物应仔细检查,并送病理检查。晚期流产时子宫较大,出血较多,可用缩宫素 10～20 U 加入 5% 葡萄糖注射液 500 mL 中静脉滴注,促进子宫收缩。当胎儿及胎盘排出后,检查其是否完全,必要时刮宫以清除宫腔内残留的妊娠物,并给予抗生素预防感染。

(三)不全流产

一经确诊,应尽快行刮宫术或钳刮术,清除宫腔内残留组织。阴道大量出血伴休克者,应同时输血输液,并给予抗生素预防感染。

(四)完全流产

流产症状消失,B型超声检查证实宫腔内无残留物,若无感染征象,不需特殊处理。

(五)稽留流产

其处理较困难,胎盘组织机化,与子宫壁紧密粘连,致使刮宫困难。稽留时间过长可能发生凝血功能障碍,导致DIC,造成严重出血。处理前应检查血常规、出凝血时间、血小板计数、血纤维蛋白原、凝血酶原时间、凝血块收缩试验及血浆鱼精蛋白副凝试验(3P试验)等,并做好输血准备。子宫小于12孕周者,可行刮宫术,术中肌内注射缩宫素,手术应特别小心,避免子宫穿孔,一次不能刮净,于5~7天后再次刮宫。子宫超过12孕周者,应静脉滴注缩宫素,促使胎儿、胎盘排出。若出现凝血功能障碍,应尽早使用肝素、纤维蛋白原及输新鲜血、新鲜冷冻血浆等,待凝血功能好转后,再行刮宫。

(六)复发性流产

染色体异常夫妇应于孕前进行遗传咨询,确定是否可以妊娠;女方通过产科检查、子宫输卵管造影及宫腔镜检查明确子宫有无畸形与病变,有无宫颈内口松弛等。宫颈内口松弛者应在妊娠前行宫颈内口修补术,或于孕14~18周行宫颈内口环扎术,术后定期随诊,提前住院,待分娩发动前拆除缝线。若环扎术后有流产征象,治疗失败,应及时拆除缝线,以免造成宫颈撕裂。当原因不明的习惯性流产妇女出现妊娠征兆时,应及时补充维生素E、肌内注射黄体酮注射液10~20 mg,每天1次,或肌内注射HCG3 000 U,隔天1次,用药至孕12周时即可停药。应安定患者情绪并嘱其卧床休息、禁性生活。有学者对不明原因的复发流产患者行主动免疫治疗,将丈夫的淋巴细胞在女方前臂内侧或臀部多点皮内注射,妊娠前注射2~4次,妊娠早期加强免疫1~3次,妊娠成功率在86%以上。

(七)流产合并感染

治疗原则为在控制感染的同时尽快清除宫内残留物。若阴道流血不多,先选用广谱抗生素2~3天,待感染控制后再行刮宫。若阴道流血量多,静脉滴注抗生素及输血的同时先用卵网钳将宫腔内残留的大块组织夹出,使出血减少,切不可用刮匙全面搔刮宫腔,以免造成感染扩散。术后应继续用广谱抗生素,待感染控制后再行彻底刮宫。若已合并感染性休克,应积极进行抗休克治疗,病情稳定后再行彻底刮宫。若感染严重或有盆腔脓肿形成,应行手术引流,必要时切除子宫。

六、护理

(一)护理评估

1.病史

停经、阴道流血和腹痛是流产孕妇的主要症状。应详细询问患者停经史、早孕反应情绪;阴道流血的持续时间与阴道流血量;有无腹痛,腹痛的部位、性质及程度。此外,还应了解阴道有无水样排液,排液的色、量和有无臭味,以及有无妊娠产物排出等。对于既往病史,应全面了解孕妇在妊娠期间有无全身性疾病、生殖器官疾病、内分泌功能失调及有无接触有害物质等，以识别流产的诱因。

2.身心诊断

流产孕妇可因出血过多而出现休克，或因出血时间过长、宫腔内有残留组织而发生感染。因此，护士应全面评估孕妇的各项生命体征，判断流产类型，须注意与贫血及感染相关的征象（表10-1）。

表 10-1　各型流产的临床表现

类型	病史			妇科检查	
	出血量	下腹痛	组织排出	宫颈口	子宫大小
先兆流产	少	无或轻	无	闭	与妊娠周数相符
难免流产	中~多	加剧	无	扩张	相符或略小
不全流产	少~多	减轻	部分排出	扩张或有物堵塞或闭	小于妊娠周数
完全流产	少~无	无	全部排出	闭	正常或略大

流产孕妇的心理状况以焦虑和恐惧为特征。孕妇面对阴道流血往往会不知所措，甚至有过度严重化情绪，同时对胎儿健康的担忧也会直接影响孕妇的情绪反应，孕妇可能会伤心、郁闷、烦躁不安等。

3.诊断检查

（1）产科检查：在消毒条件下进行妇科检查，进一步了解宫颈口是否扩张、羊膜是否破裂、有无妊娠产物堵塞于宫颈口内；子宫大小与停经周数是否相符、有无压痛等，并应检查双侧附件有无肿块、增厚及压痛等。

（2）实验室检查：多采用放射免疫方法对 HCG、胎盘生乳素、雌激素和孕激素等进行定量测定，如测定的结果低于正常值，提示有流产可能。

（3）B 型超声显像：超声显像可显示有无胎囊、胎动、胎心等，从而可诊断并鉴别流产及其类型，指导正确处理。

（二）可能的护理诊断

1.有感染的危险

其与阴道出血时间过长、宫腔内有残留组织等因素有关。

2.焦虑

其与担心胎儿健康等因素有关。

（三）预期目标

（1）出院时护理对象无感染征象。

（2）先兆流产孕妇能积极配合保胎措施，继续妊娠。

（四）护理措施

对于不同类型的流产孕妇处理原则不同，护理措施亦有差异。护理在全面评估孕妇身心状况的基础上，综合病史及诊断检查，明确基本处理原则，认真执行医嘱，积极配合医师为流产孕妇进行诊断，并为之提供相应的护理措施。

1.先兆流产孕妇的护理

先兆流产孕妇须卧床休息,禁止性生活,禁用肥皂水灌肠以减少各种刺激。护士除为其提供生活护理外,通常遵医嘱给孕妇适量镇静剂、孕激素等。随时评估孕妇的病情变化,如是否腹痛加重、阴道流血量增多等。此外,由于孕妇的情绪状态也会影响保胎效果,因此护士还应注意观察孕妇的情绪反应,加强心理护理,从而稳定孕妇情绪,增强保胎信心。护士须向孕妇及家属讲明以上保胎措施的必要性,以取得孕妇及家属的理解和配合。

2.妊娠不能再继续者的护理

护士应积极采取措施。及时采取终止妊娠的措施,协助医师完成手术过程,使妊娠产物完全排出,同时开放静脉,做好输液、输血准备。严密监测孕妇的体温、血压及脉搏。观察其面色、腹痛、阴道流血及与休克有关的征象。有凝血功能障碍者应予以纠正,然后再行引产或手术。

3.预防感染

护士应检测患者的体温、血常规及阴道流血,以及分泌物的性质、颜色、气味等,并严格执行无菌操作规程,加强会阴部的护理。指导孕妇使用消毒会阴垫,保持会阴部清洁,维持良好的卫生习惯。当护士发现感染征象后应及时报告医师,并按医嘱进行抗感染处理。此外,护士还应嘱患者在流产后1个月返院复查,确定无禁忌证后,方可开始性生活。

4.协助患者顺利渡过悲伤期

患者由于失去婴儿,往往会出现伤心、悲哀等情绪反应。护士应给予同情和理解,帮助患者及家属接受现实,顺利渡过悲伤期。此外,护士还应与孕妇及家属共同讨论此次流产的原因,并向他们讲解流产的相关知识,帮助他们为再次妊娠做好准备。有习惯性流产史的孕妇在下一次妊娠确诊后卧床休息,加强营养,禁止性生活,补充维生素B、维生素E、维生素C等,治疗期必须超过以往发生流产的妊娠月份。病因明确者,应积极接受对因治疗。黄体功能不足者按医嘱正确使用黄体酮治疗,以预防流产;子宫畸形者须在妊娠前先进行矫正手术。宫颈内口松弛者应在未妊娠时做宫颈内口松弛修补术,如已妊娠,则可在妊娠14~16周时行子宫内口缝扎术。

(五)护理评价

(1)护理对象体温正常,血红蛋白及白细胞数正常,无出血、感染征象。

(2)先兆流产孕妇配合保胎治疗,继续妊娠。

第二节　异位妊娠

受精卵在子宫体腔以外着床称异位妊娠,习称宫外孕。异位妊娠按照受精卵在子宫体腔外种植部位的不同分为输卵管妊娠、卵巢妊娠、腹腔妊娠、阔韧带妊娠和宫颈妊娠(图10-2)。

异位妊娠是妇产科常见的急腹症,发病率约1%,是孕产妇的主要死亡原因之一,以输卵管妊娠最常见。输卵管妊娠占异位妊娠的95%左右,其中壶腹部妊娠最多见,占78%,峡部、伞部次之,间质部妊娠较少见。

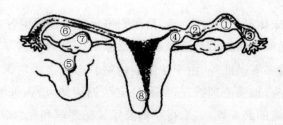

图 10-2　异位妊娠的发生部位

①输卵管壶腹部妊娠;②输卵管峡部妊娠;③输卵管伞部妊娠;④输卵
管间质部妊娠⑤腹腔妊娠;⑥阔韧带妊娠;⑦卵巢妊娠;⑧宫颈妊娠

一、病因

(一)输卵管炎症

此是异位妊娠的主要病因,可分为输卵管黏膜炎和输卵管周围炎。输卵管黏膜炎轻者可发生黏膜皱褶粘连、管腔变窄,或使纤毛功能受损,从而导致受精卵在输卵管内运行受阻并于该处着床;输卵管周围炎病变主要在输卵管浆膜层或浆肌层,常造成输卵管周围粘连、输卵管扭曲、管腔狭窄、蠕动减弱而影响受精卵运行。

(二)输卵管手术史输卵管绝育史及手术史者

输卵管妊娠的发生率为 $10\%\sim20\%$,尤其是腹腔镜下电凝输卵管者及硅胶环套术绝育者,输卵管瘘或再通可导致输卵管妊娠。曾经接受输卵管粘连分离术、输卵管成形术(输卵管吻合术或输卵管造口术)者在再次妊娠时,输卵管妊娠的可能性亦增加。

(三)输卵管发育不良或功能异常

输卵管过长、肌层发育差、黏膜纤毛缺乏、双输卵管、输卵管憩室或有输卵管副伞等,均可造成输卵管妊娠。输卵管功能(蠕动、纤毛活动及上皮细胞分泌)受雌、孕激素调节,若调节失败,可影响受精卵正常运行。

(四)辅助生殖技术

近年,由于辅助生育技术的应用,输卵管妊娠发生率增加,既往少见的异位妊娠如卵巢妊娠、宫颈妊娠、腹腔妊娠的发生率增加。1998 年,美国报道由助孕技术所致的输卵管妊娠的发生率为 2.8%。

(五)避孕失败

宫内节育器避孕失败,发生异位妊娠的机会较大。

(六)其他

子宫肌瘤或卵巢肿瘤压迫输卵管,影响输卵管管腔通畅,使受精卵运行受阻。输卵管子宫内膜异位可增加受精卵着床于输卵管的可能性。

二、病理

(一)输卵管妊娠的特点

输卵管管腔狭小,管壁薄且缺乏黏膜下组织,其肌层远不如子宫肌壁厚与坚韧,妊娠时不能形成完好的蜕膜,不利于胚胎的生长发育,常发生以下结局。

1.输卵管妊娠流产

其多见于妊娠 8~12 周输卵管壶腹部妊娠。受精卵种植在输卵管黏膜皱襞内,由于蜕膜形成不完整,发育中的胚泡常向管腔突出,最终突破包膜而导致出血,胚泡与管壁分离。若整个胚泡剥离落入管腔,刺激输卵管逆蠕动经伞端排出到腹腔,形成输卵管妊娠完全流产,出血一般不多。若胚泡剥离不完整,妊娠产物部分排出到腹腔,部分尚附着于输卵管壁,形成输卵管妊娠不全流产,滋养细胞继续侵蚀输卵管壁,导致反复出血,形成输卵管血肿或输卵管周围血肿,血液不断流出并积聚在直肠子宫陷窝形成盆腔血肿,量多时甚至流入腹腔。

2.输卵管妊娠破裂

多见于妊娠 6 周左右输卵管峡部妊娠。受精卵着床于输卵管黏膜皱襞间,胚泡生长发育时绒毛向管壁方向侵蚀肌层及浆膜,最终穿破浆膜,形成输卵管妊娠破裂。输卵管肌层血管丰富,短期内可发生大量腹腔内出血,以致患者出现休克。其出血量远较输卵管妊娠流产多,腹痛剧烈;也可反复出血,在盆腔与腹腔内形成血肿。孕囊可自破裂口排出,种植于任何部位。若胚泡较小则可被吸收;若过大则可在直肠子宫陷凹内形成包块或钙化为石胎。

输卵管间质部妊娠虽少见,但后果严重,其结局几乎均为输卵管妊娠破裂。由于输卵管间质部管腔周围肌层较厚、血运丰富,因此破裂常发生于孕 12～16 周。其破裂犹如子宫破裂,症状较严重,患者往往在短时间内出现低血容量休克症状。

3.陈旧性宫外孕

输卵管妊娠流产或破裂,若长期反复内出血形成的盆腔血肿不消散,血肿机化变硬并与周围组织粘连,临床上称为陈旧性宫外孕。

4.继发性腹腔妊娠

输卵管妊娠流产或破裂,胚胎从输卵管排入腹腔内或阔韧带内,多数死亡,偶尔也有存活者。若存活胚胎的绒毛组织附着于原位或排至腹腔后重新种植而获得营养,可继续生长发育,形成继发性腹腔妊娠。

(二)子宫的变化

输卵管妊娠和正常妊娠一样,合体滋养细胞产生 HCG,维持黄体生长,使类固醇激素分泌增加,致使月经停止来潮、子宫增大变软、子宫内膜出现蜕膜反应。若胚胎受损或死亡,滋养细胞活力消失,蜕膜自宫壁剥离而发生阴道流血。有时蜕膜可完整剥离,随阴道流血排出三角形蜕膜管型(decidual cast);有时呈碎片排出。排出的组织见不到绒毛,组织学检查无滋养细胞,此时血 β-HCG 下降。子宫内膜形态学改变呈多样性,若胚胎死亡已久,内膜可呈增生期改变,有时可见 Arias-Stella(A-S)反应,镜检见内膜腺体上皮细胞增生、增大,细胞边界不清,腺细胞排列成团突入腺腔,细胞极性消失,细胞核肥大、深染,细胞质有空泡。这种子宫内膜过度增生和分泌反应可能由类固醇激素过度刺激引起;若胚胎死亡后部分深入肌层的绒毛仍存活,黄体退化迟缓,内膜仍可呈分泌反应。

三、临床表现

输卵管妊娠的临床表现与受精卵着床部位、有无流产或破裂,以及出血量多少与时间长短等有关。

(一)症状

典型症状为停经后腹痛与阴道流血。

1.停经

除输卵管间质部妊娠停经时间较长外,患者多有 6～8 周停经史。有 20%～30% 的患者无停经史,将异位妊娠时出现的不规则阴道流血误认为月经,或由于月经过期仅数天而不认为是停经。

2.腹痛

腹痛是输卵管妊娠患者的主要症状。在输卵管妊娠发生流产或破裂之前,由于胚胎在输卵管内逐渐增大,常表现为一侧下腹部隐痛或酸胀感。当发生输卵管妊娠流产或破裂时,患者突感一侧下腹部撕裂样疼痛,常伴有恶心、呕吐。若血液局限于病变区,主要表现为下腹部疼痛;当血液积聚于直肠子宫陷凹时,可出现肛门坠胀感。随着血液由下腹部流向全腹,疼痛可由下腹部向全腹部扩散,血液刺激膈肌,可引起肩胛部放射性疼痛及胸部疼痛。

3.阴道流血

胚胎死亡后常有不规则阴道流血,色暗红或深褐,量少呈点滴状,一般不超过月经量,少数患者阴道流血量较多,类似月经。阴道流血可伴有蜕膜管型或蜕膜碎片排出,系子宫蜕膜剥离所致。阴道流血一般常在病灶去除后方能停止。

4.晕厥与休克

由于腹腔内出血及剧烈腹痛,轻者出现晕厥,严重者出现失血性休克。出血量越多、越快,症状出现越迅速、越严重,但与阴道流血量不成正比。

5.腹部包块

输卵管妊娠流产或破裂时所形成的血肿时间较久者,由于血液凝同并与周围组织或器官(子宫、输卵管、卵巢、肠管或大网膜等)发生粘连形成包块,包块较大或位置较高者腹部可扪及。

(二)体征

根据患者内出血的情况,患者可呈贫血貌。腹部检查:下腹压痛、反跳痛明显,出血多时叩诊有移动性浊音。

四、处理原则

处理原则以手术治疗为主,以药物治疗为辅。

(一)药物治疗

1.化学药物治疗

其主要适用于早期输卵管妊娠、要求保存生育能力的年轻患者。符合下列条件可采用此法:①无药物治疗的禁忌证;②输卵管妊娠未发生破裂或流产;③输卵管妊娠包块直径≤4 cm;④血 β-HCG<2 000 U/L;⑤无明显内出血,常用甲氨蝶呤(MTX),治疗机制是抑制滋养细胞增生,破坏绒毛,使胚胎组织坏死、脱落、吸收。但在治疗中若病情无改善,甚至发生急性腹痛或输卵管破裂症状,则应立即进行手术治疗。

2.中医药治疗

中医学认为本病属血瘀少腹,不通则痛的实证。以活血化瘀、消症为治则,但应严格掌握适应证。

（二）手术治疗

手术治疗分为保守手术和根治手术。保守手术为保留患侧输卵管,根治手术为切除患侧输卵管。手术治疗适用于:①生命体征不稳定或有腹腔内出血征象者;②诊断不明确者;③异位妊娠有进展者(如血β-HCG处于高水平,附件区大包块等);④随诊不可靠者;⑤药物治疗禁忌证者或无效者。

1.保守手术

此适用于有生育要求的年轻妇女,特别是对侧输卵管已切除或有明显病变者。

2.根治手术

此适用于无生育要求的输卵管妊娠内出血并发休克的急症患者。

3.腹腔镜手术

这是近年治疗异位妊娠的主要方法。

五、护理

（一）护理评估

1.病史

应仔细询问月经史,以准确推断停经时间。注意不要将不规则阴道流血误认为是末次月经,或由于月经仅过期几天而不认为是停经。此外,对不孕、放置宫内节育器、绝育术、输卵管复通术、盆腔炎等与发病相关的高危因素应予高度重视。

2.身心状况

输卵管妊娠发生流产或破裂前,症状及体征不明显。当患者腹腔内出血较多时呈贫血貌,严重者可出现面色苍白,四肢湿冷,脉快、弱、细,血压下降等休克症状。体温一般正常,出现休克时体温略低,腹腔内血液吸收时体温略升高,但不超过38 ℃。下腹有明显压痛、反跳痛,尤以患侧为重,肌紧张不明显,叩诊有移动性浊音。血凝后下腹可触及包块。

由于输卵管妊娠流产或破裂后腹腔内急性大量出血及剧烈腹痛,以及妊娠终止的现实,孕妇可能会出现较为激烈的情绪反应,可表现为哭泣、自责、无助、抑郁和恐惧等。

3.诊断检查

（1）腹部检查:输卵管妊娠流产或破裂者,下腹部有明显压痛或反跳痛,尤以患侧为甚,轻度腹肌紧张;出血多时,叩诊有移动性浊音;如出血时间较长,形成血凝块,在下腹可触及软性肿块。

（2）盆腔检查:输卵管妊娠未发生流产或破裂者,除子宫略大较软外,仔细检查可能触及胀大的输卵管并有轻度压痛。输卵管妊娠流产或破裂者,阴道后穹窿饱满,有触痛。将宫颈轻轻上抬或左右摇动时引起剧烈疼痛,称宫颈抬举痛或摇摆痛,这是输卵管妊娠的主要体征之一。子宫稍大而软,腹腔内出血多时子宫检查呈漂浮感。

（3）阴道后穹窿穿刺:一种简单、可靠的诊断方法,适用于疑有腹腔内出血的患者。腹腔内血液易积聚于子宫直肠陷凹,抽出暗红色不凝血为阳性,说明存在血腹症。无内出血、内出血量少、血肿位置较高或子宫直肠陷凹有粘连者可能抽不出血液,因此穿刺阴性不能排除输卵管妊娠存在。如有移动性浊音,可做腹腔穿刺。

（4）妊娠试验:放射免疫法测血中HCG,尤其是β-HCG阳性有助诊断。虽然此方法灵敏度高,异位妊娠的阳性率一般在80%～90%,但β-HCG阴性者仍不能完全排除异位妊娠的可能。

(5)血清孕酮测定:对判断正常妊娠胚胎的发育情况有帮助。血清孕酮值小于 5 ng/mL 应考虑宫内妊娠流产或异位妊娠。

(6)超声检查:B 型超声显像有助于诊断异位妊娠。阴道 B 型超声检查较腹部 B 型超声检查准确性高。诊断早期异位妊娠单凭 B 型超声现象有时可能会误诊,若能结合临床表现及 β-HCG 测定等,则对诊断的帮助很大。

(7)腹腔镜检查:适用于输卵管妊娠尚未流产或破裂的早期患者和诊断有困难的患者,腹腔内有大量出血或伴有休克者禁做腹腔镜检查。早期异位妊娠患者腹腔镜可见一侧输卵管肿大,表面紫蓝色,腹腔内无出血或有少量出血。

(8)子宫内膜病理检查:诊刮仅适用于阴道流血量较多的患者,目的在于排除宫内妊娠流产。对宫腔排出物或刮出物做病理检查,切片中见到绒毛,可诊断为宫内妊娠,仅见蜕膜未见绒毛者有助于诊断异位妊娠。现已经很少依靠诊断性刮宫协助诊断。

(二)护理诊断

1.潜在并发症

出血性休克。

2.恐惧

其与担心手术失败有关。

(三)预期目标

(1)患者休克症状得以及时发现并缓解。

(2)患者能以正常心态接受此次妊娠失败的事实。

(四)护理措施

1.接受手术治疗患者的护理

(1)护士在严密监测患者生命体征的同时,配合医师积极纠正患者的休克症状,做好术前准备。手术治疗是输卵管异位妊娠的主要处理原则。对于严重内出血并发休克的患者,护士应立即开放静脉,交叉配血,做好输血输液的准备,以便配合医师积极纠正休克,补充血容量,并按急症手术要求迅速做好手术准备。术前准备与术后护理的有关内容详见腹部手术患者的护理章节。

(2)加强心理护理:护士于术前简洁明了地向患者及其家属讲明手术的必要性,并以亲切的态度和切实的行动赢得患者及其家属的信任,保持周围环境的安静、有序,减少和消除患者的紧张、恐惧心理,协助患者接受手术治疗方案。术后,护士应帮助患者以正常的心态接受此次妊娠失败的现实,向她们讲述异位妊娠的有关知识,一方面这可以减少因害怕再次发生移位妊娠而抵触妊娠的不良情绪,另一方面也可以增加和提高患者的自我保健意识。

2.接受非手术治疗患者的护理

对于接受非手术治疗方案的患者,护士应从以下几方面加强护理。

(1)护士须密切观察患者的一般情况、生命体征,并重视患者的主诉,尤应注意阴道流血量与腹腔内出血量不成比例,当阴道流血量不多时,不要误认为腹腔内出血量亦很少。

(2)护士应告诉患者病情发展的一些适应证如出血增多、腹痛加剧、肛门坠胀感明显等,以便当患者病情发展时,医患均能及时发现,给予相应处理。

（3）患者应卧床休息,避免腹部压力增大,从而减少异位妊娠破裂的机会。在患者卧床期间,护士应提供相应的生活护理。

（4）护士应协助正确留取血标本,以检测治疗效果。

（5）护士应指导患者摄取足够的营养物质,尤其是富含铁蛋白的食物,如动物肝脏、肉类、豆类、绿叶蔬菜及黑木耳等,以促进血红蛋白的增加,增强患者的抵抗力。

3.出院指导

输卵管妊娠的预后在于防治输卵管的损伤和感染,因此护士应做好妇女的健康保健工作,防止发生盆腔感染。教育患者保持良好的卫生习惯,勤洗浴、勤换衣,性伴侣稳定。发生盆腔炎后须立即彻底治疗,以免延误病情。另外,由于输卵管妊娠者中约有10%的再发生率和50%～60%的不孕率,因此护士须告诫患者下次妊娠时要及时就医,并且不宜轻易终止妊娠。

（五）护理评价

（1）患者的休克症状得以及时发现并纠正。

（2）患者消除了恐惧心理,愿意接受手术治疗。

第三节　多胎妊娠

一次妊娠宫腔内同时有两个或两个以上胎儿称为多胎妊娠。一般以双胎妊娠多见。产科专家根据大量资料推算出自然状态下多胎妊娠发生公式为 $1:80(n-1)$（n 代表一次妊娠的胎儿数）。近年辅助生殖技术广泛开展,多胎妊娠发生率明显增高。多胎妊娠易引起妊娠期高血压疾病等并发症,属高危妊娠范畴。本节主要讨论双胎妊娠。

一、病因与分类

（一）双卵双胎

两个卵子分别受精形成的双胎妊娠,称为双卵双胎。双卵双胎约占双胎妊娠的70%,与应用促排卵药物、多胚胎宫腔内移植及遗传因素有关。两个卵子分别受精形成两个受精卵,各自的遗传基因不完全相同,故形成的两个胎儿有区别,如血型、性别不同或相同,指纹、外貌、精神类型等多种表型不同。胎盘多为两个,也可融合成一个,但血液循环各自独立。胎盘胎儿面有两个羊膜腔,中间隔有两层羊膜、两层绒毛膜(图 10-3)。

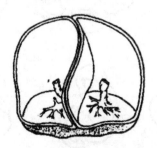

图 10-3　双卵双胎的胎盘及胎膜示意图

(二)单卵双胎

由一个受精卵分裂形成的双胎妊娠,称为单卵双胎。单卵双胎约占双胎妊娠的30%,形成原因不明,不受种族、遗传、年龄、胎次、医源的影响。一个受精卵分裂形成两个胎儿,具有相同的遗传基因,故两个胎儿性别、血型及外貌等相同。受精卵在早期发育阶段发生分裂的时间不同,可形成下述4种类型。

1.双羊膜囊双绒毛膜单卵双胎

分裂发生在桑葚期(早期胚泡),相当于受精后3天内形成两个独立的受精卵、两个羊膜囊。两个羊膜囊之间隔有两层绒毛膜、两层羊膜,胎盘为两个。此种类型约占单卵双胎的30%。

2.双羊膜囊单绒毛膜单卵双胎

分裂发生在受精后第4~8天,胚胎发育处于胚泡期,即已分化出滋养细胞,羊膜囊尚未形成。胎盘为一个,两个羊膜囊之间仅隔有两层羊膜,此种类型约占单卵双胎的68%。

3.单羊膜囊单绒毛膜单卵双胎

受精卵在受精后第9~13天分裂,此时羊膜囊已形成,两个胎儿共存于一个羊膜腔内。共有一个胎盘。此类型占单卵双胎的1%~2%。

4.联体双胎受精卵

在受精第13天后分裂,此时原始胚盘已形成,机体不能完全分裂成两个,形成不同形式的联体儿,极罕见。

二、临床表现

(一)症状

双卵双胎多有家族史,孕前曾用促排卵药或体外受精多个胚胎移植,早孕反应重。中期妊娠后体重增加迅速,腹部增大明显,下肢水肿、静脉曲张等压迫症状出现早且明显,妊娠晚期常有呼吸困难,活动不便。

(二)体征

子宫大于停经周数,妊娠中晚期腹部可触及多个小肢体或3个以上胎极;胎头较小,与子宫大小不成比例;不同部位可听到两个胎心,其间有无音区,或同时听诊1分钟,两个胎心率相差10次以上。双胎妊娠时胎位多为纵产式,以两个头位或一头一臀常见(图10-4)。

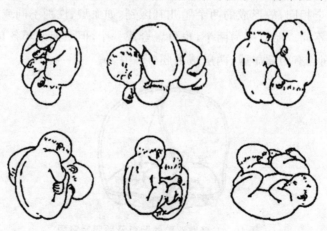

图10-4 双胎胎位

三、处理原则

无论阴道分娩还是剖宫产,均需积极防治产后出血:①临产时应备血;②胎儿娩出前应建立静脉通道;③第二胎儿娩出后立即使用宫缩剂,并使其作用维持到产后 2 小时以上。

(一)妊娠期

及早诊断出双胎妊娠者,增加其产前检查次数,注意休息。加强营养,补充足够营养;进食含高蛋白质、富含维生素及必需脂肪酸的食物,注意补充铁、叶酸及钙剂,预防贫血及妊娠期高血压疾病。防止早产、羊水过多、产前出血等。双胎妊娠有下列情况之一,应考虑剖宫产:①第一胎儿为肩先露、臀先露;②宫缩乏力致产程延长,经保守治疗效果不佳;③胎儿窘迫,短时间内不能经阴道结束分娩;④联体双胎孕周超过26周;⑤严重妊娠并发症须尽快终止妊娠,如重度子痫前期、胎盘早剥等。

(二)分娩期

观察产程和胎心变化,如发现有宫缩乏力或产程较长,应及时处理。第一个胎儿娩出后,应立即断脐,助手扶正第二个胎儿的胎位,使其保持纵产式,等待 15～20 分钟后,第二个胎儿自然娩出。如等待15分钟仍无宫缩,则可人工破膜或静脉滴注缩宫素促进宫缩。如发现脐带脱垂或怀疑胎盘早剥,应立即手术助产。如第一个胎儿为臀位,第二个胎儿为头位,应注意防止胎头交锁以致难产。

(三)产褥期

第二个胎儿娩出后立即肌内注射或静脉滴注缩宫素,腹部放置沙袋,防止腹压骤降引起休克,同时预防发生产后出血。

四、护理

(一)护理评估

1.病史

询问家族中有无多胎史,孕妇的年龄、胎次,孕前是否使用促排卵药。

2.身体评估

评估孕妇的早孕反应程度、食欲、呼吸情况,以及下肢水肿、静脉曲张程度。孕妇经常主诉感到多处胎动而非某一固定部位。

多胎妊娠的孕妇在孕期必须适应两次角色的转变。首先是接受妊娠,其次当被告知是双胎妊娠时,必须适应第二次角色转变,即成为两个孩子的母亲。双胎妊娠属于高危妊娠,孕妇常常既兴奋又担心母儿的安危,尤其是担心胎儿的存活率。

3.诊断检查

(1)产前检查:有下列情况应考虑双胎妊娠。①子宫比孕周大,羊水量也较多;②孕晚期触及多个小肢体和两胎头;③胎头较小,与子宫大小不成比例;④在不同部位听到两个频率不同的胎心,同时计数 1 分钟,胎心率相差 10 次以上,或两胎心音之间隔有无音区;⑤孕中晚期体重增加过快,不能用水肿及肥胖进行解释者。

(2)B超检查:可以早期诊断双胎、畸胎,能提高双胎妊娠的孕期监护质量。B超检查在孕期 7～8 周时见到两个妊娠囊,孕 13 周后清楚显示两个胎头光环及各自拥有的脊柱、躯干、肢体等。B超检查对中晚期的双胎诊断率几乎达 100%。

(二)护理诊断

1.有受伤的危险

其与双胎妊娠引起早产有关。

2.潜在并发症

早产、脐带脱垂或胎盘早剥。

(三)预期目标

(1)孕妇摄入足够营养,保证母婴需要。

(2)孕妇及胎儿、婴儿的并发症被及时发现,保证母婴的安全。

(四)护理措施

1.一般护理

(1)增加产前检查的次数。每次检测宫高、腹围和体重。

(2)注意多休息,尤其是妊娠最后 2～3 个月,要求卧床休息,防止跌伤意外。卧床时最好取左侧卧位,增加子宫、胎盘的血供,减少早产的机会。

(3)加强营养,尤其注意补充铁、钙、叶酸等,以满足妊娠的需要。

2.心理护理

帮助双胎妊娠的孕妇完成两次角色的转变,接受成为两个孩子母亲的事实。告知双胎妊娠虽属于高危妊娠,但孕妇不必过分担心母儿的安危,随时保持心情愉快,积极配合治疗。指导家属准备双份新生儿用物。

3.病情观察

双胎妊娠孕妇易伴发妊娠期高血压疾病、羊水过多、前置胎盘、贫血等并发症,因此应加强病情观察,及时发现并处理。

4.症状护理

双胎妊娠孕妇胃区受压致胃纳差、食欲减退,因此应鼓励孕妇减少多餐,满足孕妇需要,必要时给予饮食指导,如增加铁、叶酸、维生素的供给。因双胎妊娠的孕妇腰背部疼痛症状较明显,故应增加休息,可指导其做盆骨倾斜的运动,局部热敷也可缓解症状。采取措施预防静脉曲张的发生。

5.治疗配合

(1)严密观察产程和胎心率的变化。如发现有宫缩乏力或产程延长,及时处理。

(2)第一个胎儿娩出后,立即断脐,协助扶正第二个胎儿的胎位,以保持纵产式,通常等待20 分钟左右,第二个胎儿自然娩出。如等待 15 分钟仍无宫缩,则可协助人工破膜或遵医嘱静脉滴注缩宫素促进宫缩。产程过程中应严密观察,及时发现脐带脱垂或胎盘早剥等并发症。

(3)为预防产后出血的发生,第二个胎儿娩出后应立即为孕妇肌肉注射或静脉滴注缩宫素,腹部放置沙袋,并以腹带紧裹腹部,防止腹压骤降而引起休克。

(4)双胎妊娠者如系早产,产后应加强对早产儿的观察和护理。

6.健康教育

护士应指导孕妇注意休息,加强营养。注意阴道流血量和子宫复旧情况,以防止产后出血。指导产妇正确进行母乳喂养,选择有效的避孕措施。

(五)护理评价

(1)孕妇能主动与他人讨论两个孩子的将来,并做好分娩的准备。

(2)孕产妇、胎儿或新生儿安全。

第四节　前置胎盘

妊娠 28 周后,胎盘附着于子宫下段,甚至胎盘下缘达到或覆盖宫颈内口,其位置低于胎先露部,称为前置胎盘。前置胎盘是妊娠晚期严重的并发症,也是妊娠晚期阴道流血最常见的原因。其发病率国外报道 0.5%,国内报道 0.24%～1.57%。

一、病因

目前尚不清楚,高龄初产妇(年龄>35 岁)、经产妇及多产妇、吸烟或吸毒妇女为高危人群。其病因可能与下述因素有关。

(一)子宫内膜病变或损伤

多次刮宫、分娩、子宫手术史等是前置胎盘的高危因素。上述情况可损伤子宫内膜,引起子宫内膜炎或萎缩性病变,再次受孕时子宫蜕膜血管形成不良、胎盘血供不足,刺激胎盘面积增大延伸到子宫下段。前次剖宫产手术瘢痕可妨碍胎盘在妊娠晚期向上迁移,增加前置胎盘的可能性。据统计,发生前置胎盘的孕妇有 85%～95% 为经产妇。

(二)胎盘异常

双胎妊娠时胎盘面积过大,前置胎盘发生率较单胎妊娠高一倍;胎盘位置正常而副胎盘位于子宫下段,接近宫颈内口,膜状胎盘大而薄,扩展到子宫下段,均可发生前置胎盘。

(三)受精卵滋养层发育迟缓

受精卵到达子宫腔后,滋养层尚未发育到可以着床的阶段,继续向下游走到达子宫下段,在该处着床并发育成前置胎盘。

二、分类

根据胎盘下缘与宫颈内口的关系,前置胎盘分为 3 类(图 10-5)。

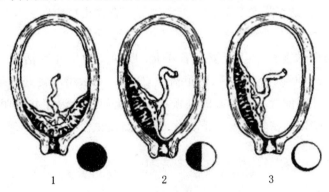

图 10-5　前置胎盘的类型

1.完全性前置胎盘;2.部分性前置胎盘;3.边缘性前置胎盘

(1)完全性前置胎盘:又称中央性前置胎盘,胎盘组织完全覆盖宫颈内口。

(2)部分性前置胎盘:宫颈内口部分为胎盘组织所覆盖。

(3)边缘性前置胎盘:胎盘附着于子宫下段,胎盘边缘到达宫颈内口,未覆盖宫颈内口。

胎盘位于子宫下段,与胎盘边缘极为接近,但未达到宫颈内口,称为低置胎盘。胎盘下缘与宫颈内口的关系可因宫颈管消失、宫口扩张而改变。前置胎盘类型可因诊断时期不同而改变,如临产前为完全性前置胎盘,临产后因口扩张而成为部分性前置胎盘。目前临床上均依据处理前最后一次检查结果来决定其分类。

三、临床表现

(一)症状

前置胎盘的典型症状是妊娠晚期或临产时发生无诱因、无痛性反复阴道流血。妊娠晚期子宫下段逐渐伸展,牵拉宫颈内口,宫颈管缩短;临产后规律宫缩使宫颈管消失,成为软产道的一部分。宫颈外口扩张,附着于子宫下段及宫颈内口的胎盘前置部分不能相应伸展而与其附着处分离,血窦破裂出血。前置胎盘出血前无明显诱因,初次出血量一般不多,剥离处血液凝固后,出血自然停止;也有初次即发生致命性大出血而导致休克的。由于子宫下段不断伸展,前置胎盘出血常反复发生,出血量也越来越多。阴道流血发生的迟早、反复发生次数、出血量多少与前置胎盘类型有关。完全性前置胎盘初次出血时间早,多在妊娠28周左右,称为"警戒性出血"。边缘性前置胎盘出血多发生于妊娠晚期或临产后,出血量较少。部分性前置胎盘的初次出血时间、出血量及反复出血次数介于两者之间。

(二)体征

患者一般情况与出血量有关,大量出血呈现面色苍白、脉搏增快微弱、血压下降等休克表现。腹部检查子宫软,无压痛,大小与妊娠周数相符。由于子宫下段有胎盘占据,影响胎先露部入盆,故胎先露高浮,易并发胎位异常。反复出血或一次出血量过多使胎儿宫内缺氧,严重者胎死宫内。当前置胎盘附着于子宫前壁时,可在耻骨联合上方听到胎盘杂音。临产时检查见宫缩为阵发性,间歇期子宫完全松弛。

四、处理原则

处理原则是抑制宫缩、止血、纠正贫血和预防感染。应根据阴道流血量、有无休克、妊娠周数、胎位、胎儿是否存活、是否临产及前置胎盘类型等综合作出决定。

(一)期待疗法

应在保证孕妇安全的前提下尽可能延长孕周,以提高围生儿存活率。适用于妊娠小于34周、胎儿体重小于2 000 g、胎儿存活、阴道流血量不多、一般情况良好的孕妇。

尽管国外有资料证明前置胎盘孕妇的妊娠结局住院与门诊治疗并无明显差异,但我国仍应强调住院治疗。住院期间密切观察病情变化,为孕妇提供全面优质护理是期待疗法的关键措施。

(二)终止妊娠

1.终止妊娠适应证

孕妇反复发生多量出血甚至休克,无论胎儿成熟与否,为了母亲安全都应终止妊娠;期待疗法中发生大出血或出血量虽少,但胎龄达孕36周以上,胎儿成熟度检查提示胎儿肺成熟者;

胎龄未达孕 36 周,出现胎儿窘迫征象,或胎儿电子监护发现胎心异常者;出血量多,危及胎儿;胎儿已死亡或出现难以存活的畸形,如无脑儿。

2.剖宫产

剖宫产可在短时间内娩出胎儿,迅速结束分娩,对母儿相对安全,是处理前置胎盘的主要手段。剖宫产适应证应包括:完全性前置胎盘,持续大量阴道流血;部分性和边缘性前置胎盘出血量较多,先露高浮,短时间内不能结束分娩;胎心异常。术前应积极纠正贫血、预防感染等,备血,做好处理产后出血和抢救新生儿的准备。

3.阴道分娩

边缘性前置胎盘、枕先露、阴道流血不多、无头盆不称和胎位异常,估计在短时间内能结束分娩者,可予试产。

五、护理

(一)护理评估

1.病史

除个人健康史外,在孕产史中应特别注意识别有无剖宫产术、人工流产术及子宫内膜炎等前置胎盘的易发因素。此外,妊娠中特别是孕 28 周后是否出现无痛性、无诱因、反复阴道流血症状,并详细记录具体经过及医疗处理情况。

2.身心状况

患者的一般情况与出血量的多少密切相关。大量出血时可见面色苍白、脉搏细速、血压下降等休克症状。孕妇及其家属可因突然阴道流血而感到恐惧或焦虑,既担心孕妇的健康,又担心胎儿的安危,可能显得恐慌、紧张、手足无措。

3.诊断检查

(1)产科检查:子宫大小与停经月份一致,胎儿方位清楚,先露高浮,胎心可以正常,也可因孕妇失血过多而致胎心异常或消失。前置胎盘位于子宫下段前壁时,可于耻骨联合上方听见胎盘山管杂音。临产后检查,宫缩为阵发性,间歇期子宫肌肉可以完全放松。

(2)超声波检查:B 型超声断层相可清楚看到子宫壁、胎头、宫颈和胎盘的位置,胎盘定位准确率在 95% 以上,可反复检查,是目前最安全、有效的首选检查方法。

(3)阴道检查:目前一般不主张应用。只有在近临产期出血不多时,终止妊娠前为排除其他出血原因或明确诊断决定分娩方式前考虑采用。要求阴道检查操作必须在输血、输液和做好手术准备的情况下方可进行。怀疑前置胎盘的个案切忌肛查。

(4)术后检查胎盘及胎膜:胎盘的前置部分可见陈旧血块附着呈黑紫色或暗红色,如这些改变位于胎盘的边缘,而且胎膜破口处距胎盘边缘小于 7 cm,则为部分性前置胎盘。如行剖宫产术,术中可直接了解胎盘附着的部分并确立诊断。

(二)护理诊断

1.潜在并发症

出血性休克。

2.有感染的危险

其与前置胎盘剥离面靠近子宫颈口、细菌易经阴道上行感染有关。

（三）预期目标

（1）接受期待疗法的孕妇血红蛋白不再继续下降，胎龄可达或更接近足月。

（2）产妇产后未发生产后出血或产后感染。

（四）护理措施

对须立即接受终止妊娠的孕妇，应立即安排孕妇去枕侧卧位，开放静脉，配血，做好输血准备。在抢救休克的同时，按腹部手术患者的护理进行术前准备，并做好母儿生命体征临护及抢救准备工作。接受期待疗法的孕妇的护理措施如下。

1.保证休息

减少刺激。孕妇须住院观察，绝对卧床休息，尤以左侧卧位为佳，并定时间断吸氧，每天 3 次，每次 1 小时，以提高胎儿血氧供应。此外，还应避免各种刺激，以减少出血的可能。医护人员进行腹部检查时动作要轻柔，禁做阴道检查和肛查。

2.纠正贫血

除采取口服硫酸亚铁、输血等措施外，还应加强饮食营养指导。建议孕妇多食高蛋白及含铁丰富的食物，如动物肝脏、绿叶蔬菜和豆类等，一方面有助于纠正贫血，另一方面还可以增强机体抵抗力，同时也促进胎儿发育。

3.监测生命体征

及时发现病情变化。严密观察并记录孕妇生命体征，阴道流血的量、色，流血事件及一般状况，检测胎儿宫内状态。按医嘱及时完成实验室检查项目，并交叉配血备用。发现异常及时报告医师并配合处理。

4.预防产后出血和感染

（1）产妇回病房休息时严密观察产妇的生命体征及阴道流血情况，发现异常及时报告医师处理，以防止或减少产后出血。

（2）及时更换会阴垫，以保持会阴部清洁、干燥。

（3）胎儿分娩后，及早使用宫缩剂以预防产后大出血；对新生儿严格按照高危儿处理。

5.健康教育

护士应加强对孕妇的管理和宣教。指导围孕期妇女避免吸烟、酗酒等不良行为，避免多次刮宫、引产或宫内感染，防止多产，减少子宫内膜损伤或子宫内膜炎。对妊娠期出血，无论量多量少均应就医，做到及时诊断、正确处理。

（五）护理评价

（1）接受期待疗法的孕妇胎龄接近（或达到）足月时终止妊娠。

（2）产妇产后未出现产后出血和感染。

第五节　羊水栓塞

羊水栓塞是指在分娩过程中羊水突然进入母体血循环而引起急性肺栓塞、休克和 DIC、肾衰竭及猝死的严重分娩并发症。其起病急、病情凶险，是孕产妇死亡的重要原因之一。发生于足月分娩者,死亡率为 $70\% \sim 80\%$;也可发生在妊娠早、中期的流产,但病情较轻,死亡率较低。

一、病因

羊水栓塞是由污染羊水中的有形物质(胎儿毳毛、角化上皮、胎脂、胎粪)进入母体血循环引起的。通常有以下几个原因。

(1)羊膜腔内压力增高(子宫收缩过强),胎膜与宫颈壁分离或宫颈口扩张引起宫颈黏膜损伤时,静脉血窦开放,羊水进入母体血循环。

(2)宫颈裂伤、子宫破裂、前置胎盘、胎盘早剥或剖宫产术中羊水通过病理性开放的子宫血窦进入母体血循环。

(3)羊膜腔穿刺或钳刮术时子宫壁损伤处静脉窦也可以成为羊水进入母体的通道。

二、病理生理

近年来研究认为羊水栓塞主要是变态反应。羊水进入母体循环后,通过阻塞肺小血管,引起变态反应而导致凝血机制异常,使机体发生一系列的病理生理变化。

(一)肺动脉高压

羊水内的有形物质如胎儿毳毛、胎脂、胎粪、角化上皮细胞等直接形成栓子。一方面,羊水的有形物质激活凝血系统,使小血管内形成广泛的血栓而阻塞肺小血管,反射性引起迷走神经兴奋,使肺小血管痉挛加重;另一方面,羊水内有形物质经肺动脉进入肺循环,阻塞小血管,引起肺内小支气管痉挛,支气管内分泌物增加,使肺通气、换气量减少,反射性引起肺小血管痉挛,肺小管阻塞而引起肺动脉压增高,导致急性右心衰竭,继而发生呼吸和循环功能衰竭、休克,甚至死亡。

(二)过敏性休克

羊水中的有形物质成为致敏原,作用于母体,引起变态反应,导致过敏性休克。患者多在羊水栓塞后立即出现血压骤降甚至消失,甚至有心、肺功能衰竭的表现。

(三)弥散性血管内凝血(DIC)

妊娠时母体血液呈高凝状态。羊水中含有的大量促凝物质可激活母体凝血系统,其进入母血循环后,在血管内产生大量的微血栓,消耗大量的凝血因子和纤维蛋白原,从而导致 DIC。同时,纤维蛋白原下降可激活纤溶系统,由于大量凝血物质的消耗和纤溶系统的激活,产妇血液系统由高凝状态转变为纤溶亢进,血液不凝固,极易发生严重的产后出血及失血性休克。

(四)急性肾衰竭

休克和 DIC 导致肾脏急剧缺血,进一步发生肾衰竭。

三、临床表现

(一)症状

羊水栓塞起病急骤、来势凶险,多发生于分娩过程中,尤其发生在胎儿娩出前后的短时间内。临床经过可分为以下 3 个阶段。

1.急性休克期

其出现在分娩过程中。尤其是刚破膜不久,产妇突感寒战、烦躁不安、气急、恶心、呕吐等先兆症状,继而出现呛咳、呼吸困难、发绀、抽搐、昏迷,迅速出现循环衰竭,进入休克或昏迷状态。病情严重者仅在数分钟内便死亡。

2.出血期

患者经过呼吸、循环衰竭和休克,进入凝血功能障碍阶段,表现为难以控制的大量出血,血液不凝,身体其他部位出血如切口渗血、全身皮肤黏膜出血、血尿、消化道大出血或肾脏出血,产妇可死于出血性休克。

3.急性肾衰竭

后期存活的患者可出现少尿、无尿和尿毒症的症状。主要表现为循环功能衰竭引起的肾脏缺血,DIC 早期形成的血栓堵塞肾内小血管,引起肾脏缺血、缺氧,导致肾脏器质性损害。

(二)体征

心率增快,血压骤降,肺部听诊可闻及湿啰音。全身皮肤黏膜有出血点及瘀斑,阴道流血不止,切口渗血不凝。

四、处理原则

及时处理,立即抢救,抗过敏,纠正呼吸、循环系统衰竭和改善低氧血症,抗休克,防止 DIC 和肾衰竭的发生。

五、护理

(一)护理评估

1.病史

评估发生羊水栓塞临床表现的各种诱因,有无胎膜早破或人工破膜,前置胎盘或胎盘早剥,宫缩过强或强直性宫缩,中期妊娠引产或钳刮术,羊膜腔穿刺术等病史。

2.身心状况

胎膜破裂后,胎儿娩出后或手术中产妇突然出现寒战、呛咳、气急、烦躁不安、尖叫、呼吸困难、发绀、抽搐、出血不凝、不明原因休克等症状和体征,血压下降或消失,应考虑为羊水栓塞,立即进行抢救。

3.辅助检查

(1)血涂片查找羊水有形物质:采集下腔静脉血,镜检见到羊水有形成分可确诊。

(2)床旁胸部 X 线片:可见肺部双侧弥漫性点状、片状浸润影,沿肺门分布,伴轻度肺不张和右心扩大。

(3)床旁心电图或心脏彩色多普勒超声检查:提示右心房、右心室扩大,ST 段下降。

(4)若患者死亡,行尸检时可见肺水肿、肺泡出血。心内血液查到有羊水有形物质,肺小动脉或毛细血管有羊水有形成分栓塞,子宫或阔韧带血管内查到羊水有形物质。

(二)护理诊断

(1)气体交换受损:与肺血管阻力增加、肺动脉高压、肺水肿有关。

(2)组织灌注无效:与弥散性血管内凝血及失血有关。

(3)有胎儿窘迫的危险:与羊水栓塞、母体血循环受阻有关。

(三)护理目标

(1)实施抢救后,患者胸闷、气急、呼吸困难等症状有所改善。

(2)患者心率、血压恢复正常,出血量减少,肾功能恢复正常。

（3）新生儿无生命危险。

（四）护理措施

1.羊水栓塞的预防

加强产前检查，及时注意有无诱发因素，及时发现前置胎盘、胎盘早剥等并发症并予以积极处理。严密观察产程进展情况，正确掌握缩宫素的使用方法，防止宫缩过强。严格掌握人工破膜的适应证和时间，宜在宫缩间歇期行人工破膜术，破口要小，并注意控制羊水流出的速度。

2.配合医师，并积极抢救患者

（1）吸氧：最初阶段是纠正缺氧。给予患者半卧位，加压给氧，必要时给予气管插管或者气管切开，减轻肺水肿，改善脑缺氧。

（2）抗过敏：根据医嘱，尽快给予大剂量肾上腺糖皮质激素抗过敏、解除痉挛，保护细胞。可予地塞米松 20～40 mg 静脉推注，以后根据病情可静脉滴注维持。氢化可的松 100～200 mg 加入 5%～10%葡萄糖注射液 50～100 mL 快速静脉滴注，后予 300～800 mg 加入 5%葡萄糖注射液 250～500 mL 静脉滴注，日用上限为 500～1 000 mg。

（3）缓解肺动脉高压：解痉药物能改善肺血流灌注，预防右心衰竭所致的呼吸循环衰竭。首选盐酸罂粟碱，30～90 mg 加入 25%葡萄糖注射液 20 mL 缓慢推注，能松弛平滑肌、扩张冠状动脉、肺和脑动脉，降低小血管阻力。与阿托品合用扩张小动脉效果更佳。也可使用阿托品，阿托品能阻断迷走神经反射所导致的肺血管和支气管痉挛。1 mg 阿托品加入 10%～25%葡萄糖注射液 10 mL，每 15～30 分钟静脉推注1 次。直至症状缓解，微循环改善为止。还可使用氨茶碱。氨茶碱具有松弛支气管平滑肌、解除肺血管痉挛的作用，250 mg 氨茶碱加入 25%葡萄糖注射液 20 mL 缓慢推注。酚妥拉明为 α 肾上腺素能抑制剂，能解除肺血管痉挛，降低肺动脉阻力，消除肺动脉高压，可用 5～10 mg 加入 10%葡萄糖注射液100 mL 静脉滴注。

（4）抗休克：①补充血容量、使用升压药物。扩容常使用低分子右旋糖酐静脉滴注，并且补充新鲜的血液和血浆。在抢救过程中，监测中心静脉压，了解心脏负荷情况，并据此调节输液量和输液速度。升压药物可用多巴胺 20 mg 加入 5%葡萄糖溶液 250 mL 静脉滴注，随时根据血压调节滴速。②纠正酸中毒。根据血氧分析和血清电解质结果，判断是否存在酸中毒。一旦发现，5%碳酸氢钠250 mL 静脉滴注。及时应用可纠正休克和代谢失调，并根据血清电解质及时纠正电解质紊乱。③纠正心衰消除肺水肿。使用毛花苷 C 或毒毛花苷 K 静脉滴注。同时使用呋塞米静脉推注，有利于消除肺水肿，防止急性肾衰竭。

（5）防治 DIC：DIC 阶段应早期抗凝，补充凝血因子，及时输注新鲜血液和血浆、纤维蛋白原等；应用肝素钠，尤其在羊水栓塞，其血液呈高凝状态时短期内使用。用药过程中监测出凝血时间，若使用肝素过量（凝血时间＞30 分钟），则出现出血倾向，如伤口渗血、血肿、阴道流血不止等，可用鱼精蛋白对抗。

DIC 晚期纤溶时期抗纤溶可使用氨基己酸、氨甲苯酸、氨甲环酸抑制纤溶激活酶，使纤溶酶原不被激活，从而抑制纤维蛋白溶解。抗纤溶的同时补充纤维蛋白原和凝血因子，防止大出血。

（6）预防肾衰竭：抢救的同时注意尿量，如补足血容量后仍然少尿或无尿，需要及时使用呋塞米等利尿剂,预防与治疗肾衰竭。

(7)预防感染:使用肾毒性较小的抗生素,防止感染。

(8)产科处理:第一产程发病的产妇应立即考虑行剖宫产终止妊娠,去除病因。第二产程发病者及时行阴道助产结束分娩,并且密切观察出血量、出凝血时间等,如果发生产后出血不止,应及时配合医师,做好子宫切除术的准备。

3.提供心理支持

如果在发病抢救过程中产妇神志清醒,应给予产妇鼓励,安抚其紧张和恐惧的心理,使其配合医师抢救;对家属要表示理解和抚慰,向家属解释产妇的病情,争取家属的支持和配合。在产妇病情稳定的情况下,可允许家属探视并且陪伴产妇,同时,在病情稳定的康复期,可与产妇和家属一起制订康复计划,适时地给予相应的健康教育。

第十一章 儿科护理

第一节 小儿传染性疾病

由于小儿免疫功能低下,传染病发病率较成人高,且起病急、发展快、症状重,易发生并发症,因此护士必须掌握传染病的有关知识,积极预防和控制传染病。

一、小儿传染病的护理管理

(一)传染过程

传染是病原体进入人体后与人体相互作用、相互斗争的过程,可产生 5 种不同的结局。

1.病原体被清除

病原体侵入人体后,被人体的非特异性免疫或特异性免疫消灭或排出体外,不引起病理变化和临床症状。

2.隐性感染

其又称亚临床感染,指病原体侵入人体后,机体仅发生特异性免疫应答和轻微组织损伤,不表现临床症状、体征,只有免疫学检查才能发现异常。隐性感染后可获得对该病的特异性免疫力,其结局多数为病原体被清除,部分成为病原携带状态。

3.显性感染

其又称临床感染,指病原体侵入人体后引起机体免疫应答,导致组织损伤和病理改变,出现临床表现。显性感染后可获得特异性免疫力,其结局大多数为病原体被清除,仅部分成为病原携带状态。

4.病原携带状态

其包括带菌、带病毒和带虫的状态,病原体在人体内生长繁殖,但不出现疾病的临床表现。携带者向外排出病原体,成为传染病的重要传染源。

5.潜在性感染

病原体侵入人体后寄生于机体某个部位,机体的免疫功能使病原体局限而不发病,但不能清除病原体,病原体潜伏在体内。只有当机体防御机能减低时,病原体趁机繁殖,才引起发病。

(二)传染病的特点

1.传染病的基本特征

病原体;传染性;流行性、季节性、地方性、周期性;免疫性。

2.传染病的临床特点

病程发展有阶段性,其可分为:①潜伏期,病原体侵入人体至出现临床症状之前。②前驱期,起病至出现明显症状为止。③症状明显期,前驱期后出现该传染病特有的症状和体征。④恢复期,患儿症状和体征基本消失,多因痊愈而终结,少数可留有后遗症。

3.传染病的流行环节

传染病的传播必须具备 3 个基本环节：①传染源，指体内带有病原体，并不断向体外排出病原体的人和动物，包括患者、隐性感染者、病原体携带者、受感染的动物。②传播途径，指病原体离开传染源后到达另一个易感者所经历的途径，有呼吸道传播、消化道传播、虫媒传播、接触传播、血液传播等方式。③人群易感性，指人群对某种传染病病原体的易感程度或免疫水平。人群易感性越高，传染病越易发生、传播和流行。

(三)影响流行过程的因素

1.自然因素

其包括地理、气候、温度、湿度因素。大部分虫媒传染病和某些自然疫源性传染病有地区性和季节性。寒冷季节易发生呼吸道传染病，夏秋季易发生消化道传染病。

2.社会因素

其包括社会制度、经济和生活条件、文化水平等，其对传染病流行过程有决定性的影响。我国建立了各级卫生防疫机构，颁布了《传染病防治法》，制定各项卫生管理法，实行计划免疫等，有效控制了传染病的流行。

(四)传染病的预防

1.控制传染源

对传染病患者、病原携带者管理应做到"五早"：早发现、早诊断、早报告、早隔离、早治疗。对传染病接触者应进行检疫，检疫期限为接触日至该病的最长潜伏期。

2.切断传播途径

不同传染病的传播途径不同，采取的措施也不一样。例如：消化道传染病，应注意管理水源、饮食、粪便、灭苍蝇、蟑螂、环境消毒；呼吸道传染病，应注意空气消毒、通风换气、戴口罩；虫媒传染病，应注意杀虫、防虫。

3.保护易感人群

其包括增强易感人群的非特异性和特异性免疫力、药物预防，其中预防接种是预防传染病的最有力武器。

(五)小儿传染病的护理管理

1.传染病的隔离

其分为 A 系统和 B 系统两类，A 系统以类别特点分类，B 系统以疾病分类。目前我国大多数医院实行 A 系统隔离法。

(1)呼吸道隔离(蓝色标志)：适用于经空气传播的呼吸道传染病。

(2)消化道隔离(棕色标志)：适用于消化道传染病。

(3)严密隔离(黄色标志)：适用于有高度传染性及致死性的传染病。

(4)接触隔离(橙色标志)：适用于预防高度传染性及有重要流行病学意义的感染。

(5)血液(体液)隔离(红色标志)：适用于由直接或间接接触感染的血液及体液引起的传染病。

(6)脓汁(分泌物)隔离(绿色标志)：适用于由直接或间接接触感染部位的脓液或分泌物引起的感染。

（7）结核菌隔离（灰色标志）：适用于肺结核痰涂片阳性者或 X 线检查为活动性肺结核者。

2.传染病的消毒

（1）消毒种类：预防性消毒和疫源地消毒。前者指未发现传染源，对可能受病原体污染的场所、物品和人体进行的消毒；后者指对目前存在或曾经存在传染源的地方进行消毒，可分为随时消毒（对传染源的排泄物、分泌物及被污染的物品和场所随时进行的消毒）和终末消毒（传染病患者出院、转科或死亡后，对患者、病室及用物进行一次彻底的消毒）。

（2）消毒方法：物理消毒和化学消毒。前者是利用机械、热、光、微波、辐射等物理方法将病原体消除或杀灭；后者是应用 2.5％碘酊、戊二醛、过氧乙酸、酒精等化学消毒剂使病原体的蛋白质凝固变性或失去活性。

3.小儿传染病的一般护理

（1）建立预诊制度：门诊预诊能及早发现传染病患儿，避免和减少交叉感染。

（2）严格执行隔离消毒制度：隔离与消毒是防止传染病弥散的重要措施。应根据具体情况采取相应的隔离消毒措施，控制传染源、切断传播途径、保护易感人群。

（3）及时报告疫情：护士是传染病的法定报告人之一，发现传染病后应及时填写"传染病疫情报告卡"，并按国家规定的时间向防疫部门报告，以便采取措施进行疫源地消毒，防止弥散。

（4）密切观察病情：传染病病情重、进展快，护理人员应仔细观察患儿病情变化、服药反应、治疗效果、有无并发症等。正确作出护理诊断，采取有效护理措施，做好各种抢救的准备工作。

（5）指导休息，做好生活护理：急性期应绝对卧床休息，症状减轻后可逐渐增加下床活动；小儿生活自理能力差，应做好日常生活护理。

（6）保证营养供给：供给患儿营养丰富、易消化的流质或半流质饮食，鼓励患儿多饮水，维持水、电解质平衡和促进体内毒素排泄。不能进食者可鼻饲或静脉补液。

（7）加强心理护理：传染病患儿因需要单独隔离，易产生孤独、紧张、恐惧心理，护理人员应多给予关心。鼓励患儿适量活动，保持良好情绪，促进身体康复。

（8）开展健康教育：卫生宣教是传染病护理的重要环节。护理人员应向患儿及家属宣讲传染病的防治知识，使其认真配合医院的隔离消毒工作，控制院内交叉感染。

二、麻疹

麻疹是由麻疹病毒引起的一种急性出疹性呼吸道传染病，临床以发热、咳嗽、流涕、结膜炎、口腔麻疹黏膜斑及全身斑丘疹为主要表现。

（一）病原学及流行病学

几种常见传染病病原学及流行病学特点比较见表 11-1。

表 11-1　几种常见传染病病原学及流行病学特点比较

疾病	好发季节	病原体	传染源	传染期及隔离期	传播途径（主要）	易感人群	病后免疫力
麻疹	冬春季	麻疹病毒	麻疹患者	潜伏期末至出疹后5天；并发肺炎者至出疹后10天	呼吸道	6个月～5岁小儿	持久免疫

续表

疾病	好发季节	病原体	传染源	传染期及隔离期	传播途径（主要）	易感人群	病后免疫力
水痘	冬春季	水痘-带状疱疹病毒	水痘患者	出疹前 1～2 天至疱疹结痂	呼吸道及接触传播	婴幼儿、学龄前儿童	持久免疫
猩红热	冬春季	A 组 β 溶血性链球菌	患者及带菌者	隔离至症状消失后 1 周，咽拭子培养 3 次阴性	呼吸道	3～7 岁小儿	获得同一菌型抗菌免疫和同一毒素抗毒素免疫
流行性腮腺炎	冬春季	腮腺炎病毒	患者及隐性感染者	腮腺肿大前 1 天至消肿后 3 天	呼吸道	5～14 岁小儿	持久免疫
中毒型细菌性痢疾	夏秋季	痢疾杆菌（我国以福氏志贺菌多见）	患者及带菌者	隔离至症状消失后 1 周或大便培养 3 次阴性	消化道	3～5 岁体格健壮儿童	病后免疫力短暂，不同菌群与血清型间无交叉免疫

(二)临床表现

1.典型麻疹

(1)潜伏期：一般为 6～18 天，可有低热及全身不适。

(2)前驱期：一般为 3～4 天，主要表现如下。①中度以上发热。②上呼吸道炎，咳嗽、流涕、喷嚏、咽部充血。③眼结膜炎，结膜充血、畏光流泪、眼睑水肿。④麻疹黏膜斑，为本期的特异性体征，有诊断价值，其为下磨牙相对应的颊黏膜上出现的直径为 0.5～1.0 mm 大小的白色斑点，周围有红晕，出疹前 1～2 天出现，出疹后 1～2 天迅速消失。

(3)出疹期：一般为 3～5 天。皮疹先出现于耳后发际，渐延及额面部和颈部，再自上而下至躯干、四肢，乃至手掌、足底。皮疹初为淡红色斑丘疹，直径为 2～4 mm，略高出皮面，压之褪色，疹间皮肤正常，继之转为暗红色，可融合成片。发热、呼吸道症状达高峰，肺部可闻及湿啰音，伴有全身浅表淋巴结及肝脾大。

(4)恢复期：一般为 3～5 天。皮疹按出疹顺序消退，疹退处有米糠样脱屑及褐色色素沉着。体温下降，全身症状明显好转。

2.非典型麻疹

少数患者呈非典型经过。有一定免疫力者呈轻型麻疹，症状轻，无黏膜斑，皮疹稀且色淡，疹退后无脱屑和色素沉着；体弱、有严重继发感染者呈重型麻疹，持续高热，中毒症状重，皮疹密集融合，有并发症或皮疹骤退、四肢冰冷、血压下降等循环衰竭表现；注射过麻疹减毒活疫苗的患儿可出现皮疹不典型的异性麻疹。

3.并发症

肺炎为最常见并发症，喉炎、心肌炎、脑炎等次之。

(三)辅助检查

1.血常规

白细胞总数减少，淋巴细胞相对增多；若白细胞总数及中性粒细胞增多，提示继发细菌感染。

2.病原学检查

从呼吸道分泌物中分离或检测到麻疹病毒可作出特异性诊断。

3.血清学检查

用酶联免疫吸附试验检测血清中特异性 IgM 抗体,有早期诊断价值。

(四)治疗原则

1.一般治疗

其包括卧床休息,保持眼、鼻及口腔清洁,避光,补充维生素 A 和维生素 D。

2.对症治疗

其包括降温,止咳祛痰,镇静止惊,维持水、电解质及酸碱平衡。

3.并发症治疗

对有并发症者给予相应治疗。

(五)护理诊断及合作性问题

(1)体温过高:与病毒血症及继发感染有关。

(2)有皮肤完整性受损的危险:与皮疹有关。

(3)营养失调,低于机体需要量:与消化吸收功能下降、高热消耗增多有关。

(4)潜在并发症:肺炎、喉炎、心肌炎、脑炎等。

(5)有传播感染的危险:与患儿排出有传染性的病毒有关。

(六)护理措施

1.维持正常体温

(1)卧床休息至皮疹消退、体温正常;出汗后及时更换衣被,保持干燥。

(2)监测体温,观察热型;处理高热时要兼顾透疹,不宜用药物或物理方法强行降温,忌用冷敷及乙醇擦浴,以免影响透疹;体温高于 40 ℃时可用小剂量退热剂或温水擦浴,以免发生惊厥。

2.保持皮肤黏膜的完整性

(1)加强皮肤护理:保持床单整洁干燥和皮肤清洁,每天温水擦浴更衣一次;勤剪指甲,避免抓伤皮肤,继发感染;如出疹不畅,可用中药或鲜芫荽煎水服用并抹身,以帮助透疹。

(2)加强五官护理:用生理盐水清洗双眼,滴抗生素眼药水或涂眼膏,并加服鱼肝油以预防眼干燥症;防止眼泪及呕吐物流入外耳道,引起中耳炎;及时清除鼻痂,保持鼻腔通畅;多喂温开水,用生理盐水或 2％硼酸溶液含漱,保持口腔清洁。

3.保证营养供给

给予清淡易消化的流质、半流质饮食,少量多餐;多喂温开水及热汤,利于排毒、退热、透疹;恢复期应添加高蛋白、高热量、富含维生素食物。

4.密切观察病情,及早发现并发症

出疹期出现持续高热不退、咳嗽加剧、发绀、呼吸困难、肺部湿啰音增多等表现;声嘶、气促、吸气性呼吸困难、三凹征等为喉炎的表现;嗜睡、昏迷、惊厥、前囟饱满等为脑炎表现。患者出现上述表现应给予相应处理。

5.预防感染的传播

(1)控制传染源:隔离患儿至出疹后 5 天,并发肺炎者延至出疹后 10 天。密切接触的易感儿隔离观察 3 周。

(2)切断传播途径:病室通风换气并用紫外线照射;患儿衣被及玩具暴晒 2 小时,减少不必要的探视,预防继发感染。

(3)保护易感人群:流行期间不带易感儿童去公共场所;8 个月以上未患过麻疹者应接种麻疹减毒活疫苗,7 岁时复种;未接种过疫苗的体弱及婴幼儿接触麻疹后,应尽早注射人血丙种球蛋白,此举可预防发病或减轻症状。

6.健康教育

向家长宣传控制传染源的知识,说明患儿隔离的时间;指导切断传播途径的方法,如通风换气、定期消毒、用物暴晒等;指导家长对患儿进行皮肤护理、饮食护理及病情观察。

三、水痘

水痘是由水痘-带状疱疹病毒引起的急性出疹性传染病,临床以皮肤黏膜相继出现和同时存在斑疹、丘疹、疱疹及结痂为特征。

(一)临床表现

1.潜伏期

潜伏期一般为 2 周左右。

2.前驱期

前驱期一般为 1~2 天。婴幼儿多无明显前驱症状,年长儿可有低热、头痛、不适、食欲缺乏等。

3.出疹期

皮疹先出现于躯干和头部,后波及面部和四肢。其特点有以下几点。

(1)皮疹分批出现,可见斑疹、丘疹、疱疹及结痂同时存在,为水痘皮疹的重要特征。开始为红色斑疹,数小时后变为丘疹,再过数小时发展成椭圆形水疱疹,疱液先清亮后浑浊,周围有红晕。疱疹易破溃,1~2 天后开始干枯、结痂,脱痂后一般不留瘢痕,常伴瘙痒使患儿烦躁不安。

(2)皮疹呈向心性分布,主要位于躯干,头面部次之,四肢较少,此为水痘皮疹的另一特征。

(3)黏膜疱疹可出现在口腔、咽、结膜、生殖器等处,易破溃形成溃疡。

4.并发症

并发症以皮肤继发细菌感染常见,少数为血小板减少、肺炎、脑炎、心肌炎等。

水痘多为自限性疾病,10 天左右自愈。除上述典型水痘外,可有疱疹内出血的出血型重症水痘,多发生于免疫功能低下者,常因并发血小板减少或弥散性血管内凝血而危及生命,病死率高。此外,孕母患水痘可感染胎儿,导致先天性水痘。

(二)辅助检查

1.血常规

白细胞总数正常或稍低,继发细菌感染时可增高。

2.疱疹刮片

疱疹刮片可发现多核巨细胞和核内包涵体。

3.血清学检查

补体结合抗体高滴度或双份血清抗体滴度 4 倍以上升高可明确病原。

(三)治疗原则

1.抗病毒治疗

抗病毒治疗首选阿昔洛韦,在水痘发病后 24 小时内应用效果更佳。此外,也可用更昔洛韦及干扰素。

2.对症治疗

高热时用退热剂,皮疹瘙痒时可局部用炉甘石洗剂清洗或口服抗组胺药,疱疹溃破后可涂 1%甲紫或抗生素软膏,有并发症时进行相应的对症治疗。水痘患儿忌用肾上腺皮质激素。

(四)护理诊断及合作性问题

(1)体温过高:与病毒血症及继发细菌感染有关。

(2)皮肤完整性受损:与水痘病毒引起的皮疹及继发细菌感染有关。

(3)潜在并发症:皮肤继发细菌感染、脑炎、肺炎等。

(4)有传播感染的危险:与患儿排出有传染性的病毒有关。

(五)护理措施

1.维持正常体温

(1)卧床休息至热退,症状减轻;出汗后及时更换衣服,保持干燥。

(2)监测体温,观察热型;高热时可用物理降温或退热剂,但忌用乙醇擦浴、口服阿司匹林(以免增加瑞氏综合征的危险);鼓励患儿多饮水。

2.促进皮肤完整性恢复

(1)室温适宜,衣被不宜过厚,以免增加痒感。

(2)勤换内衣,保持皮肤清洁,防止继发感染。

(3)剪短指甲,婴幼儿可戴并指手套,以免抓伤皮肤。

(4)皮肤瘙痒时,可温水洗浴,口服抗组胺药物;疱疹无溃破者,涂炉甘石洗剂或 5%碳酸氢钠溶液;疱疹溃破者涂 1%甲紫或抗生素软膏,防止继发感染,必要时给予抗生素。

3.病情观察

注意观察疱疹溃破处皮肤,患儿精神、体温、食欲,有无咳嗽、气促、头痛、呕吐等,及早发现并发症,予以相应的治疗及护理。

4.预防感染的传播

(1)控制传染源:患儿应隔离至疱疹全部结痂或出疹后 7 天;密切接触的易感儿隔离观察 3 周。

(2)切断传播途径:保持室内空气新鲜,托幼机构应做好晨间检查和空气消毒。

(3)保护易感人群:避免与易感者接触,对体弱、免疫功能低下及应用大剂量激素者尤应加强保护。在接触水痘后 72 小时内肌内注射水痘-带状疱疹免疫球蛋白,可起到预防或减轻症状的作用。

5.健康教育

向家长宣传控制传染源的知识,说明患儿隔离的时间;告知家长切断传播途径的方法,如通风换气、定期消毒、用物暴晒;指导家长对患儿进行皮肤护理,防止继发感染;加强预防知识教育,流行期间避免易感儿去公共场所。

四、猩红热

猩红热是由 A 组 β 溶血性链球菌引起的急性呼吸道传染病,临床以发热、咽峡炎、杨梅舌、全身弥漫性红色皮疹及疹退后皮肤脱屑为特征。其多见于 3～7 岁小儿,少数患儿在病后2～3 周可发生风湿热或急性肾小球肾炎。

(一)临床表现

1.潜伏期

潜伏期一般为 2～3 天,外科型 1～2 天。

2.前驱期

该病起病急,患儿有畏寒、高热、头痛、咽痛、恶心、呕吐等表现。咽部及扁桃体充血,颈及颌下淋巴结肿大、压痛。

3.出疹期

(1)出疹顺序:发病后 1～2 天出疹,先耳后、颈部、腋下和腹股沟,然后迅速蔓延至躯干及上肢,最后至下肢,24 小时波及全身。

(2)皮疹形态:弥漫性针尖大小、密集的点状红色皮疹,压之褪色,有砂纸感,疹间无正常皮肤,伴瘙痒。

(3)贫血性皮肤划痕:疹间皮肤以手按压红色可暂时消退数秒钟,出现苍白的手印,为猩红热特征。

(4)帕氏线:肘窝、腋窝、腹股沟等皮肤皱褶处皮疹密集成线,压之不退,为猩红热特征。

(5)杨梅舌:病初舌面有灰白苔,边缘充血水肿,2～3 天后白苔脱落,舌面呈牛肉样深红色,舌乳头红肿突起,称杨梅舌,为猩红热特征。

(6)环口苍白圈:口周皮肤与面颊部发红的皮肤比较相对苍白。

4.恢复期

一周后皮疹按出疹顺序开始脱皮,脱屑程度与皮疹轻重一致,轻者呈糠屑样,重者呈大片状脱皮,手、脚呈“手套”“袜套”状。

5.并发症

急性肾小球肾炎、风湿热。

除上述普通型外,还可出现中毒型、脓毒型、外科型猩红热。

(二)辅助检查

1.血常规

白细胞总数增高,中性粒细胞在 80％ 以上,严重者可有中毒颗粒。

2.细菌培养

鼻咽拭子培养出 A 组 β 溶血性链球菌为诊断的“金标准”。

3.抗链球菌溶血素"O"

滴度明显增高提示 A 组链球菌近期感染。

(三)治疗原则

1.一般治疗

卧床休息,供给充分的水分及营养;保持皮肤清洁,防止继发感染;高热者给予物理降温或退热剂。

2.抗生素治疗

首选青霉素,剂量每天 50 000 U/kg,分 2 次肌内注射,严重感染者 100 000～200 000 U/kg 静脉滴注,疗程7～10 天。如青霉素过敏,可选用红霉素、头孢菌素等药物。

(四)护理诊断及合作性问题

(1)体温过高:与细菌感染及外毒素血症有关。

(2)皮肤完整性受损:与皮疹脱皮有关。

(3)潜在并发症:急性肾小球肾炎、风湿热。

(4)有传播感染的危险:与患儿排出有传染性的病原菌有关。

(五)护理措施

1.维持正常体温

(1)卧床休息 2～3 周,出汗后及时更换衣服,保持干燥。

(2)高热时给予物理降温或退热剂,鼓励患儿多饮水,并用生理盐水漱口。

(3)给予营养丰富、易消化的流质或半流质饮食。

(4)遵医嘱使用青霉素抗感染。

2.病情观察

密切观察病情变化,若出现眼睑水肿、少尿、血尿、高血压等症状,则提示并发急性肾炎;若出现心率增快、心脏杂音、游走性关节肿痛、舞蹈病等症状,则提示风湿热,应及时进行相应处理。

3.预防感染的传播

(1)控制传染源:呼吸道隔离至症状消失后 1 周,咽拭子培养连续 3 次呈阴性。有化脓性并发症者应隔离至治愈为止。

(2)切断传播途径:通风换气,并用紫外线消毒,鼻咽分泌物须以 2％～3％氯胺或漂白粉澄清液消毒。对于患者分泌物所污染的物品,可采用消毒液浸泡、擦拭,蒸煮或日光暴晒等。

(3)保护易感人群:接触者观察 7 天,用青霉素或磺胺类药物预防。

4.健康教育

向家长宣传控制传染源的知识,说明患儿隔离的时间,无须住院者指导在家隔离治疗;指导切断传播途径的方法,如通风换气、定期消毒、用物暴晒;加强预防知识教育,流行期间避免易感儿去公共场所,托幼机构加强晨间检查。

五、流行性腮腺炎

流行性腮腺炎是由腮腺炎病毒引起的急性呼吸道传染病,临床以腮腺非化脓性肿胀、疼痛为特征,大多有发热、咀嚼受限,并可累及其他腺体及脏器,预后良好。

(一)临床表现

1.潜伏期

潜伏期一般为 14～25 天,平均 18 天。

2.前驱期

此期可无或很短,一般为数小时至 1～2 天。患儿可有发热、头痛、乏力、食欲缺乏、恶心、呕吐等症状。

3.腮腺肿胀期

通常一侧腮腺先肿大,2～4 天累及对侧,也可双侧同时肿大或始终局限于一侧。腮腺肿大以耳垂为中心,向前、后、下发展,边缘表面热而不红,触之有弹性感,伴有疼痛及压痛,张口、咀嚼、食酸性食物时胀痛加剧。腮腺管口可有红肿,但压之无脓液流出。腮腺肿大 1～3 天达高峰,1 周左右消退。颌下腺、舌下腺可同时受累。

4.并发症

脑膜脑炎、睾丸炎及卵巢炎、急性胰腺炎、心肌炎等。

(二)辅助检查

1.血常规

白细胞总数正常或稍高,淋巴细胞相对增多。

2.血清及尿淀粉酶测定

90％的患儿发病早期血清及尿淀粉酶增高,常与腮腺肿胀程度平行。血脂肪酶增高有助于胰腺炎的诊断。

3.血清学检查

血清特异性 IgM 抗体阳性提示近期感染。

4.病毒分离

患儿唾液、脑脊液、血及尿中可分离出病毒。

(三)治疗原则

治疗原则主要为对症处理。急性期注意休息,补充水分和营养,避免摄入酸性食物;高热者给予物理降温或退热剂;腮腺肿痛严重时可酌情应用止痛药;并发睾丸炎者局部给予冷敷,并将阴囊托起以减轻疼痛;并发重症脑膜脑炎、睾丸炎或心肌炎者,可用中等剂量的糖皮质激素治疗 3～7 天。此外,也可采用中医中药内外兼治。

(四)护理诊断及合作性问题

1.疼痛

其与腮腺非化脓性炎症有关。

2.体温过高

其与病毒感染有关。

3.潜在并发症

脑膜脑炎、睾丸炎、胰腺炎等。

4.有传播感染的危险

其与患儿排出有传染性的病毒有关。

（五）护理措施

1.减轻疼痛

（1）饮食护理：给予富有营养、易消化的半流质或软食，忌酸、辣、干、硬食物，以免因唾液分泌增多及咀嚼食物而加剧疼痛。

（2）减轻腮腺肿痛：局部冷敷收缩血管，以减轻炎症充血及疼痛，也可用中药如意金黄散、青黛散调食醋局部涂敷，或采用氦氖激光局部照射。

（3）口腔护理：用温盐水漱口、多饮水以保持口腔清洁，防止继发感染。

2.降温

监测体温，高热者给予冷敷、温水擦浴等物理降温或服用适量退热剂；发热伴有并发症者应卧床休息至热退；在发热早期遵医嘱给予利巴韦林、干扰素或板蓝根颗粒等抗病毒治疗；鼓励患儿多饮温开水，以利汗液蒸发散热。

3.密切观察病情，及时发现和处理并发症

（1）若患儿出现高热、头痛、呕吐、颈强直、抽搐、昏迷等，则提示已发生脑膜脑炎，应立即行脑脊液检查，并给予降低颅内压、止惊等处理。

（2）若患儿出现睾丸肿胀疼痛，提示并发睾丸炎，可用丁字带托起阴囊以消肿，局部冰袋冷敷以止痛。

（3）若患儿出现上腹痛、发热、寒战、呕吐、腹胀、腹泻等，则提示并发胰腺炎，应给予禁食、胃肠减压等处理。

4.预防感染的传播

（1）控制传染源：患儿隔离至腮腺肿大消退后 3 天；密切接触的易感儿隔离观察 3 周；流行期间应加强托幼机构的晨检。

（2）切断传播途径：居室应空气流通，应对患儿呼吸道分泌物及其污染物进行消毒。

（3）保护易感人群：易感儿接种减毒腮腺炎活疫苗。

5.健康教育

向家长宣传控制传染源的知识，说明患儿隔离的时间，尤须住院者指导在家隔离治疗。指导切断传播途径的方法，如通风换气、定期消毒、用物暴晒；加强预防知识教育，流行期间避免易感儿去公共场所；托幼机构加强晨间检查；指导患儿家长学会观察病情，有并发症时应及时就诊，并介绍减轻疼痛的方法。

六、中毒型细菌性菌痢

中毒型细菌性痢疾是急性细菌性痢疾的危重型，是由志贺菌属引起的肠道传染病，起病急骤，临床以突然高热、反复惊厥、嗜睡、迅速发生休克和昏迷等为特征，病死率高，必须积极抢救。

（一）临床表现

潜伏期多为数小时甚至 1~2 天。起病急骤，数小时内即可出现严重中毒症状，如高热（可在 40 ℃以上）、惊厥、休克、昏迷等，腹泻、解黏液脓血便、里急后重等肠道症状往往在数小时或十几小时后出现，故常被误诊为其他热性疾病。根据其临床表现分为以下 4 型。

1.休克型(皮肤内脏微循环障碍型)

主要表现为感染性休克。患儿出现精神萎靡、面色苍白或发灰、四肢厥冷、脉搏细速、皮肤花纹、血压下降、心音低钝、少尿或无尿等。

2.脑型(脑微循环障碍型)

主要表现为颅内压增高、脑水肿和脑疝。患儿出现头痛、呕吐、嗜睡、血压增高、反复惊厥、昏迷等,严重者出现脑疝,表现为两侧瞳孔大小不等、对光反射迟钝或消失,呼吸节律不齐甚至呼吸停止。此型较重,病死率高。

3.肺型(肺微循环障碍型)

主要表现为呼吸窘迫综合征,以肺微循环障碍为主。此型少见,常由休克型或脑型发展而来,病情危重,病死率高。

4.混合型

混合型指上述两型或三型同时或先后出现,最为凶险,病死率更高。

(二)辅助检查

1.血常规

白细胞总数及中性粒细胞量增高,可见核左移。有 DIC 时,血小板减少。

2.大便常规

有黏液脓血便者,镜检可见大量脓细胞、红细胞和吞噬细胞。尚无腹泻的早期病例,可用生理盐水灌肠后做大便检查。

3.大便培养

分离出志贺菌属痢疾杆菌,有助于确诊。

4.免疫学检测

用免疫荧光抗体等方法检测大便的细菌抗原,有助于早期诊断,但应注意假阳性。

5.血清电解质及二氧化碳结合力

血钠、血钾及二氧化碳结合力等多偏低。

(三)治疗原则

1.对症治疗

高热时用物理、药物或亚冬眠疗法降温;惊厥者给予地西泮、苯巴比妥钠、10%水合氯醛等止惊。

2.控制感染

选用两种痢疾杆菌敏感的抗生素静脉滴注。常用药物有丁胺卡那霉素、头孢哌酮、头孢噻肟钠、头孢曲松钠等。

3.抗休克治疗

扩充血容量,纠正酸中毒,维持水、电解质及酸碱平衡;在充分扩容的基础上应用多巴胺、酚妥拉明等血管活性药物改善微循环;及早应用地塞米松静脉滴注。

4.降低颅内压,防治脑水肿及脑疝

首选 20%甘露醇,每次 0.5~1.0 g/kg,每 6~8 小时 1 次,必要时应与利尿剂交替使用。呼吸衰竭时应保持呼吸道通畅,给予吸氧及呼吸兴奋剂,使用人工呼吸器。

(四)护理诊断及合作性问题

1.体温过高

其与痢疾杆菌感染及内毒素血症有关。

2.组织灌注量改变

其与机体高敏状态和毒血症致微循环障碍有关。

3.潜在并发症

颅内压增高。

4.有皮肤完整性受损的危险

其与腹泻时大便刺激臀部皮肤有关。

5.有传播感染的危险

其与患儿排出有传染性的细菌有关。

(五)护理措施

1.降低体温

保持室内通风,卧床休息,监测体温变化,高热时给予物理降温或药物降温,持续高热不退甚至惊厥者采用亚冬眠疗法,控制体温在 37 ℃左右;遵医嘱给予敏感抗生素,控制感染;给予富有营养、易消化流质或半流质饮食,多饮水,促进毒素排出。

2.维持有效的血液循环

每 15～30 分钟监测生命体征 1 次,观察神志、面色、肢端肤色、尿量等;休克患儿应迅速建立静脉通道,遵医嘱用 2∶1 等张含钠液、低分子右旋糖酐等扩充血容量,给予抗休克治疗,并保证输液通畅,维持水、电解质及酸碱平衡;患儿取平卧位,适当保暖,以改善周围循环。

3.降低颅内压、控制惊厥,防治脑水肿及脑疝

(1)遵医嘱用 20%甘露醇降低颅内压,必要时配合使用呋塞米及肾上腺皮质激素,以减轻脑水肿、防止脑疝发生。

(2)遵医嘱用地西泮、苯巴比妥钠、10%水合氯醛等止惊,并注意防止外伤和窒息。

(3)密切观察病情变化,当患儿出现两侧瞳孔不等大、对光反射迟钝或消失,呼吸节律不规则甚至呼吸停止时,应考虑脑疝及呼吸衰竭的存在,立即用脱水剂快速降低颅内压,同时保持呼吸道通畅,给予吸氧和呼吸兴奋剂,使用呼吸机维持呼吸。

4.预防疾病的传播

(1)控制传染源:患儿应消化道隔离至症状消失后 1 周或大便培养 3 次阴性;密切接触者应隔离观察 7 天;对饮食行业及托幼机构的工作人员应定期做大便培养,及早发现带菌者并积极治疗。

(2)切断传播途径:加强对饮食、饮水、粪便的管理及消灭苍蝇;加强卫生教育,注意个人卫生和饮食卫生,如饭前便后洗手、不喝生水、不吃变质及不洁食品。

(3)保护易感人群:菌痢流行期间口服痢疾减毒活疫苗。

5.健康教育

向家长宣传控制传染源的知识,说明患儿隔离的时间;指导切断传播途径的方法,对患儿的排泄物及污染物进行消毒;加强预防知识教育,注意饮食卫生,不吃生冷及不洁食品,养成饭前便后洗手的良好卫生习惯。

第二节　小儿急性呼吸道感染

急性上呼吸道感染是小儿最常见的疾病,主要侵犯鼻、鼻咽和咽部,常诊断为"急性鼻咽炎""急性咽炎""急性扁桃体炎"等,也可统称为上呼吸道感染,或简称"上感"。

一、病因

各种病毒和细菌都可引起上呼吸道感染,病毒尤为多见,占"上感"发病病原体的60%甚至90%以上,常见的有鼻病毒、腺病毒、副流感病毒、流感病毒、呼吸道合胞病毒等,其他病毒如冠状病毒、肠道病毒、单纯疱疹病毒、EB病毒等也可引起。细菌感染常继发于病毒感染之后,其中溶血性链球菌占重要地位,肺炎链球菌、葡萄球菌、嗜血流感杆菌次之,偶尔也有革兰氏阴性杆菌。亦有报告肺炎支原体菌亦可引起上呼吸道感染。

二、病理改变

病变部位早期表现为毛细血管和淋巴管扩张、黏膜充血水肿、腺体及杯状细胞分泌增加,以及单核细胞和吞噬细胞浸润,以后转为中性粒细胞浸润,上皮细胞和纤毛上细胞坏死脱落。恢复期上皮细胞新生、黏膜修复、恢复正常。

三、临床表现

本病多为散发,偶尔亦见流行。婴幼儿患病症状较重,年长儿较轻。婴幼儿患病时可有或无流涕、鼻塞、喷嚏等呼吸道症状,常突发高热、呕吐、腹泻,甚至因高热而引起惊厥。年长儿患时常有流涕、鼻塞、喷嚏、咽部不适、发热等症状,可伴有轻度咳嗽与声嘶。部分患儿发病早期可出现脐周围阵痛、咽炎、咽痛等症状。咽黏膜充血者,若咽侧索也受累,则在咽两外侧壁上各见一纵行条索状肿块突出。疱疹性咽峡炎者,在咽弓、软腭、悬雍垂黏膜上可见数个或数十个灰白色小疱疹,直径1~3 mm,周围有红晕,1~2 天破溃成溃疡。咽结合膜热患者,临床特点为体温在 39 ℃左右,咽炎及结膜炎同时存在,而有别于其他类型的上呼吸道感染。急性扁桃体炎除了发热、咽痛,扁桃体可见明显红肿,表面有黄白色脓点,可融合成假膜状。

四、实验室检查

病毒感染时白细胞计数多偏低或正常,粒细胞不增高。病因诊断除病毒分离与血清反应外,近年来广泛利用免疫荧光、酶联免疫等方法开展病毒学的早期诊断,这对初步鉴别诊断有一定帮助。细菌感染时白细胞计数及中性粒细胞可增高;由链球菌引起者血清抗链球菌溶血素"O"滴度增高,咽拭子培养可有致病菌生长。

五、诊断

急性上呼吸道感染具有典型症状,如发热、鼻塞、咽痛、扁桃体肿大等全身和局部症状,结合季节、流行病学特点等临床诊断并不困难,但对病原学的诊断则须依靠病毒学和细菌学检查。

六、鉴别诊断

(1)症状中高热惊厥和腹痛严重者,须与中枢神经系统感染和急腹症等疾病相鉴别。

(2)很多急性传染病早期也有上呼吸道感染的症状,虽然现在预防接种比较普遍且传染病发病率明显下降,但在传染病流行季节要仔细询问麻疹、猩红热、腮腺炎、百日咳、流感及脊髓灰质炎的流行接触史。夏季尤要注意与中毒性疾病的早期相鉴别。

(3)如有高热、流涎、拒食、咽后壁及扁桃体周围有小疱疹及小溃疡者,可诊断为疱疹性咽峡炎;高热、咽红伴眼结膜充血者,可诊断为咽结膜热;扁桃体红肿且有渗出者为急性扁桃体炎或化脓性扁桃体炎;如有明显流行史、高热、四肢酸痛、头痛等全身症状且较鼻咽部症状更重,则应考虑为流行性感冒。

七、治疗

(一)一般治疗

充分休息,多饮水,注意隔离,预防并发症。WHO在急性呼吸道感染的防治纲要中指出,对感冒的治疗主要是家庭护理和对症处理。

(二)对症治疗

1.高热

高热时口服阿司匹林类,剂量为 10 mg/(kg·次),持续高热可每 4 小时口服 1 次;亦可用扑热息痛,剂量为5～10 mg/(kg·次),市场上多为糖浆剂,便于小儿服用。高热时还可用赖氨匹林或安痛定等肌内注射,同时亦可用冷敷、温湿敷、酒精擦浴等物理方法降温。

2.高热惊厥

出现高热惊厥可针刺人中、十宣等穴位或肌内注射苯巴比妥钠 4～6 mg/(kg·次),有高热惊厥史的小儿可在服退热剂的同时服用苯巴比妥等镇静剂。

3.鼻塞

乳儿鼻塞妨碍喂奶时,可在喂奶前用 0.5%麻黄碱 1～2 滴滴鼻,年长儿亦可加用扑尔敏等脱敏剂。

4.咽痛

疱疹性咽峡炎时可用冰硼酸、锡类散、金霉素鱼肝油或碘甘油涂抹口腔内疱疹或溃疡处;年长儿可口含碘喉片及其他中药利咽喉片,如华素片、度美芬、四季润喉片、草珊瑚、西瓜霜润喉片等。

(三)病因治疗

如诊断为病毒感染,目前常用 1%病毒唑滴鼻,每 2～3 小时双鼻孔各滴 2～3 滴,或口服三氮唑核苷口服液(威乐星),或用三氮唑核苷口含片。亦有用口服金刚烷胺、病毒灵(吗啉双呱片)者,但疗效不肯定。如明确腺病毒或单纯性溃疡病毒感染,亦可用疱疹净(碘苷)、阿糖胞苷。近年来有报道用干扰素治疗重症病毒性感染取得较好疗效。如诊断为细菌感染,大多合并有中耳炎、鼻窦炎、化脓性扁桃体炎、淋巴结炎及下呼吸道炎症,可选用复方新诺明、氨苄西林、羟氨苄青霉素或其他抗生素。但多数上呼吸道感染病例不应滥用抗生素。

(四)风热两型

风热两型治法以清热解表为主,常用中成药有银翘解毒片、桑菊感冒片、感冒退热冲剂、板蓝根冲剂及双黄连口服液等。

八、预防

减少上呼吸道感染的根本办法在于预防。平时要多进行户外活动,增强体质,要避免交叉感染,特别是在感冒流行季节要少去公共场所或串门;注意气候骤变,及时添减衣服;对体弱儿及反复呼吸道感染儿可服玉屏风散或左旋咪唑,0.25～3 mg/(kg·d),每周服 2 天停 5 天,3 个月为一疗程,亦可口服卡慢舒。这些治疗的目的多是增强机体抵抗力,预防呼吸道感染复发。

九、并发症

正常 5 岁以下小儿平均每年患急性呼吸道感染 4～6 次。但有的患儿患呼吸道感染过于频繁,可称为反复呼吸道感染,简称复感儿。

(一)影响因素

由于小儿正处于生长发育之中,身体的免疫系统还未发育完善,缺乏抵御微生物侵入的能力,故很容易患急性呼吸道感染,但有的患儿因环境或机体本身条件而比一般小儿更易患急性呼吸道感染,影响因素有以下几点。

1.机体条件

患儿长期营养不良,婴儿母乳不足又未及时添加辅食,体内缺乏必需的蛋白质,脂肪及热量不足,影响器官组织的正常发育致抵抗力低下;也有的家庭经济条件并不差,但父母缺乏科学育儿知识,偏食或喂养不合理,特别是只喝牛奶、吃巧克力,缺乏多种维生素和微量元素如铁、锌等,也会对免疫系统造成损害,使患儿抗病能力下降而易患病。

2.环境因素

环境因素特别是大气污染或被动吸烟。如冬天屋内生炉子,空气中大量烟雾、粉尘及有害物质进入小儿呼吸道;同样,被动吸烟也是。这些有害物质不但会损伤呼吸道正常黏膜,而且还可降低抵抗力,诱发呼吸道感染。有报道在吸烟家庭中生长的婴儿比无烟家庭的婴儿患急性呼吸道感染的机会大数倍。

3.先天因素

小儿患有先天的免疫缺陷病或暂时性免疫低下也可造成反复呼吸道感染。

(二)诊断

根据最新全国小儿呼吸道疾病学术会议讨论标准作出诊断(表 11-2)。

表 11-2　小儿反复呼吸道疾病诊断标准

年龄(岁)	上呼吸道感染(次/年)	下呼吸道感染(次/年)
0～2	7	3
3～5	5	2
6～12	5	2

(三)治疗

急性感染可参照上述方法,同时还要针对引起反复上感的原因治疗,如增加营养、改善环境因素。应该指出,患先天性免疫缺陷的小儿是极少数,大部分还是护理问题,因此,增强患儿体质是治疗及预防之根本。加强体育锻炼及注意户外活动,增强患儿适应外界环境及气候变化的能力;同时注意对反复呼吸道感染患儿的生活护理,随气候变化增减衣服,切忌过捂、过饱,这些都是治疗反复呼吸道感染的关键。

十、护理评估

(一)健康史

询问发病情况,注意有无受凉史,或当地有无类似疾病的流行,患儿发热开始的时间、程度,伴随症状及用药情况;了解患儿有无营养不良、贫血等病史。

(二)身体状况

观察患儿精神状态,注意有无鼻塞、呼吸困难,测量体温,检查咽部有无充血和疱疹,扁桃体及颈部淋巴结是否肿大,结合咽喉膜有无充血,皮肤有无皮疹,腹痛及支气管、肺受累的表现,了解血常规等实验室检查结果。

(三)心理-社会状况

了解患儿及家长的心理状态和对该病因、预防及护理知识的认识程度;评估患儿家庭环境及经济情况,注意疾病流行趋势。

十一、常见护理诊断与合作性问题

(一)体温过高

体温过高与上呼吸道感染有关。

(二)潜在并发症(惊厥)

潜在并发症与高热有关。

(三)有外伤的危险

发生外伤与发生高热惊厥时抽搐有关。

(四)有窒息的危险

窒息与发生高热惊厥时胃内容物反流或痰液阻塞有关。

(五)有体液不足的危险

体液不足与高热大汗及摄入减少有关。

(六)低效性呼吸形态

其与呼吸道炎症有关。

(七)舒适的改变

其与咽痛、鼻塞等有关。

十二、护理目标

(1)患儿体温降至正常范围(36~37.5 ℃)。

(2)患儿不发生惊厥或惊厥时能被及时发现。

(3)患儿维持舒适状态,无自伤及外伤发生。

(4)患儿呼吸道通畅,无误吸及窒息发生。

(5)患儿体温正常,能接受该年龄组的液体入量。

(6)患儿呼吸在正常范围,呼吸道通畅。

(7)患儿感到舒适,不再哭闹。

十三、护理措施

(1)保持室内空气新鲜,每天通风换气 2~4 次,保持室温在 18~22 ℃,湿度为 50%~60%,空气每天用过氧乙酸或含氯制剂喷雾消毒 2 次。有患儿居住的房间最好用空气消毒机,消毒净化空气。

（2）密切观察体温变化，体温超过 38.5 ℃时给予物理降温，如头部冷敷、腋下及腹股沟处置冰袋，温水或乙醇擦浴。冷盐水灌肠，必要时给予药物降温：口服扑热息痛、安乃近、柴胡，肌内注射安痛定。

（3）发热者卧床休息直到退热 1 天以上可适当活动，做好心理护理，提供玩具、画册等以减轻患儿焦虑、不安情绪。

（4）防止发生交叉感染，患儿与正常小儿分开，接触者戴口罩，防止继发细菌感染。

（5）保持口腔清洁，每天用生理盐水漱口 1～2 次，婴幼儿可经常喂少量温开水以清洗口腔，防止口腔炎的发生。

（6）保持鼻咽部通畅，鼻腔分泌物和干痂及时清除，鼻孔周围应保持清洁，避免增加鼻腔压力，使炎症经咽管向中耳发展引起中耳炎。严重时于清洁鼻腔分泌物后用 0.5％麻黄碱液滴鼻，每次1～2 滴；对鼻塞而妨碍吸吮的婴幼儿，宜在哺乳前 10～15 分钟滴鼻，使鼻腔通畅，保持吸吮。

（7）多饮温开水，以加速毒物排泄和降低体温，患儿衣着、被子不宜过多，出汗后及时用温水擦干汗液，更换衣服。

（8）每 4 小时测体温 1 次，体温骤升或骤降时要随时测量并记录。如患儿病情加重，体温持续升高不降，应考虑并发症的可能，须及时报告医师并及时处理；如病程中出现皮疹，应区别是否为某种传染病的早期征象，以便及时采取措施。

（9）注意观察咽部充血、水肿等情况，咽部不适时给予润喉含片或雾化吸入（雾化吸入药物可用病毒唑、糜蛋白酶、地塞米松加 20～40 mL 注射用水，2 次/天）。

（10）保持室内安静，减少刺激，发生高热惊厥时按惊厥护理常规。

（11）给予易消化和富含维生素的清淡饮食，必要时静脉补充营养和水分。

（12）病儿安置在有氧气、吸痰器的病室内。

（13）平卧、头偏向一侧，注意防止舌咬伤。防止呕吐物误吸，防止舌后倒引起窒息，应托起病儿下颌，同时解开衣物及松开腰带，以减轻呼吸道阻力。

（14）密切观察病情变化，防止发生意外，如坠床或摔伤等。

（15）抽搐时上下牙之间放牙垫，防止舌及口唇被咬伤，病儿持续发作时，可按照医嘱给予对症处理。

（16）按医嘱用止惊药物，如地西泮、苯巴比妥等，观察患儿用药后的反应并记录。

（17）治疗、护理等集中进行，保持安静，减少刺激。

（18）保持呼吸道通畅，及时吸痰，发绀者给予吸氧，窒息者给人工呼吸，注射呼吸兴奋剂。

（19）高热者给予物理降温或退热剂降温，对严重感染并伴有循环衰竭，抽搐、高热者，可行冬眠疗法，冬眠期间不能搬动病儿或突然竖起，防止直立性休克。

（20）详细记录发作时间，抽动的姿势、次数及特点。因有的病儿抽搐时间相当短暂，只有几秒钟，抽搐姿势也不同，有的像眨眼一样，有的口角微动，有的肢体像无意乱动一样等，因此须仔细注视才能发现。

（21）密切观察血压、呼吸、脉搏、瞳孔的变化，并做好记录。

十四、健康教育

(1)指导家庭护理。因上呼吸道感染患儿多不住院,故要帮助患儿家长掌握上呼吸道感染的护理要点:让患儿多饮水,促进代谢及体内毒素的排泄;饮食要清淡,少食多餐,给高蛋白、高热量、富含维生素的流质或半流质饮食;要注意休息,避免剧烈活动,防止咳嗽加重。患儿鼻塞时呼吸不畅,可在哺乳及临睡前用0.5%的麻黄碱溶液滴鼻,每次1~2滴即可使鼻腔通畅。但不能用药过频,以免引起心悸等。

(2)指导预防并发症的方法,以免引起中耳炎、鼻窦炎,介绍如何观察并发症的早期表现,如高热持续不退而复升,淋巴结肿大,耳痛或外耳道流脓,咳嗽加重、呼吸困难等,应及时与医护人员联系并及时处理。

(3)介绍上呼吸道感染的预防重点。如增加营养和体格锻炼,避免受凉;在上呼吸道感染流行季节避免到人多的公共场所;有流行趋势时给易感儿服用板蓝根、金银花、连翘等中药汤剂预防,对反复发生上呼吸道感染的小儿应积极治疗原发病,改善机体健康状况。鼓励母乳喂养,积极防治各种慢性病,如维生素 D 缺乏性佝偻病、营养不良及贫血等。在集体儿童机构中,如有上感流行趋势,应早期隔离患儿,室内用食醋熏蒸法消毒。

(4)用药指导。指导患儿家长不要给患儿滥服感冒药,如成人速效伤风胶囊及其他市场流行的各种感冒药、消炎药、抗病毒药,必须在医师指导下服药,服药时不要与奶粉、糖水同服,两种药物必须间隔半小时以上服用。

第三节　小儿急性支气管炎

急性支气管炎是小儿常见的一种呼吸道疾病。本病常继发于上呼吸道感染之后,也常为肺炎的早期表现。也有的是小儿急性传染病如麻疹、百日咳、伤寒、猩红热等疾病的早期症状或并发症。

急性支气管炎由各种病毒和细菌或二者混合感染所引起。另外,小儿年龄小,体格弱,气温变化冷热不均,公共场所或居室空气污浊,都可诱发本病。

疾病开始时表现为上呼吸道感染症状,发热、流鼻涕、咳嗽,咳嗽逐渐加重并且有痰,起初是白色黏痰,几天后变为黄色脓痰。有的小儿嗓子呼噜呼噜作响,早晚咳嗽较重,经常因咳嗽将食物吐出。还常伴有头痛、食欲不振、疲乏无力、睡眠不安、腹泻等症状。

另外,有一种特殊型的支气管炎,称急性毛细支气管炎,也叫哮喘性支气管炎。主要表现为下呼吸道梗阻症状,似支气管哮喘样发作,患儿鼻翼扇动,呈喘憋状呼吸,很快出现呼吸困难、缺氧发绀。这种类型多见于2岁以内虚胖小儿,往往有湿疹或其他过敏史。

一、护理要点

(1)发热时要注意卧床休息,选用物理降温或药物降温。

(2)室内保持空气新鲜,适当通风换气,但避免对流风,以免患儿再次受凉。

(3)须经常协助患儿变换体位,轻轻拍打患儿背部,使痰液易于排出。

二、注意事项

(1)急性支气管炎一般 1 周左右可治愈。有部分患儿咳嗽的时间要长些,逐渐会减轻、消失,适当服些止咳剂即可。不过在患病的早期,对于痰多的患儿不主张用止咳剂,以免影响排痰。痰稠咳重者可服用祛痰药。

(2)部分患儿发展为肺炎,应按护理肺炎患儿的方法精心护理。如果急性支气管炎发作时缺氧、发绀,则必须住院治疗,若缺氧得不到及时纠正,则会发生脑缺氧等并发症。其他最常见的并发症就是心力衰竭。

(3)对于哮喘重的患儿,在使用氨茶碱等缓解支气管痉挛的药物时应在医师指导下用药,家长不可乱用。中药麻杏石甘汤或小青龙汤加减治疗急性支气管炎有一定效果,也可采取中西医结合治疗。

第四节　小儿肺炎

肺炎系指不同病原体或其他因素所致的肺部炎症,以发热、咳嗽、气促、呼吸困难和肺部固定湿啰音为共同临床表现,该病是儿科常见疾病中能威胁生命的疾病之一。据联合国儿童基金会统计,全世界每年约有 350 万 5 岁以下儿童死于肺炎,占 5 岁以下儿童总死亡率的 28%;我国每年 5 岁以下儿童因肺炎死亡者约 35 万,占全世界儿童肺炎死亡数的 10%。因此,积极采取措施,降低小儿肺炎的死亡率,是 21 世纪世界儿童生存、保护和发展纲要规定的重要任务。

目前,小儿肺炎的分类尚未统一,常用方法有四种,各种肺炎可单独存在,也可两种同时存在。①病理分类:可分为支气管肺炎、大叶性肺炎、间质性肺炎等。②病因分类:感染性肺炎,如病毒性肺炎、细菌性肺炎、支原体肺炎、衣原体肺炎、真菌性肺炎、原虫性肺炎;非感染性肺炎,如吸入性肺炎、坠积性肺炎等。③病程分类:急性肺炎(病程<1 个月),迁延性肺炎(病程 1~3 个月),慢性肺炎(病程>3 个月)。④病情分类:轻症肺炎(主要为呼吸系统表现)、重症肺炎(除呼吸系统受累外,其他系统也受累,且全身中毒症状明显)。

临床上若病因明确,则按病因分类,否则按病理分类。

一、病因与发病机制

肺炎的主要病原体为病毒和细菌。病毒中最常见的为呼吸道合胞病毒,其他有腺病毒、流感病毒等;细菌中以肺炎链球菌多见,其他有葡萄球菌、链球菌、革兰氏阴性杆菌等。低出生体重、营养不良、维生素 D 缺乏性佝偻病、先天性心脏病等小儿易患本病,且病情严重,容易迁延不愈,病死率也较高。

病原体多由呼吸道入侵,也可经血行入肺,引起支气管、肺泡、肺间质炎症,支气管管腔因黏膜水肿而变窄,肺泡壁因充血水肿而增厚,肺泡腔内充满炎症渗出物,影响通气和气体交换;同时由于小儿呼吸系统的特点,当炎症进一步加重时,支气管管腔会更加狭窄甚至阻塞,造成通气和换气功能障碍,导致低氧血症及高碳酸血症。为代偿缺氧,患儿呼吸与心率加快,出现鼻翼扇动和三凹征,严重时可产生呼吸衰竭。由于病原体作用,重症常伴有毒血症,引起不同程度的感染中毒症状。缺氧、二氧化碳潴留及毒血症可导致循环系统、消化系统、神经系统的一系列症状及水、电解质和酸碱平衡紊乱。

(一)循环系统

缺氧使肺小动脉反射性收缩,肺循环压力增高,形成肺动脉高压;同时病原体和毒素侵袭心肌,引起中毒性心肌炎。肺动脉高压和中毒性心肌炎均可诱发心力衰竭。重症患儿常出现微循环障碍、休克,甚至弥散性血管内凝血。

(二)中枢神经系统

缺氧和高碳酸血症使脑血管扩张、血流减慢,血管通透性增加,致使颅内压增高。严重缺氧和脑供氧不足使脑细胞无氧代谢增加,造成乳酸堆积、ATP 生成减少和 Na-K 离子泵转运功能障碍,引起脑细胞内水、钠潴留,形成脑水肿。病原体毒素作用亦可引起脑水肿。

(三)消化系统

低氧血症和毒血症可引起胃黏膜糜烂、出血、上皮细胞坏死脱落等应激性反应,导致黏膜屏障功能破坏,使胃肠功能紊乱,严重者可引起中毒性肠麻痹和消化道出血。

(四)水、电解质和酸碱平衡紊乱

重症肺炎可出现混合性酸中毒,因为严重缺氧时体内需氧代谢障碍、酸性代谢产物增加,常可引起代谢性酸中毒;而 CO_2 潴留、H_2CO_3 增加又可导致呼吸性酸中毒。缺氧和 CO_2 潴留还可导致肾小动脉痉挛而引起水钠潴留,重症者可造成稀释性低钠血症。

二、临床表现

(一)支气管肺炎

支气管肺炎为小儿最常见的肺炎。多见于 3 岁以下婴幼儿。

1.轻症

轻症以呼吸系统症状为主,大多起病较急。主要表现为发热、咳嗽和气促。

(1)发热:热型不定,多为不规则热,新生儿或重度营养不良儿可不发热,甚至体温不升。

(2)咳嗽:较频,早期为刺激性干咳,以后有痰,新生儿则表现为口吐白沫。

(3)气促:多发生在发热、咳嗽之后,呼吸频率加快,每分钟可达 40~80 次,可有鼻翼扇动、点头呼吸、三凹征、唇周发绀。肺部可听到较固定的中、细湿啰音,病灶较大者可出现肺实变体征。

2.重症

重症肺炎常有全身中毒症状及循环、神经、消化系统受累的临床表现。

(1)循环系统:常见心肌炎、心力衰竭及微循环障碍。心肌炎表现为面色苍白、心动过速、心音低钝、心律不齐,心电图显示 ST 段下移和 T 波低平、倒置。心力衰竭表现为呼吸突然加快,大于 60 次/分;极度烦躁不安,明显发绀,面色发灰;心率增快,大于 180 次/分,心音低钝有奔马率;颈静脉怒张,肝脏迅速增大,尿少或无尿,颜面或下肢水肿等。

(2)神经系统:表现为烦躁或嗜睡,脑水肿时出现意识障碍、反复惊厥、前囟膨隆、脑膜刺激征等。

(3)消化系统:常有纳差、腹胀、呕吐、腹泻等;重症可引起中毒性肠麻痹和消化道出血,表现为严重腹胀、肠鸣音消失、便血等。

若延误诊断或病原体致病力强,则可引起脓胸、脓气胸、肺大泡等并发症,多表现为体温持续不退,或退而复升,中毒症状或呼吸困难突然加重。

(二)几种不同病原体所致肺炎的特点

1.呼吸道合胞病毒性肺炎

其由呼吸道合胞病毒感染所致,多见于 2 岁以内婴幼儿,尤以 2～6 个月婴儿多见。患儿常于上呼吸道感染后 2～3 天出现干咳、低至中度发热,喘憋为突出表现,2～3 天后病情逐渐加重,出现呼吸困难和缺氧症状。肺部听诊可闻及多量哮鸣音、呼气性喘鸣,肺基底部可听到细湿啰音。喘憋严重时可合并心力衰竭、呼吸衰竭。临床上有两种类型。

(1)毛细支气管炎:有上述临床表现,但中毒症状不严重,当毛细支气管接近完全阻塞时,呼吸音可明显减低,胸部 X 线常显示不同程度的梗阻性肺气肿和支气管周围炎,有时可见小点片状阴影或肺不张。

(2)间质性肺炎:全身中毒症状较重,呼吸困难明显,肺部体征出现较早,胸部 X 线呈线条状或单条状阴影增深,或互相交叉成网状阴影,多伴有小点状致密阴影。

2.腺病毒性肺炎

其由腺病毒引起,在我国以 3、7 两型为主,11、12 型次之。本病多见于 6 个月至 2 岁的婴幼儿。起病急骤,呈稽留高热,全身中毒症状明显,咳嗽较剧,可出现喘憋、呼吸困难、发绀等。肺部体征出现较晚,常在发热 4～5 天后出现湿啰音,以后病变融合而呈现肺实变体征,少数患儿可并发渗出性胸膜炎。胸部 X 线改变的出现较肺部体征为早,可见大小不等的片状阴影或融合成大病灶,并多见肺气肿,病灶吸收较缓慢,需数周至数月。

3.葡萄球菌肺炎

其主要包括由金黄色葡萄球菌及白色葡萄球菌所致的肺炎,该病多见于新生儿及婴幼儿。临床起病急,病情重,进展迅速;多呈弛张高热,婴儿可呈稽留热;中毒症状明显,面色苍白、咳嗽、呻吟、呼吸困难,皮肤常见一过性猩红热样或荨麻疹样皮疹,有时可找到化脓灶如疖肿等。肺部体征出现较早,双肺可闻及中、细湿啰音,易并发脓胸、脓气胸等,可合并循环、神经及胃肠功能障碍。胸部 X 线常见浸润阴影,易变性是其特征。

4.流感嗜血杆菌肺炎

此类肺炎由流感嗜血杆菌引起。近年来,由于广泛使用广谱抗生素和免疫抑制剂,加上院内感染等因素,流感嗜血杆菌感染有上升趋势,多见于 4 岁以下的小儿,常并发于流感病毒或葡萄球菌感染者。临床起病较缓,病情较重,全身中毒症状明显,有发热、痉挛性咳嗽、呼吸困难、鼻翼扇动、三凹征、发绀等。体检肺部有湿啰音或肺实变体征,易并发脓胸、脑膜炎、败血症、心包炎、中耳炎等。胸部 X 线表现多种多样。

5.肺炎支原体肺炎

本型肺炎由肺炎支原体引起,多见于年长儿,婴幼儿发病率也较高。刺激性咳嗽为突出表现,有的酷似百日咳样咳嗽,咯出黏稠痰,甚至带血丝;常有发热,热程 1～3 周。年长儿可伴有咽痛、胸闷、胸痛等症状,肺部体征不明显,常仅有呼吸音粗糙,少数闻及干湿啰音。婴幼儿起病急,呼吸困难、喘憋和双肺哮鸣音较突出。部分患儿出现全身多系统的临床表现,如心肌炎、心包炎、溶血性贫血、脑膜炎等。胸部 X 线检查可有 4 种改变:①肺门阴影增浓。②支气管肺炎改变。③间质性肺炎改变。④均一的实变影。

6.衣原体肺炎

沙眼衣原体肺炎多见于 6 个月以下的婴儿,可于产时或产后感染,起病缓,先有鼻塞、流涕,后出现气促、频繁咳嗽,有的酷似百日咳样阵咳,但无回声,偶有呼吸暂停或呼气喘鸣,一般无发热。可同时患有结膜炎或有结膜炎病史。胸部 X 线呈弥漫性间质性改变和过度充气。肺炎衣原体肺炎多见于 5 岁以上小儿,发病隐匿,体温不高,咳嗽逐渐加重,两肺可闻及干湿啰音。X 线显示单侧肺下叶浸润,少数呈广泛单侧或双侧浸润。

三、治疗要点

治疗要点为采取综合措施,积极控制感染,改善肺的通气功能,防止并发症。

(一)控制感染

根据不同病原体选用敏感抗生素积极控制感染,使用原则为:早期、联合、足量、足疗程。重症宜静脉给药。

WHO 推荐的 4 种第 1 线抗生素为:复方磺胺甲基异噁唑、青霉素、氨苄西林、阿莫西林。其中青霉素为首选药,复方磺胺甲基异噁唑不能用于新生儿。怀疑有金葡菌肺炎者,推荐用氨苄西林、氯霉素、苯唑西林或氯唑西林和庆大霉素。我国卫生健康委员会对轻症肺炎推荐使用头孢氨苄(先锋霉素Ⅳ)。大环内酯类抗生素如红霉素、交沙霉素、罗红霉素、阿奇霉素等对支原体肺炎、衣原体肺炎等均有效;除阿奇霉素外,用药时间应持续至体温正常后 5～7 天,临床症状基本消失后 3 天。支原体肺炎至少用药 2～3 W。应用阿奇霉素3～5 天一疗程,根据病情可再重复一疗程,以免复发。葡萄球菌肺炎比较顽固,疗程宜长,一般于体温正常后继续用药 2 周,总疗程 6 周。

病毒感染尚无特效药物,可用利巴韦林、干扰素、聚肌胞、乳清液等,中药治疗有一定疗效。

(二)对症治疗

止咳、止喘、保持呼吸道通畅;纠正低氧血症、水电解质与酸碱平衡紊乱;中毒性肠麻痹者应禁食、胃肠减压,皮下注射新斯的明。对有心力衰竭、感染性休克、脑水肿、呼吸衰竭者,采取相应的治疗措施。

(三)肾上腺皮质激素的应用

若中毒症状明显,或严重喘憋,或伴有脑水肿、中毒性脑病、感染性休克、呼吸衰竭等及胸膜有渗出者,可应用肾上腺皮质激素,常用地塞米松,每天 2～3 次,每次 2～5 mg,疗程 3～5 天。

(四)防治并发症

对并发脓胸、脓气胸者及时抽脓、抽气;对年龄小、中毒症状明显、脓液黏稠经反复穿刺抽脓不畅及有张力气胸者进行胸腔闭式引流。

四、护理措施

(一)改善呼吸功能

(1)保持病室环境舒适,空气流通,温湿度适宜,尽量使患儿安静,以减少氧的消耗。不同病原体肺炎患儿应分室居住,以防交叉感染。

(2)置患儿于有利于肺扩张的体位并经常更换,或抱起患儿,以减少肺部瘀血和防止肺不张。

(3)给氧。凡有低氧血症,有呼吸困难、喘憋、口唇发绀、面色灰白等情况须立即给氧;婴幼儿可用面罩法给氧,年长儿可用鼻导管法;若出现呼吸衰竭,则使用人工呼吸器。

(4)正确留取标本以指导临床用药;遵医嘱使用抗生素治疗,以消除肺部炎症,促进气体交换;注意观察治疗效果。

(二)保持呼吸道通畅

(1)及时清除患儿口鼻分泌物,经常协助患儿转换体位,同时轻拍背部,边拍边鼓励患儿咳嗽,以使肺泡及呼吸道的分泌物借助重力和震动易于排出;病情许可的情况下可进行体位引流。

(2)给予超声雾化吸入以稀释痰液、利于咳出,必要时予以吸痰。

(3)遵医嘱给予祛痰剂如复方甘草合剂等;对严重喘憋者,遵医嘱给予支气管解痉剂。

(4)给予易消化、营养丰富的流质、半流质饮食,少食多餐,避免过饱影响呼吸;哺喂时应耐心,防止呛咳引起窒息;重症不能进食者,给予静脉营养。保证液体的摄入量以湿润呼吸道黏膜,防止分泌物干结,利于痰液排出;同时可以预防发热导致的脱水。

(三)加强体温监测

观察体温变化并警惕高热惊厥的发生,对高热者给予降温措施,保持口腔及皮肤清洁。

(四)密切观察病情

(1)如患儿出现烦躁不安、面色苍白、气喘加剧、心率加速(>160次/分)、肝脏在短时间内急剧增大等心力衰竭的表现,及时报告医师,给予氧气吸入并减慢输液速度,遵医嘱给予强心、利尿药物,以增强心肌收缩力,减慢心率,增加心搏出量,减轻体内水钠潴留,从而减轻心脏负荷。

(2)若患儿出现烦躁或嗜睡、惊厥、昏迷、呼吸不规则等,提示颅内压增高,立即报告医师并共同抢救。

(3)患儿腹胀且明显伴低钾血症时,及时补钾;若有中毒性肠麻痹,应禁食,予以胃肠减压,遵医嘱皮下注射新斯的明,以促进肠蠕动,消除腹胀,缓解呼吸困难。

(4)如患儿病情突然加重,出现剧烈咳嗽、烦躁不安、呼吸困难、胸痛、面色发绀、患侧呼吸运动受限等,提示并发脓胸或脓气胸,应及时配合进行胸穿或胸腔闭式引流。

(五)健康教育

向患儿家长讲解疾病的有关知识和护理要点,指导家长合理喂养,加强体格锻炼,以改善小儿呼吸功能;易患呼吸道感染的患儿,在寒冷季节或气候骤变外出时应注意保暖,避免着凉;定期健康检查,按时预防接种;对年长儿说明住院和注射等对疾病痊愈的重要性,鼓励患儿克服暂时的痛苦,与医护人员合作;教育患儿咳嗽时用手帕或纸捂嘴,不随地吐痰,防止病原菌污染空气而传染给他人。

第五节　小儿惊厥

惊厥的病理生理基础是脑神经元的异常放电和过度兴奋,是由多种原因所致的大脑神经元暂时性功能紊乱的一种表现。发作时全身或局部肌群突然发生阵挛或强直性收缩,多伴有不同程度的意识障碍。惊厥是小儿最常见的急症,有5%~6%的小儿曾发生过高热惊厥。

一、病因

小儿惊厥可由众多因素引起,凡能造成脑神经元兴奋性功能紊乱的因素,如脑缺氧、缺血、低血糖、脑炎症、水肿、中毒变性、坏死等,均可导致惊厥的发生。病因可归纳为以下几类。

(一)感染性疾病

1.颅内感染性疾病

(1)细菌性脑膜炎、脑血管炎、颅内静脉窦炎。

(2)病毒性脑炎、脑膜脑炎。

(3)脑寄生虫病,如脑型肺吸虫病、脑型血吸虫病、脑囊虫病、脑包虫病、脑型疟疾等。

(4)各种真菌性脑膜炎。

2.颅外感染性疾病

(1)呼吸系统感染性疾病。

(2)消化系统感染性疾病。

(3)泌尿系统感染性疾病。

(4)全身性感染性疾病及某些传染病。

(5)感染性病毒性脑病,脑病合并内脏脂肪变性综合征。

(二)非感染性疾病

1.颅内非感染性疾病

(1)癫痫。

(2)颅内创伤、出血。

(3)颅内占位性病变。

(4)中枢神经系统畸形。

(5)脑血管病。

(6)神经皮肤综合征。

(7)中枢神经系统脱髓鞘病和变性疾病。

2.颅外非感染性疾病

(1)中毒:如有毒动植物中毒,氰化钠、铅、汞中毒,急性酒精中毒及各种药物中毒等。

(2)缺氧:如新生儿窒息,溺水,麻醉意外,一氧化碳中毒,心源性脑缺血综合征等。

(3)先天性代谢异常疾病:如苯酮尿症、黏多糖病、半乳糖血症、肝豆状核变性、尼曼-匹克病等。

(4)水、电解质紊乱及酸碱失衡:如低血钙、低血钠、高血钠及严重代谢性酸中毒等。

(5)全身及其他系统疾病并发症:如系统性红斑狼疮、风湿病、肾性高血压脑病、尿毒症、肝昏迷、糖尿病、低血糖、胆红素脑病等。

(6)维生素缺乏症:如维生素 B_6 缺乏症、维生素 B_6 依赖症、维生素 B_1 缺乏性脑型脚气病等。

二、临床表现

(一)惊厥发作形式

1.强直-阵挛发作

发作时突然丧失意识,摔倒,全身强直,呼吸暂停,角弓反张,牙关紧闭,面色青紫,持续10~20秒,转入阵挛期;不同肌群交替收缩,以致肢体及躯干有节律地抽动,口吐白沫(若咬破舌头可吐血沫);呼吸恢复但不规则,数分钟后肌肉松弛而缓解,可有尿失禁,然后入睡,醒后可有头痛、疲乏,对发作不能回忆。

2.肌阵挛发作

其由肢体或躯干的某些肌群突然收缩(或称电击样抽动)引起,表现为头、颈、躯干或某个肢体快速抽搐。

3.强直发作

强直发作表现为肌肉突然强直性收缩,肢体可固定在某种不自然的位置持续数秒钟,躯干四肢姿势可不对称,面部强直表情,眼及头偏向一侧,睁眼或闭眼,瞳孔散大,可伴呼吸暂停,意识丧失,发作后意识较快恢复,不出现发作后嗜睡。

4.阵挛性发作

发作时全身性肌肉抽动,左右可不对称,肌张力可增高或减低,有短暂意识丧失。

5.局限性运动性发作

发作时无意识丧失,常表现为下列形式。

(1)某个肢体或面部抽搐:由于口、眼、手指在脑皮层运动区所代表的面积最大,因此这些部位最易受累。

(2)杰克逊(Jackson)癫痫发作:发作时大脑皮质运动区异常放电,逐渐扩展到相邻的皮层区。抽搐也按皮层运动区对躯干支配的顺序扩展,如面部—手—前臂—上肢—躯干—下肢;若进一步发展,可成为全身性抽搐,此时可有意识丧失;常提示颅内有器质性病变。

(3)旋转性发作:发作时头和眼转向一侧,躯干也随之强直性旋转,或一侧上肢上举,另一侧上肢伸直,躯干扭转等。

6.新生儿轻微惊厥

其为新生儿期常见的一种惊厥形式,发作时呼吸暂停,两眼斜视,眼睑抽搐,频频眨眼动作,伴流涎、吸吮或咀嚼样动作,有时还会出现上下肢类似游泳或蹬自行车的动作。

(二)惊厥的伴随症状及体征

1.发热

发热为小儿惊厥最常见的伴随症状,如系单纯性或复杂性高热惊厥病儿,其于惊厥发作前均有38.5 ℃,甚至 40 ℃以上高热。由上呼吸道感染引起者,还可有咳嗽、流涕、咽痛、咽部出血、扁桃体肿大等表现。如为由其他器官或系统感染所致的惊厥,绝大多数均有发热及其相关的症状和体征。

2.头痛及呕吐

此为小儿惊厥常见的伴随症状之一,年长儿能正确叙述头痛的部位、性质和程度,婴儿常表现为烦躁、哭闹、摇头、抓耳或拍打头部。多伴有频繁喷射状呕吐,常见于颅内疾病及全身性疾病,如各种脑膜炎、脑炎、中毒性脑病、瑞氏综合征、颅内占位性病变等。同时还可出现程度不等的意识障碍,颈项抵抗,前囟饱满,颅神经麻痹,肌张力增高或减弱,克氏征、布氏征及巴宾斯基征阳性等体征。

3.腹泻

如遇重度腹泻病,可致水电解质紊乱及酸碱失衡,出现严重低钠或高钠血症,低钙、低镁血症及补液不当造成水中毒也可出现惊厥。

4.黄疸

新生儿溶血症,当出现胆红素脑病时,不仅皮肤巩膜高度黄染,还可有频繁性惊厥;重症肝炎病儿肝功能衰竭,出现惊厥前即可见到明显黄疸;瑞氏综合征、肝豆状核变性等病程中均可出现不等的黄疸,此类疾病初期或中末期均能出现惊厥。

5.水肿、少尿

各类肾炎或肾病为儿童时期常见多发病,水肿、少尿为该类疾病的首起表现,当其中部分病儿出现急、慢性肾衰竭,或肾性高血压脑病时,均可有惊厥。

6.智力低下

智力低下常见于新生儿窒息所致的缺氧、缺血性脑病,颅内出血病儿病初即有频繁惊厥,其后有不同程度的智力低下。智力低下亦见于先天性代谢异常疾病,如苯酮尿症、糖尿症等氨基酸代谢异常病。

三、诊断依据

(一)病史

了解惊厥的发作形式、持续时间,有无意识丧失,伴随症状,诱发因素及有关的家族史。

(二)体检

全面的体格检查,尤其是神经系统的检查,如神志、头颅、头围、囟门、颅缝、脑神经、瞳孔、眼底、颈抵抗、病理反射、肌力、肌张力、四肢活动等。

(三)实验室及其他检查

1.血尿粪常规

血白细胞显著增高,通常提示有细菌感染。红细胞血色素很低,网织红细胞增高,提示急性溶血。尿蛋白及细胞数增高,提示肾炎或肾盂肾炎。行粪镜检,以排除痢疾。

2.血生化等检验

除常规查肝肾功能、电解质外,应根据病情选择有关检验。

3.脑脊液检查

凡疑有颅内病变惊厥病儿,尤其是颅内感染时,均应做脑脊液常规、生化、培养或有关的特殊化验。

4.脑电图

脑电图阳性率在 80%～90%,小儿惊厥尤其是无热惊厥,其中不少系小儿癫痫。脑电图可表现为阵发性棘波、尖波、棘慢波、多棘慢波等多种波型。

5.CT 检查

疑有颅内器质性病变惊厥病儿应做脑 CT 扫描。高密度影见于钙化、出血、血肿及某些肿瘤;低密度影常见于水肿、脑软化、脑脓肿、脱髓鞘病变及某些肿瘤。

6.MRI 检查

MRI 对脑、脊髓结构异常的反映较 CT 更敏捷,能更准确地反映脑内病灶。

7.单光子反射计算机体层成像

其可显示脑内不同断面的核素分布图像,为癫痫病灶、肿瘤定位及脑血管疾病提供诊断依据。

四、治疗

(一)止惊治疗

1.地西泮

每次 $0.25～0.5$ mg/kg,最大剂量不大于 10 mg,缓慢静脉注射,1 分钟不大于 1 mg。必要时可在15～30 分钟后重复静脉注射一次,以后可口服维持。

2.苯巴比妥钠

新生儿首次剂量 15～20 mg,静脉注射,维持量 3～5 mg/(kg·d),婴儿、儿童首次剂量为5～10 mg/kg,静脉注射或肌内注射,维持量 5～8 mg/(kg·d)。

3.水合氯醛

每次 50 mg/kg,加水稀释成 5%～10%的溶液,保留灌肠。惊厥停止后改用其他镇静剂、止惊药维持。

4.氯丙嗪

剂量为每次 1～2 mg/kg,静脉注射或肌内注射,2～3 小时后可重复 1 次。

5.苯妥英钠

每次 5～10 mg/kg,肌内注射或静脉注射。遇癫痫持续状态时可给予 15～20 mg/kg,速度不超过1 mg/(kg·min)。

6.硫苯妥钠

其用于催眠,大剂量有麻醉作用。每次 10～20 mg/kg,稀释成 2.5%溶液肌内注射;也可缓慢静脉注射,边注射边观察,惊止即停止注射。

(二)降温处理

1.物理降温

物理降温可用 30%～50%乙醇擦浴,头部、颈、腋下、腹股沟等处可放置冰袋,亦可用冷盐水灌肠,或用低于体温 3～4 ℃的温水擦浴。

2.药物降温

药物降温一般用安乃近 5～10 mg/(kg·次),肌内注射;亦可用其滴鼻,大于 3 岁病儿每次 2～4 滴。

(三)降低颅内压

惊厥持续发作引起脑缺氧、缺血,易致脑水肿;如惊厥由颅内感染炎症引起,疾病本身即有脑组织充血水肿,颅内压增高,因此应及时应用脱水降颅内压治疗。常用20%甘露醇溶液5~10 mL/(kg·次),静脉注射或快速静脉滴注(10 mL/min),6~8小时重复使用。

(四)纠正酸中毒

惊厥频繁或持续发作过久可致代谢性酸中毒,如血气分析发现血 pH<7.2,BE 为15 mmol/L,可用5%碳酸氢钠3~5 mL/kg,稀释成1.4%的等张液静脉滴注。

(五)病因治疗

对惊厥病儿应通过病史了解,做全面体检及必要的化验检查,争取尽快地明确病因,给予相应治疗。对可能反复发作的病例,还应制定预防复发的防治措施。

五、护理

(一)护理诊断

(1)有窒息的危险。

(2)有受伤的危险。

(3)潜在并发症:脑水肿,酸中毒,呼吸、循环衰竭。

(4)知识缺乏。

(二)护理目标

(1)不发生误吸或窒息,适当加以保护,防止受伤。

(2)保护呼吸功能,预防并发症。

(3)患儿家长情绪稳定,能掌握止痉、降温等应急措施。

(三)护理措施

1.一般护理

(1)将患儿平放于床上,取头侧位。保持安静,治疗操作应尽量集中进行,动作轻柔敏捷,禁止一切不必要的刺激。

(2)保持呼吸道通畅:头侧向一边,及时清除呼吸道分泌物。对有发绀者供给氧气,窒息时施行人工呼吸。

(3)控制高热:物理降温可用温水或冷水毛巾湿敷额头部,每5~10分钟更换1次,必要时用冰袋,放在额部或枕部。

(4)注意安全,预防损伤,清理好周围物品,防止坠床和碰伤。

(5)协助做好各项检查,及时明确病因。根据病情需要,于惊厥停止后配合医师作血糖、血钙或腰椎穿刺、血气分析及血电解质等针对性检查。

(6)加强皮肤护理:保持皮肤清洁干燥,衣、被、床单清洁、干燥、平整,以防止皮肤感染及褥疮的发生。

(7)心理护理:关心体贴患儿,处置操作熟练、准确,以取得患儿信任,消除其恐惧心理。说服患儿及家长主动配合各项检查及治疗,使诊疗工作顺利进行。

2.临床观察内容

(1)惊厥发作时,观察惊厥患儿抽搐的时间和部位,有无其他伴随症状。

（2）观察病情变化，尤其随时观察呼吸、面色、脉搏、血压、心音、心率、瞳孔大小、对光反射等重要的生命体征，发现异常及时通报医师，以便采取紧急抢救措施。

（3）观察体温变化。如有高热，及时做好物理降温及药物降温；如体温正常，应注意保暖。

3.药物观察内容

（1）观察止惊药物的疗效。

（2）使用地西泮、苯巴比妥钠等止惊药物时，注意观察患儿呼吸及血压的变化。

4.预见性观察

若惊厥持续时间长、频繁发作，应警惕有无脑水肿、颅内压增高的表现，如有收缩压升高、脉率减慢、呼吸节律慢而不规则，则提示颅内压增高。若未及时处理，可进一步发生脑疝，表现为瞳孔不等大、对光反射消失、昏迷加重、呼吸节律不整甚至骤停。

六、康复与健康指导

（1）做好患儿的病情观察，准备好急救物品，教会家属正确的退热方法，提高家长的急救知识和技能水平。

（2）加强患儿营养与体育锻炼，做好基础护理等。

（3）向家长详细交代患儿的病情、惊厥的病因和诱因，指导家长掌握预防惊厥的措施。

第六节 小儿高血压

高血压分原发性高血压和继发性高血压两类。小儿大多为后者，且以肾性高血压最为常见，占 75%～80%，其他继发性高血压主要见于嗜铬细胞瘤、先天性肾上腺皮质增生症、原发性醛固酮增生症、主动脉缩窄、肾动脉狭窄等。

一、临床特点

（一）症状

轻度高血压患儿常无明显症状，仅于体检时发现。血压明显增高时可有头痛、眩晕、恶心、呕吐和视力改变。继发性高血压往往有各种基础疾病的临床表现。部分患儿可出现高血压脑病，表现为呕吐、运动失调、惊厥、失语、偏瘫和昏迷。

（二）体征

血压超过下列值，则为高血压：足月新生儿 90/60 mmHg，早产儿 80/40 mmHg，婴幼儿 100/60 mmHg，学龄前儿童 110/70 mmHg，学龄儿童 120/80 mmHg，13 岁及以上 140/90 mmHg。任何年龄组超过150/100 mmHg，则为重度高血压。

（三）辅助检查

（1）肾性高血压者尿中可出现红细胞、蛋白。血尿素氮、肌酐增高，血电解质发生变化；先天性肾上腺皮质增生症患儿尿 17-羟类固醇、17-酮类固醇增高等；嗜铬细胞瘤患儿 24 小时尿香草苦杏仁酸（VMA）值升高。

（2）胸片、心电图、超声心动图、肾脏 B 超、静脉肾盂造影、同位素肾图及肾扫描可出现异常。

(3)肾活体病理检查可有阳性发现。

二、护理评估

(一)健康史

了解原发病情况及高血压的程度,患儿的饮食结构,有无家族史。

(二)症状、体征

测量生命体征,评估患儿有无头晕、恶心、视力等改变。

(三)社会、心理

评估家庭支持系统对患儿的影响程度,患儿的心理状态。

(四)辅助检查

了解并分析尿、血、心电图、B超等各种检查结果。

三、常见护理问题

(一)舒适的改变

其与血压增高致头痛、头晕、恶心、呕吐有关。

(二)合作性问题

高血压危象。

(三)知识缺乏

缺乏高血压自我保健知识。

四、护理措施

(一)休息

血压较高,症状明显者应卧床休息。

(二)饮食

应适当控制钠盐及动物脂肪的摄入,避免高胆固醇食物,多食含纤维素、蛋白质的食物,适当控制食量和总热量,以清淡、无刺激的食物为宜。

(三)严密观察病情

对有心、脑、肾并发症的患儿应严密观察血压波动情况,如患儿血压急剧升高,同时出现头痛、呕吐等症状,应考虑发生高血压危象的可能,立即通知医师并让患儿卧床、吸氧,同时准备快速降压药物、脱水剂等,监测其心率、呼吸、血压、神志等。如患儿抽搐、躁动,则应注意安全。

(四)用药护理

观察各药物的疗效及不良反应,及时采取措施。

(五)心理护理

了解患儿的性格特征及有无引起精神紧张的心理社会因素,根据患儿不同的性格特征给予指导,训练自我控制能力,同时指导家长尽力避免各种可能导致患儿精神紧张的因素,尽可能减轻患儿的心理压力和矛盾冲突。

(六)健康教育

(1)疾病知识的宣教:对患儿及家长进行高血压有关知识和服用降压药物应注意的事项的教育。对于使用后可引起直立性低血压的降压药物如钙拮抗剂,应向患儿及家长说明在变换体位时,动作应尽量缓慢,特别在夜间起床如厕时更应注意,以免动作过快致血压骤降,引起晕厥而发生意外。

(2)饮食与运动:协助患儿安排合理的饮食和适当的体育活动,注意改进饮食结构,减少钠、脂肪的摄入,多吃富含钾、钙的食物,并补充优质蛋白质。

(3)自我保健的教育:对患儿及家长进行高血压自我保健的教育,并协助制订个体化的自我保健计划,指导患儿及家长掌握自测血压的方法。

五、出院指导

(1)宣教有关高血压病的知识,合理安排生活,注意劳逸结合,定期测量血压。提高患儿的社会适应能力,维持心理平衡,避免各种不良刺激。

(2)注意饮食控制和调节,减少钠盐、动物脂肪的摄入。

(3)保持大便通畅。

(4)适当运动。

(5)定期随访。血压持续升高或出现头晕、头痛、恶心等症状时,应及时就医。

(6)保持心理平衡,避免情绪激动,生气和愤怒可诱发血压升高。

(7)指导患儿遵医嘱准时服药,不可自行改变剂量或增减药物,不可突然停药,以免血压突然升高。服药时出现不良反应,应及时就诊。

第七节　小儿心包炎

心包炎可分感染性和非感染性两类,且多为其他疾病(婴儿常见于败血症、肺炎、脓胸,学龄儿童多见于结核病、风湿病)的一种表现。

一、临床特点

(一)症状

较大儿童常有心前区刺痛,平卧时加重,坐位或前倾位可减轻,疼痛可向肩背及腹部放射;婴儿则表现为烦躁不安。同时患儿有原发病的症状表现,常有呼吸困难、咳嗽、发热等。

(二)体征

早期可听到心包摩擦音,多在胸骨左缘第3~4肋间最清晰,但多为一过性。有心包积液时心音遥远、低钝,出现奇脉。当心包积液达一定量时,心包舒张受限,出现颈静脉怒张、肝脏增大、肝颈反流征阳性、下肢水肿、心动过速、脉压变小。

(三)辅助检查

1.X线检查

X线检查可见心影呈烧瓶样增大,而肺血大多正常。

2.心电图

心电图可见窦性心动过速,低电压,广泛ST段、T波改变。

3.超声心动图

超声心动图能提示心包积液的部位、量。

4.实验室检查

实验室检查可见血沉增快,CRP 增高,血常规白细胞、中性粒细胞增高。

二、护理评估

(一)病史

了解患儿近期有无感染性疾病,以及有无结核、风湿热病史。

(二)症状、体征

评估患儿有无发热、胸痛,胸痛与体位的关系,评估有无心包填塞症状,如呼吸困难、心率加快、颈静脉怒张、肝大、水肿、心音遥远及奇脉。听诊心脏,注意有无心包摩擦音。

(三)社会、心理

评估家长对疾病的了解程度和态度。

(四)辅助检查

了解并分析胸片、心电图、超声心动图等检查结果。

三、常见护理问题

(一)疼痛

其与心包炎性渗出有关。

(二)体温异常

其与炎症有关。

(三)气体交换受损

其与心包积液、心脏受压有关。

(四)合作性问题

急性心包填塞。

四、护理措施

(一)休息与卧位

患儿应卧床休息,宜取半卧位。

(二)饮食

给予高热量、高蛋白、富含维生素、易消化的半流质或软食,限制钠盐摄入,少食易产气的食物如薯类,多食芹菜、海带等富含纤维素的食物,以防止肠内产气过多而引起腹胀及便秘导致的膈肌上抬。

(三)高热护理

及时做好降温处理,测定并及时记录体温。

(四)吸氧

对胸闷、气急严重者给予氧气吸入。

(五)对症护理

对于有心包积液者,护理人员应做好患儿的解释工作,协助医师进行心包穿刺,操作过程中仔细观察生命体征的变化,记录抽出液体的性质和量,穿刺完毕,局部加压数分钟后无菌包扎,送回病床后继续观察有无渗液、渗血,必要时局部沙袋加压。

(六)病情观察

(1)呼吸困难为急性心包炎和慢性缩窄性心包炎最主要的突出症状,应密切观察呼吸频率和节律。

(2)当患儿出现静脉压升高,面色苍白、发绀,烦躁不安,肝脏在短期内增大时,应及时报告医师并做好心包穿刺准备。

(七)心理护理

对患儿疼痛的描述予以肯定,并设法分散和减轻其不适感觉。

(八)健康教育

(1)向家长讲解舒适的体位、安静休息和充足的营养供给是治疗本病的良好措施。

(2)若需要进行心包穿刺,应向家长说明必须配合和注意的事宜。

五、出院指导

(1)遵医嘱及时、准确地使用药物并定期随访。

(2)由于心包炎患儿机体抵抗力减弱,出院后仍应坚持休息半年左右并加强营养,以利心功能的恢复。

第八节　小儿病毒性心肌炎

一、概述

病毒性心肌炎是多种病毒侵犯心脏,引起局灶性或弥漫性心肌间质炎性渗出和心肌纤维变性、坏死或溶解的疾病,有的可伴有心包或心内膜炎症改变。其可导致心肌损伤、心功能障碍、心律失常和周身症状,可发生于任何年龄,近年来发生率有增多的趋势,是儿科常见的心脏疾病之一。据全国九省市"病毒性心肌炎协作组"调查,其发病率占住院病儿总数的5.97%,占门诊患者总数的0.14%。

(一)病因

近年来,随着病毒学及免疫病理学的迅速发展,大量动物实验及临床观察证明多种病毒皆可引起心肌炎。其中柯萨奇病毒 B6(1～6 型)最常见,其他如柯萨奇病毒 A、ECHO 病毒、脊髓灰质炎病毒、流感及副流感病毒、腮腺炎病毒、水痘病毒、单纯疱疹病毒、带状疱疹病毒及肝炎病毒等也可能致病。由于柯萨奇病毒具有高度亲心肌性和流行性,据报道,在很多原因不明的心肌炎和心包炎中,约39%由柯萨奇病毒 B 所致。

尽管罹患病毒感染的机会很多,但多数不发生心肌炎,心肌炎在一定条件下才发病。例如,机体因继发细菌感染(特别是链球菌感染)、发热、缺氧、营养不良、接受类固醇或放射治疗等而抵抗力低下时,可诱发本病。

病毒性心肌炎的发病原理至今未完全了解,目前有病毒学说、免疫学说、生化机制等几种学说。

(二)病理

病毒性心肌炎病理改变轻重不等。轻者常以局灶性病变为主,而重者则多呈弥漫性病变。局灶性病变的心肌外观正常,而弥漫性者则心肌苍白、松软,心脏呈不同程度的扩大、增重。镜检可见病变部位的心肌纤维变性或断裂,心肌细胞溶解、水肿、坏死。间质有不同程度的水肿及淋巴细胞、单核细胞和少数多核细胞浸润。病变以左室及室间隔最显著,可波及心包、心内膜及传导系统。

慢性病例心脏扩大,心肌间质炎症浸润及心肌纤维化,并有瘢痕组织形成、心内膜呈弥漫性或局限性增厚、血管内皮肿胀等变化。

二、临床表现

病情轻重悬殊。轻症可无明显自觉症状,仅有心电图改变。重症可出现严重的心律失常、充血性心力衰竭、心源性休克,甚至个别患者因此而死亡。有 1/3 以上病例在发病前 1～3 周或发病同时有呼吸道或消化道病毒感染,同时伴有发热、咳嗽、咽痛、周身不适、腹泻、皮疹等症状,继而出现心脏症状如年长儿常诉心悸、气短、胸部及心前区不适或疼痛、疲乏感等。发病初期常有腹痛、纳差、恶心、呕吐、头晕、头痛等表现。3 个月以内婴儿有拒乳、苍白、发绀、四肢凉、两眼凝视等症状。心力衰竭者,呼吸急促、突然腹痛、发绀、水肿等;心源性休克者,烦躁不安、面色苍白、皮肤发花、四肢厥冷或末梢发绀等;发生窦性停搏或心室纤颤时,患儿可突然死亡;高度房室传导阻滞在心室自身节律未建立时,因脑缺氧而引起抽搐、昏迷称心脑综合征。如病情拖延至慢性期,常表现为进行性充血心力衰竭、全心扩大,可伴有各种心律失常。

体格检查:多数心尖区第一音低钝。一般无器质性杂音,仅在胸前或心尖区闻及Ⅰ～Ⅱ级吹风样收缩期杂音。有时可闻及奔马律或心包摩擦音。心律失常多见,如阵发性心动过速、异位搏动、心房纤颤、心室扑动、停搏等。严重者心脏扩大,脉细数,颈静脉怒张,肝大和压痛,肺部啰音等;或面色苍白、四肢厥冷、皮肤发花、指(趾)发绀、血压下降等。

三、辅助检查

(一)实验室检查

(1)白细胞总数(10.0～20.0)×10⁹/L,中性粒细胞偏高。血沉、抗链"O"大多数正常。

(2)血清肌酸磷酸激酶、乳酸脱氢酶及其同工酶、谷草转氨酶在病程早期可增高。超氧化歧化酶急性期降低。

(3)若从心包、心肌或心内膜分离出病毒,或用免疫荧光抗体检查找到心肌中有特异的病毒抗原,电镜检查心肌发现有病毒颗粒,可以确定诊断;咽洗液、粪便、血液、心包液中分离出病毒,同时结合恢复期血清中同型病毒中和抗体滴度较第 1 份血清升高或下降 4 倍以上,则有助于病原诊断。

(4)补体结合抗体的测定及用分子杂交法或聚合酶链反应检测心肌细胞内的病毒核酸,也有助于病原诊断。部分病毒性心肌炎患者可有抗心肌抗体出现,一般于短期内恢复,如持续提高,表示心肌炎病变处于活动期。

(二)心电图检查

心电图在急性期有多变与易变的特点,对可疑病例应反复检查,以助诊断。主要变化为ST-T 改变,各种心律失常和传导阻滞。恢复期以各种类型的期前收缩为多见。少数为慢性期病儿有房室肥厚的改变。

(三)X 线检查

X 线检查可见心影正常或有不同程度的增大,多数为轻度增大。若反复迁延不愈或合并心力衰竭,则心脏扩大明显。后者可见心搏动减弱,伴肺瘀血、肺水肿或胸腔少量积液。有心包炎时,有积液征。

(四)心内膜心肌活检

心导管法心内膜心肌活检,在成人患者中早已开展,小儿患者仅近年才有报道,为心肌炎诊断提供了病理学依据。据报道,原因不明的心律失常、充血性心力衰竭患者,经心内膜心肌活检证明约 40% 为心肌炎,临床表现和组织学相关性较差。原因是 EMB 取材很小且局限,取材时不一定是最佳机会;心内膜心肌活检本身可导致心肌细胞收缩,而出现一些病理性伪迹。因此,心内膜心肌活检活检病理无心肌炎表现者不一定代表心脏无心肌炎,此时临床医师不能忽视临床诊断。此项检查一般医院尚难开展,不作为常规检查项目。

四、诊断与鉴别诊断

(一)诊断要点

1.病原学诊断依据

(1)确诊指标:经患儿心内膜、心肌、心包(活检、病理)或心包穿刺液检查,发现以下情况之一,即可确诊心肌炎由病毒引起。①分离到病毒。②用病毒核酸探针查到病毒核酸。③特异性病毒抗体阳性。

(2)参考依据:有以下之一者结合临床表现可考虑心肌炎系病毒引起。①从患儿粪便、咽拭子或血液中分离到病毒,且恢复期血清同抗体滴度较第一份血清升高或降低 4 倍以上。②病程早期患儿血中特异性 IgM 抗体阳性。③用病毒核酸探针从患儿血中查到病毒核酸。

2.临床诊断依据

(1)心功能不全、心源性休克或心脑综合征。

(2)心脏扩大(X 线、超声心动图检查具有表现之一)。

(3)心电图改变:以 R 波为主的 2 个或 2 个以上主要导联(Ⅰ、Ⅱ、aVF、V_5)的 ST-T 改变持续 4 天以上伴动态变化,窦房传导阻滞,房室传导阻滞,完全性右或左束支阻滞,成联律、多形、多源、成对或并行性期前收缩,非房室结及房室折返引起的异位性心动过速,低电压(新生儿除外)及异常 Q 波。

(4)CK-MB 升高或心肌肌钙蛋白(cTnI 或 cTnT)阳性。

3.确诊依据

(1)具备临床诊断依据 2 项,可临床诊断为心肌炎。发病同时或发病前 1～3 周有病毒感染的证据支持诊断。

(2)同时具备病原学确诊依据之一,可确诊为病毒性心肌炎,具备病原学参考依据之一,可临床诊断为病毒性心肌炎。

(3)凡不具备确诊依据的,应给予必要的治疗或随诊,根据病情变化确诊或排除心肌炎。

(4)应排除风湿性心肌炎、中毒性心肌炎、先天性心脏病、结缔组织病,以及代谢性疾病的心肌损害、甲状腺功能亢进症、原发性心肌病、原发性心内膜弹力纤维增生症、先天性房室传导阻滞、心脏自主神经功能异常、β受体功能亢进及药物引起的心电图改变。

4.临床分期

(1)急性期:新发病,症状及检查阳性发现明显且多变,一般病程在半年以内。

(2)迁延期:临床症状反复出现,客观检查指标迁延不愈,病程多在半年以上。

(3)慢性期:进行性心脏增大,反复心力衰竭或心律失常,病情时轻时重,病程在1年以上。

(二)鉴别诊断

在考虑九省市心肌炎协作组制定的心肌炎诊断标准时,应首先排除其他疾患,包括风湿性心肌炎、中毒性心肌炎、结核性心包炎、先天性心脏病、结缔组织病或代谢性疾病或代谢性疾病的心肌损害(包括维生素 B_1 缺乏症)、原发性心肌病、先天性房室传导阻滞、高原性心脏病、克山病、川崎病、良性期前收缩和神经功能紊乱、电解质紊乱及药物等引起的心电图改变。

五、治疗、预防、预后

本症尚无特殊治疗。结合患儿病情采取有效的综合措施,可使大部患儿痊愈或好转。

(一)一般治疗

1.休息

急性期至少应卧床休息至热退3~4周,有心功能不全或心脏扩大者,更应强调绝对卧床休息,以减轻心脏负荷及减少心肌耗氧量。

2.抗生素

虽然抗生素对引起心肌炎的病毒无直接作用,但因细菌感染是病毒性心肌炎的重要条件,故在开始治疗时,均主张适当使用抗生素。一般应用青霉素肌内注射1~2周,以清除链球菌和其他敏感细菌。

3.保护心肌

大剂量维生素C具有增加冠状血管血流量、心肌糖原、心肌收缩力,改善心功能、清除自由基、修复心肌损伤的作用。剂量为100~200 mg/(kg·d),溶于10%~25%葡萄糖液10~30 mL 内静脉注射,每天1次,15~30天为一疗程;抢救心源性休克时,第一日可用3~4次。

因极化液、能量合剂及 ATP 等均难以进入心肌细胞内,故疗效差,近年来多推荐:①辅酶 Q_{10} 1 mg/(kg·d),口服,可连用1~3个月;②1,6-二磷酸果糖 0.7~1.6 mL/kg 静脉注射,最大量不超过2.5 mL/kg(75 mg/mL),静脉注射速度 10 mL/min,每天 1 次,10~15 日为一疗程。

(二)激素治疗

肾上腺皮质激素可用于抢救危重病例及其他治疗无效的病例。口服泼尼松1~1.5 mg/(kg·d),3~4周,症状缓解后逐渐减量停药。对反复发作或病情迁延者,依据近年来对本病发病机制研究的进展,可考虑较长期的激素治疗,疗程不少于半年,对急重抢救病例可采用大剂量,如地塞米松0.3~0.6 mg/(kg·d)或氢化可的松 15~20 mg/(kg·d),静脉滴注。

(三)免疫治疗

动物及临床研究均发现丙种球蛋白对心肌有保护作用。从1990年开始,美国波士顿及洛杉矶儿童医院已将静脉注射丙种球蛋白作为病毒性心肌炎治疗的常规方法。

(四)抗病毒治疗

动物试验发现联合应用三氮唑核苷和干扰素可提高生存率,目前欧洲正在进行干扰素治疗心肌炎的临床试验,其疗效尚待确定。环孢霉素 A、环磷酰胺目前尚无肯定疗效。

(五)控制心力衰竭

心肌炎患者对洋地黄耐受性差,易出现中毒而发生心律失常,故应选用快速作用的洋地黄制剂如毛花苷丙(西地兰)或地高辛。病重者用地高辛静脉滴注,一般病例用地高辛口服,饱和量用常规的 1/2～2/3,心力衰竭不重、发展不快者,可用每天口服维持量法。利尿剂应早用、少用,同时注意补钾,否则易导致心律失常。注意供氧,保持安静。若患者烦躁不安,可给镇静剂。发生急性左心功能不全时,除短期内并用毛花苷丙(西地兰)、利尿剂、镇静剂、氧气吸入外,应给予血管扩张剂如酚妥拉明 0.5～1 mg/kg 加入 10％葡萄糖液 50～100 mL 内快速静脉滴注。紧急情况下,可先用半量,以 10％葡萄糖液稀释,静脉缓慢注射,然后将其余半量静脉滴注。

(六)抢救心源性休克

镇静、吸氧、大剂量维生素 C、扩容、激素、升压药、改善心功能及心肌代谢等。

近年来,应用血管扩张剂硝普钠取得了良好疗效,常用剂量为 5～10 mg,溶于 5％葡萄糖 100 mL 中,开始 0.2 μg/(kg·min)滴注,以后每隔 5 分钟增加 0.1 μg/kg,直到获得疗效或血压降低,最大剂量不超过每分钟 4～5 μg/kg。

(七)纠正严重心律失常

心律失常的纠正在于心肌病变的吸收或修复。一般轻度心律失常如期前收缩、Ⅰ度房室传导阻滞等多不用药物纠正,而主要是针对心肌炎本身进行综合治疗。若发生严重心律失常如快速心律失常、严重传导阻滞,应迅速及时纠正,否则威胁生命。

六、护理

(一)护理诊断

(1)活动无耐力:与心肌功能受损,组织器官供血不足有关。

(2)舒适的改变:胸闷,与心肌炎症有关。

(3)潜在并发症:心力衰竭、心律失常、心源性休克。

(二)护理目标

(1)患儿活动量得到适当控制,休息得到保证。

(2)患儿胸闷缓解或消失。

(3)患儿无并发症发生或有并发症时能被及时发现和适当处理。

(三)护理措施

1.休息

(1)急性期卧床休息至热退后 3～4 周,以后根据心功能恢复情况逐渐增加活动量。

(2)有心功能不全者或心脏扩大者应绝对卧床休息。

(3)总的休息时间不少于 3 个月。

(4)创造良好的休息环境,合理安排患儿的休息时间,保证患儿的睡眠时间。

(5)主动提供服务,满足患儿的生活需要。

2.胸闷的观察与护理

(1)观察患儿的胸闷情况,注意诱发和缓解因素,必要时给予吸氧。

(2)遵医嘱给予心肌营养药,促进心肌恢复正常。

(3)保证休息,减少活动。

(4)控制输液速度和输液总量,减轻心肌负担。

3.并发症的观察与护理

(1)密切注意心率、心律、呼吸、血压和面色改变,有心力衰竭时给予吸氧、镇静、强心等处理,应用洋地黄制剂时要密切观察患儿有无洋地黄中毒表现,如出现新的心律失常、心动过缓等。

(2)注意有无心律失常的发生,警惕危险性心律失常的发生,如频发室早、多源室早、Ⅱ度以上房室传导阻滞房颤、室颤等。一旦发生,须及时通知医师并给予相应处理,如对高度房室传导阻滞者给予异丙肾上腺素和阿托品提升心率。

(3)警惕心源性休克,注意血压、脉搏、尿量、面色等变化,一旦出现心源性休克,立即取平卧位,配合医师给予大剂量维生素 C 或肾上腺皮质激素治疗。

(四)康复与健康指导

(1)讲解病毒性心肌炎的病因、病理、发病机制、临床特点及诊断、治疗措施。

(2)强调休息的重要性,指导患儿控制活动量,建立合理的休息制度。

(3)讲解本病的预防知识,如预防上呼吸道感染和肠道感染等。

(4)对有高度房室传导阻滞者讲解安装心脏起搏器的必要性。

七、展望

近年来,人们对心肌炎的病原学有了进一步了解,诊断方法也有所改进。心肌炎已成为常见心脏病之一,对人类健康构成了不同程度的威胁,因而对此病的诊治研究也日益受到重视。其中,胸闷、心悸常可提示心脏波及,心脏扩大、心律失常或心力衰竭为心脏明显受损的表现,心电图 ST-T 改变与异位心律或传导阻滞反映心肌病变的存在。但对于怀疑为病毒性心肌炎的患者,提倡进行心脏活检以行病理学检查。

但是,分离病毒检查或特异性荧光抗体检查存在以下几个问题。

(1)患者不宜接受。

(2)炎性组织在心肌中呈灶状分布,活检标本小而致病灶标本不一定能取到。

(3)提取 RNA 的质量和检测方法的敏感性不同。

(4)心脏上有病毒存在,而血液中不一定有抗原或抗体检出;心脏上无病毒存在,而心脏中有抗原或抗体检出;即使二者构成阳性反应也不足以证实有病毒性心肌炎存在;只有当感染某种病毒并引起相应的心脏损害时,心脏和血液检查呈阳性反应才有意义。在检查血液中抗原或抗体时,结果也会因检测试剂、检查方法、操作技术的不同而迥异。

因此,病毒性心肌炎的确诊相当困难。由于抗病毒药物的疗效不显著,目前建议采用中西医结合疗法。有人用以黄芪、牛磺酸及一般抗心律失常药物等为主的中西医结合方法治疗病毒感染性心肌炎,取得了比较满意的效果,如中药黄芪除具有抗病毒、调节免疫、保护心肌的作用外,还可拮抗病毒感染心肌细胞对 L 型钙通道的增加,抑制内向钠钙交换电流,改善部分心电活动,清除氧自由基,广泛应用于临床。牛磺酸是心肌游离氨基酸的重要成分,也可通过抑制病毒复制,抑制病毒感染心肌细胞引起的钙电流增加,使受感染而降低的最大钙电流膜电压及外向钾电流趋于正常,使心肌细胞钙内流减少,对病毒性心肌炎动物模型及临床病毒性心肌炎患者具有保护心肌、改善临床症状等作用。

第九节　小儿口炎

口炎是指口腔黏膜的炎症,若病变仅局限于舌、齿龈、口角,也可称为舌炎、齿龈炎或口角炎,多由病毒、真菌、细菌引起。全年可发病,多见于婴幼儿。本病可单独发生,也可继发于全身性疾病如急性感染、腹泻、营养不良、久病体弱和维生素 B 缺乏、维生素 C 缺乏等。临床特点是口腔黏膜破损合并感染,出现疼痛、流涎及发热。常见的口炎有鹅口疮、疱疹性口炎和溃疡性口炎等。

一、鹅口疮

鹅口疮又称雪口病,由白色念珠菌感染所致,多见于新生儿,或营养不良、腹泻、长期应用广谱抗生素或激素的患儿。新生儿多由产道感染,或因哺乳时奶头不洁及使用污染的奶具而感染。

(一)临床表现

本病特征是在口腔黏膜表面出现白色或灰白色乳凝块样小点或小片状物,可逐渐融合成大片,不易拭去,若强行擦拭剥离,局部黏膜潮红、粗糙可有溢血。患处不痛、不流涎,不影响吃奶,一般无全身症状。本病以颊黏膜最常见,舌、齿龈及上腭次之,重者整个口腔均被白膜覆盖,甚至可蔓延至咽、喉、食管、气管、肺等处,而出现呕吐、吞咽困难、声音嘶哑或呼吸困难。

取少许白膜涂片,加 10% 碳酸氢钠 1 滴,在显微镜下可见真菌的孢子和菌丝。

(二)治疗

1.保持口腔清洁

可用 2% 碳酸氢钠溶液于哺乳前后清洁口腔。

2.局部用药

局部涂抹 100 000～200 000 U/mL 制霉菌素鱼肝油混悬溶液,每天 2～3 次。

二、疱疹性口炎

疱疹性口炎由单纯疱疹病毒 I 型感染所致,多见于 1～3 岁小儿,无明显季节性,传染性强,可在集体托幼机构引起小流行。

(一)临床表现

起病即发热,体温在 38～40 ℃,1～2 天后口腔黏膜出现单个或成簇的小疱疹,直径 2～3 mm,周围有红晕,迅速破溃后形成溃疡,有黄白色膜样渗出物覆盖,多个小溃疡可融合成不规则的大溃疡。多发生于齿龈、唇内、舌、颊黏膜及口周皮肤,有时累及软腭和咽部。由于局部疼痛剧烈,患儿可表现为拒食、流涎、烦躁,伴颌下淋巴结肿大。体温常在 3～5 天后恢复正常,病程为 1～2 周,局部淋巴结肿大可持续 2～3 周。

本病应与疱疹性咽峡炎相鉴别,后者由柯萨奇病毒引起,多发生于夏、秋季,疱疹主要发生在咽部和软腭,有时见于舌,但不累及齿龈和颊黏膜。

(二)治疗

1.保持口腔清洁

多饮水,可用3%过氧化氢溶液清洗口腔,避免刺激性食物。

2.局部用药

局部可涂碘苷(疱疹净)抑制病毒,也可喷西瓜霜、锡类散等。为预防继发感染可涂2.5%～5%金霉素鱼肝油。疼痛严重者可在进食前用2%利多卡因涂抹局部。

3.对症处理

发热者给予物理或药物降温,补充足够的营养和水分;有继发感染时按医嘱使用抗生素治疗。

三、溃疡性口炎

溃疡性口炎主要由链球菌、金黄色葡萄球菌、肺炎链球菌、铜绿假单胞菌或大肠埃希菌等引起,多见于婴幼儿。常发生于感染、长期腹泻等机体抵抗力下降时,口腔不洁更有利于细菌繁殖而致病。

(一)临床表现

口腔各部位均可发生,常见于舌、唇内及颊黏膜处,可蔓延到唇及咽喉部。开始时口腔黏膜充血水肿,随后形成大小不等的糜烂或溃疡,上有纤维素性炎性分泌物形成的假膜,呈灰白色或黄色,边界清楚,易拭去,露出溢血的创面,但不久又被假膜覆盖,涂片染色可见大量细菌。局部疼痛、流涎、拒食、烦躁,常有发热,体温在39～40℃,局部淋巴结肿大。全身症状轻者1周左右体温恢复正常,溃疡逐渐愈合;严重者可出现脱水和酸中毒。

血常规常有白细胞总数和中性粒细胞增多。

(二)治疗

1.控制感染

选用有效抗生素。

2.保持口腔清洁

可用3%过氧化氢溶液或0.1%依沙丫啶(利凡诺)溶液清洁口腔。

3.局部处理

溃疡面涂5%金霉素鱼肝油、锡类散等。

4.补充水分和营养

出现此症状时,应补充水分和营养。

四、口炎常见护理诊断

(一)口腔黏膜受损

其与口腔感染有关。

(二)体温过高

其与口腔炎症有关。

(三)疼痛

其与口腔黏膜糜烂、溃疡有关。

(四)营养失调,低于机体需要量

其与疼痛引起拒食有关。

(五)知识缺乏

患儿及家长缺乏对本病的预防及护理知识。

五、护理措施

(一)口腔护理

根据不同病因选择不同溶液,清洁口腔后涂药,年长儿可用含漱剂。鼓励患儿多饮水,进食后漱口,以保持口腔黏膜湿润和清洁。对流涎者,及时清除分泌物,保持皮肤干燥、清洁,避免引起皮肤湿疹及糜烂。

(二)正确涂药

为确保局部用药达到目的,涂药前应先将纱布或干棉球放在颊黏膜腮腺管口处或舌系带两侧,以隔断唾液,防止药物被冲掉;然后再用干棉球将病变部位表面吸干,再涂药;涂药后嘱患儿闭口,10分钟后取出纱布或棉球,并嘱患儿不可立即漱口、饮水或进食。

(三)发热护理

密切监测体温变化,对发热患儿可遵医嘱给予物理降温,必要时药物降温。

(四)饮食护理

供给高热量、高蛋白、富含维生素的温凉流质或半流质食物,食物宜甜不宜咸,避免摄入酸辣或坚硬食物。对因口腔黏膜糜烂、溃疡引起疼痛而影响进食者,可在进食前局部涂2%利多卡因;对不能进食者,可静脉补充或给予肠道外营养,以确保能量与液体的供给。

(五)健康指导

教育孩子养成良好的卫生习惯,纠正吮指、不刷牙等不良习惯;应教导年长儿进食后漱口,避免用力或粗暴擦伤口腔黏膜。宣传均衡饮食对提高机体抵抗力的重要性,避免偏食、挑食,培养良好的饮食习惯。指导家长食具专用,患儿使用过的食具应煮沸消毒或压力灭菌消毒。

第十节　小儿腹泻

一、护理评估

(一)健康史

应详细询问喂养史,是母乳喂养还是人工喂养,喂何种乳品,冲调浓度、喂哺次数及量,添加辅食及断奶情况,了解当地有无类似疾病的流行,并注意患儿有无不洁饮食史、肠道内外感染、食物过敏史、外出旅游和气候变化史等。询问患儿腹泻开始时间、次数、颜色、性质、量、气味,是否伴随发热、呕吐、腹胀、腹痛及里急后重等症状。询问既往有无腹泻史、其他疾病史和长期服用广谱抗生素史等。

(二)身体状况

观察患儿生命体征,有无腹痛、里急后重、大便性状为松散或水样,密切观察患儿生命体征、体重、出入量、尿量、神志状态、营养状态,是否有皮肤弹性、眼窝凹陷、口舌黏膜干燥、神经反射等脱水表现,并评估脱水的程度和性质。检查肛周皮肤有无发红、破损;了解大便常规、大便致病菌培养等实验室检查结果。

(三)心理社会状况

腹泻是小儿的常见病、多发病,年龄越小,发病率越高,特别是在贫困和卫生条件较差的地区,家长缺乏喂养及卫生知识是小儿易患腹泻的重要原因。因此,应了解患儿家长的心理状况及对疾病的病因、护理知识的认识程度,注意评估患儿家庭的经济状况、聚居条件、卫生习惯、家长的文化程度及家长对病因、护理知识的了解程度,家长是否认识疾病流行趋势。

(四)实验室检查

了解大便常规及致病菌培养等化验结果。分析血常规、红细胞计数、血清电解质、尿素氮、二氧化碳结合力(CO_2CP)等,可了解体内酸碱平衡紊乱性质和程度。

二、护理诊断

(一)体液不足

体液不足与腹泻、呕吐丢失过多和摄入量不足有关。

(二)体温过高

体温过高与肠道感染有关。

(三)有皮肤黏膜完整性受损的危险

有皮肤黏膜完整性受损的危险与腹泻大便次数增多,刺激臀部皮肤及尿布使用不当有关。

(四)知识缺乏(家长)

其与喂养知识、卫生知识及腹泻患儿护理知识缺乏有关。

(五)营养失调

营养失调由营养低于机体需要量,呕吐腹泻等消化功能障碍所致。

(六)排便异常腹泻

排便异常腹泻与喂养不当,肠道感染或功能紊乱有关。

(七)腹泻

腹泻与喂养不当、感染导致胃肠道功能紊乱有关。

(八)有交叉感染的可能

交叉感染与免疫力低下有关。

(九)潜在并发症

1.酸中毒

酸中毒与腹泻丢失碱性物质及热能摄入不足有关。

2.低血钾

低血钾与腹泻、呕吐丢失过多和摄入不足有关。

三、护理目标

(1)患儿腹泻、呕吐、排便次数逐渐减少至正常,大便次数、性状、颜色恢复正常。

（2）患儿脱水、电解质紊乱得到纠正，体重恢复正常，尿量正常，获得足够的液体和电解质。

（3）体温逐渐恢复正常。

（4）住院期间患儿能保持皮肤的完整性，不再有红臀发生。

（5）家长能说出婴儿腹泻的病因、预防措施和喂养知识，能协助医护人员护理患儿。

（6）患儿不发生酸中毒、低血钾等并发症。

（7）避免交叉感染的发生。

（8）保证患儿营养的补充，使患儿体重保持不减或有增加。

四、护理措施

新入院的患儿首先要测量体重，以便于了解患儿脱水情况和计液量。以后每周测一次，了解患儿恢复和体重增长情况。

（一）体液不足的护理

1.口服补液疗法的护理

无脱水、轻中度脱水或呕吐不严重的患儿可采用口服方法补液，它能补充身体丢失的水分和盐，执行医嘱给口服补液盐时应在 4～6 小时少量多次喂，同时可以随意喂水，口服液盐一定要用冷开水或温开水溶解。

（1）一般轻度脱水需 50～80 mL/kg，中度脱水需 80～100 mL/kg，于 8～12 小时将累积损失量补足；脱水纠正后，将余量用等量水稀释，按病情需要随时口服。无脱水患儿可在家进行口服补液的护理，可将口服液补盐液加等量水稀释，每天 50～100 mL/kg，少量频服，以预防脱水，有明显腹胀、休克、心功能不全或其他严重并发症者及新生儿不宜口服补液。在口服补液过程中如呕吐频繁或腹泻、脱水加重，应改为静脉补液。服用口服液补盐液期间应适当增加水分，以防高钠血症。

（2）护理中的注意事项：①向家长说明和示范口服液的配制方法。②向家长示范喂服方法。2 岁以下的患儿每 1～2 分钟喂 1 小勺，约 5 mL，大一点的患儿可用杯子直接喝，如有呕吐，停 10 分钟后再慢慢喂服（每 2～3 分钟喂一勺）。③对于在家进行口服补液的患儿，应指导家长病情观察方法。口服补液可至腹泻停止。如病情不见好转或加重，应及时到医院就诊。④密切观察病情，如患儿出现眼睑浮肿应停止服用口服液补盐液，改用白开水或母乳，水肿消退后再按无脱水的方案服用。4 小时后应重新估计患儿脱水状况，然后选择上述适当的方案继续治疗护理。

2.禁食、静脉补液

其适用于中度以上脱水、吐、泻重或腹胀的患儿。在静脉输液前协助医师取静脉血做钾、钠、氯、二氧化碳结合力等项目检查。

（1）第一天补液：①按医嘱要求安排 24 小时的液体总量（累积损失量、继续损失量和生理需要量），并本着"急需先补、先快后慢、见尿补钾"的原则分批输入。如患儿烦躁不安，应检查原因，必要时可遵医嘱给予适量的镇静剂，如复方冬眠灵，10% 水合氯醛，以防患儿因烦躁不安而影响静脉输液。一般轻度脱水 90～120 mL/kg，中度脱水 120～150 mL/kg 重度脱水 150～180 mL/kg。②根据脱水性质确定溶液种类，若临床判断脱水困难，可先按等渗脱水处理。治疗前 6 小时内无尿的患儿首先要在30分钟内输入 2∶1 液，一定要记录输液后首次排尿的时间,见尿后给含钾液体。③输液速度主要取决于脱水程度和继续损失的量与速度,遵循先快后慢原则。明确每小时的输入量,一般茂菲氏滴管 14～15 滴为 1 mL,严格执行补液计划,保证输液量的准确,掌握好输液速度和补液原则。注意防止输液速度过速或过缓。注意输液是否通畅,保护好输液肢体,随时观察针头有无滑脱,局部有无红肿渗液,以及寒战发绀等全身输液反应。对重度脱水有明显周围循环障碍者应先快速扩容;累积损失量(扣除扩容液量)一般在前8～12 小时补完,每小时 8～10 mL/kg;后 12～16 小时补充生理需要量和异常的损失量,每小时约5 mL/kg;若吐泻缓解,可酌情减少补液量或改为口服补液。④对于少数营养不良、新生儿及伴心、肺疾病的患儿,应根据病情计算,每批液量一般减少 20%,输液速度应在原有基础上减慢 2～4 小时,把累积丢失的液量由 8 小时延长到 10～12 小时输完。如有条件,最好用输液泵,以便更精确地控制输液速度。

(2)第 2 天及以后的补液:脱水和电解质紊乱已基本纠正,主要补充生理需要量和继续损失量,可改为口服补液,一般生理需要量为每天 60～80 mL/kg,用 1/5 张含钠液;继续损失量是丢多少补多少,用1/2～1/3张含钠液,将这两部分相加,于 12～24 小时内均匀静脉滴注。

3.准确记录出入量

出入量是医师调整患儿输液质和量的重要依据。

(1)大便次数、量(估计)及性质,大便的气味、颜色,大便有无黏液、脓血等。留大便常规并做培养。

(2)呕吐次数、量、颜色、气味,以及呕吐与其他症状的关系,体现了患儿病情发展的情况。比如,呕吐加重但无腹泻,补液后脱水纠正因呕吐次数增多而效果不满意,这时要及时报告医师,以及早发现肠道外感染或急腹症。

4.严密观察病情,细心做好护理

(1)注意观察生命体征:体温、脉搏、血压、呼吸、精神状况。若出现烦躁不安、脉率加快、呼吸加快等,应警惕输液速度是否过快,是否发生心力衰竭和肺水肿等情况。

(2)观察脱水情况:注意患儿的神志、精神、皮肤弹性、有无口渴,皮肤、黏膜干燥程度,眼窝及前囟凹陷程度,机体温度及尿量等临床表现,估计患儿脱水程度,同时要动态观察经过补充液体脱水症状是否得到改善。如补液合理,一般于补液后 3～4 小时应该排尿,此时说明血容量恢复,所以应注意观察和记录输液后首次排尿的时间、尿量。补液后 24 小时皮肤弹性恢复,眼窝凹陷消失,则表明脱水已被纠正。补液后眼睑出现浮肿,可能是钠盐过多;补液后尿多而脱水未能纠正,则可能是葡萄糖液补入过多,宜调整溶液中电解质比例。

(3)密切观察代谢性酸中毒的表现:中、重度脱水患多有不同程度的酸中毒,当 pH 下降、二氧化碳结合力在 25% 容积以下时,酸中毒表现明显。当患儿出现呼吸深长、精神萎靡、嗜睡,严重者意识不清、口唇樱红、呼吸有丙酮味时,应准备碱性液,及时使用碱性药物纠正,应补充碳酸氢钠或乳酸钠。注意碱性液体是否漏出血管,以免引起局部组织坏死。

(4)密切观察低血钾表现:常发现于输液后脱水纠正时,当发现患儿尿量异常增多、精神萎靡、全身乏力、不哭或哭声低下、吃奶无力、肌张力低下、反应迟钝、恶心呕吐、腹胀及听诊肠鸣音减弱或消失、呼吸频不规整、心电图显示 T 波平坦或倒置、U 波明显、S-T 段下移(或心律失常,提示有低血钾存在,应及时补充钾盐)等临床表现,及时报告医师,做血生化检查。如是低血钾症,应遵医嘱调整液体中钾的浓度。补充钾时应按照见尿补钾的原则,严格掌握补钾的速度,绝不可静脉推入,以免发生高血钾,引起心搏骤停。一般按每天 3～4 mmol/kg(相当于氯化钾200～300 mg/kg)补给,缺钾明显者可增至 4～6 mmol/kg,轻度脱水时可分次口服,中、重度脱水予静脉滴入。观察记录好治疗效果。

(5)密切观察有无低钙、低镁、低磷血症:当脱水和酸中毒被纠正时,大多有钙、磷缺乏,少数可有镁缺乏。低血钙或低血镁时患儿表现为手足搐搦、惊厥;重症低血磷时出现嗜睡、精神错乱或昏迷,肌肉、心肌收缩无力(营养不良或佝偻病活动期患儿更甚),这时要及时报告医师。静脉缓慢注射 10%葡萄糖酸钙或深部肌内注射 25%硫酸镁。

(6)低钠血症:多见于静脉输液停止后的患儿。这是因为患儿进食后水样便次数再次增多。主要表现为患儿前囟及眼窝凹陷、肢端凉、精神弱、尿少等。要及时报告医师并继续补充丢失液体。

(7)高钠血症:出现在按医嘱禁食补液或口服补液后,患儿出现烦躁不安、口渴、尿少、皮肤弹性差,甚至惊厥。这时应报告医师,必要时取血查生化,待结果回报后根据具体情况调整液体的质和量。

(8)泌尿系统感染:患儿腹泻渐好,但仍发热,阵阵哭闹不安,此时要报告医师,根据医嘱留尿常规,并寻找感染病灶。并发泌尿系感染的患儿多见于女婴,在护理和换尿布时一定要注意女婴儿会阴部的清洁,防止上行性尿路感染。

5.计算液体出入量

24 小时液体入量包括口服液体和胃肠道外补液量。液体出量包括尿、大便和不显性失水。呼吸增快时,不显性失水增加 4～5 倍;体温每升高 1 ℃,不显性失水每小时增加 0.5 mL/kg;环境湿度大小可分别减少或增加不显性失水;体力活动增多时,不显性失水增加 30%。补液过程中,计算并记录 24 小时液体出入量,这是液体疗法护理工作的重要内容。婴幼儿大小便不易收集,可用"秤尿布法"计算液体排出量。

(二)腹泻的护理

控制腹泻,防止继续失水。

1.调整饮食

根据世界卫生组织的要求,轻中度脱水的患儿不必禁食,腹泻期间和恢复期适宜的营养对促进恢复、降低体重下降和生长停滞的程度、缩短腹泻后康复时间、预防营养不良非常重要。故腹泻脱水患儿除严重呕吐者暂禁食4～6小时(不禁水)外,均应继续喂养进食。但因患儿同时存在着消化功能紊乱,故应根据患儿病情适当调整饮食,达到减轻胃肠道负担、恢复消化功能的目的。继续哺母乳喂养;人工喂养出生 6 个月以内的小儿,牛奶(或羊奶)应加米汤或水稀释,或用发酵奶(酸奶),也可用奶-谷类混合物,每天 6 次,以保证足够的热量。腹泻次数减少后,出生 6 个月以上的婴儿可用平常已经习惯的饮食,选用稀粥、面条,并加些熟的植物油、蔬菜、肉末等,但应由少到多,随着病情稳定和好转调整,并逐渐过渡到正常饮食。应给幼儿一些新鲜、味美、碎烂、营养丰富的食物。病毒性肠炎多有双糖酶缺乏,应限制糖量并暂停乳类喂养,改为豆制代用品或发酵奶,对牛奶和大豆过敏者应该用其他饮食,以减轻腹泻,缩短病程。腹泻停止后,继续给予营养丰富的饮食,并每天加餐 1 次,共 2 周,以赶上正常生长。双糖酶缺乏者不宜用蔗糖,并暂停乳类。对少数严重病例口服营养物质不能耐受者,应加强支持疗法,必要时全静脉营养。

2.控制感染

感染是腹泻的重要原因。细菌性肠炎须用抗生素治疗。病毒性肠炎用饮食疗法和支持疗法常可痊愈。严格消毒隔离,防止感染传播,按肠道传染病隔离,在护理患儿前后要认真洗手,防止感染。遵医嘱给予抗生素治疗。

3.观察排便情况

注意大便的变化,观察记录大便次数、颜色、性状、气味、量,及时送检,并注意采集黏液脓血部分,做好动态比较,根据大便常规检验结果,调整治疗和输液方案,为输液方案和治疗提供可靠依据。

(三)发热的护理

(1)保持室内安静、空气新鲜、通风良好,保持室温在18～22 ℃,相对湿度55%～65%,衣被适度,以免影响机体散热。

(2)让患儿卧床休息,限制活动量,以利于机体康复和减少并发症的发生。多饮温开水或选择患儿喜欢的饮料,以加快毒素排泄、带走热量和降低体温。

(3)密切观察患儿体温变化,每4小时测体温1次,体温骤升或骤降时要随时测量并记录降温效果。体温超过38.5 ℃时给予物理降温:温水擦浴;用30%～50%的乙醇擦浴;冰枕、冷毛巾敷患儿前额,或冷敷腹股沟、腋下等大血管处;冷盐水灌肠。物理降温后30分钟测体温,并记录于体温单。

(4)按医嘱给予抗感染药及解热药,观察并记录用药效果,药物降温后密切观察,防止虚脱。

(5)在患儿出汗后及时擦干汗液,更换衣服,并注意保暖。在严重情况下给予吸氧,以免惊厥抽搐发生。

(6)加强口腔护理,鼓励多漱口,口唇干燥时可涂护唇油。

(四)维持皮肤完整

由于患儿腹泻频繁,大便呈酸性或碱性,含有大量肠液及消化酶,臀部皮肤常处于被大便腐蚀的状态,容易发生肛门周围皮肤糜烂,严重者引起溃疡及感染。要注意每次换尿布后须用温水清洗臀部及肛周并吸干水,局部皮肤发红处涂以5%鞣酸软膏或40%氧化锌油并按摩片刻,促进血液循环。应选用消毒软棉尿布并及时更换。避免使用不透气塑料布或橡皮布,防止尿布皮炎发生。局部有糜烂者可在便后用温水洗净,用灯泡照烤,待烤干局部渗液后,再涂紫草油或1%龙胆紫,效果更好。

(五)做好床边隔离

护理患儿前后均要认真洗手,防止交叉感染。

(六)减轻患儿的恐惧

医护人员的检查、治疗应相对集中进行,以减少患儿的哭闹,可根据患儿年龄给予不同玩具,减少其恐惧心理。若患儿哭闹不安,影响静脉输液的顺利进行,必要时可根据医嘱适当应用镇静药物。

(七)对症治疗

腹胀明显者用肛管排气或肌内注射新斯的明。呕吐严重者针刺足三里、内关或肌内注射氯丙嗪等。

(八)注意口腔清洁

禁食患儿每天做口腔护理两次。长时间应用抗生素可发生鹅口疮。口腔黏膜有乳白色分泌物附着即为鹅口疮,可涂制霉菌素;若发生溃疡性口炎,可用3‰双氧水洗净口腔,涂复方龙胆紫、金霉素鱼肝油。

(九)恢复期患儿护理

(1)与新入院患儿分室居住,预防交叉感染。

(2)患儿消化功能恢复时,逐渐增加奶的质和量,细心添加辅食,避免小儿腹泻复发。

(十)健康教育

(1)宣传母乳喂养的优点,鼓励母乳喂养,尤其出生后最初数月及出生后每个夏天更为重要,避免在夏季断奶。按时逐步加辅食,防止过食、偏食及饮食结构突然变动。如乳制品的调剂方法,辅食加方法,断奶时间选择方法。对人工喂养儿根据具体情况选用合适的代乳品。

(2)指导患儿家长配置和使用口服补盐液。

(3)注意饮食卫生,培养良好的卫生习惯;注意食物新鲜、清洁,奶具、食具应定时煮沸消毒,避免肠道内感染。教育儿童养成饭前便后洗手、勤剪指甲的良好习惯。

(4)及时治疗营养不良、维生素 D 缺乏性佝偻病等,加强体格锻炼,适当进行户外活动。防止受凉或过热,预防感冒、肺炎及中耳炎等并发症的发生,避免长期滥用广谱抗生素。

(5)气候变化时及时增减衣物,防止受凉或过热,冬天注意保暖,夏天多喝水。尤其应做好腹部的保暖。集体机构中如有腹泻流行,应积极治疗患儿,做好消毒隔离工作,防止交叉感染。

第十二章　骨科护理

第一节　四肢骨折

一、肱骨干骨折

(一)疾病概述

1.概念

肱骨干骨折是发生在肱骨外髁颈下 1～2 cm 至肱骨髁上 2 cm 段内的骨折。在肱骨干中下 1/3 段后外侧有桡神经沟,此处骨折最容易引发桡神经损伤。

2.相关病理生理

骨折的愈合过程包括以下 3 项。

(1)血肿炎症极化期:在伤后 48～72 小时,血肿在骨折部位形成。创伤后骨骼的血液供应减少,可引起骨坏死。死亡细胞促进成纤维细胞和成骨细胞向骨折部位移行,迅速形成纤维软骨,形成骨的纤维愈合。

(2)原始骨痂形成期:由于血管和细胞的增殖,骨折后的 2～3 周内骨折断端周围形成骨痂。随着愈合的继续,骨痂被塑造成疏松的纤维组织,伸向骨内。常发生在骨折后 3 周至6 个月内。

(3)骨板形成塑形期:在骨愈合的最后阶段,过多的骨痂被吸收,骨连接完成。随着肢体的负重,骨痂不断得到加强,损伤的骨组织逐渐恢复损伤前的结构强度和形状。这个过程最早发生在骨折后 6 周,可持续 1 年。

影响愈合的因素包括以下 3 项。

(1)全身因素:如年龄、营养和代谢因素、健康状况。

(2)局部因素:如骨折的类型和数量、骨折部位的血液供应、软组织损伤程度、软组织嵌入及感染等。

(3)治疗方法:如反复多次的手法复位、骨折固定不牢固、过早和不恰当的功能锻炼、治疗操作不当等。

3.病因与诱因

肱骨干骨折可由直接暴力或间接暴力引起。直接暴力常从外侧打击肱骨干中部,致横形或粉碎性骨折。间接暴力常由手部或肘部着地,外力向上传导,加上身体倾斜所产生的剪式应力所致,多为中下 1/3 骨折。

4.临床表现

(1)症状:患侧上臂疼痛、肿胀、皮下瘀斑,上肢活动障碍。

(2)体征:患侧上臂可见畸形、反常活动、骨摩擦感、骨擦音。若合并桡神经损伤,可出现患侧垂腕畸形、各手指关节不能背伸、拇指不能伸直、前臂旋后障碍、手背桡侧皮肤感觉减退或消失。

5.辅助检查

X线拍片可确定骨折类型、移位方向。

6.治疗原则

(1)手法复位外固定:在止痛、持续牵引和肌肉放松的情况下复位,复位后可选择石膏或小夹板固定。复位后比较稳定的骨折,可用U形石膏固定。中、下段长斜形或长螺旋形骨折因手法复位后不稳定,可采用上肢悬垂石膏固定,宜采用轻质石膏,以免重量太大导致骨折端分离。选择小夹板固定者可屈肘90°位,用三角巾悬吊,成人固定6~8周,儿童固定4~6周。

(2)切开复位内固定:在切开直视下复位后,用加压钢板螺钉内固定或带锁髓内针固定。内固定可在半年以后取出,若无不适也可不取。

(二)护理评估

1.一般评估

(1)健康史。①一般情况:了解患者的年龄、职业特点、运动爱好、日常饮食结构、有无酗酒等。②受伤情况:了解患者受伤的原因、部位和时间,受伤时的体位和环境,外力作用的方式、方向与性质,骨折轻重程度及有无合并桡神经损伤,急救处理的过程等。③既往史:重点了解与骨折愈合有关的因素,如患者有无骨折史,有无药物滥用、服用特殊药物及药物过敏史,有无手术史等。

(2)生命体征:按护理常规监测生命体征。

(3)患者主诉:受伤的原因、时间、外力方式与性质,骨折轻重程度及有无合并桡神经损伤,受伤时的体位和环境、急救处理的过程等。

(4)相关记录:外伤情况及既往史;X线拍片及实验室检查等结果记录。

2.身体评估

(1)术前评估。

视诊:患侧上臂出现疼痛、肿胀、皮下瘀斑,可见畸形,若合并桡神经损伤,可出现患侧垂腕畸形。

触诊:患侧有触痛、骨摩擦感或骨擦音,若合并桡神经损伤,手背桡侧皮肤感觉减退或消失。

动诊:可见反常活动,若合并桡神经损伤,各手指关节不能背伸,拇指不能伸直,前臂旋后障碍。

量诊:患肢有无短缩、双侧上肢周径大小、关节活动度。

(2)术后评估。

视诊:患侧上臂肿胀、皮下瘀斑减轻或消退;外固定清洁、干燥,能保持有效固定。

触诊:患侧触痛减轻或消退;合并桡神经损伤者,手背桡侧皮肤感觉改善或恢复正常。

动诊:反常活动消失;合并桡神经损伤者,各手指关节能背伸,拇指能伸直,前臂旋后正常。

量诊:患肢无短缩、双侧上肢周径大小相等、关节活动度无差异。

3.心理-社会评估

突然受伤骨折,患侧肢体活动障碍,生活自理能力下降,疼痛刺激及外固定的使用,易使患者产生焦虑、紧张及自身形象紊乱等心理变化。

4.辅助检查阳性结果评估

X线拍片结果可确定骨折类型、移位方向。

5.治疗效果的评估

(1)局部无压痛及纵向叩击痛。

(2)局部无反常活动。

(3)X线拍片显示骨折处有连续骨痂通过,骨折线已模糊。

(4)拆除外固定后,成人上肢能胸前平举1kg重物,持续1分钟。

(5)连续观察2周骨折处不变形。

(三)护理诊断(问题)

1.疼痛

其与骨折、软组织损伤、肌痉挛和水肿有关。

2.潜在并发症

肌萎缩、关节僵硬。

(四)主要护理措施

1.病情观察与体位护理

(1)疼痛护理:及时评估患者疼痛程度,遵医嘱给予止痛药物。

(2)体位:用吊带或三角巾将患肢托起,以促进静脉回流,减轻肢体肿胀、疼痛。

2.饮食护理

指导患者进高蛋白、高维生素、高热量、高钙和高铁的食物。

3.生活护理

指导患者进行力所能及的活动,必要时提供帮助。

4.心理护理

向患者和家属解释骨折的愈合是一个循序渐进的过程,充分固定能为骨折断端连接提供良好的条件。正确的功能锻炼可以促进断端生长愈合和患肢功能恢复。

5.健康教育

(1)指导功能锻炼:复位固定后尽早开始手指屈伸活动,并进行上臂肌肉的主动舒缩运动,但禁止做上臂旋转运动。2~3周后,开始主动的腕、肘关节屈伸活动和肩关节的外展、内收活动,逐渐增加活动量和活动频率。6~8周后加大活动量,并做肩关节旋转活动,以防肩关节僵硬或萎缩。

(2)复查:告知患者若骨折远端肢体肿胀或疼痛明显加重,肢体感觉麻木、肢端发凉,夹板或外固定松动,应立即到医院复查并评估功能恢复情况。

(3)安全指导:指导患者及家属评估家庭环境的安全性,妥善放置可能影响患者活动的障碍物。

(五)护理效果评估

(1)患者是否主诉骨折部位疼痛减轻或消失,感觉舒适。

(2)患侧肢端能否维持正常的组织灌注,皮肤温度和颜色是否正常,末梢动脉搏动是否有力。

(3)能否避免出现肌萎缩、关节僵硬等并发症。一旦出现,能否及时发现和处理。

(4)患者在指导下能否按计划进行有效的功能锻炼,患肢功能恢复情况及有无活动障碍。

二、肱骨髁上骨折

(一)疾病概述

1.概念

肱骨髁上骨折是指肱骨干与肱骨髁交接处发生的骨折。肱骨干中下 1/3 段后外侧有桡神经沟,此处骨折最容易引发桡神经损伤。肱骨髁上骨折多发生于 10 岁以下儿童,占小儿肘部骨折的 30%～40%。

2.相关病理生理

在肱骨髁内、前方有肱动脉和正中神经,肱骨髁的内侧和外侧分别有尺神经和桡神经,骨折断端向前移位或侧方移位可损伤相应神经血管。在儿童期,肱骨下端有骨骺,若骨折线穿过骺板,有可能影响骨骺发育,导致肘内翻或外翻畸形。

骨筋膜室综合征:骨筋膜室是由骨、骨间膜、肌间膜和深筋膜形成的密闭腔隙。骨折时,骨折部位骨筋膜室内的压力增高,导致肌肉和神经急性缺血,产生一系列早期综合征,主要表现为"5P"征,即疼痛、苍白、感觉异常、麻痹及脉搏消失。

骨折的愈合过程及影响愈合的因素参见本节肱骨干骨折的相关内容。

3.病因和诱因

肱骨髁上骨折多由间接暴力引起。根据暴力类型和骨折移位方向,该骨折可分为屈曲型和伸直型。

4.临床表现

(1)症状:受伤后肘部出现疼痛、肿胀和功能障碍,肘后凸起,患肢处于半屈曲位,可有皮下瘀斑。

(2)体征:局部明显压痛和肿胀,有骨擦音及反常活动,肘部可扪到骨折断端,肘后三角关系正常。

5.辅助检查

肘部正、侧位 X 线拍片能够确定骨折的存在及骨折移位情况。

6.治疗原则

(1)手法复位外固定:对受伤时间短、局部肿胀轻、没有血液循环障碍者,可进行手法复位外固定。复位后用后侧石膏托在屈肘位固定 4～5 周,屈肘角度以能清晰地扪到桡动脉搏动,无感觉运动障碍为宜。伤后时间较长,局部组织损伤严重,骨折部出现严重肿胀时,应卧床休息,抬高患肢,或用尺骨鹰嘴悬吊牵引,牵引重量 1～2 kg,同时加强手指活动,待 3～5 天肿胀消退后进行手法复位。

(2)切开复位内固定:手法复位失败或有神经血管损伤者,在切开直视下复位后行内固定。

(二)护理评估

1.一般评估

(1)健康史。①一般情况:了解患者的年龄、运动爱好、日常饮食结构等。②受伤情况:了解患者受伤的原因、部位和时间,受伤时的体位和环境,外力作用的方式、方向与性质,骨折轻重程度及有无合并神经血管损伤,急救处理的过程等。③既往史:重点了解与骨折愈合有关的因素,如患者有无骨折史,有无药物过敏史,有无手术史等。

(2)生命体征:按护理常规监测生命体征。

(3)患者主诉:受伤的原因、时间、外力方式与性质,骨折轻重程度及有无合并桡神经损伤、受伤时的体位和环境、急救处理的过程等。

(4)相关记录:外伤情况及既往史;X线拍片及实验室检查等结果记录。

2.身体评估

(1)术前评估。

视诊:受伤后肘部出现肿胀和功能障碍,患肢处于半屈曲位,可有皮下瘀斑。若肱动脉挫伤或受压,可因前臂缺血而表现为局部肿胀、剧痛,皮肤苍白、发凉、麻木。

触诊:患肢有触痛、骨摩擦音,肘部可扪到骨折断端,肘后关系正常。若合并正中神经、尺神经或桡神经损伤,可有手臂感觉异常。

动诊:可见反常活动,若合并正中神经、尺神经或桡神经损伤,可有运动障碍。

量诊:患肢有无短缩、双侧上肢周径大小、关节活动度。

(2)术后评估。

视诊:受伤后肘部肿胀、皮下瘀斑减轻或消退;外固定清洁、干燥,保持有效固定。若肱动脉挫伤或受压,前臂缺血改善,局部肿胀减轻或消退,皮肤的颜色、温度、感觉正常。

触诊:患侧触痛减轻或消退;骨摩擦音消失;肘部可不能扪到骨折断端。若合并正中神经、尺神经或桡神经损伤,手臂感觉恢复正常。

动诊:反常活动消失。若合并正中神经、尺神经或桡神经损伤,运动正常。

量诊:患肢无短缩,双侧上肢周径大小相等、关节活动度无差异。

3.心理-社会评估

突然受伤骨折,患侧肢体活动障碍,生活自理能力下降,疼痛刺激及外固定的使用,易使患者产生焦虑、紧张及自身形象紊乱等心理变化。

4.辅助检查阳性结果评估

肘部正、侧位X线拍片结果可确定骨折类型、移位方向。

5.治疗效果的评估

(1)局部无压痛及纵向叩击痛。

(2)局部无反常活动。

(3)X线拍片显示骨折处有连续骨痂通过,骨折线已模糊。

(4)拆除外固定后,成人上肢能胸前平举1kg重物,持续1分钟。

(5)连续观察2周,骨折处不变形。

(三)护理诊断(问题)

1.疼痛

其与骨折、软组织损伤、肌痉挛和水肿有关。

2.外周神经血管功能障碍的危险

其与骨和软组织损伤、外固定不当有关。

3.不依从行为

其与患儿年龄小、缺乏对健康的正确认识有关。

(四)主要护理措施

1.病情观察与体位护理

(1)疼痛护理:及时评估患者疼痛程度,遵医嘱给予止痛药物。

(2)体位:用吊带或三角巾将患肢托起,以促进静脉回流,减轻肢体肿胀疼痛。

(3)患肢缺血护理:观察石膏绷带或夹板固定的松紧度,必要时及时调整,以免神经、血管受压,影响有效组织灌注。观察前臂肿胀程度及手的感觉运动功能,如出现高张力肿胀、手指发凉、感觉异常、手指主动活动障碍、被动伸直剧痛、桡动脉搏动减弱或消失,即可确定骨筋膜室高压存在,须立即通知医师,并做好手术准备。如已出现"5P"征,及时手术也难以避免缺血性肌挛缩,可遗留爪形手畸形。

2.饮食护理

指导患者进食高蛋白、高维生素、高热量、高钙和高铁的食物。

3.生活护理

指导患者进行力所能及的活动,必要时提供帮助。

4.心理护理

向患者和家属解释骨折的愈合是一个循序渐进的过程,充分固定能为骨折断端连接提供良好的条件。正确的功能锻炼可以促进断端生长愈合和患肢功能恢复。

5.健康教育

(1)指导功能锻炼:复位固定后尽早开始手指及腕关节屈伸活动,并进行上臂肌肉的主动舒缩运动,以利于减轻水肿。4~6周后外固定解除,开始肘关节屈伸活动。手术切开复位且内固定稳定的患者,术后2周即可开始肘关节活动。若患者为小儿,应耐心向患儿及家属解释功能锻炼的重要性,指导锻炼的方法,使家属能协助其进行功能锻炼。

(2)复查:告知患者及家属若骨折远端肢体肿胀或疼痛明显加重,肢体感觉麻木、肢端发凉,夹板或外固定松动,应立即到医院复查并评估功能恢复情况。

(3)安全指导:指导患者及家属评估家庭环境的安全性,妥善放置可能影响患者活动的障碍物。

(五)护理效果评估

(1)患者是否主诉骨折部位疼痛减轻或消失,感觉舒适。

(2)患侧肢端能否维持正常的组织灌注,皮肤温度和颜色是否正常,末梢动脉搏动是否有力。

(3)能否避免缺血性肌挛缩导致的爪形手畸形。一旦发生骨筋膜室综合征,能否及时发现和处理。

（4）患者在指导下能否按计划进行有效的功能锻炼,患肢功能恢复情况及有无活动障碍。

三、前臂双骨折

(一)疾病概述

1.概念

尺桡骨干双骨折较多见,占各类骨折的 6% 左右,以青少年多见。骨折常导致复杂的移位,使复位十分困难,易发生骨筋膜室综合征。

2.相关病理生理

骨筋膜室综合征:骨筋膜室是由骨、骨间膜、肌间膜和深筋膜形成的密闭腔隙。骨折时,骨折部位骨筋膜室内的压力增高,导致肌肉和神经因急性缺血而产生一系列早期综合征,主要表现为"5P"征,即疼痛、苍白、感觉异常、麻痹及脉搏消失。

骨折的愈合过程及影响愈合的因素参见本节肱骨干骨折的相关内容。

3.病因与诱因

尺桡骨干双骨折多为直接暴力、间接暴力和扭转暴力致伤。

（1）直接暴力:多由重物直接打击、挤压或刀伤引起。特点为两骨同一平面的横形或粉碎性骨折,多伴有不同程度的软组织损伤,包括肌肉、肌腱断裂、神经血管损伤等,整复对位不稳定。

（2）间接暴力:常由跌倒时手掌着地所致。由于桡骨负重较多,暴力作用向上传到后首先使桡骨骨折,残余暴力通过骨间膜向内下方传导,引起低位尺骨斜形骨折。

（3）扭转暴力:跌倒时手掌着地,同时前臂发生旋转,导致不同平面的尺桡骨螺旋形骨折或斜形骨折,尺骨的骨折线多高于桡骨的骨折线。

4.临床表现

（1）症状:受伤后,患侧前臂出现疼痛、肿胀、畸形及功能障碍。

（2）体征:可发现畸形、反常活动、骨摩擦感。尺骨上 1/3 骨干骨折可合并桡骨小头脱位,称孟氏骨折。桡骨干下 1/3 骨干骨折可合并尺骨小头脱位,称盖氏骨折。

5.辅助检查

X 线拍片检查应包括肘关节或腕关节,可发现骨折部位、类型、移位方向,以及是否合并有桡骨头脱位或尺骨小头脱位。

6.治疗原则

（1）手法复位外固定:手法复位成功后采用石膏固定,即用上肢前、后石膏夹板固定,待肿胀消退后改为上肢管型石膏固定,一般 8～12 周可达到骨性愈合。也可以采用小夹板固定,即在前臂掌侧、背侧、尺侧和桡侧分别放置四块小夹板并捆扎,将前臂放在防旋板上固定,再用三角巾悬吊患肢。

（2）切开复位内固定:在骨折部位选择切口,在直视下准确对位,用加压钢板螺钉固定或髓内针固定。

(二)护理评估

1.一般评估

(1)健康史。①一般情况:了解患者的年龄、职业特点、运动爱好、日常饮食结构、有无酗酒等。②受伤情况:了解患者受伤的原因、部位和时间,受伤时的体位和环境,外力作用的方式、方向与性质,骨折轻重程度,急救处理的过程等。③既往史:重点了解与骨折愈合有关的因素,如患者有无骨折史,有无药物滥用、服用特殊药物及药物过敏史,有无手术史等。

(2)生命体征:按护理常规监测生命体征。

(3)患者主诉:受伤的原因、时间、外力方式与性质,骨折轻重程度及有无合并桡神经损伤,受伤时的体位和环境,急救处理的过程等。

(4)相关记录:外伤情况及既往史;X线拍片及实验室检查等结果记录。

2.身体评估

(1)术前评估。

视诊:患侧前臂出现肿胀、皮下瘀斑。

触诊:患肢有触痛、骨摩擦音或骨擦感。

动诊:可见反常活动。

量诊:患肢有无短缩、双侧上肢周径大小、关节活动度。

(2)术后评估。

视诊:患侧前臂肿胀、皮下瘀斑减轻或消退;外固定清洁、干燥,保持有效固定。

触诊:患侧触痛减轻或消退;骨摩擦音或骨擦感消失。

动诊:反常活动消失。

量诊:患肢无短缩,双侧上肢周径大小相等、关节活动度无差异。

3.心理-社会评估

突然受伤骨折,患侧肢体活动障碍,生活自理能力下降,疼痛刺激及外固定的使用,易使患者产生焦虑、紧张及自身形象紊乱等心理变化。

4.辅助检查阳性结果评估

肘关节或腕关节X线拍片结果可确定骨折类型、移位方向,以及是否合并有桡骨头脱位或尺骨小头脱位。

5.治疗效果的评估

(1)局部无压痛及纵向叩击痛。

(2)局部无反常活动。

(3)X线拍片显示骨折处有连续骨痂通过,骨折线已模糊。

(4)拆除外固定后,成人上肢能平举1 kg重物,持续1分钟。

(5)连续观察2周,骨折处不变形。

(三)护理诊断(问题)

1.疼痛

其与骨折、软组织损伤、肌痉挛和水肿有关。

2.外周神经血管功能障碍的危险

其与骨和软组织损伤、外固定不当有关。

3.潜在并发症

肌萎缩、关节僵硬。

(四)主要护理措施

1.病情观察与体位护理

(1)疼痛护理：及时评估患者疼痛程度，遵医嘱给予止痛药物。

(2)体位：用吊带或三角巾将患肢托起，以促进静脉回流，减轻肢体肿胀疼痛。

(3)患肢缺血护理：观察石膏绷带或夹板固定的松紧度，必要时及时调整，以免神经、血管受压，影响有效组织灌注。观察前臂肿胀程度及手的感觉运动功能，如出现高张力肿胀、手指发凉、感觉异常、手指主动活动障碍、被动伸直剧痛、桡动脉搏动减弱或消失，即可确定骨筋膜室高压存在，须立即通知医师，并做好手术准备。如已出现"5P"征，及时手术也难以避免缺血性肌挛缩，可遗留爪形手畸形。

(4)局部制动：支持并保护患肢在复位后的体位，防止腕关节旋前或旋后。

2.饮食护理

指导患者进高蛋白、高维生素、高热量、高钙和高铁的食物。

3.生活护理

指导患者进行力所能及的活动，必要时提供帮助。

4.心理护理

向患者和家属解释骨折的愈合是一个循序渐进的过程，充分固定能为骨折断端连接提供良好的条件。正确的功能锻炼可以促进断端生长愈合和患肢功能恢复。

5.健康教育

(1)指导功能锻炼：复位固定后尽早开始手指伸屈和用力握拳活动，并进行上臂和前臂肌肉的主动舒缩运动。2周后局部肿胀消退，开始练习腕关节活动。4周以后开始练习肘关节和肩关节活动。8～10周后拍片证实骨折已愈合，才可进行前臂旋转活动。

(2)复查：告知患者及家属若骨折远端肢体肿胀或疼痛明显加重，肢体感觉麻木、肢端发凉，夹板或外固定松动，应立即到医院复查并评估功能恢复情况。

(3)安全指导：指导患者及家属评估家庭环境的安全性，妥善放置可能影响患者活动的障碍物。

(五)护理效果评估

(1)患者是否主诉骨折部位疼痛减轻或消失，感觉舒适。

(2)患侧肢端能否维持正常的组织灌注，皮肤温度和颜色是否正常，末梢动脉搏动是否有力。

(3)能否避免缺血性肌挛缩导致的爪形手畸形。一旦发生骨筋膜室综合征，能否及时发现和处理。

(4)患者在指导下能否按计划进行有效的功能锻炼，患肢功能恢复情况及有无活动障碍。

第二节　脊柱骨折

一、疾病概述

(一)概念

脊柱骨折又称脊椎骨折,占全身各类骨折的 5%～6%。脊柱骨折可以并发脊髓或马尾神经损伤,特别是颈椎骨折-脱位合并有脊髓损伤,能严重致残甚至丧失生命。

(二)相关病理生理

脊柱分为前、中、后 3 柱。中柱和后柱包裹脊髓和马尾神经,该区的损伤可以累及神经系统,特别是中柱损伤,碎骨片和髓核组织可以突入椎管的前半部,损伤脊髓。胸腰段脊柱(T_{10}～L_2)处于两个生理弧度的交会处,是应力集中之处,也是常见骨折之处。

(三)病因与诱因

主要原因是暴力,多数由间接暴力引起,少数由直接暴力所致。当从高处坠落时,头、肩、臀部或足部着地,地面对身体的阻挡使身体猛烈屈曲,所产生的垂直分力可导致椎体压缩性骨折,水平分力较大时则可同时发生脊椎脱位。直接暴力所致的脊椎骨折多见于战伤、爆炸伤、直接撞伤等。

1.病理和分类

暴力的方向可以通过 X、Y、Z 轴,牵拉和旋转;在 X 轴上有屈、伸和侧方移动;在 Z 轴上则有侧屈和前后方向移动。因此,胸腰椎骨折和颈椎骨折分别可以有六种类型损伤。

2.胸、腰椎骨折的分类

(1)单纯性楔形压缩性骨折:脊柱前柱损伤,椎体呈楔形,脊柱仍保持稳定。

(2)稳定性爆破型:前柱、中柱损伤。通常是高处坠落时脊柱保持正直,胸腰段脊柱的椎体因受力、挤压而破碎;后柱不损伤,脊柱稳定。但破碎的椎体与椎间盘可突出于椎管前方,损伤脊髓,产生神经症状。

(3)不稳定性爆破型:前柱、中柱、后柱同时损伤。由于脊柱不稳定,可出现脊柱后突和进行性神经症状。

(4)Chance 骨折:椎体水平状撕裂性损伤。如从高空仰面落下,背部被物体阻挡,脊柱过伸,椎体横形裂开。脊柱不稳定。

(5)屈曲-牵拉型:前柱部分因受压缩力而损伤,而中柱、后柱同时因牵拉的引力而损伤,造成后纵韧带断裂,脊椎关节囊破裂,关节突脱位,半脱位或骨折。其是潜在性不稳定型骨折。

(6)脊柱骨折-脱位:又名移动性损伤。脊柱沿横面移位,脱位程度重于骨折。此类损伤较严重,伴脊髓损伤,预后差。

3.颈椎骨折的分类

(1)屈曲型损伤:前柱因受压缩力而损伤,后柱因牵拉的张力而损伤。

前方半脱位(过屈型扭伤):后柱韧带完全或不完全性破裂。完全性者可有棘突上韧带、棘间韧带、脊椎关节囊破裂和横韧带撕裂。不完全性者仅有棘上韧带和部分棘间韧带撕裂。

双侧脊椎间关节脱位:因过度屈曲,中后柱韧带断裂,脱位的关节突超越至下一个节段小关节的前方与上方。大多数患者伴有脊髓损伤。

单纯椎体楔形(压缩性)骨折:较常见,除椎体压缩性骨折外,还有不同程度的后方韧带结构破裂。

(2)垂直压缩损伤:多数发生于高空坠落或高台跳水者。第一颈椎双侧前、后弓骨折也称Jefferson骨折。爆破型骨折即颈椎椎体粉碎骨折,多见于第5、6颈椎椎体。破碎的骨折片可凸向椎管内,瘫痪发生率高达80%。

(3)过伸损伤。

过伸性脱位:前纵韧带破裂,椎体横行裂开,椎体向后脱位。

损伤性枢椎椎弓骨折:暴力来自颏部,使颈椎过度仰伸,枢椎椎弓垂直状骨折。

(4)齿状突骨折:机制不清,暴力可能来自水平方向,从前向后经颅骨至齿状突。

(四)临床表现

有严重的外伤史,如高空坠落、重物撞击腰背部、塌方事件被泥土、矿石掩埋等。

胸腰椎损伤后主要症状为局部疼痛,站立及翻身困难。腹膜后血肿刺激腹腔神经节,合并肠蠕动减慢,常出现腹痛、腹胀甚至肠麻痹症状。检查时要详细询问病史、受伤方式、受伤时姿势、伤后有无感觉及运动障碍。

注意多发伤:多发伤患者往往合并有颅脑、胸、腹脏器的损伤。要先处理紧急情况,抢救生命。

检查脊柱时暴露面应足够,必须用手指从上至下逐个按压棘突,如发现位于中线部位的局部肿胀和明显的局部压痛,提示后柱已有损伤;胸腰段脊柱骨折常可摸到后凸畸形。

(五)辅助检查

1.影像学检查

(1)X线检查:有助于明确脊椎骨折的部位、类型和移位情况。

(2)CT检查:用于检查椎体的骨折情况,椎管内有无出血及碎骨片。

(3)MRI检查:有助于观察及确定脊髓损伤的程度和范围。

2.肌电图

肌电图可测量肌的电传导情况,鉴别脊髓完整性的水平。

3.实验室检查

除常规检查外,血气分析检查可判断有通气不足危险的患者的呼吸状况。

(六)治疗原则

1.抢救生命

脊柱损伤患者伴有颅脑、胸、腹脏器损伤或并发休克时,首先处理紧急问题,抢救生命。

2.卧硬板床

胸腰椎骨折和脱位,单纯压缩骨折椎体压缩不超过1/3者,可仰卧于木板床,在骨折部加枕垫,使脊柱过伸。

3.复位固定

较轻的颈椎骨折和脱位者用枕颌带做卧位牵引复位;明显压缩移位者做持续颅骨牵引复

位。牵引重量为 3～5 kg,复位后用头颈胸支具固定 3 个月。胸腰椎复位后用腰围支具固定。也可用两桌法或双踝悬吊法复位,复位后不稳定或关节交锁者,可手术治疗,做植骨和内固定。

4.腰背肌锻炼

胸腰椎单纯压缩骨折,椎体压缩不超过 1/3 者,在受伤后 1～2 天开始进行腰背肌锻炼。利用背伸肌的肌力及背伸姿势使脊柱过伸,借椎体前方的前纵韧带和椎间盘纤维环的张力,使压缩的椎体自行复位,恢复原形状。严重的胸、腰椎骨折和骨折脱位,患者可通过腰背肌功能锻炼使骨折获得一定程度的复位。

二、护理评估

(一)一般评估

1.健康史

(1)一般情况:了解患者的年龄、职业特点、运动爱好、日常饮食结构、有无酗酒等。

(2)受伤情况:了解患者受伤的原因、部位和时间,受伤时的体位、症状和体征,搬运方式、现场及急诊室急救情况,有无昏迷史和其他部位复合伤等。

(3)既往史与服药史:有无脊柱受伤或手术史。

2.生命体征(T、P、R、BP)与意识

评估患者的呼吸、血压、脉搏、体温及意识情况。例如:呼吸形态、节律、频率、深浅,呼吸道是否通畅,患者能否有效咳嗽和排除分泌物;有无心动过缓和低血压;有无出汗,患者皮肤的颜色、温度;有无体温调节障碍。对伴有颅脑损伤的患者,可用格拉斯昏迷量表评估患者的意识情况。排尿和排便情况:患者有无尿潴留或充盈性尿失禁;尿液颜色、量和比重;有无便秘或大便失禁。

3.患者主诉

受伤的时间、原因和部位,受伤时的体位、症状和体征,搬运方式,现场及急诊室急救的情况,有无昏迷史和其他部位的合并伤。患者既往健康情况,有无脊柱受伤或手术史,近期是否因其他疾病而服用药物,应用剂量、时间和疗程。

4.相关记录

疼痛评分、全身皮肤及其他外伤情况。

(二)身体评估

1.视诊

受伤部位有无皮肤组织破损,局部肤色和温度,有无活动性出血及其他复合性损伤的迹象。

2.触诊

评估感觉和运动情况:患者的痛、温、触及位置觉的丧失平面及程度。

3.叩诊

患肢神经反射是否正常。

4.动诊

肢体感觉、活动和肌力的变化,双侧有无差异,有无腹胀和麻痹性肠梗阻征象。

(三)心理-社会评估

评估患者有无恐惧、紧张心理;评估患者和亲属对疾病的心理承受能力和对相关康复知识的认知程度,家庭及社会支持情况。

(四)辅助检查阳性结果评估

评估患者的影像学检查和实验室检查结果有无异常,以帮助判断病情和预后。

(五)治疗效果的评估

手术治疗评估要点。

1.术前评估要点

(1)术前实验室检查结果评估:血常规及血生化、腰椎片、心电图等。

(2)术前术区皮肤、饮食、肠道、用药准备情况。

(3)患者准备:评估患者对手术过程的了解程度,有无过度焦虑或者担忧;对预后的期望值等。

2.术后评估要点

(1)生命体征的评估:术后24小时内,密切观察生命体征的变化,进行床边心电监护,每30分钟~1小时记录1次,观察有无由术中出血、麻醉等引起的血压下降。

(2)体位评估:是否采取正确的体位,以保持脊柱功能位及舒适为标准。

(3)术后感觉,运动和各项功能恢复情况。

(4)功能锻炼情况,如患者是否按计划进行功能锻炼及有无活动障碍引起的并发症出现。

三、护理诊断(问题)

(一)有皮肤完整性受损的危险

其与活动障碍和长期卧床有关。

(二)潜在并发症

脊髓损伤。

(三)有失用综合征的危险

其与脊柱骨折长期卧床有关。

四、主要护理措施

(一)病情观察与并发症预防

1.脊髓损伤的观察和预防

观察患者肢体感觉、运动、反射和括约肌功能是否随着病情发展而变化,及时发现脊髓损伤征象,报告医师并协助处理。尽量减少搬动患者,搬运时保持患者的脊柱中立位,以免造成或加重脊髓损伤。对已发生脊髓损伤者做好相应护理。

2.疼痛护理

及时评估患者疼痛程度,遵医嘱给予止痛药物。

3.预防压疮

(1)定时翻身:间歇性解除压迫是有效预防压疮的关键,故在卧床期间应每2~3小时翻身1次。翻身时采用轴线翻身法,即胸腰段骨折者双臂交叉放于胸前,两护士分别托扶患者肩背部和腰腿部,将其翻至侧卧位;颈段骨折者还需一人托扶头部,使其与肩同时翻动。患者自行翻身时,应先挺直腰背部再翻身,以使绷紧的躯干肌肉形成天然内固定夹板。侧卧时,将患者背后从肩到臀用枕头抵住以免腰胸部脊柱扭转,上腿屈髋屈膝而下腿伸直。两腿间垫枕以防髋内收。颈椎骨折患者不可随意低头、抬头或转动颈部,遵医嘱决定是否垫枕及枕头放置位置。避免在床上拖拽患者,以减少局部皮肤剪切力。

(2)合适的床铺:床单清洁、干燥和舒适,有条件的可使用特制翻身床、明胶床垫、充气床垫、波纹气垫等。注意保护骨突出部位,使用气垫或棉圈等使骨突部位悬空,定时对受压的骨突部位进行按摩。保持个人清洁卫生和床单清洁干燥。

(3)增加营养:保证足够的营养素摄入,提高机体抵抗力。

4.牵引护理

(1)颅骨牵引时,每班检查牵引,并拧紧螺母,防止牵引弓脱落。

(2)牵引重锤保持悬空,不可随意增减或移去牵引重量,定期测量下肢的长度和力线,以免造成过度牵引和骨端旋转。

(3)注意牵引针是否有移位,若有移位应消毒后调整。

(4)保持对抗牵引力:颅骨牵引时,应抬高床头。若身体移位抵住了床头,及时调整,以免失去反牵引作用。

(5)告知患者和家属牵引期间牵引方向与肢体方向应成直线,以达到有效牵引。

(二)饮食

给予患者高热量、高蛋白、高纤维素、高钙、富含维生素及果胶成分饮食,如牛奶、鸡蛋、海米、虾皮、鱼汤、骨头汤、新鲜蔬菜和水果等。

(三)用药护理

了解药物不良反应,对症处理用药时观察其用药后效果。根据疼痛程度使用止痛药,并评估不良反应。

(四)心理护理

向患者和家属解释骨折的愈合是一个循序渐进的过程,充分固定能为骨折断端连接提供良好的条件。正确的功能锻炼可以促进断端生长愈合和患肢功能恢复。鼓励患者表达自己的思想,减轻患者及其家属的心理负担。

(五)健康教育

1.指导功能锻炼

脊柱损伤后长期卧床可导致失用综合征,故应根据骨折部位、程度和康复治疗计划,指导和鼓励患者进行早期活动和功能锻炼。单纯压缩骨折患者卧床3天后开始腰背部肌肉锻炼、臀部左右活动,然后要求做背伸动作,使臀部离开床面,随着腰背肌力量的增加,臀部离开床面的高度也逐渐增高。2个月后骨折基本愈合,第3个月可以下地少量活动,但仍以卧床休息为主。3个月后逐渐增加下地活动时间。除了腰背肌锻炼,还应定时进行全身各个关节的全范围被动或主动活动,每天数次,以促进血液循环,预防关节僵硬和肌萎缩。鼓励患者适当进行日常活动能力的训练,以满足其生活需要。

2.复查

告知患者及家属若局部疼痛明显加重或不能活动,应立即到医院复查并评估功能恢复情况。

3.安全指导

指导患者及家属评估家庭环境的安全性,妥善放置可能影响患者活动的障碍物。

五、护理效果评估

(1)患者是否主诉骨折部位疼痛减轻或消失,感觉舒适。

(2)患者皮肤是否保持完整,能否避免压疮发生。

(3)能否避免脊髓损伤等并发症的发生,一旦发生,能否及时发现和处理。

(4)患者在指导下能否按计划进行有效的功能锻炼,能否避免失用综合征的发生。

第三节　骨盆骨折

一、疾病概述

(一)概念

骨盆骨折多由直接暴力挤压骨盆所致,多伴有合并症和多发伤。

(二)相关病理生理

骨盆的血管及静脉丛丰富,内有重要脏器和血管,骨折常合并静脉丛、动脉出血及盆腔内脏器损伤并导致相应的病理生理变化。

(三)病因

常见原因有交通事故、意外摔倒或高处坠落等。年轻人骨盆骨折主要由交通事故和高处坠落引起。老年人骨盆骨折最常见的原因是摔倒。

(四)分类

目前国际上常用的骨盆骨折分类为 Young&Burgess 分类,共 4 种类型。

1.分离型

其由前后挤压伤所致,常见耻骨联合分离,严重时可造成骶髂前后韧带损伤。根据骨折严重程度不同又分为Ⅰ、Ⅱ、Ⅲ 3 个亚型。

2.压缩型

其由侧方挤压伤所致,常造成骶骨骨折(侧后方挤压)及半侧骨盆内旋(侧前方挤压)。根据骨折严重程度不同又分为Ⅰ、Ⅱ、Ⅲ 3 个亚型。

3.垂直型

其为剪切外力损伤,由垂直或斜行外力所致,常导致垂直或旋转方向不稳定。

4.混合外力

侧方挤压伤及剪切外力损伤,导致骨盆前环及前后韧带的损伤占骨盆骨折的 14%。

该分类的优点是有助于对损伤程度的判断及对合并损伤的估计,可以指导抢救并判断预后。根据文献统计,分离型骨折合并损伤最严重,死亡率也最高,压缩型次之,垂直型较低;而在出血量上的排序依次是分离型、垂直型、混合外力、压缩型。

Tile's/AO 分类。

A 型:稳定,轻度移位。

B 型:纵向稳定,旋转不稳定,后方及盆底结构完整。

B_1:前后挤压伤,外旋,耻骨联合>2.5 cm,骶髂前韧带和骶棘韧带损伤。

B_2:侧方挤压伤,内旋。

$B_{2.1}$:侧方挤压伤,同侧型。

$B_{2.2}$:侧方挤压伤,对侧型。

B_3:双侧 B 型损伤。

C 型:旋转及纵向均不稳定(纵向剪力伤)。

C_1:单侧骨盆。

$C_{1.1}$:髂骨骨折。

$C_{1.2}$:骶髂关节脱位。

$C_{1.3}$:骶骨骨折。

C_2:双侧骨盆。

C_3:合并髋臼骨折。

(五)临床表现

1.症状

患者髋部肿胀、疼痛,不敢坐起或站立。有畸形、疼痛、肿胀、瘀斑、活动障碍、休克、后腹膜后血肿、直肠肛管血肿,以及女性生殖道损伤、尿道膀胱损伤、神经损伤、脏器损伤。

2.体征

(1)骨盆分离试验与挤压试验阳性:检查者双手交叉撑开患者的两髂嵴,使两骶髂关节的关节面更紧贴,而骨折的骨盆前环产生分离,如出现疼痛即为骨盆分离试验阳性。双手挤压患者的两髂嵴,伤处仍出现疼痛为骨盆挤压试验阳性。

(2)肢体长度不对称:用皮尺测量胸骨剑突与两髂前上棘之间的距离,骨盆骨折向上移位的一侧长度较短。也可测量脐孔与两侧内踝尖端的距离。

(3)会阴部瘀斑:耻骨和坐骨骨折的特有体征。

(六)辅助检查

X 线和 CT 检查能直接反映是否存在骨盆骨折及其类型。

1.X 线检查

(1)骨盆正位片:常规、必需的基本检查,90%的骨盆骨折可经正位片检查发现。

(2)骨盆入口位片:拍摄时球管向头端倾斜 40°,可以更好地观察骶骨翼骨折、骶髂关节脱位、骨盆前后及旋转移位、耻骨支骨折、耻骨联合分离等。

(3)骨盆出口位片:拍摄时球管向尾端倾斜 40°,可以观察骶骨、骶孔是否有骨折,骨盆是否有垂直移位。

2.CT

一旦患者的病情平稳,应尽早行 CT 检查。对于骨盆后方的损伤尤其是骶骨骨折及骶髂关节损伤,CT 检查更为准确,伴有髋臼骨折时也应行 CT 检查。CT 三维重建可以更真实地显示骨盆的解剖结构及骨折之间的位置关系,形成清晰逼真的三维立体图像,对于判断骨盆骨折的类型和决定治疗方案均有较高价值。CT 还可以同时显示腹膜后及腹腔内出血的情况。

(七)治疗原则

先处理休克和各种危及生命的合并症,再处理骨折。

1.非手术治疗

(1)卧床休息:骨盆边缘性骨折、骶尾骨骨折应根据损伤程度卧硬板床休息 3~4 周,以保持骨盆的稳定。髂前上棘骨折患者置于屈髋位,坐骨结节骨折置于伸髋位。

(2)复位与固定:对不稳定骨折可用骨盆兜带悬吊牵引、髋人字石膏、骨牵引等方法达到复位与固定的目的。

2.手术治疗

(1)骨外固定架固定术:适用于骨盆环双处骨折患者。

(2)切开复位钢板内固定术:适用于骨盆环两处以上骨折患者,可保持骨盆的稳定。

二、护理评估

(一)一般评估

1.健康史

(1)一般情况:了解患者的年龄、职业特点、运动爱好、日常饮食结构、有无酗酒等。

(2)受伤情况:了解患者受伤的原因、部位和时间,受伤时的体位和环境,外力作用的方式、方向与性质等。

(3)既往史:有无药物滥用、服用特殊药物的情况及药物过敏史,有无手术史等。

2.生命体征(T、P、R、BP)

每小时监测体温、脉搏、呼吸、血压 1 次,详细记录,特别注意血压情况,以防发生低血容量休克,为抢救提供有力的依据。

3.患者主诉

有无疼痛、排尿、排便等情况。

4.相关记录

皮肤完整性、排尿及排便情况,双下肢感觉、运动、末梢血运、肿胀、畸形等情况。

(二)身体评估

1.术前评估

(1)视诊:有无活动受限。会阴部、腹股沟、臀部有无淤血、瘀斑。有无骨盆变形、肢体不等长等现象。

(2)触诊:有无按压痛。有无异常活动及骨擦音等。

(3)叩诊:有无叩击痛。

(4)动诊:骨盆分离试验与挤压试验。

(5)量诊:肢体长度是否对称。用皮尺测量胸骨剑突与两髂前上棘之间的距离,向上移位的一侧长度较短。也可测量脐孔与两侧内踝尖端之间的距离。

2.术后评估

(1)视诊:观察患者神志,局部伤口有无红肿热痛,有无渗血、渗液情况,引流液的颜色、量、性质。

（2）触诊：足背及股动脉搏动情况，肢端皮温、颜色、毛细血管充盈情况。

（3）动诊：进行相应的感觉运动检查，有无麻木异样感及其部位、程度；观察踝关节及足趾的活动情况。

（4）量诊：肢体长度是否对称。

（三）心理-社会评估

患者在疾病治疗过程中的心理反应与需求，家庭及社会支持情况，引导患者正确配合疾病的治疗与护理。

（四）辅助检查阳性结果评估

（1）骨盆 X 片、CT 等可显示骨折的损伤机制。

（2）血常规检验提示有无血容量不足、肝肾功能、电解质是否紊乱等。

（五）治疗效果的评估

1.非手术治疗评估要点

复位固定好，疼痛减轻，骨折端愈合良好。

2.手术治疗评估要点

对旋转不稳定的骨折提供足够的稳定，以促使骨折愈合，并为早期负重提供所需的稳定。

三、护理诊断（问题）

（一）组织灌注量不足

其与骨盆损伤、出血等有关。

（三）排尿和排便形态异常

其与膀胱、尿道、腹内脏器或直肠损伤有关。

（三）有皮肤完整性受损的危险

其与骨盆骨折和活动障碍有关。

（四）躯体活动障碍

其与骨盆骨折有关。

（五）疼痛

其与骨折、软组织创伤等有关。

（六）潜在并发症

（1）术后感染：与损伤机制及手术有关。

（2）深静脉血栓：与盆腔静脉的损伤及制动有关。

（3）神经损伤：与骶髂关节脱位时的骶神经受牵拉和骶骨骨折时嵌压损伤有关。

（4）肺部感染：与长期卧床、无法改变体位有关。

（5）泌尿系统感染：与长期卧床、泌尿系统损伤有关。

四、主要护理措施

（一）术前护理

1.急救护理

危及生命时应先抢救生命。对休克患者进行抗休克治疗，然后处理骨折。

（1）观察生命体征：骨盆骨折常合并静脉丛及动脉出血，可出现低血容量休克。应注意观察患者的意识、脉搏、血压和尿量,及时发现和处理血容量不足。

(2)建立静脉输液通路:及时按医嘱输血和补液,纠正血容量不足。

(3)及时止血和处理腹腔内脏器官损伤:若经抗休克治疗和护理仍不能维持血压,应及时通知医师,并协助做好手术准备。

2.维持排尿、排便通畅

(1)观察:患者有无排尿困难,尿量及色泽,有无腹胀和便秘。

(2)导尿护理:对于尿道损伤致排尿困难者予以导尿或留置导尿,并加强尿道口和导尿管的护理,保持导尿管通畅。

3.饮食护理

术前加强饮食营养,宜食高蛋白、高维生素、高钙、高铁、粗纤维食物,以补充失血过多导致的营养失调。食物应易消化,且根据受伤程度决定膳食种类,若合并直肠损伤或有腹胀腹痛,则应酌情禁食。必要时行静脉高营养治疗。

4.卧位

不影响骨盆环完整的骨折可取仰卧与侧卧交替。侧卧时健侧在下,严禁坐立,伤后应平卧硬板床,且应减少搬动。必须搬动时则由多人平托,以免引起疼痛,增加出血。

(二)术后护理

1.病情观察

(1)生命体征:术后严密观察患者生命体征及神志,与麻醉科医师交班,了解患者术中情况,心电监护;留置导尿管,准确记录尿量。

(2)切口护理:观察切口敷料情况及切口愈合情况,有无红肿热痛、渗液。若切口感染,协助做好分泌物培养,加强换药。

(3)切口引流管护理:妥善固定,变换体位时注意牵拉,保持引流管通畅;观察引流液的量、色、性质。及时记录。

(4)导尿管的护理:观察尿液的量、色、性状。如无膀胱尿道损伤应间歇夹尿管,训练膀胱功能,尽早停尿管。如有膀胱尿道损伤,术后须持续开放尿管,根据医嘱停尿管。留置导尿管者一天护理会阴2次,鼓励患者每天饮水1 500 mL以上。

2.皮肤护理

(1)保持个人卫生:注意卧床患者的皮肤护理,保持皮肤清洁、健康和床单平整干燥;按时按摩受压部位;防止发生压疮。

(2)体位:协助患者更换体位,绝对卧床,根据医嘱决定是否可以抬高床头或下床。可适当翻身,骨折愈合后方可向患侧卧位。

3.协助指导患者合理活动

根据骨折的稳定性和治疗方案,与患者一起制订适宜的锻炼计划并指导其实施。部分患者在手术后几天内便可完全负重,行牵引的患者须在12周以后才能负重。长时间卧床的患者须练习深呼吸及进行肢体肌的等长舒缩,每天多次,每次5～20分钟。允许下床后,可使用助行器或拐杖,以使上下肢共同分担体重。

4.疼痛护理

(1)有效控制疼痛,保证足够的睡眠。

(2)宣教疼痛的评分方法,疼痛的原因及减轻疼痛的方法,如正确翻身、放松疗法、转移注意力、药物控制,提高患者疼痛阈值,减轻其心理负担。

(3)疼痛大于5分,分析疼痛原因,针对疼痛的原因给予相应的处理,如调整体位,解除局部皮肤卡压。

(4)若疼痛原因明确,按医嘱尽早给予止痛药,30分钟后观察止痛效果。

5.饮食护理

术后6小时可进食。多饮水,多吃水果、蔬菜;高蛋白饮食,保持大便通畅。

6.功能锻炼

(1)不影响骨盆环完整的骨折:①单纯一处骨折,无合并伤,又不必复位者,卧床休息,仰卧与侧卧交替(健侧在下)。早期在床上做上肢伸展运动、下肢肌肉收缩及足踝活动。②伤后1周后半卧及坐位练习,并做髋关节、膝关节的伸屈运动。③伤后2~3周,如全身情况尚好,可下床站立并缓慢行走,逐渐加大活动量。④伤后3~4周,不限制活动,练习正常行走及下蹲。

(2)影响骨盆环完整的骨折:①伤后无合并症者,卧硬板床休息,并进行上肢活动。②伤后第2周开始半坐位,进行下肢肌肉收缩锻炼,如股四头肌收缩、踝关节背伸和跖屈、足趾伸屈等活动。③伤后第3周在床上进行髋、膝关节的活动,先被动,后主动。④伤后第6~8周(骨折临床愈合),拆除牵引固定,扶拐行走。⑤伤后第12周逐渐锻炼,并弃拐负重步行。

(三)术后并发症的观察及护理

1.神经损伤

了解有无神经损伤,并观察各神经支配的感觉运动的进展情况。骶骨管骨折脱位可损伤支配括约肌及会阴部的马尾神经。骶骨孔部骨折可损伤坐骨神经根,骶1侧翼骨折可损伤腰5神经,坐骨大切迹部或坐骨骨折可伤及坐骨神经,耻骨支骨折偶可损伤闭孔神经或股神经。髂前上棘撕脱骨折可伤及骨外皮神经。

2.感染

观察患者生命体征、血象,观察创面有无红肿热痛、渗液,有局部引流时,观察引流液的量、色、性状,保持局部引流通畅。及早发现并处理合并伤,合理选用抗生素。直肠肛管损伤常常是盆腔感染的主要来源,可形成化脓性骨髓炎、骨盆周围脓肿,以及包括髋关节在内的一侧骨盆、臀部、腹股沟的严重化脓感染;阴道破裂与骨折相同,可引起深部感染。

3.肺栓塞

观察患者神志、生命体征、氧饱和度、胸闷、胸痛情况。典型表现为咳嗽、胸痛、呼吸困难、低氧血症、意识改变。但大部分患者缺乏典型症状或以一种症状为主,或无症状,不注意时易被忽略。小心搬运,患肢抬高放置,预防感染和防治休克,纠正酸中毒,给氧。有严重骨折创伤、明显低血氧,又不能用其他原因解释者,当有明显的诊断次要指标(如贫血、血小板减少等)可以初步诊断时应及时通知医师,密切观察,立即展开治疗。

4.下肢深静脉血栓形成

观察下肢有无疼痛、肿胀、静脉扩张、腓肠肌压痛等。加强小腿肌肉静态收缩和踝关节的活动、理疗、预防性抗凝治疗。血栓形成后,避免患肢活动,忌做按摩、理疗等,按医嘱予抗凝溶栓治疗,注意观察抗凝药的不良反应。

5.肌肉萎缩、关节僵硬

早期进行肌肉收缩锻炼。根据患者的活动能力,尽早进行股四头肌收缩和踝关节伸屈等活动。

6.压疮

观察患者疼痛的部位,以及皮牵引或石膏支具对皮肤的卡压情况,注意牵引部位或边缘皮肤有无破损或水疱。注意尾骶部皮肤情况。卧床患者定时翻身、抬臀,及时调整皮牵引,皮牵引时可在足跟部预防性贴水胶体敷料。

7.便秘

评估患者的饮食结构、排便习惯、目前的排便情况与活动情况。很多患者不习惯床上排便,怕为别人带来麻烦,应消除患者的心理顾虑,宣教便秘及便秘防治的相关知识,宣教保持大便通畅的重要性;多吃含粗纤维多的蔬菜、水果,多饮水;予手法按摩腹部;必要时给予药物治疗。

(四)心理护理

(1)术前了解患者的家庭支持情况,心理、社会、精神状况;患者对疾病的认知程度。患者伤势较重,易产生恐惧心理,应以娴熟的抢救技术控制病情发展,减少患者的恐惧。病情稳定后,可让患者和家属与同种手术成功的患者交谈,在心理层面认清接受手术治疗的必要性,对手术要达到的目的及可能发生的并发症与意外事项有一定的心理准备。

(2)术后心理支持,鼓励患者保持良好的心态,正确对待疾病。

(五)健康教育

(1)体位与活动:卧床,按医嘱进行功能锻炼。不同部位的骨折愈合时间不同,须严格按医嘱,不能自行过早负重。

(2)饮食:鼓励进高热量、高蛋白、富含维生素、易消化的饮食。

(3)心理支持:鼓励患者保持良好的精神状态。

(4)劝导戒烟。

(5)介绍药物的名称、剂量、用法、作用和不良反应。

(6)出院后继续功能锻炼。

(7)指导患者定期门诊复查,并说明复查的重要性。如出现病情变化,及时来医院就诊。

五、护理效果评估

(1)生命体征平稳,疼痛缓解。

(2)牵引复位或手术固定有效。

(3)合并腹膜后血肿和腹内脏器损伤得到有效处理,无相关并发症出现。

(4)根据指导适当有效地进行功能锻炼。

第四节　关节脱位

一、肩关节脱位

(一)疾病概述

1.概念

肩关节脱位最常见,占全身关节脱位的45％,多发生于青壮年,男性多于女性。肩关节由肩胛骨的关节盂和肱骨头构成,属球窝关节,关节盂面积小而浅,肱骨头相对大而呈球形,其面积为关节盂的4倍,关节囊薄而松弛,周围韧带较薄弱,关节结构不稳定,运动范围大,故易于发生脱位。

2.相关病理生理

创伤性关节脱位后,主要表现为构成关节的骨端移位、关节囊破裂、关节腔周围积血。血肿机化后形成肉芽组织,继而发展成为纤维组织,与关节周围组织粘连。脱位可伴关节附近韧带、肌和肌腱损伤,也可伴撕脱性骨折及周围血管、神经损伤。

3.病因和分类

创伤是肩关节脱位的主要原因,多由间接暴力引起。当身体侧位跌倒时,手掌撑地,肩关节呈外展外旋位,肱骨头在外力作用下突破关节囊前壁,滑出肩胛盂而致脱位;也可由于上臂过度外展、外旋、后伸,肱骨颈或肱骨大结节抵触于肩峰时构成杠杆支点,肱骨头向盂下滑出而发生脱位。直接暴力可致肩关节后方直接受到撞伤,使肱骨头向前脱位。

肩关节脱位分为前脱位、后脱位、下脱位和盂上脱位。由于肩关节前下方组织薄弱,因此前脱位多见。因脱位后肱骨头所在的位置不同,前脱位又分为喙突下脱位、盂下脱位和锁骨下脱位。脱位后常合并肱骨大结节骨折和肩袖的撕裂,严重者可合并肱骨外科颈骨折及臂丛神经损伤。

4.临床表现

(1)症状:肩关节脱位后患肩肿胀、疼痛,主动和被动活动受限。患肢呈弹性固定于轻度外展内旋位,肘关节屈曲,患肢较对侧长,常以健侧手托住患侧前臂、头和躯干向患侧倾斜。

(2)体征:肩关节脱位后,关节盂空虚,肩峰突出,肩部失去原有的圆隆曲线,呈方肩畸形;肩胛盂处有空虚感;在腋窝、喙突下或锁骨下可触及移位的肱骨头;搭肩试验(Dugas)阳性,即肩关节脱位后,患侧手掌搭到健侧肩部时患肘部不能贴近胸壁,患侧肘部紧贴胸部时患侧手掌不能搭到健肩。

5.辅助检查

X线检查可明确脱位的类型、移位方向、有无合并肱骨大结节撕脱性及肱骨外科颈骨折。对怀疑有肱骨头骨折者可行CT扫描。

6.治疗原则

(1)非手术治疗。

手法复位:脱位后要尽快复位,选择臂丛神经麻醉或全身麻醉,使肌肉松弛,在无痛下进行复位。常用手牵足蹬法(Hippocrates 法)和悬垂法(Stimson 法)。

固定:单纯肩关节前脱位,复位后腋窝处垫棉垫,用三角巾悬吊上肢,保持肘关节屈曲90°;关节囊破损明显或仍有肩关节半脱位者,应将患侧手置于对侧肩上,上肢贴靠胸壁,腋下垫棉垫,用绷带将患肢固定于胸壁前,固定于内收内旋位。肩关节后脱位,复位后用人字石膏或外展架固定在外展、后伸、外旋位。一般固定3～4周,合并大结节骨折者适当延长1～2周;40岁以上的患者固定时间可相应缩短,因为年长患者关节制动时间越长,越容易发生关节僵硬。有习惯性脱位病史的年轻人适当延长固定期。

功能锻炼:固定期间活动腕部和手指,并做上臂、前臂肩关节肌群的收缩运动;疼痛肿胀缓解后,可指导患者用健侧手缓慢推动患肢外展与内收活动,活动范围以不引起患侧肩部疼痛为限;3周后,指导患者进行弯腰、垂臂、甩肩锻炼,具体方法为患者弯腰90°,患肢自然下垂,以肩为顶点做圆锥形环转,范围由小到大;4周后,指导患者做手指爬墙外展、爬墙上举、滑车带臂上举、举手摸顶锻炼,以使肩关节功能完全恢复。

(2)手术治疗:手术切开复位术适用于肩关节新鲜脱位合并肱骨颈、肱骨干骨折,或肩盂骨折块嵌入关节内,或肱二头肌长头嵌于关节间,或合并血管、神经损伤的患者;习惯性肩关节脱位;儿童及青年人的陈旧性脱位等。

(二)护理评估

1.一般评估

(1)健康史:一般情况,如年龄、出生时情况、对运动的喜好等;外伤史,评估患者有无突发外伤史、受伤后的症状和疼痛的特点、受伤后的处理方法;既往史,患者以前有无类似外伤病史、有无关节脱位习惯、既往脱位后的治疗及恢复情况等。

(2)生命体征(T、P、R、BP):创伤性脱位合并血管损伤可能导致血压下降等,观察有无休克。

(3)患者主诉:脱位原因、时间;有无外伤史;导致脱位的外力方式、性质;脱位后的处理措施;疼痛性质及程度。

(4)相关记录:疼痛评分、全身皮肤及其他部位外伤情况。

2.身体评估

(1)术前评估。

视诊:患者有无被迫性体位;脱位关节有无肿胀、皮下瘀斑、畸形;有无血管及神经受压的表现、皮肤有无受损。

触诊:有无压痛、是否触及脱出的关节头及空虚的关节盂、患肢动脉搏动的情况、有无感觉异常。

叩诊:患肢神经反射是否正常。

动诊:脱位关节活动能力,患肢肌力。

量诊:患肢有无短缩、双侧肢体周径大小、关节活动度。

特殊检查:Dugas 征(肩关节脱位)。

术前准备评估:术前实验室检查结果评估,如血常规及血生化、胸片、心电图等;术区皮肤、饮食、肠道、用药准备;患者对手术过程的了解程度,有无过度焦虑或者担忧,对预后的期望值等。

(2)术后评估:了解麻醉和手术方法、手术是否顺利、术中出血情况;了解术后生命体征、切口及引流情况等;观察有无并发血管、神经损伤。

视诊:手术切口有无红肿;术区敷料有无渗血、渗液;患肢的颜色及有无肿胀。

触诊:患肢动脉搏动是否可扪及;患肢感觉有无异常。

动诊:观察患肢关节主动活动及被动活动情况,有无关节僵硬。

量诊:使用疼痛评分尺进行疼痛评分;使用皮尺及量角器分别测量患肢肿胀度及关节活动度。

(3)心理-社会评估:评估患者的心理状况,了解患者及其家属对疾病、治疗及预后的认知程度,家庭的经济承受能力,对患者的支持态度及其他社会支持系统情况。

(4)辅助检查阳性结果评估:X线检查结果,可以确定脱位类型及骨折情况。

(5)治疗效果评估。

非手术治疗效果评估要点:①评估外固定是否有效,松紧度是否适宜,患肩是否固定于关节功能位,有无相关并发症如皮肤压疮、关节僵硬等。②评估患肢末梢血运感觉、患肢动脉搏动是否可扪及;肢端活动是否正常;皮温是否正常;有无异常感觉如麻木等。③评估患者功能锻炼情况,如肌力、关节活动范围等,锻炼进程是否按计划进行。

手术治疗效果评估要点。①生命体征的评估:是否能维持生命体征的平稳。②体位评估:是否采取正确的体位,以保持关节功能位及舒适为标准。③手术切口评估:敷料是否干燥、清洁、固定,弹性绷带包扎松紧是否适宜。④术肢末梢血运评估:术肢桡动脉搏动能否扪及;手指活动是否正常;术肢皮温是否正常;有无异常感觉如麻木等。⑤功能锻炼程度评估:患者是否按计划进行康复训练,效果如何。⑥相关并发症评估:关节僵硬、臂丛神经损伤(肩关节脱位)等。

(三)护理诊断(问题)

1.疼痛

其与关节脱位引起局部组织损伤及神经受压有关。

2.躯体活动障碍

其与关节脱位、疼痛、制动有关。

3.知识缺乏

缺乏有关复位后继续治疗及正确功能锻炼的知识。

4.焦虑

其与担忧预后有关。

5.潜在并发症

(1)关节僵硬:与关节脱位后复位需固定关节有关。

(2)血管、神经受损。

(四)主要护理措施

1.术前护理

(1)休息与体位:急性期患者应适当休息、抬高患肢,以促进局部血液回流和减轻肿胀;保持患肩于功能位,以预防关节畸形及病理性脱位;关节脱位复位后外固定时间一般为3~4周,合并骨折者适当延长外固定时间。

(2)饮食:多进易消化食物,含蛋白质、维生素、钙、铁丰富的食物;预防便秘者应多食用富含植物纤维食物,如粗粮、蔬菜、水果等;多饮水,每天饮水量大于3 000 mL,防止粪便干燥;多食酸奶,以促进肠蠕动;避免食用刺激性食物,如辣椒等。

(3)用药护理:遵医嘱及时用药,观察药效及不良反应,及时记录并处理。

(4)专科护理。

疼痛的护理:评估患者疼痛程度,及时、合理给予非药物止痛,如早期局部冷疗、心理疗法等,疼痛评分为4分以上者按需予药物止痛。及时评估用药后的疼痛缓解情况。

肿胀的护理:早期冷敷,减轻损伤部位的出血和水肿;24小时后热敷,减轻肌肉的痉挛;后期理疗,改善血液循环,促进渗出液的吸收。

外固定的护理:密切观察固定位置有无移动,保持有效固定;有无局部压迫症状及皮肤情况;让患者了解固定时限。

患肢末梢血运观察:注意观察肢端末梢血运、运动、感觉情况。如发现肢体远端苍白、厥冷、发绀、疼痛、感觉减退及麻木等异常情况,应及时通知医师妥善处理。

2.术后护理

(1)生命体征的测量:术后24小时内密切观察患者生命体征的变化,进行床边心电监护,每30分钟~1小时记录1次,观察有无由术中出血、麻醉等引起的血压下降。

(2)体位的护理:全身麻醉术后应去枕平卧6小时,6小时后可予适当摇高床头或取半卧位,术后1~2天可根据患者情况考虑起床活动;术后患肢用三角巾悬吊于胸前,保持肘关节屈曲90°。

(3)切口的观察:保持切口敷料清洁干燥,一旦发现被血液渗透应及时更换,以防切口感染。

(4)患肢肢端血液循环的观察:密切观察患肢桡动脉搏动及手指的感觉活动情况,注意有无血管神经的损伤,出现异常时及时通知医师处理。

3.术后并发症护理

(1)肩关节僵硬的护理:循序渐进进行康复训练。固定期间行肌肉等长缩,如前臂肌肉收缩、股四头肌收缩训练,远端关节早期活动,如手指抓捏、握拳活动、前臂伸展运动等,促进血液循环;去除外固定后,练习脱位关节的活动及关节周围肌力训练,以主动锻炼为主,以不引起剧烈疼痛为度,切忌粗暴地进行被动活动。

(2)血管、神经受损的护理:肩关节脱位或术后发生神经损伤并不多见,但如果出现患肢无力、肩外展功能丧失,则要考虑有臂丛神经损伤,应及时通知医师,予神经营养药物,局部理疗,加强手指各关节及腕关节的主、被动活动,防止肌肉萎缩和关节僵硬。一般采用非手术治疗可恢复,观察3个月,如无恢复迹象应行手术探查。

4.心理护理

关节脱位多由意外事故造成,患者常有焦虑、恐惧及自信心不足等,在生活上应给予帮助,加强沟通,耐心开导,使患者心情舒畅,从而愉快地配合治疗。

5.健康教育

向患者及家属讲解肩关节脱位治疗和康复的知识。说明复位后固定的目的、方法、重要意义及注意事项,使其充分了解固定的重要性、必要性及复位后必须固定的时限。讲述功能锻炼的重要性和必要性,并指导患者进行康复锻炼,使患者能自觉按计划进行。固定期间进行肌肉舒缩活动及邻近关节主动活动,切忌被动运动;固定拆除后,逐步进行肢体的全范围功能锻炼,防止关节粘连和肌萎缩。习惯性反复脱位者,须保持有效固定并严格遵医嘱坚持功能锻炼,避免各种再脱位的发生。

(五)护理效果评估

(1)患者疼痛是否得到有效控制,疼痛主诉是否减少。

(2)患者是否掌握关节功能康复训练的相关知识,关节功能恢复程度能否满足日常活动需要。

(3)有无血管、神经损伤,或发生时能否及时发现和护理。

(4)手术切口能否保持清洁干燥,有无切口感染。

(5)有无相关并发症发生。

二、髋关节脱位

(一)疾病概述

1.概念

髋关节由股骨头和髋臼构成,是杵臼关节。髋臼为半球形,深而大,周围有坚韧带与肌群,结构相当稳定,故往往只有强大暴力才能导致髋关节脱位。约50%髋关节脱位同时合并有骨折。

2.相关病理生理

创伤性关节脱位后,主要表现为构成关节的骨端移位,关节囊破裂,关节腔周围积血。血肿机化后形成肉芽组织,继而发展成纤维组织,与关节周围组织粘连。脱位可伴关节附近韧带、肌和肌腱损伤,也可伴撕脱性骨折及周围血管、神经损伤。

3.病因和分类

髋关节脱位根据股骨头的位置可分为以下3种类型。

(1)髋关节后脱位:髋关节于屈曲、内收位时,股骨头顶在髋臼后上缘,若暴力由前向后冲击膝部,并经股骨干纵轴传递到股骨头,可使股骨头冲破关节囊后上部分而发生脱位。如撞车、高处坠落或弯腰姿势时重物打击腰背部时。

(2)髋关节前脱位:髋关节处于过度外展外旋位时,遭到外展暴力,使大转子顶端与髋臼上缘相撞击,股骨头冲破前方关节囊而脱出到闭孔或耻骨处,也称闭孔部脱位或耻骨部脱位。

(3)髋关节中心脱位:当暴力作用于大转子外侧时,股骨头冲击髋臼底部,引起髋臼底部骨折,如外力继续作用,股骨头连同髋臼骨折片一齐向盆腔内移位,为中心脱位。

后脱位最常见,占全部髋关节脱位的85%~90%。脱位时常造成关节囊撕裂、髋臼后缘或股骨头骨折。有时合并坐骨神经挫伤或牵拉伤。

4.临床表现

(1)症状:患侧髋关节疼痛,主动活动功能丧失,被动活动时引起剧烈疼痛。

(2)体征。

髋关节后脱位时,患肢呈屈曲、内收、内旋或缩短畸形。臀部可触及脱出的股骨头,大粗隆上移。髋部疼痛、关节功能障碍明显,肿胀不明显;可合并坐骨神经损伤,大多为挫伤,主要原因为股骨头压迫。表现为大腿后侧、小腿后侧及外侧和足部全部感觉消失,膝关节的屈肌、小腿和足部全部肌瘫痪,足部出现神经营养性改变。

髋关节前脱位时,患肢呈轻度屈髋、过度外展、外旋畸形。耻骨脱位时患肢极度外旋90°畸形,髋外侧较平,患肢屈髋15°～20°外展畸形,腹股沟区可触及股骨头;会阴部脱位时在会阴部可触及股骨头。

髋关节中心脱位时,股骨头移位不多者只有局部疼痛、肿胀及活动障碍,无特殊体位畸形;股骨头移位严重者患肢有轻度缩短畸形,大转子因内移而不易被摸到。

5.辅助检查

X线检查可了解脱位的类型及有无合并髋臼或股骨头骨折。

6.治疗原则

(1)非手术治疗。

手法复位:髋关节脱位后宜尽早复位,最好在24小时内,超过24小时再复位十分困难。髋关节前脱位常用的复位方法为提拉法。

固定:复位后,用持续皮牵引或穿丁字鞋固定患肢,保持患肢于伸直、外展位,防止髋关节屈曲、内收、内旋,禁止患者坐起。一般固定2～3周。

功能锻炼:①固定期间患者可进行股四头股收缩锻炼,患肢距小腿关节的活动及其余未固定关节的活动。②3周后开始活动关节;4周后,去除皮牵引,指导患者扶双拐下地活动。③3个月内患肢不负重,以免发生股骨头缺血性坏死或因受压而变形。④3个月后经X线检查证实股骨头血液供应良好者可尝试去拐步行,进行步态训练。

(2)手术治疗:对手法复位失败者或髋臼后上缘有大块骨片复位不良或不稳者,应选择早期髋关节切开复位内固定术。

(二)护理评估

1.一般评估

(1)健康史:评估患者受伤的原因、时间,受伤的姿势,外力的方式、性质,脱位的轻重程度;评估患者受伤时的身体状况及病情发展情况;了解伤后急救处理措施。

(2)生命体征(T、P、R、BP):评估意识等,观察有无休克。

(3)患者主诉:外伤史及脱位的原因、时间;疼痛的程度。

(4)相关记录:疼痛评分、全身皮肤及其他部位外伤情况。

2.身体评估

(1)术前评估。

视诊:患者有无被迫性体位;患肢有无短缩、屈曲、内收内旋或外展外旋畸形;脱位关节有无肿胀、皮下瘀斑;有无血管及神经受压的表现,皮肤有无受损。

触诊:有无压痛、是否触及脱出的关节头;患肢足背动脉搏动的情况、有无感觉异常。

叩诊:患肢神经反射是否正常。

动诊:脱位关节活动能力,患肢肌力。

量诊:患肢有无短缩、双侧肢体周径大小、关节活动度。

术前准备评估:术前实验室检查结果评估,包括血常规及血生化、胸片、心电图等;术区皮肤、饮食、肠道、用药准备;评估患者对手术过程的了解程度,了解患者有无过度焦虑或者担忧,对预后的期望值等。

(2)术后评估:了解麻醉和手术方法、手术经过是否顺利、术中出血情况;了解术后生命体征、切口及引流情况等;观察是否并发血管神经损伤。

视诊:手术切口有无红肿;术区敷料有无渗血、渗液;患肢的颜色及有无肿胀。

触诊:患肢动脉搏动是否可扪及;患肢感觉有无异常。

动诊:观察患肢关节主动活动及被动活动情况,有无关节僵硬。

量诊:使用疼痛评分尺进行疼痛评分;使用皮尺及量角器分别测量患肢肿胀度及关节活动度。

3.心理-社会评估

评估患者的心理状况,了解患者及家属对疾病、治疗及预后的认知程度,家庭的经济承受能力,家属对患者的支持态度,以及其他社会支持系统情况。

4.辅助检查阳性结果评估

X线检查结果,确定脱位类型及骨折情况,并与股骨颈骨折相鉴别。

5.治疗效果评估

(1)非手术治疗效果评估要点。

评估外固定是否有效,松紧度是否适宜,患髋是否固定于关节功能位,有无相关并发症,如皮肤压疮、下肢深静脉血栓形成等。

评估患肢末梢血运感觉,患肢动脉搏动是否可扪及;肢端活动是否正常;皮温是否正常;有无异常感觉,如麻木、感觉消退等。

评估患者功能锻炼情况,如肌力、关节活动范围等,锻炼是否按计划进行。

(2)手术治疗效果评估要点。

生命体征的评估:能否能维持生命体征的平稳,有无出血性休克等。

体位评估:是否采取正确的体位,以保持关节功能位及舒适为标准。

手术切口评估:敷料是否干洁固定,弹性绷带包扎松紧是否适宜。

术肢末梢血运评估:术肢桡动脉搏动是否可扪及;足趾活动是否正常;术肢有无肿胀,皮温是否正常;有无异常感觉,如麻木、感觉消退等。

功能锻炼程度评估:患者是否按计划进行康复训练,效果如何。

相关并发症评估:有无便秘、压疮、下肢深静脉血栓形成、坠积性肺炎等。

(三)护理诊断(问题)

1.疼痛

其与关节脱位引起局部组织损伤及神经受压有关。

2.身体活动障碍

其与关节脱位、疼痛、制动有关。

3.知识缺乏

缺乏有关复位后继续治疗及正确功能锻炼的知识。

4.焦虑

其与担忧预后有关。

5.潜在并发症

便秘、压疮、下肢深静脉血栓形成、坠积性肺炎、血管神经受损。

(四)主要护理措施

1.术前护理

(1)体位:髋关节后脱位患者固定于轻度外展,前脱位固定于内收、内旋、伸直位,中心脱位固定于外展位。抬高患肢并保持患肢于关节功能位,以利静脉回流,减轻肿胀。

(2)缓解疼痛。

局部冷热敷:受伤 24 小时内局部冷敷,达到消肿止痛的目的;受伤 24 小时后局部热敷,减轻肌肉痉挛引起的疼痛。

避免加重疼痛的因素:进行护理操作或移动患者时托住患肢,动作轻柔,避免不适活动加重疼痛。

镇痛:应用心理暗示、转移注意力或松弛疗法等非药物镇痛方法缓解疼痛,必要时遵医嘱应用镇痛剂。

(3)外固定护理:使用石膏固定或牵引的患者,密切观察固定是否有效,固定物压迫处皮肤有无损伤,患肢末梢血运感觉情况。

(4)皮肤护理:髋关节脱位固定后需长期卧床的患者,鼓励其经常更换体位,保持床单整洁,预防压疮产生。对于皮肤感觉功能障碍的肢体,防止烫伤和冻伤。

2.术后护理

(1)生命体征的测量:术后 24 小时内,密切观察患者生命体征的变化,进行床边心电监护,每 30 分钟～1 小时记录 1 次,观察有无由术中出血、麻醉等引起的血压下降。

(2)体位的护理:全身麻醉术后应去枕平卧 6 小时,6 小时后可适当摇高床头或取半卧位,保持患肢在外展中立位。

(3)切口的观察:保持切口敷料清洁干燥,一旦被血液渗透应及时更换,以防止切口感染。

(4)患肢肢端血液循环的观察:密切观察患肢足背动脉搏动及足趾的感觉活动情况,注意有无血管神经的损伤,出现异常时及时通知医师处理。

3.术后并发症护理

(1)便秘。重建正常排便形态:定时排便,注意便意,食用促进排泄的食物如粗粮、蔬菜、水果、豆类及其他粗糙食物;摄取充足水分,进行力所能及的活动等;必要时使用甘油栓、开塞露等塞肛或进行灌肠。

(2)压疮。①预防压疮:原则是防止组织长时间受压,改善营养及血液循环情况;重视局部护理;加强观察,对发生压疮危险度高的患者进行预防。②护理措施:采用 Braden 评分法来评估发生压疮的危险程度,评分值越小,说明器官功能越差,发生压疮的危险性越高;间歇性解除压迫,卧床患者每 2～3 小时翻身 1 次,有条件者可使用减压贴、气垫床等;保持皮肤清洁和完整;加强营养,补充蛋白质、足量热量、维生素 C 和维生素 A 及矿物质。③发生压疮后,评估压疮分期,进行对应处理。

(3)下肢深静脉血栓。①评估危险因素:手术种类、创伤程度、手术时间及术后卧床时间;年龄,年龄越大,发病率明显升高;制动时间,固定姿势;既往史,既往有静脉血栓形成史者的发病率为无既往史者的5倍;恶性肿瘤;其他,如肥胖、血管内插管等。②预防措施:活动,卧床者至少每 2～3 小时翻身 1 次;手术患者术后抬高患肢高于心脏水平,以利于静脉回流;鼓励尽早床上行踝泵运动、股四头肌舒缩运动等;鼓励早期下床活动;穿弹力长袜或弹性绷带包扎,可减少静脉淤滞和增加回流,降低末端腓肠静脉血栓;使用间歇外部回压装置,增加血流速度;尽量避免下肢血管穿刺;遵医嘱使用抗凝药物,如低分子肝素钙、利伐沙班片等。③下肢深静脉血栓形成后处理:绝对卧床休息,抬高患肢 20°～30°;床上活动时避免动作过大,禁止患肢按摩,避免用力排便,以防血栓脱落而致肺栓塞;观察患肢肿胀程度、末梢循环等变化;遵医嘱使用抗凝、溶栓药物,并观察有无出血倾向,监测凝血功能;警惕肺栓塞的形成,临床无症状肺栓塞多见,一般在血栓形成1～2周内发生,且多发生在久卧开始活动时,当下肢深静脉血栓患者出现气促、咳嗽、呼吸困难、咯血样泡沫痰等症状时应及时处理。

(4)坠积性肺炎:鼓励患者有效咳嗽及咳痰;翻身叩击背部,每 2 小时 1 次;痰液黏稠不易咯出时行雾化吸入,以稀释痰液,利于引流;指导行深呼吸训练等。

4.心理护理

关节脱位多由意外事故造成,患者常有焦虑、恐惧及自信心不足等,应在生活上给予患者帮助,加强沟通,耐心开导,使之心情舒畅,从而愉快地接受、配合治疗及康复。

5.健康教育

向患者及家属讲解髋关节脱位治疗和康复的知识,说明复位后固定的目的、方法、重要意义及注意事项,使其充分了解固定的重要性、必要性及复位后必须固定的时限。讲述功能锻炼的重要性和必要性,并指导其进行康复锻炼,使患者能自觉按计划实施。固定期间进行肌肉舒缩活动及邻近关节主动活动,切忌被动运动;固定拆除后,逐步进行肢体的全范围功能锻炼,防止关节粘连和肌萎缩。

(五)护理效果评价

(1)患者疼痛是否得到有效控制,疼痛主诉是否减少。

(2)患者是否掌握关节功能康复训练相关知识,关节功能恢复程度,能否满足日常活动需要。

(3)患者有无血管神经损伤,能否得到及时发现及处理。

(4)手术切口能否保持清洁干燥,有无感染的发生。

(5)有无相关并发症发生。

三、肘关节脱位

(一)疾病概述

1.概念

肘关节脱位发病率仅次于肩关节,多发生于10～20 岁的青少年,男性多于女性,多为运动损伤。

2.相关病理生理

脱位后局部肿胀明显,如不及时复位,易导致前臂缺血性痉挛。

3.病因和分类

肘关节脱位多由间接暴力引起。根据脱位的方向其可分为后脱位、前脱位、侧方脱位。后脱位为最常见的肘关节脱位,当肘关节处于伸直位,前臂旋后位跌倒时,暴力经前臂传递至尺、桡骨上端,在尺骨鹰嘴处产生杠杆作用,导致前方关节囊撕裂,使尺、桡骨近端同时脱向肱骨远端的后方,发生肘关节后脱位;肘关节在处于内翻或外翻位时遭受暴力,可发生尺侧或桡侧侧方脱位;当肘关节处于屈曲位时,肘后方受到直接暴力作用,可产生尺骨鹰嘴骨折和肘关节前脱位,此类相对少见。

4.临床表现

(1)症状:肘关节局部疼痛、肿胀,弹性固定,功能受限。肘关节处于半屈近于伸直位,患者以健手支托患肢前臂。

(2)体征:脱位后,肘部变粗后突,前臂短缩,肘后凹陷,鹰嘴后突显著,肘后三角关系失常。鹰嘴突高出内外髁,可触及肱骨下端。若局部明显肿胀,则可能出现正中神经或尺神经损伤,亦可出现动脉受压的临床表现。

(3)后脱位可合并正中神经或尺神经损伤,偶尔可损伤肱动脉。

正中神经损伤表现为拇指、示指、中指感觉迟钝或消失,不能屈曲,拇指不能外展和对掌,形成典型的"猿手"畸形。

尺神经损伤主要表现为手部尺侧皮肤感觉消失,小鱼际肌及骨间肌萎缩,掌指关节过伸,拇指不能内收,其他四指不能外展及内收,呈"爪状手"畸形。

动脉受压可出现患肢血液循环障碍,主要表现为患肢苍白、发冷,大动脉搏动减弱或消失等。

5.辅助检查

X线检查可明确脱位的类型、移位情况及有无合并骨折。对于陈旧性关节脱位,其能明确有无骨化性肌炎或缺血性骨坏死。

6.治疗原则

(1)非手术治疗方法。

复位:一般情况下通过闭合方法可完成脱位关节的复位。复位方法为助手配合沿畸形关节方向行前臂和上臂牵引和反牵引,术者从肘后用双手握住肘关节,以指推压尺骨鹰嘴向前下,同时矫正侧方移位,助手在复位过程中维持牵引并逐渐屈肘,出现弹跳感则表示复位成功。

固定:复位后,用超过关节的夹板或长臂石膏托将患肢固定于屈肘90°位,再用三角巾悬吊于胸前,一般固定2～3周。

功能锻炼:固定期间可做伸掌、握拳、手指屈伸等活动,同时在外固定保护下做肩、腕关节、手指活动。去除固定后,练习肘关节的屈伸、前臂旋转活动及锻炼肘关节周围肌力,通常需要3～6个月方可恢复。

(2)手术治疗方法:手法复位失败时不可强行复位,应采取手术复位。对合并有神经损伤者,手术时先探查神经,在保护神经的前提下进行手术复位。

(二)护理评估

1.一般评估

(1)健康史:评估患者的一般情况,如年龄、性别;评估患者受伤的原因、时间;了解受伤的姿势;了解外力方式、性质;评估患者受伤时的身体状况及病情发展情况;了解伤后急救处理措施。

(2)生命体征(T、P、R、BP):创伤性脱位合并血管损伤可能导致血压下降等,观察患者有无休克。

(3)患者主诉:脱位原因、时间;有无外伤史;导致脱位的外力方式、性质;脱位后处理措施;疼痛性质及程度。

(4)相关记录:疼痛评分、全身皮肤及其他外伤情况。

2.身体评估

(1)术前评估。

视诊:患肢局部情况,脱位关节有无肿胀、皮下瘀斑、畸形。

触诊:有无压痛,是否触及脱出的关节头及空虚的关节盂,患肢动脉搏动的情况,有无感觉异常。

叩诊:患肢神经反射是否正常。

动诊:脱位关节活动能力,患肢肌力。

量诊:患肢有无短缩、双侧肢体周径大小、关节活动度。

术前准备评估:术前实验室检查结果评估,如血常规及血生化、胸片、心电图等;术前术区皮肤、饮食、肠道、用药准备。评估患者对手术过程的了解程度,有无过度焦虑或者担忧,对预后的期望值等。

(2)术后评估:了解麻醉和手术方法、手术经过是否顺利、术中出血情况;了解术后生命体征、切口及引流情况等;观察有无并发血管神经损伤。

视诊:手术切口有无红肿;术区敷料有无渗血、渗液;患肢的颜色及有无肿胀。

触诊:患肢动脉搏动是否可扪及;患肢感觉有无异常。

动诊:观察患肢关节主动活动及被动活动情况,有无关节僵硬。

量诊:使用疼痛评分尺进行疼痛评分;使用皮尺及量角器分别测量患肢肿胀度及关节活动度。

3.心理-社会评估

评估患者有无恐惧、紧张心理,家庭及社会支持情况,患者对预后的认知程度等,引导患者正确配合疾病的治疗与护理。

4.辅助检查阳性结果评估

X线检查结果,可以确定脱位类型及骨折情况。

5.治疗效果的评估

(1)非手术治疗效果评估要点。

评估外固定(夹板、石膏)是否有效,松紧度是否适宜,有无相关并发症如皮肤压疮、前臂缺血性坏死、关节僵硬等。

评估患肢末梢血运感觉,患肢桡动脉搏动是否可扪及,肢端活动是否正常,皮温是否正常,有无异常感觉如麻木等。

评估患者功能锻炼情况,如肌力、关节活动范围等,锻炼进程是否按计划进行。

(2)手术治疗评估要点。

生命体征的评估:能否维持生命体征平稳。

术区切口评估:敷料是否干燥、清洁、固定,弹性绷带包扎松紧是否适宜。

术肢末梢血运评估:术肢桡动脉搏动是否可扪及;手指活动是否正常;术肢皮温是否正常;有无异常感觉,如麻木等。

体位评估:是否采取正确的体位,以保持关节功能位及舒适为标准。

功能锻炼程度评估:患者是否按计划进行康复训练,效果如何。

相关并发症评估:关节僵硬、前臂缺血性坏死等。

(三)护理诊断(问题)

1.疼痛

其与关节脱位引起局部组织损伤及神经受压有关。

2.躯体活动障碍

其与关节脱位、疼痛、制动有关。

3.知识缺乏

缺乏有关复位后继续治疗及正确功能锻炼的知识。

4.焦虑

其与担忧预后有关。

5.潜在并发症

(1)前臂缺血性坏死:与肘关节脱位外固定装置压迫血管、神经等有关。

(2)关节僵硬:与关节脱位后复位需固定关节有关。

(四)主要护理措施

1.术前护理

(1)休息:急性期患者应适当休息、抬高患肢,促进局部血液回流和减轻肿胀;保持患肢于功能位,以预防关节畸形及病理性脱位。

(2)饮食:宜食易消化食物,多进含蛋白质、维生素、钙、铁丰富的食物。

(3)体位:肘关节脱位复位后肘关节固定于90°,前臂固定于旋前、旋后中间位,用三角巾或前臂吊带固定患侧肩,避免前臂下垂。

(4)用药护理:遵医嘱及时用药,观察药效及不良反应,及时记录并处理。

(5)专科护理。

疼痛的护理:评估患者疼痛程度,及时合理给予非药物止痛如早期局部冷疗、心理疗法等,疼痛评分为4分以上者,按需予药物止痛。及时评估用药后的疼痛缓解情况。

肿胀的护理:早期冷敷,减轻损伤部位的出血和水肿;24小时后热敷,以减轻肌肉的痉挛;后期理疗,改善血液循环,促进渗出液的吸收。

外固定的护理:根据外固定方式(夹板、石膏等)进行对应护理;密切观察固定位置有无移动,保持有效固定;观察有无局部压迫症状及皮肤情况;让患者了解固定时限(一般为 4 周,如合并骨折可适当延长时间),固定时间过长易发生关节僵硬,过短则损伤的关节囊、韧带得不到充分修复,易发生再脱位。

患肢末梢血运观察:注意观察肢端末梢血运、运动、感觉情况。如发现肢体远端苍白、厥冷、发绀、疼痛、感觉减退及麻木等异常情况,应及时通知医师妥善处理。

2.术后护理

(1)生命体征的测量:术后 24 小时内,密切观察生命体征的变化,进行床边心电监护,每 30 分钟～1 小时记录 1 次,观察有无由术中出血、麻醉等引起的血压下降。

(2)体位的护理:全身麻醉术后应去枕平卧 6 小时,6 小时后可适当摇高床头或取半卧位,保持患肢抬高位,利于血液回流,减轻肿胀。

(3)切口的观察:保持切口敷料清洁干燥,一旦被血液渗透应及时更换,以防止切口感染。

(4)患肢肢端血液循环的观察:密切观察患肢桡动脉搏动及手指的感觉活动情况,注意有无血管神经的损伤,出现异常时及时通知医师处理。

3.术后并发症护理

(1)前臂缺血性坏死的护理:密切观察外固定装置的松紧度,随时调整,避免前臂血管、神经受压;密切观察手的感觉、运动和循环情况,出现麻木、疼痛、皮温凉时,及时报告医师处理。

(2)关节僵硬的护理:循序渐进进行康复训练。固定期间行肌肉等长收缩,如前臂肌肉收缩;远端关节早期活动,如手指抓捏、握拳活动、前臂伸展运动等,促进血液循环;去除外固定后,练习脱位关节的活动及关节周围肌力训练,以主动锻炼为主,以不引起剧烈疼痛为度,切忌粗暴进行被动活动,以免引起骨化性肌炎,加重肘关节僵硬。

4.心理护理

关节脱位多由意外事故造成,患者常有焦虑、恐惧及自信心不足等,应在生活上给予患者帮助,加强沟通,耐心开导,使之心情舒畅,从而愉快地接受并配合治疗。

5.健康教育

向患者及家属讲解肘关节脱位治疗和康复的知识。说明复位后固定的目的、方法、重要意义及注意事项,使其充分了解固定的重要性、必要性及复位后必须固定的时限。讲述功能锻炼的重要性和必要性,并指导其进行康复锻炼,使患者能自觉按计划实施。固定期间进行肌肉舒缩活动及邻近关节主动活动,切忌被动运动;固定拆除后,逐步进行肢体的全范围功能锻炼,防止关节粘连和肌萎缩。

(四)主要护理措施

1.术前护理

(1)休息:急性期患者应适当休息、抬高患肢,促进局部血液回流和减轻肿胀;保持患肢于功能位,以预防关节畸形及病理性脱位。

(2)饮食:宜食易消化食物,多进含蛋白质、维生素、钙、铁丰富的食物。

(3)体位:肘关节脱位复位后肘关节固定于 90°,前臂固定于旋前、旋后中间位,用三角巾或前臂吊带固定患侧肩,避免前臂下垂。

(4)用药护理:遵医嘱及时用药,观察药效及不良反应,及时记录并处理。

(5)专科护理。

疼痛的护理:评估患者疼痛程度,及时合理给予非药物止痛如早期局部冷疗、心理疗法等,疼痛评分为 4 分以上者,按需予药物止痛。及时评估用药后的疼痛缓解情况。

肿胀的护理:早期冷敷,减轻损伤部位的出血和水肿;24 小时后热敷,减轻肌肉的痉挛;后期理疗,改善血液循环,促进渗出液的吸收。

外固定的护理:根据外固定方式(夹板、石膏等)进行对应护理;密切观察固定位置有无移动,保持有效固定;有无局部压迫症状及皮肤情况;让患者了解固定时限(一般为 4 周,如合并骨折可适当延长时间),固定时间过长易发生关节僵硬,过短则损伤的关节囊、韧带得不到充分修复,易发生再脱位。

患肢末梢血运观察:注意观察肢端末梢血运、运动、感觉情况。如发现肢体远端苍白、厥冷、发绀、疼痛、感觉减退及麻木等异常情况,应及时通知医师妥善处理。

2.术后护理

(1)生命体征的测量:术后 24 小时内,密切观察生命体征的变化,进行床边心电监护,每 30 分钟~1 小时记录 1 次,观察有无由术中出血、麻醉等引起血压下降。

(2)体位的护理:全身麻醉术后应去枕平卧 6 小时,6 小时后可适当摇高床头或取半卧位,保持患肢抬高位,利于血液回流,减轻肿胀。

(3)切口的观察:保持切口敷料清洁干燥,一旦被血液渗透予及时更换,以防止切口感染。

(4)患肢肢端血液循环的观察:密切观察患肢桡动脉搏动及手指的感觉活动情况,注意有无血管神经的损伤,出现异常时及时通知医师处理。

3.术后并发症护理

(1)前臂缺血性坏死的护理:密切观察外固定装置的松紧度,随时调整,避免前臂血管、神经受压;密切观察手的感觉、运动和循环情况,出现麻木、疼痛、皮温凉时,及时报告医师处理。

(2)关节僵硬的护理:循序渐进进行康复训练。固定期间行肌肉等长收缩,如前臂肌肉收缩;远端关节早期活动,如手指抓捏、握拳活动、前臂伸展运动等,促进血液循环;去除外固定后,练习脱位关节的活动及关节周围肌力训练,以主动锻炼为主,以不引起剧烈疼痛为度,切忌粗暴进行被动活动,以免引起骨化性肌炎,加重肘关节僵硬。

4.心理护理

关节脱位多由意外事故造成,患者常有焦虑、恐惧及自信心不足等,在生活上给予帮助,加强沟通,耐心开导,使之心情舒畅,从而愉快地接受配合治疗及康复。

5.健康教育

向患者及家属讲解肘关节脱位治疗和康复的知识。说明复位后固定的目的、方法、重要意义及注意事项,使其充分了解固定的重要性、必要性及复位后必须固定的时限。讲述功能锻炼的重要性和必要性,并指导其进行康复锻炼,使患者能自觉按计划实施。固定期间进行肌肉舒缩活动及邻近关节主动活动,切忌被动运动;固定拆除后,逐步进行肢体的全范围功能锻炼,防止关节粘连和肌萎缩。

参考文献

[1] 周庆云,褚青康.内科护理学[M].郑州:郑州大学出版社,2017.

[2] 杨巧菊.护理学基础[M].北京:中国中医药出版社,2016.

[3] 陈长英.内科护理学[M].郑州:郑州大学出版社,2017.

[4] 彭蔚,王利群.急危重症护理学[M].武汉:华中科技大学出版社,2017.

[5] 邱丽清,蔡文智.内科护理学实验指导[M].北京:科学出版社,2013.

[6] 李文涛,崔巧玲.急危重症护理学[M].北京:科学出版社,2018.

[7] 杨军,赵海丰,李雅江.临床基本技能培训教程[M].北京:科学出版社,2017.

[8] 隋海英.临床及护理学[M].济南:山东大学出版社,2014.

[9] 茶国平,王照朋,郝红丽.护理学基础实训教程[M].南京:东南大学出版社,2016.

[10] 周宏珍,张晓梅,魏琳.神经内科护理健康教育[M].北京:科学出版社,2018.

[11] 柳韦华,刘晓英,王爱华.妇产科护理学[M].武汉:华中科技大学出版社,2017.

[12] 高晓梅.护理学导论[M].郑州:郑州大学出版社,2017.

[13] 强万敏,姜永亲.肿瘤护理学[M].天津:天津科技翻译出版公司,2016.

[14] 李冬华,宁惠娟,张继丹.护理学基础实训指导[M].北京:中国原子能出版社,2016.

[15] 徐燕,周兰姝.现代护理学[M].北京:人民军医出版社,2015.

[16] 史云菊,王琰.护理学导论[M].郑州:郑州大学出版社,2015.

[17] 周玉琴.急救护理学[M].北京:人民军医出版社,2015.

[18] 伍东红,丘媚妮.妇产科护理学[M].郑州:郑州大学出版社,2017.

[19] 张雁儒.外科护理学[M].郑州:郑州大学出版社,2017.

[20] 叶萌,石琴,胡三莲.新编护理学基础实训指导[M].上海:复旦大学出版社,2015.

[21] 张洛灵,张秀梅.五官科护理学[M].郑州:郑州大学出版社,2017.

[22] 沈宁.护理专业教学研究报告[M].北京:高等教育出版社,2000.